说中医药文化 系列丛书

中医药管理局专题委托项目

图说

中医药文化史

李良松 主编

 中国出版集团有限公司

 世界图书出版公司
北京 广州 上海 西安

图书在版编目（CIP）数据

图说中医药文化史 / 李良松主编. -- 北京：世界
图书出版有限公司北京分公司，2024. 12. -- ISBN 978-7-
5232-1531-9

Ⅰ. R-092

中国国家版本馆 CIP 数据核字第 2024EK2080 号

书　　名	图说中医药文化史	
	TU SHUO ZHONGYIYAO WENHUASHI	
主　　编	李良松	
总 策 划	吴　迪	
选题策划	吴兰平	
责任编辑	刘梦娜	
特约编辑	韩　捷　张玲玲	
出版发行	世界图书出版有限公司北京分公司	
地　　址	北京市东城区朝内大街 137 号	
邮　　编	100010	
电　　话	010-64033507（总编室）　　0431-80787855　13894825720（售后）	
网　　址	http://www.wpcbj.com.cn	
邮　　箱	wpcbjst@vip.163.com	
销　　售	新华书店及各大平台	
印　　刷	长春市印尚印务有限公司	
开　　本	787 mm×1092 mm　1/16	
印　　张	38.5	
字　　数	516 千字	
版　　次	2024 年 12 月第 1 版	
印　　次	2024 年 12 月第 1 次印刷	
国际书号	ISBN 978-7-5232-1531-9	
定　　价	198.00 元	

目录

序　上善若水弘大道　　　　　　　　　　　　　　　　　　陈可冀　**1**

序　文化润医正扬帆　　　　　　　　　　　　　　　　　　徐安龙　**1**

前言　格物致知仁者心　　　　　　　　　　　　　　　　　李良松　**1**

上编　总论　　　　　　　　　　　　　　　　　　　　　　　　**1**

　　第一章　中医药文化源流　　　　　　　　　　　　　　　**3**

　　　　第一节　上古巫医文化时代　　　　　　　　　　　　3

　　　　第二节　从医疗到医学时代　　　　　　　　　　　　6

　　　　第三节　中医药学理论的形成时代　　　　　　　　13

　　　　第四节　中医药学的繁荣时代　　　　　　　　　　18

　　　　第五节　中医药学的稳步发展时代　　　　　　　　24

　　　　第六节　中医药学的鼎盛时代　　　　　　　　　　31

　　　　第七节　中医药学的全面发展时代　　　　　　　　36

　　第二章　中医药文化的思想结构　　　　　　　　　　　**42**

　　　　第一节　政治制度对中医药学发展的影响　　　　　42

　　　　第二节　儒家思想及经学学风对中医药学的影响　　45

1

第三节　佛教与中医药学　　　　　　　　　　　54

第四节　道教与中医药学　　　　　　　　　　　64

第五节　民俗与中医药学　　　　　　　　　　　75

下编　各论　　　　　　　　　　　　　　　　83

第一章　三皇五帝时期　　　　　　　　　　　85

第一节　历史背景　　　　　　　　　　　　　　85

第二节　医学神话　　　　　　　　　　　　　　97

第三节　上古名医　　　　　　　　　　　　　102

第二章　夏商周时期　　　　　　　　　　　110

第一节　历史背景　　　　　　　　　　　　　111

第二节　医学人物　　　　　　　　　　　　　115

第三节　医事文化　　　　　　　　　　　　　128

第三章　春秋战国时期　　　　　　　　　　158

第一节　历史背景　　　　　　　　　　　　　158

第二节　医学流派　　　　　　　　　　　　　161

第三节　医事文化　　　　　　　　　　　　　169

第四章　秦汉三国时期　　　　　　　　　　195

第一节　历史背景　　　　　　　　　　　　　195

第二节　宫廷医药　　　　　　　　　　　　　200

第三节　医林轶事　　　　　　　　　　　　　205

第四节　医学人物　　　　　　　　　　　　　211

第五节　文苑医事　　　　　　　　　　　　　221

第五章　　**魏晋南北朝时期**　　　　　　　　　　　　　　**238**

　　第一节　历史背景　　　　　　　　　　238

　　第二节　医药经纬　　　　　　　　　　245

　　第三节　医学人物　　　　　　　　　　259

　　第四节　医林轶事　　　　　　　　　　275

　　第五节　文苑医事　　　　　　　　　　285

第六章　　**隋唐五代时期**　　　　　　　　　　　　　　**302**

　　第一节　历史背景　　　　　　　　　　302

　　第二节　宫廷医药　　　　　　　　　　308

　　第三节　医学人物　　　　　　　　　　317

　　第四节　医林轶事　　　　　　　　　　331

　　第五节　文苑医事　　　　　　　　　　335

第七章　　**两宋时期**　　　　　　　　　　　　　　　　**365**

　　第一节　历史背景　　　　　　　　　　365

　　第二节　宫廷医药　　　　　　　　　　368

　　第三节　医学人物　　　　　　　　　　369

　　第四节　医林轶事　　　　　　　　　　386

　　第五节　文苑医事　　　　　　　　　　393

第八章　　**金元时期**　　　　　　　　　　　　　　　　**433**

　　第一节　历史背景　　　　　　　　　　433

　　第二节　宫廷医药　　　　　　　　　　435

　　第三节　医学人物　　　　　　　　　　438

　　第四节　医林轶事　　　　　　　　　　451

　　第五节　文苑医事　　　　　　　　　　457

第九章　明朝时期　　　　　　　　　　**463**

　　第一节　历史背景　　　　　　　463

　　第二节　宫廷医药　　　　　　　466

　　第三节　医学人物　　　　　　　473

　　第四节　医林轶事　　　　　　　482

　　第五节　文苑医事　　　　　　　491

第十章　清朝时期　　　　　　　　　　**501**

　　第一节　历史背景　　　　　　　501

　　第二节　宫廷医药　　　　　　　503

　　第三节　医学人物　　　　　　　512

　　第四节　医学著作　　　　　　　530

　　第五节　医林撷英　　　　　　　543

　　第六节　文苑医事　　　　　　　554

第十一章　民国时期　　　　　　　　　**563**

　　第一节　历史背景　　　　　　　563

　　第二节　中医教育　　　　　　　567

　　第三节　医学人物　　　　　　　571

　　第四节　文苑医事　　　　　　　578

　　第五节　中医贡献　　　　　　　583

　　第六节　中医传播与交流　　　　587

上善若水弘大道

中医药学是中华文化的重要组成部分，是打开中华文明宝藏的钥匙。古往今来，中医药学为中华民族的繁衍昌盛作出了巨大贡献。当下，中医药文化的研究者们应当担负起时代责任和历史使命，正本清源，守正创新，厘清中医药文化的历史脉络，促进中医药事业的科学发展，推进中医药走向世界，为人类健康贡献中国力量。

作为中医药文化研究专家，李良松教授曾多次参加国家中医药文化项目的论证工作，对中医药文化的研究、传播与推广都有较为全面的了解。他承接了国家中医药管理局"中医药文化精神标识研究"特别委托项目，并在此基础上主持编写了"图说中医药文化"系列丛书，通过《图说中医药文化史》《诗说中医药文化》《典故里的中医药文化》三部著作，从不同视角来阐述中医药文化，史料翔实、文笔流畅、脉络清晰。同时该系列丛书引经据典、纵论古今、图文并茂，将博大精深的中医药文化历史长卷展现在世人面前，对中医药文化事业的传承与发展颇有助益。

事实上，中医药文化与中国传统文化有着密切的关系。一方面，中国传统文化是中医药文化传承几千年的思想基础，中医药文化在其理论与实践的各个方面，均大量吸收和借鉴了中国传统文化的内涵和内容，并渗透到藏象、治则、理法方药、临床各科疾病等各个领域。另一方面，中医药文化是中国传统文化的重要组成部分，在中国传统文化中占有极其重要的地位，并对中国传统文化的各个方面产生了重要影响。可以说，中医药文化与中国传统文化之间相互渗透、相互融合，大大丰富和发展了中国传统文化的内容和内涵。中医药文化在发展与传承过程中，受到了中华文明各个学派、流派的影响，最显著的特征主要体现在医与道、医与儒和医与易等多个层面上。

在医道相通方面，主要体现在中医药理与哲理相通。作为"道"学的中国哲学对中医药理论体系的建立和发展具有十分重要的影响。中医药是以中国古代哲学"形而上之道"指导临床"形而下之术"的，即所谓"医乃道之绪余"。代表中医药理论形成的《黄帝内经》，其基本思想即以"道"为主。一者认为道即宇宙自然清静之气；一者认为道即阴阳二气消长之理，为万物之本原，事物变化之根由。《黄帝内经》以太虚之气阴阳之道为基础，具体落实到天地日月四时，人体上下内外，脏腑经络气血，生理病理变化，以及药物气味、厚薄等内容，以此指导医生临床诊治、养生康复等所有实践。此外，医道相通还体现在医家与道家相通。无论是理论体系的构建，还是中医临床与养生实践，处处都体现出中医药学与道家的密切关系。《黄帝内经》中有大量的内容体现了道家的理论，它是中医药学的重要学术根底。

在医儒相通方面，形成了"医乃仁术"的伦理道德观。中医学的文化特征之所以突出，与儒医传统的形成有十分密切的关系。儒学在很大程度上代表了中国传统文化主流，所谓医儒相通，也可以说是医文相通，即医学与中国文化相通。儒医是推动中医学术发展的重要力量。儒医大多精通经典，熟悉传统文化内涵，他们能援儒入医，融会贯通，为中医理论赋予丰富的文化内涵，对提高中医理论水平起到了重要作用。儒家重传承、重流派、重积累，这也对中医药的理论发展、价值取向、传承教育产生了重要影响。

在医易相通方面，形成了医理与易理相互贯通的思想基础。唐代医家孙思邈曾说："不知易，不足以言大医。"作为传统文化源头的《周易》，其阴阳和合的思维方式和取象运数的思维方法对中医学理论体系的形成具有深刻的影响，后人将这种影响概括为医易相通。中医药学通过取象运数来阐述生命，强调从总体上、从运动过程中来把握对象的特质，与易学一脉相承。中医的藏象模型的认识论直接源于易之象数模型的认识论，而医又很好地实践了易之象数思维，所以说易对医影响深远。

综上所述，中医药文化植根于中华文明，汲取儒、释、道等中华优秀传统文化的核心价值理念并将其应用于医学实践，是我国传统文化的重要精神财富和物质形态。因此，讲好中医药文化历史故事，不仅是推进中医药保护、传承与利用的必然之措，更是弘扬中华优秀文化的必要之举，"图说中医药文化"系列丛书较好地完成了这项工作，这是令人十分欣慰的。

中医药文化，在数千年的发展历程中与其他优秀中华传统文化彼此交融促进。中医药学的科学性，使它成为世界文化界最科学的文明之一；中医药学的文化性，使它成为世界科学界最有文化的文明之一。这两种文明属性的叠加，造就了中医药学这枚在世界文明宝库中熠熠生辉数千年不衰的文化瑰宝。

将五千年中国传统文化中与中医药相关的历史和文化图文并茂地呈现出来，是这套系列丛书的鲜明特点，也是本系列丛书与中医学史的区别所在。《图说中医药文化史》纵横古史，《诗说中医药文化》文采飘逸，《典故里的中医药文化》妙趣横生，均是图说类中医药文化著作中的优秀作品，读之受益，品如醍醐。今略赘数言而为之序。

陈可冀

中国中医科学院首席专家　中国科学院院士

2024 年 1 月于北京

文化润医正扬帆

　　中医药文化是对中华民族数千年与疾病抗争的实践经验的总结，是中华民族的瑰宝，不仅对中华民族的繁衍昌盛作出了卓越贡献，而且对世界健康事业发展也产生了积极影响。为了让更多的人认识和了解中医药文化，我校长期致力于中医药文化研究的国学院院长李良松教授主持编撰了"图说中医药文化"系列丛书。

　　"图说中医药文化"系列丛书包括《图说中医药文化史》《诗说中医药文化》《典故里的中医药文化》三本著作。该系列丛书以图文并茂的形式，详细生动地展示了中医药文化的发展历程。其内容既有严谨的医学理论，又有生动的历史故事；既有高深的医术技巧，又有实用的养生方法。《图说中医药文化史》从远古时期的原始医疗活动，到春秋战国时期的医家争鸣，再到唐宋时期的繁荣昌盛，以及明清以来中医药学蓬勃发展的现状，详细地介绍了中医药学的起源、发展、演变和创新。通过这些医史事件，我们可以更好地理解中医药文化的深厚历史底蕴和独特医疗魅力。《诗说中医药文化》以诗文相融的形式，表现传统古典诗歌中的医史医事。诗词和中医药文化紧密相连，诗中蕴医理，词中藉医趣，共同呈现了中华文化的瑰丽。通过对涉医古诗词的学习和欣赏，我们可以更好地了解中医药文化的人文价值。《典故里的中医药文化》集中整理了中医药相关的典故，这些典故脍炙人口，以生动的情节和形象的人物展示了中医药的历史、理论、技术、经验和文化内涵。

　　中医药文化源远流长，博大精深。它不仅包括了医学理论，还涵盖了哲学、生物、化学、天文、地理、气象等诸多领域。中医药文化是中华民族智慧的结晶，是中华民族文化的重要组成部分。它强调人与自然的和谐共生，强调整体观念和个体差异，倡导预防为主，主张治未病，这些都是我们现代社会亟须的健康理念。中医药文化的价值，不仅体现在医学领域，还渗透到文学、艺术、哲学等多个领域。历史上，许多中医药学家都是文学家、艺术家、哲学家，他们的作品和思想，为中医药文化的传承和发展提供了丰富的营养。同时，中医药文化也为其他学科的发展提供了有益的启示和借鉴。我们有责任也有义务去保护和传承中医药文化，让它在新的时代里焕发出新的生机和活力。

可以说，了解中医药文化，就是了解中华民族的历史和文化。相信通过阅读本系列丛书，读者能够进一步认识到中医不仅仅是一种医学，更是一种文化，一种哲学，一种生活方式。

北京中医药大学是我国中医药文化的传承创新之地，代表了海内外中医药文化研究的水平。李良松教授编写出版了我国第一部中医药文化研究专著，张其成教授主编了我国第一部中医药文化本科教材和研究生教材，北京中医药大学国学院建立了全国第一个中医药文化重点学科，也是全国第一家建立中医药文化博士点及博士后流动站的重点高校。在海内外中医药文化的研究与传播领域中，北京中医药大学起到引领与示范作用。"图说中医药文化"系列丛书是李良松教授主编的中医药文化力作，必将在海内外产生积极的影响。

最后，我们希望这套系列丛书能够成为读者认识和了解中医药文化的一扇窗口。通过阅读这套图书，读者不仅可以了解中医药发展的历史和文化，还能学到一些实用的中医治疗方法。我们相信，中医药文化一定会在未来的日子里，继续为人类的健康事业发挥更大的作用。

徐安龙

癸卯年孟冬

于北京中医药大学燕地湖畔

格物致知仁者心

中医药文化源远流长、博大精深，为我们留下了丰富的文化传统和典籍文献，对中华民族的历史赓续与繁衍昌盛作出了巨大的贡献。早在 1990 年 5 月，我与郭洪涛先生共同编写出版了我国第一部中医文化专著《中国传统文化与医学》，并由此走上了长达 30 多年的中医药文化研究之路。2020 年 8 月，我承担了国家中医药管理局研究项目"中医药文化的精神标识研究"，并在此基础上组织编写"图说中医药文化"系列丛书，包括《图说中医药文化史》《诗说中医药文化》《典故里的中医药文化》三部著作。

精神标识是指铭刻在灵魂深处，烙印在文化本色，能够体现人文精神，反映品牌理念，规范道德准则，并得到广泛认可、高度凝练、具有思想高度的图文标记。中医药文化精神标识可分为图像标识和文字标识，并秉承历史传承、精神升华和群体共识三大原则。

中医药文化的精神标识主要体现为五大基本观念：第一是"道德观"，这一基本观念的指向是服务宗旨，就是"大医精诚，济世活人"；第二是"整体观"，这一基本观念的指向是核心理念，就是"天人合一，形与神俱"；第三是"思辨观"，这一基本观念的指向是诊断思维，就是"四诊合参，求因明机"；第四是"未病观"，这一基本观念的指向是预防关键，就是"正气存内，邪不可干"；第五是"中和观"，这一基本观念的指向是治疗模式，就是"扶正祛邪，阴阳平衡"。

我们在众多的关键词汇中，将最能体现中医药文化的精神标识的词汇归纳为：天人相应、勤求博采、慈怀济世、大医精诚、调和阴阳、颐养正气、扶正祛邪、治病求本、发掘宝库、守正创新。

在以上 10 个重点词汇的基础上，浓缩为慈怀济世、调和阴阳、治病求本和守正创新四个维度，主要表达了体与用、道与术、神与形三大方面的关系。慈怀济世，重在伦理维度；调和阴阳，重在哲学维度；治病求本，重在诊疗维度；守正创新，重在法则维度。

因此，中医药文化的精神标识，可以从伦理、哲学、诊疗和法则四个维度进行阐述。

1. 慈怀济世之伦理维度

慈怀，本意是指帝王悲悯天下的胸襟与气量；济世，本意是指臣子利济众生的理想和抱负。后世将"慈怀济世"泛指以慈悲之心救济天下苍生，多指医学圣贤的高尚道德、博大胸襟、宏深愿力与高超艺术。关于慈怀，《宋书》："先帝慈怀内发，愍及戎荒。"《续资治通鉴长编》："上体慈怀，至仁不杀。"《世宗宪皇帝朱批谕旨》："皇上慈怀周挚，至论精微。"关于济世，《周易口义·系辞上》："义曰：夫君子之人，怀才抱道，有经邦济世之才。若遇其时，遇其君，则进登王者之朝，以济天下之民。"《易小传·卷二下》："惟以诚信存心，志在接物，道援天下，以明济世之功，则何咎之有？"《周易经传集解》："人臣之济世，以功成名遂，奉身而退，然后为克终也。"

2. 调和阴阳之哲学维度

调，调适、调理；和，和谐、和合。调和，调理使之和谐之义；调和阴阳，即经过名家的调理使得阴阳更加和谐。《周礼全经释原·卷一》："天子调和天地，大臣调和阴阳，医师调和身体。故凡调和燮理之事，医师皆掌之。"意思是说，帝王调节天地之和谐；大臣调节阴阳之和谐；医师调节身体之和谐。因此，大凡各个方面调和燮理的事宜，都由医师掌管负责。可见，当时医师的权限是非常大的。《周易集解·卷十》："上则调和阴阳，下而抚毓百姓。"《韩诗外传》："调和阴阳，顺万物之宜也。"

3. 治病求本之诊疗维度

"治病求本"语出《黄帝内经》，即治疗疾病必须探寻本质之所在，然后据此诊断诊疗。《素问·阴阳应象大论》曰："治病必求于本。"《类经·论治类》云："治病必求于本。万事万变既皆本于阴阳，而病机、药性、脉息、论治则最切于此，故凡治病者在必求于本，或本于阴或本于阳，求得其本，然后可以施治。"

4. 守正创新之法则维度

守正是指恪守正道，胸怀正气，行事正当，追求心正、法正、行正；创新是指勇于开拓，善于创造，懂得变通，不断推陈出新。

守正与创新共生互补，辩证统一。守正是创新的根基，发挥主导作用；创新是守正的补充，与守正相辅相成。守正，语出《汉书·刘向传》："君子独处守正，不桡众枉。"《子夏易传》云："九二贞，吉。象曰：九二贞，吉，以中也。守正处卑，得中之道，全其壮也，故贞吉矣。""居而守正，获其吉也""守正，和人也"。正，即正气，它代表着一种正义的精神和堂堂正正、至大至刚的人格力量；守正，恪守正道，不屈从。创新，革除旧弊、推陈出新。《魏书·卷六十二》："革弊创新者，先皇之志也。"《北史·卷二十三》："创新改旧，咸得其要害。"

"图说中医药文化"系列丛书，重点体现上述理念和特色，图文并茂、意境深远。

"图说中医药文化"系列丛书有以下五个特点：一是以图叙史，通过大量的图片来展示中医药文化的辉煌历史；二是医文融合，深入挖掘古代诗词文化中的医学思想，以诗人特有的文笔来诠释中医药文化的精神实质；三是发掘典故中的中医药文化，将耳熟能详的成语典故赋予新的时代意义，拓展了中医药文化的深度和广度；四是从纵向与横向的维度来探讨中医药文化，将研究的触角拓展到中华文化的各个门类；五是对重大的中医文化事件进行全面梳理，起到纲举目张、画龙点睛的效果。

《图说中医药文化史》以图文并茂的形式来编写中医药文化通史。从文化的视角来研究中医历史，总结中医文明，发掘中医人文精神，这与传统的中国医学史有很大的不同。本书共分上、下两编，上编 2 章从横向的视角展开论述，将文学、哲学、史学、儒学、宗教、艺术等与中医药文化的关系进行全面整理和研究。下编各论 11 章，按照历史朝代的先后纵向展开论述，根据每个历史时期的文化背景，从文献、典籍、人物、宫廷医药、医学人文等方面进行阐述和研究。这本书以国家中医药管理局特别委托项目为依托，对中医药文化的概念、定义、内涵、外延等做了全面系统的诠释，同时通过大量的考古、文物、书画等珍贵图片，与文字表述相得益彰。这在中医药文化通史的编撰上独树一帜，具有积极的现实价值和历史意义。

《诗说中医药文化》共 5 编 27 章，主要从诗词的视角来理解、阐释与论述中医文化，所论述的诗词曲赋都是大家耳熟能详的经典，所涉及的诗人都是千古以来的风流人物，以他们知医、论医、行医、养生、采药、种药、卖药等传奇的人生经历为主线，从崭新的视角来诠释中医药文化，同时配上与古代诗词曲赋及诗人相关的书法绘画以衬托灿烂多彩的中医药文化史诗，图文并茂、雅俗共赏，具有知识性、代表性和可读性，让人开阔视野、耳目一新。

《典故里的中医药文化》共选择 115 则涉及中医药学内容的成语典故，并从典故的来源、诠释、解读和应用等方面展开论述，旨在从文化的视角理解中医，从中医的视界认识文化。其中既有伏羲制针、上医医国、杏林春暖、悬壶济世、魏晋风骨、大医精诚等耳熟能详的历史典故，也有病入膏肓、肝胆相照、刮骨疗伤等成语故事。一个典故就是一段动人的医学历史，一个成语就有一句中医警世名言。古代的成语典故具有特殊的感染力、影响力和公信力，具有传播远、应用广、视域宽等特点，相信应用成语典故来推广中医药文化，必将在中医文化领域产生积极的影响。

"图说中医药文化"系列丛书在形式上重中医学史，重中医事实，重图文并茂，重医文融合，重博关经典；在思想上深刻探讨中医药文化的历史内涵，大力挖掘优秀中医药文化的精神宝藏。希望此系列丛书的出版对我们探索中医药文化精髓，廓清中医药文化发展历史，阐明中医药学的思想体系作出应有的贡献。

我于 1985 年有幸进入中国中医研究院学习中医文献，在求学期间，得到了陈可冀、余瀛鳌、王琦、李经纬、蔡景峰、马堪温、陶广正、王致谱等名家指导，并从此在中医医史文献和中医药文化方面不断耕耘着。2022 年 5 月，我们开始组织编写这套"图说中医药文化"系列丛书，在全体参编人员的共同努力下，陆续完成三部著作的编写任务。由于参编人员多，稿件行文颇有不同，致使后期统稿和编辑加工颇费心力。在此，向所有编写、修改、统稿、编辑的人员表示最衷心的感谢！

李良松

北京中医药大学国学院

2024 年 1 月于北京

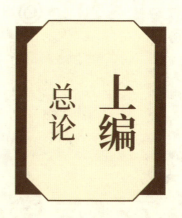

上编
总论

第一章
中医药文化源流

在中华民族的历史长河中，中医药文化就像一颗璀璨的明珠，镶嵌在中华文明的神圣殿堂之中，绽放出耀眼的光芒。中医药学从诞生、发展直至形成完整的理论体系，并不是孤立的、片面的，而是具有深厚的文化背景的。因此，通过文化背景来研究和探讨文化典籍中的医学史料和医学思想，对发扬光大中医药文化具有重大的学术价值和历史价值。

中医药文化是以中华文化为主体的科技文化，具有主体性、开放性和传承性。所谓文化的主体性，是指中华民族文化是中医药文化的根和本，是中医药文化的轴心和脊梁。所谓文化的开放性，是指中医药文化并不是封闭的、停滞的，而是吸收了各个时代人类科技文化成果。所谓文化的传承性，是指中医药文化在继承和创新的过程中，不断得到发扬光大。

◆ 第一节 上古巫医文化时代 ◆

从三皇五帝至殷商时期（前 2697—前 1046），都可以称作巫医时代。上古医巫一家，巫是当时的知识分子，他们除了操巫术以自重外，同时还掌握了一定的心理治疗和药物治疗的技术。甲骨文中的论医卜辞，均为当时巫师撰写的占问疾病条文。《周易》也是一部从占验卜筮的角度写成的著作，其中含有丰富的医学思想。

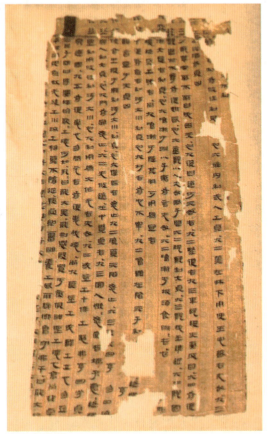

帛书《周易》

1972年湖南省长沙市马王堆三号墓出土。帛书《周易》，又称帛书《六十四卦》，是以比较规范的八分隶书抄写在整幅帛上的《周易》抄本。该帛书抄写年代约在汉文帝初年，是现存最早的《周易》抄本之一，也是研究《周易》的重要资料。湖南博物院藏。

上古巫医与近现代的巫觋有着本质的不同。上古巫医是人类从原始社会进化到文明社会的产物，他们既迷信鬼神，也重视实践，是集天师、医师、乐师、教师于一身的神职人员。如《山海经》中记载的上古十巫，都是操不死之药、有高超诊疗技术的名医。

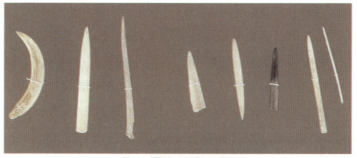

骨针、骨锥、骨镞、骨笄

新石器时代。骨质。生产和生活用具，亦可用于医疗。中国医史博物馆藏。

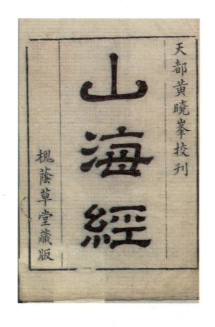

《山海经》清乾隆时期黄晟槐荫草堂刊本

我国古代地理名著。内容主要包括山川、河流、物产、药物、祭祀、巫医等，是研究古代地理、文化、民俗、神话的重要参考文献。内容含山海经序（郭璞撰）、山海经后序（杨慎撰）、上山海经奏（刘秀撰）及其他共 18 卷。日本内阁文库藏。

　　巫医时代并非所有的医事活动都与巫术有关，如本草、针砭等，都是在生活生产中逐步运用而生，并不断得到发扬光大的。

　　新中国成立以来，学术界对巫医多持否定的态度，在不少的著作里还可见对其充满火药味的抨击。其实，这大可不必，因为巫医固然有阻碍医学发展的一面，但其操药以疗疾和采用巫祝这种特殊的心理疗法来治病的医疗行为，比原始人类的本能性医疗活动已经有了很大的进步。随着人类社会生产力水平的发展，巫医在西周之后已不能适应时代进步的潮流，这时巫与医便开始分野了。在历史的发展进程中，巫医的产生是必然，但不同时期的巫医所处的地位和所起的作用是不一样的，我们对此应给予相应的客观评价。

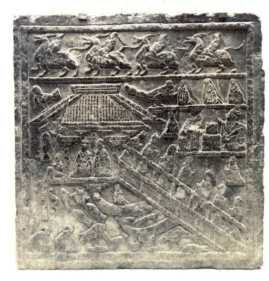

扁鹊针刺图

此图出自汉画像石。扁鹊鸟的形象隐喻巫医身份。古时，东方沿海一带被称为东夷，东夷人被称为鸟夷羽民。东夷人以鸟为图腾，而扁鹊则成为东夷鸟图腾文化背景下善针砭的鸟医的重要代表。中国国家博物馆藏。

◆ 第二节　从医疗到医学时代 ◆

从西周到战国这段时期是中医药学从医疗走到医学的时代。华夏文明在经历了上古蛮荒时代之后，逐步探索出独具特色的医疗方法，无论在理论上还是临床上都取得了长足的进步。这个时期，医疗从附于巫术到独立发展、从非专业化到专业化、从非自主性到自主性，标志着医疗时代开始向医学时代过渡。

我国有文字记载的历史约4000多年。中华民族所有的文化史料，几乎都呈现于这4000多年中。虽然早在7000多年前，于今甘肃、内蒙古等地就有象形的石刻壁画出现,但这离文字的雏形尚有一定的距离。因此,文字的诞生和使用应从上古三代（夏、商、周）开始算起,我们研究文化典籍和有关文献中的医学史料和医学思想,也应从这个时代开始。

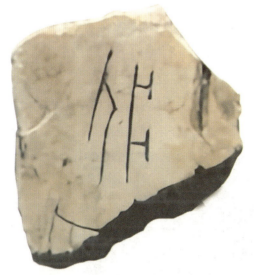

"疾"字卜骨残片

商代。"疾",左边为人形（侧面）,右边为床形,即人躺在床上休养为"疾"。甲骨文中关于"疾"的写法变异很多,如人正面、侧面,床在左、在右,有汗点、无汗点,两个汗点、三个汗点等。中国国家博物馆藏。

一、本草与医方

药物的使用,可以追溯到三皇五帝时期。《淮南子·修务训》记载:"古者,民茹草饮水,采树木之实,食蠃蚌之肉,时多疾病毒伤之害,于是神农乃始教民播种五谷,相土地宜,燥湿肥墝高下,尝百草之滋味,水泉之甘苦,令民知所辟就。当此之时,一日而遇七十毒。"但神农尝百草,只是传说中的史料,真正有文字记录的药物名称,当从甲骨文时代开始。甲骨文记载了用鱼、枣、艾治病的卜辞,还记载了我国医学史上第一个"药"

字。1973年，在殷代遗址中也发现了作为药物使用的桃仁、杏仁和郁李仁。可见在殷商时期，药物已被用于疾病的治疗。

西周时期成书的《周易》《诗经》等，也收录了许多药物的名称，其中《周易》收录8种，《诗经》收录291种，《尚书》20种。到了春秋战国时期，诸子百家的著作中或多或少都有涉及药物之名称。《尔雅》记载本草及有关生物621种，《山海经》记载药名353种，《庄子》记载药名18种，《管子》记载药名46种，《楚辞》记载药名50种。

对以上诸书药物的统计方法，我们是以"有食有用便是药"的原则作为取舍标准，这与学术界以往的观点有所不同。

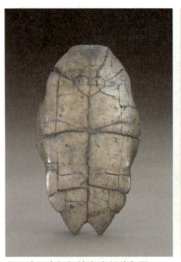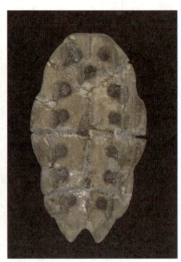

殷王武丁贞问妇姝患疾刻辞卜甲

这是殷王武丁占卜用的龟腹甲，长14.5厘米，宽8.5厘米。其背面有占卜时烧灼过的钻坑和凿坑。北京故宫博物院藏。

卜辞：

丁巳卜宾贞：妇姝不**大**疾？

贞：妇姝其**大**疾？

第一句卜辞的意思是：在丁巳这一天占卜，由名字叫"宾"的贞人贞问。贞问妇姝（殷王的名姝之妇）是否不会有疾病？

第二句卜辞的意思是：贞问妇姝是否会有疾病？

殷人占卜一般都需从正反两面来贞问。故第一句贞问是否不会生病，第二句则贞问是否会生病。"**大**"字不识，可能是身体某部位的名称。若然，则这段卜辞是贞问妇姝身体的部位"**大**"是否会有疾病。

二、诸子学派与中医药学

我国习惯上将先秦学术流派分为儒家、道家、阴阳家、法家、名家、墨家、纵横家、杂家和农家。所谓的"九流",就是指这九种学术流派。后世又有将小说家合入"九流",共称为"十家"。先秦这些学术流派,或多或少影响到中医药学领域,并成为当时中医药文化的一大特色。

儒家:孔孟之书论医重在崇尚心性修养。《论语》对饮食调养和精神修炼颇有见解,主张"匹夫不可夺志";《孟子》提倡"以民为本",主张"养浩然之气";《荀子》集诸家之大成,"心论"很为后世所称道,主张"制天命而用之"。

道家:老庄学说重在养生。《老子》十分注重阴阳和谐,主张"道法自然";《庄子》对医理和养生的阐析尤详,主张"恬淡虚无""守神如一";《列子》《鹖冠子》中的医学思想也间或可见。

阴阳家:阴阳家自以阴阳数术称著于时,论医重在阐析医理与阴阳学说。邹衍是第一个将阴阳与五行合而论之的人。

法家:韩商理论涉医部分重在说理革新,故《韩非子》《慎子》《商君书》涉医虽少而不乏新意。《商君书》指出"国之所以治者三:一曰法,二曰信,三曰权。法者,君臣之所共操也;信者,君臣之所共立也;权者,君之所独制也",治国如此,治病之法亦然。《韩非子》谓"道者,万物之始,是非之纪也。是以明君守始以知万物之源,治纪以知善败之端""天有大命,人有大命。夫香美脆味,厚酒肥肉,甘口而疾形;曼理皓齿,说情而捐精;故去甚去泰,身乃无害",亦是论述治国与治身之理。《管子》道法各半,养生说理兼而有之。

名家:名家以措辞诡辩著称,涉医或见于论自然、人事之字词间。惠施、公孙龙子为名家二巨子，今仅《公孙龙子》存世。

墨家：墨者主张兼爱，提倡勤生薄死，涉医重在论述生性事理。《墨子》谓"天必欲人之相爱相利，而不欲人之相恶相贼也""志不强者，智不达；言不信者，行不果；据财不能以分人者，不足与友；守道不笃、遍物不博、辩是非不察者，不足与游；本不固者，未必几；雄而不修者，其后必惰；源浊者，流不清"。除《墨子》之外，宋钘、尹文也颇通医理。

纵横家：纵横家倾心功名利禄，其涉医重在养身。苏秦、张仪之书殆已失传，唯二人之宗师所著同名之作《鬼谷子》，今尚可见。

杂家：杂家是一门综合学派，"兼儒墨，合名法"。其涉医思想见于《吕氏春秋》中。

兵家：兵家涉医思想重在谋变，对中医辨证之说尤有裨益。盖后世王好古之《医垒元戎》与张景岳之新旧方"八阵"之类皆受益于兵家。今以《孙子兵法》之影响最著。

农家：农家涉医重在饮食与药物之论，今先秦农家之书皆散见于诸子著作。

值得一提的是，兵家是近代国学大师吕思勉增添的，因其与医学有着颇为紧密的联系，故列于此。上述虽谓及九流各自对医学的影响特点，然影响最著者当首推道家，次为儒家，余下诸家之影响则比较有限。

三、临床各科的形成与发展

先秦时期的医学总的来说还没有明显的分科，但这并不影响当时临床各种诊疗技术水平的发展和提高。在先秦的文化史料中，我们可以寻及许多能够窥测当时临床各科诊疗技术的文献史料。

内、外、妇、儿、骨伤、眼、耳鼻喉等临床各科，在甲骨文中早有载录。

另外，甲骨文、先秦经史、诸子各家文献中还记载了126种病名和部分疾病的诊疗方法。记载病名在10种以上的文献有：甲骨文、《周易》《尚书》《诗经》《山海经》《庄子》《尔雅》《吕氏春秋》等。

在西周时期，宫廷中已出现了"疾医""疡医""食医"和"兽医"的分工。

大内科性质的分科，是当时医学分科的特点。无论是外、妇、儿、眼、五官哪一科，都是内科诊疗方法的延伸，这与后世成为各自一门学科的临床专科有一定的区别。

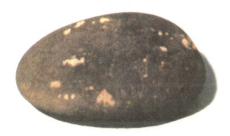

熨石

西周。陕西省扶风县出土。该石最大直径6.5厘米，呈不规则扁圆形。熨石，又称砭石，是一种中医常用的治疗工具，由特殊的岩石制成，最早出现在《黄帝内经》中，用于治疗肌肉疼痛、关节炎、神经痛、消化不良等多种病证。陕西省宝鸡市周原博物馆藏。

四、养生学

先秦的养生思想首推老庄。《老子》是道家养生的思想源泉，在方法论上指导了养生学的发展。《庄子》集先秦道家导引养生思想之大成，道家的养生之学自《庄子》起，逐渐形成了以导引、吐纳为主要方法的"不死之道"。《黄帝内经》是先秦时期论述养生思想最为丰富的医学文献，特别是《素问》的"七篇大论"，时至今日仍然是中医养生学的理论基础。此外，先秦的其他文献典籍，也从各个角度和领域涉论养生，从而奠定了中华民族所特有的养生思想和养生方法。

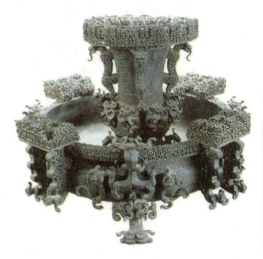

曾侯乙尊盘

战国。曾侯乙尊盘是周王族诸侯国君曾侯乙的酒器，由尊与盘两件器物组成。尊是盛酒器，盘是盛水器，尊置于盘中，是用来冰酒或者温酒的。在冬日里喝酒，将酒水加热，酒里所含的酯类芳香物会随温度的升高而蒸腾，口感会更加芳香醇厚、温和柔顺，更重要的是，可达到驱寒暖身的养生效果。湖北省博物馆藏。

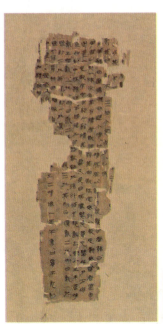

帛书《杂疗方》

西汉。材质为丝帛。长30.5厘米，宽20厘米。养生方剂学著作。1973年湖南省长沙市马王堆三号汉墓出土。湖南博物院藏。

五、中医理论

先秦时期，中医理论体系的格局已基本形成。春秋之前，阴阳与五行两种学说已被广泛用于解释自然事物的各种属性，天文、农业、医学等学科都分别引进了这两种哲学思想。从《周易》《左传》《尚书》等著作中可以看出，阴阳与五行已被当时的医家用于解释人体的生理病理。而真正将阴阳与五行合而论之的，系从战国时期的邹衍开始。

《黄帝内经》的主要内容成书于战国至秦汉之际，是一部以阴阳五行学说为理论基础的中医典籍，也是我国第一部集上古医学之大成的学术著作。《黄帝内经》包括《素问》和《灵枢》两大部分，中医的基础理论、诊疗方法、针灸导引、预防保健等都可以在其中找到文献依据。

《庄子》的整体观念思想十分丰富，并对后世医学的发展产生了一定的影响。《庄子·寓言》写道"今世俗之君子，多危身弃生以殉物，岂不悲哉"，这与张仲景《伤寒论·自序》中的"趋世之士，驰竞浮华，不固根本，忘躯徇物，危若冰谷，至于是也"十分相似。此外，《庄子》与《黄帝内经》也有许多内容相近、意境相同的句子和段落。可见，从文化的视角来看，中医理论及其学术思想的形成和发展并不是孤立的、片面的，而是具有深厚的社会背景和文化基础的。

◆ 第三节　中医药学理论的形成时代 ◆

两汉时期是中医药学理论的形成时代。西汉王朝建立之后，战国时期那种"诸子蜂起，百家争鸣"的局面已不复存在。先秦的学术思想、诸子百家学说成为文献研究的对象。汉武之时，董仲舒的"废黜百家，独尊儒术"被官家所采用。此后，其他学说被视为"异端"而明遭禁止。两汉统治的四百多年里，儒家礼教得以全面发展，经义训诂成为一朝之学。这个时期的医药文化，也因当时的历史背景而独具特色。

随着张仲景《伤寒杂病论》的问世，中医药学理论体系已基本形成。

这一体系中，医书与文化典籍中的医药学内容互为羽翼，在阴阳五行、脏腑经络、生理病理等各个方面都有着更充分的认识和全面的提高。

在本草方面，《神农本草经》与文史著作中的药名交相辉映，一些当时本草文献所没有的药物名称还可在文史著作中寻到踪迹。

在病名方面，文史著作中记载的疾病名称和其他医学内容虽然比较零散，但合而视之却是相当丰富。仅《说文解字》等书中记载的病名,《黄帝内经》《伤寒杂病论》等四大经典合起来仅能见其三分之二。

中医大内科体系框架已基本形成，外、儿、妇、伤等科皆隶附其中。

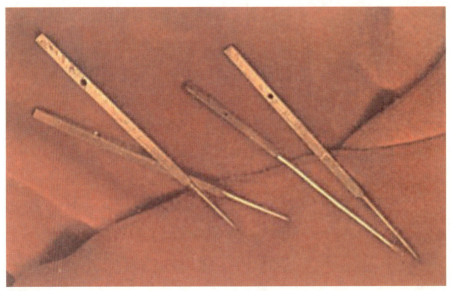

金针

西汉。中山靖王刘胜及王后窦绾的墓中曾经出土了9枚金、银医针，这是我国目前所见最早的古代金属医针。金、银医针的针柄部均为方柱体，比针身略粗，针身有尖、钝、圆、三棱等不同的形态。这些医针是西汉时期医用针具的真实反映。河北博物院藏。

一、训诂与中医药学

西汉时期的训诂要籍有《说文解字》《方言》和《释名》。三书记载了中医病名 140 种，训释医学名词 572 个，载录本草名称 296 种。一些僻涩难懂的医学名词术语，都可以在这几本书中得到昭然若揭的答案。

《说文解字》是由汉代许慎撰写的中国第一部系统地分析汉字字形和考究字源的书。其中记载草类植物 273 种，木类植物 303 种，谷类植物 24 种，菜类植物 13 种，兽类动物 81 种，鸟类动物 110 种，虫豸类生物 34 种，鳞介类生物 85 种，矿类物质 5 种，共计 928 种。在今天看来，百分之九十以上均可入药。

《方言》是汉代扬雄所著的中国第一部汉语方言比较词汇集。其中共有涉医条目 59 则，计约 6000 字，其中基础理论 23 则，症状与病名 22 则，医理杂论 14 则。整部《方言》共训释了涉医的区域性使用字词 211 个。

《释名》是一部训诂要籍，为东汉刘熙所著。在《释形体》篇章中，共载形体名词 101 条。在《释疾病》篇章中，共训解病证 59 种，涵盖了内、外、妇、儿、五官各科。

二、艺术与中医药学

两汉时期在建筑、音乐、雕塑、书法和绘画等方面已发展到较高的水平。汉代的楼阁宫台，挑檐拱顶、线条对称、明畅舒适、夏凉冬暖，在我国建筑史上，具有承先启后的重要作用。在我国保健医疗史上，建筑风格是很值得研究的课题。汉代的音乐有浓厚的民歌风格和宫调特点。从现存乐府歌词来看，其重在抒发内心感情，如有歌颂自然之美的，有抒发别离之苦的，也有缘事而发和赞美爱情的。医学思想融于心理描述之中，不仅可陶冶情操，而且能培养志趣。汉代在石雕、木雕和制陶艺术上的成就也令人瞩目，人物的造型栩栩如生，充分体现生理特征和气质特征。事实上，早在秦朝，秦始皇兵马俑的人物造型已达到了相当高的水平。

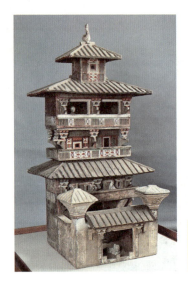

五层彩绘陶仓楼

三、文学与中医药学

汉代的文学体裁以文赋和散文为著，其间出现了司马相如、东方朔、刘向、扬雄、张衡、蔡邕等一批著名文人。他们作品中的论医特点以散论本草与养生为多，间或亦有医理杂论之辞。如蔡邕论四时月令之杂气，张衡论生物本草与心理情志，都很有时代特征。同时，在汉代乐府诗歌中，也有不少关于心理、药草和病名的记载。

四、哲学与中医药学

王充的《论衡》是一部医学思想十分丰富的哲学著作，书中对天人相应、阴阳学说、养生方法和生理病理都作了精辟的阐述。王充认为，天地万物"俱禀元气"。著名的哲学家、思想家董仲舒提出了"天人感应"的思想，对中医具有积极的指导作用。同时《淮南子》也有许多精辟的记载，如"宇宙生气""神农尝草"等重要内容。《易纬》之学是王充等唯物思想家批判的对象，谶纬虽属迷信范畴的唯心哲学，但其间也偶有涉论阴阳五行与医学心理的思想，值得有志于医哲研究者作批判性的探讨。

五、天文学与中医药学

天文学与医学的关系，可从天象、历法和生物节律三个方面来探讨。中医理论体系的形成，与先秦时期宇宙观、自然观的关系甚为密切。综观《黄帝内经》一书，不只医学，天文学的内容也相当丰富，既有天体运转、日月周旋和星宿偏移之论，也有四序五方、干支历法和五运六气诸说，可谓是集上古三代与春秋秦汉天文学思想之大成。至若历代的天文学专著，也或多或少地影响和促进了医学的发展。

早在殷墟甲骨文中，就有论及疾病与天象的关系的卜辞，再后的《周易》《诗经》和《尚书》也有这方面的记载。对于《周易》中的医学和天文学思想，各论中还将作专门论述。汉代的《史记》《淮南子》《论衡》等书对天文学、宇宙观的论述又有了进一步的发展。司马迁改创历法，使生物节律和四时六气的关系得到有机的统一；《淮南子·天文训》对太阴历的阐述，不仅明确得出朔望月长度的数值为 27.322 日，而且叙及人体对自然界的依赖关系。至若王充的宇宙观，更为历代哲人和医家所推崇。关于《论衡》中的医学思想，各论中还会详细介绍。再向下推究，《晋书》以下二十四史的《天文志》，也含有丰富的医学天文学思想。宋代天文学成就较高的苏颂、沈括，他们同时也是一位名医，在他们的医著中，也可寻及天文学思想的踪迹。元代的郭守敬、明代的方以智，都可称一代天文名家，前者精通术数，后者精通医理，他们也都与岐黄有缘。

综上可知，医学天文学思想成形于《黄帝内经》时代，并在历代不断得到发展和完善。

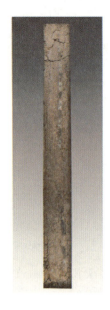

圭尺

该圭尺出土于 4300 年前的陶寺遗址。这把圭尺是我国发现的世界最早的天文测量仪器。古人通过观天（观察日月五星），总结成了天干地支、六十甲子的规律，然后运用在中医药学中，对养生治病具有指导意义。中国医史博物馆藏。

◆ 第四节　中医药学的繁荣时代 ◆

魏晋南北朝是中医药学的繁荣时代。魏晋南北朝之学风，崇尚隐逸清谈，老庄学说备受时人推重。在魏晋南北朝这充满动乱的三百多年间，汉代所建立的文化结构在干戈破坏中得到新的组合。在医药学方面，有史可稽的医药文献超过 300 多部，其中存世者不到 10 部，并以葛洪、陶弘景为其杰出代表。这个时期的人们表现出逃避现实的强烈愿望，通过崇道事佛以寻求心理上的平衡。玄学成为一代风范，固有其文化根源。

一、玄学与中医药学

玄学本是道家用语，指的是魏晋时期出现的一种以《老子》为研究核心的哲学思潮。这种哲学思潮主要是用老庄思想糅合儒家经义，以代替衰微的两汉经学。在魏晋时期，玄学的含义包括立言与行事两个方面，并多以立言玄妙、行事雅远为玄远旷达。玄远，即指远离具体事物，专门讨论"超言绝象"的本体论问题。玄学的向内探究人的心理情结以达到向外养生延年的方法论，自然是与医学产生着千丝万缕的联系的。

玄学家大都是所谓的逸士名人。他们以出身门第、容貌举止和虚无玄远的"清谈"相标榜，成为一时的学术风气。在魏晋的玄学家中，通晓医理者有嵇康、阮籍、王弼、郭象、陶渊明等人。他们或寓己意于注释古书之内，或托己志于颂扬草木之中，其著述以感叹人生短暂、渴望超脱世俗和散论养生原理为特点。如嵇康之《养生论》，在玄学之中颇有影响；就连不为五斗米折腰的陶渊明，也有《陶潜方》一书应世。

与此同时，也出现了一些像傅玄、杨泉等重自然之理、反对清谈之风的唯物思想家。杨泉在《物理论》中认为，"人含气而生，精尽而死……人死之后，无遗魂矣"。

二、魏晋风度与中医药学

魏晋风度由服食而来。时人服食的目的有三：一是为了养生长寿；二是为了美容入仕；三是为了满足性欲。魏晋名士服食之药为五石散，亦名寒食散，由钟乳石、紫石英、白石英、硫黄、赤石脂五种药物组成。为什么魏晋名士总是宽衣博带、放荡不羁呢？这是因为服食后药性发作，使人的性格变得暴躁、狂傲。再则，服食之后，身体会发痒发热，唯宽衣搔痒才能达到心理上的满足。服药的另一种作用是可以增加姿容的美丽，正符合这时极端注重貌美的风气：仕途靠美貌可青云直上。不少官居高位的名士通过服食与打扮来追求阴柔之美，以达到升官发财的目的。鲁迅先生将服食之后的种种表现称为"魏晋风度"。

魏晋风度不仅影响了一代文风，而且对医学也产生了深远的影响。以服食后的特有心境写成的诗文，不仅借赞颂自然草木以咏飘逸情怀，而且充满了对时光流逝和人生短促的感悟。服食之风越刮越猛，其弊病也是十分明显的。许多人因服食而致发背、发狂、暴热和偏废，有的不堪其苦而走上绝路。因此，对寒石散的毒发治疗，成为当时医家的热门课题。仅在《隋书·经籍志》中就著录了二十家解散方。当时以治散毒出名者，也不乏其人。服食之风一直延续到唐宋，再后才有所收敛。

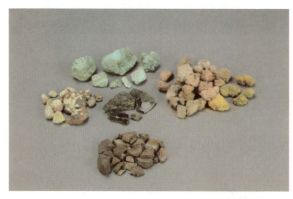

五色药石

西汉。1983年广东省广州市象岗南越王墓出土。五色药石俗称"五石散"。古代帝王相信服用这些药石可以延年益寿、长生不老。南越王墓出土的五色药石，为汉墓中首见。这些药石一定程度上具有温阳之功效，但长期或大剂量服用则会使人中毒。广州西汉南越王博物馆藏。

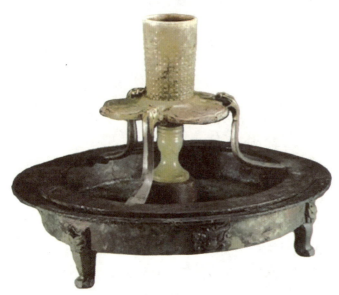

铜承盘高足玉杯

西汉。广东省广州市象岗南越王墓出土。该杯由高足青玉玉杯、游龙衔花瓣玉托架、铜承盘三部分组成，由金、银、玉、铜、木五种材料制成，工艺精巧、造型奇特。因在南越王墓中出有五色药石的实物，所以这件承盘高足杯可能是南越王生前用来承聚甘露、服用长生不老药的器具。广州西汉南越王博物馆藏。

三、佛、道与中医药学

佛教在西汉末年传入我国，道教形成于东汉时期。魏晋玄学虽霸主于一时，但由于佛、道势力的日益强大，到了南北朝时期其已逐渐衰弱，并让位于佛、道二教。自此，佛、道二教在思想意识、宗教活动和现实医疗等方面，开始对医学产生影响。

佛教主张众生的病苦除了来自身体器官上的疾病外，还来自心理上的问题，因此，经典中喻"佛为医师，法为药方，僧为看护，众生如病人"。依于此义，佛教可以说是广义的医学，是治疗人生疾苦的良方。必须一提的是，佛陀年轻时曾经学过"五明"之一的医方明，即古印度解说有关疾病、医疗、药方之学。经典记载，佛陀弟子根据佛陀的指示完成过许多杰出的医疗措施。比如诊断肠阻塞的病人，先施以麻醉，再切开腹部将肠整复，最后缝合腹部，完成治疗。

道教主张道法自然，通过认识自然界的变化规律来研究人体生命活动的变化规律，发现产生心理、生理、病理变化的原因。本土道教与中医药学关系密切的程度可见一斑。历代兼通医术的道家名宿俯拾即是，更有在道教和医学两个领域都彪炳千秋的道教医家，如董奉、葛洪、陶弘景（与华佗、张仲景时称"建安三神医"）、孙思邈等等。正所谓"医道同源""十道九医"，后世称之为道教医学。

四、文人与中医药学

魏晋南北朝的通医文人可分为在朝派和在野派。

在朝者为门阀官吏和御用文人。这派代表人物及其医著有：历任吏部尚书和徐、兖二州刺史的范汪，著有《范东阳方》（又称《范汪方》）150卷（又作170卷）；官任荆州太守的殷仲堪，著有《殷荆州方》1卷；祖为宰相、自为侍中书令的王珉，著有《伤寒身验方》1卷《本草经》3卷、《药方》1卷；其他如羊欣、王微等大官僚的论医文篇。这里还有值得一提者，即是南北朝时的"东海徐氏"。《南史》《北史》《魏书》《北齐书》等正史记载的徐熙、徐秋夫、徐文伯、徐道度、徐叔向、徐嗣伯、徐謇、徐之才等医家都属于徐氏这个门阀世医家族，可见其影响之大。

在野者为隐逸文人和道、佛高士。这派人物有名列医班的葛洪、陶弘景和于法开，也有文坛名匠中的"竹林七贤"。此外，南北朝时期的志怪小说、轶事小说和萧统的《文选》等对医学均有影响。

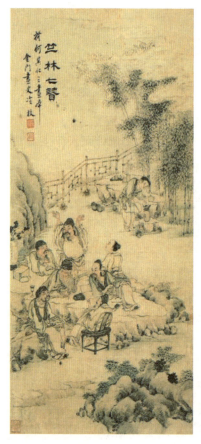

竹林七贤

清·冷枚。画中"七贤"宽衣博带、秀骨清像的风流名士形象和魏晋时期服食之风相互映照。魏晋男性美是偏于阴柔和雕饰的，甚至由于服药之风的影响，男性还略显病态，可以说是阴柔美和病态美的结合。

五、音韵与中医药学

音韵之学起自南北朝。《南史·庾肩吾传》载："齐永明中，王融、谢朓、沈约，文章始用四声。"此时的音韵著作有周颙的《四声切韵》和沈约的《四声谱》。嗣后，隋代的《切韵》、宋代的《广韵》以及明代的《洪武正韵》《中原音韵》等都很有影响。音韵与中医药学的关系，主要是注释医学名词的读音和匡正医书的讹义。

六、书法与中医药学

魏晋时期，钟繇、王羲之、王献之的书法艺术已达到相当高的水平。至唐宋，书法名家如虞世南、欧阳询、褚遂良、张旭、怀素、颜真卿、柳公权等也都是造诣颇深。由于练书法必须静心、凝神、用意，故历代书法家多长寿。古人练书法大有写一字而动全身之功，只有集全身精气于握笔运腕之中，才能使写出的墨迹有神有气。从养生学的角度来说，排除异念、专心写字也是对健康长寿大有裨益的。

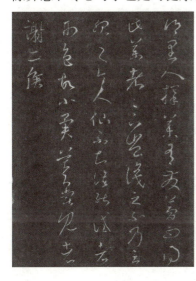

择药帖

东晋·王羲之。草书。帖文大意为：乡里人采药，有人发梦得到此药，您难道不识吗？说是服了这种药可使人成仙，不知谁能试之。形色因此稍异，还没有人见到。

很明显，信奉道教的王羲之对成仙的药草怀有十分浓厚的兴趣。但他还是持慎重的态度，不敢贸然试之。王羲之对延长生命的关注及其矛盾的心态，于此帖昭然。

◆ 第五节　中医药学的稳步发展时代 ◆

隋唐（581—907）两代是中医药学稳步发展的时代。此时期是我国继汉晋之后的第一个大统一时期，它结束了南北割据、战乱连年的局面，促进了当时社会、经济、文化的繁荣。这一历史时期医药学领域的佼佼者以孙思邈为杰出代表。唐末，由于藩镇之祸，整个国家陷入五代十国的混乱境地。

综观隋唐五代的文化艺术，敦煌文化和唐诗当居榜首，其他诸如音乐、绘画、制陶等方面也十分繁荣和精湛。因此，这个时期的中医药文化以诗文医学和敦煌医学为主要特色。

一、诗文与中医药学

唐代是我国古代诗歌发展史上的黄金时代，《全唐诗》共收录了2200多位诗人的近5万首诗作。直到今天，我们仍将唐诗尊为中国古代诗歌艺术的典范。唐代通医诗人主要有王勃、李白、杜甫、刘禹锡、白居易等。这些著名诗人诗作中的医学史料和医学思想虽看起来十分零散，但综而论之便相当丰富。王勃之于医药、李白之于丹术、杜甫之于药草、刘禹锡之于医方、白居易之于养生，都具有鲜明的个人风格和时代特征，其他诗人的作品也间或涉论医理。此外，《全唐文》收载了大量的医学史料，内容博及医诏、医序、医理、养生和法庭笔录等各个方面。《六臣注文选》一书收载了《素问》《神农本草经》《名医别录》《经方小品》《仙药录》《养生要论》等十种医书的一些轶文。有关唐代诗文与中医药学在各论中还会详论，这里不再作细谈。

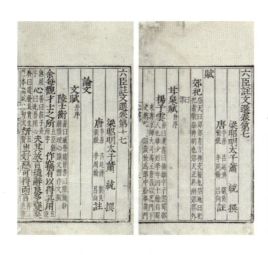

《六臣注文选》

明万历年刊本。该书是南朝梁昭明太子（萧统）编纂的一部诗文总集。"六臣注"是指唐高宗时的李善注和唐玄宗时的吕延济等五人的《文选注》。凡60卷，分37类，引书广泛，是众多《文选》版本中最有代表性且流传最久的注本。

二、敦煌文化与中医药学

敦煌文化是蜚声中外的世界文化遗产，其雕塑艺术、壁画故事、建筑精粹、经卷书简、沙海月泉、大漠戈壁、雅丹奇观、古道驼铃和玉门要塞等历史文化遗迹，令无数的中外游人心驰神往、流连忘返，也是历代文人墨客寻访文化胜景的必去之处。敦煌莫高窟现有洞窟 735 个，最早的洞窟开凿于 366 年。窟内共有壁画 4.5 万多平方米、彩塑 2415 身。1900 年 6 月 25 日，道士王圆箓在清理藏经洞淤沙时，无意中发现了大量的典籍文物，有从两晋到隋唐五代的写本、经卷、字画及其他文物等，共计 5 万多件，是我国文化史上十分难得的珍贵文献。据统计，敦煌卷子达 3 万册之多，其中除了大部分的佛经之外，还有为数不少的史籍、方志、杂家、书契及语言、文学、艺术、科技等杂著。据 1962 年商务印书馆出版的《敦煌遗书总目索引》统计，共有残卷医书 62 种，内容包括五脏论、伤寒论、诊法、本草、食疗、针灸、医方、西域方、禁咒、辟谷、房中、丹药、服食等许多方面，是研究唐以前医药学不可多得的文献资料。由于敦煌卷子自 1900 年发现之日起，屡遭英、法、日、德、美、俄等国的掠盗，现存于国内的仅是劫余的残卷。从各国复制回来的图片和胶卷现藏于北京图书馆，可作为从事这方面研究的文献资料。敦煌医学并不只拘泥于医书，壁画、佛经、方志、建筑等方面的著作和地理环境、风土人情等都与医学有着密切的关系。

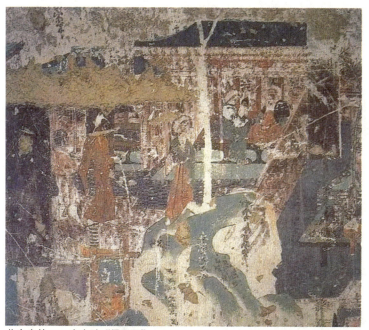

莫高窟第 217 窟南壁"得医图"

唐代。此图为盛唐时所作，是根据《妙法莲华经》中"如母见子""如病得医"这两句经文的意思绘制而成的。敦煌是天花（也称痘疮）传播的必经之地，"得医图"反映了天花在盛唐的敦煌及河西地区已普遍流行的情况。僮仆手中的红色形似包袱的软物应是与预防天花有关的用具。

三、绘画与中医药学

我国古代的绘画艺术，具有优良的民族传统和鲜明的民族风格。无论是民间工匠画还是文人画，它们都是用来表现客观对象的形感、体感和质感的，并着重于神情意态的创造。唐代是我国绘画史上承上启下的重要时期，其间的画家有人物画和山水花鸟画两种风格和流派。人物画家阎立本擅长画历史人物肖像，他对人物的颜面、眼睛、嘴等部位画得特别细腻，充分展现出每个历史人物的神情、性格和气质。同时期的吴道子、张萱、周昉等画家的作品也十分深刻地表现出人物的体态和内心。在他们之前，六朝的顾恺之、陆探微和张僧繇的作品也很有特色。他们虽均以人物画闻名，但风格迥然有异，世有"张得其肉，陆得其骨，顾得其神"的评价。敦煌人物画和佛家人物画也具有独特的艺术风格。唐代在山水花鸟画领域开辟了一条崭新的途径。唐代这派著名画家有展子虔、李思训、王维等人，五代有以荆浩为代表的"北方派"，以董源为代表的"南方派"，以及以黄筌为代表的花鸟画家。到了宋代，由于画院的建立，绘画艺术比以往又有了新的进展。元、明、清时期，山水、花鸟画十分繁荣，在数量、质量和艺术上都明显优于人物画。此时期的著名山水花鸟画家主要有：郭熙、米芾、文同、黄公望、王冕、道济和郑燮。我国古代的山水花鸟画，在很大程度上反映出幽雅、纯净的心境，描绘之、观赏之，对疏解郁结和修身养性都很有益处。

另外，以药草和药用动物作为绘画对象的，也不胜枚举。我们历代书目所著录的本草图谱，与绘画艺术都有密切的关系。不少的画册图谱，也常以药草作为写心之物。

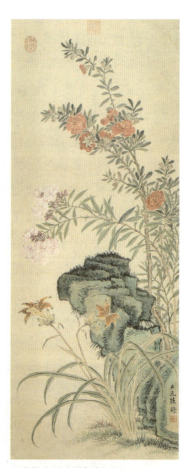

天中佳卉图（局部）

清·陈舒。天中即端午节，画中所绘均为阴历五月时节花卉，如石榴、夹竹桃、萱草等，再配以奇石。台北故宫博物院藏。

四、音乐与中医药学

隋唐时期的音乐，以汉魏以来形成的风格各异、形式多样的音乐歌舞为前驱，经过新的融合、创新，最终形成了中国古代音乐史上一个新局面。唐曲题材广泛、体裁多样、流传范围广泛，它几乎适应了社会各阶层人士的精神生活需要，"有边客游子之呻吟、忠臣义士之壮语、隐君子之怡情悦志、少年学子之热望与失望，以及佛子之赞颂、医士之歌诀，莫不入调"（王重民《敦煌曲子词集》）。这里提到的"医士之歌诀"就是涉医歌谣，其朗朗上口的特点便于民间医方的传承。唐玄宗时的宫廷音乐处于唐代音乐发展的鼎盛阶段，此时出现了像李龟年这样的著名作曲家和像"霓裳羽衣曲"之类的著名舞曲。敦煌卷子中的十几首古曲，即是唐代音乐创作繁荣的见证。经过专家谱译证明，敦煌唐曲悠扬悦耳，具有浓厚的民族风格和时代特征。隋唐音乐亦受到道家音乐的影响，也有缠绵柔和、节奏轻松的曲调，使人听后如置身于自然山水之间，被那淡雅的乐章所陶醉，如《高山流水》《二泉映月》《春江花月夜》等都是这种风格。此外，佛教音乐也对当时的音乐产生了一定影响，其旷达宽谅的曲风境界对养生也有一定益处。

总之，在陶冶情趣和养生养心方面，音乐起到了不容小觑的作用。

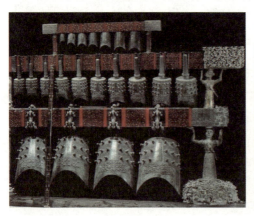

曾侯乙编钟

中国古代哲学阴阳五行是古代乐理和医理共同的基础，他们都遵循阴阳五行之道，追求阴阳平调和谐是中医与音乐的终极目标。在被奉为中医四大经典之首的《黄帝内经》中，五音（角、徵、宫、商、羽）被纳入中医学体系，运用五行学说将五音归属于五行，并将五音与人体的藏象、病理、自然现象分别配属，用以说明人体的生理活动、病理演变，并借以指导医疗实践。湖北省博物馆藏。

五、陶瓷与中医药学

　　我国自古以来就有用陶器贮存药物和煎蒸药物的良好习惯。陶器贮药，置久而不易变质；陶器煎药，药物与陶瓷之间不会发生任何化学反应，其好处明显优于钢、铁等各类器皿。在日常生活中，陶瓷的运用也十分广泛，饭碗和盛容食物的器具多数是陶瓷制品，其优点是容易洗刷和不易沾污，对饮食健康和食品卫生大有裨益。陶瓷还是制作花瓶和各类装饰品的佼佼者，对美化庭院环境和陶冶心境均有不可低估的作用。唐代制瓷工艺十分兴盛，《景德镇陶录》载："陶窑，唐初器也。土惟白壤，体稍薄，色素润……唐武德中，镇民陶玉者，载瓷入关中，称为假玉器，且贡于朝，于是昌南镇瓷名天下……寿窑、洪州窑、越窑、鼎窑、婺窑、岳窑、蜀窑，均为唐代所烧造。"

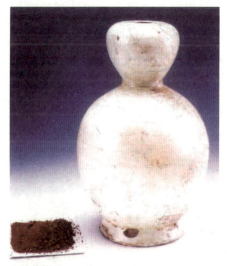

白釉葫芦瓶

唐代。1972年出土于陕西西安小寨。瓶身小巧精致，呈葫芦状，瓶内盛有朱砂。朱砂具有安神、明目、解毒的功效。对于朱砂的保存，应避免阳光直射，避免潮湿环境，时人用陶制瓶再合适不过。西安市文物保护考古研究院藏。

六、武术与中医药学

中华民族自古就是一个尚武的民族。战国时期，各国争霸，武术得到了迅猛发展。秦汉时期，形成了一种以武术为基础的武术礼仪体系。到了隋唐五代时期，武术文化得到了非常大的发展，不仅在军事上得到广泛运用，在普通百姓中，武术也成为锻炼身体的一种方式，此时期形成了许多的武术流派。武术与中医药学的关系是显而易见的。练武能活动筋骨、锻炼身体，有利于增强体质和提高人的应变与耐受能力，能够有效地克服先天不足和提高人体的自我控制能力。因此，习武对身心健康十分有利。尽管武术有不同的套路，但基本功都一样，即指、腕、臂、脚、腿、头、身各个部位必须强劲有力、运动灵活、耐冲强度大，精、气、神旺盛、集中。另外，习武之时所受的伤痛也需要及时调理与医治，这在一定程度上促进了中医药学的发展。当然，对不同年龄、不同性别的人来说，练武的强度也应区别选择。同时，由于尚武和体育锻炼的日常化，运动医学也就应运而生。古往今来，武林之医学独具特色，成为我国中医药学史上的重要学术流派。

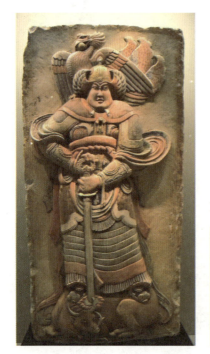

王处直墓彩绘浮雕武士石刻

五代。此石刻别名"海归天王"。高113.5厘米、宽58厘米、厚11.7厘米。这身着铠甲，手持宝剑，立于牛形鹿角怪兽之上，头顶凤鸟含珠的武士，应是佛教护法天王。武士身材魁梧、四肢粗壮、膀大腰圆、表情严肃，瞪着的双眼和倒立的双眉露出一股威严的气势。这名武士的穿着和面目特征，无不体现着唐代人的风格面貌。中国国家博物馆藏。

◆ 第六节　中医药学的鼎盛时代 ◆

宋、金、元时期是中医药学的鼎盛时代。北宋时期（960—1127），中原地区虽然得到基本统一，但来自辽、金、西夏等势力的威胁始终没有减少。1127年，东方崛起的女真族在平定了关东地区后挥师南下，攻陷汴京，掳走徽、钦二帝，北宋宣告灭亡。后来，蒙古族势力又在北方迅速扩大，先后灭了金、辽等国，最后将偏安江南的南宋朝廷一举并吞。元代的铁蹄踏遍了连接亚欧大陆的广袤地区，扩拓了比唐代疆域更加广阔的版图。

宋朝重文轻武，文化相当繁荣。宋代文学，特别是极盛的宋词，在中国文学史上写下了光辉的篇章。宋代对雕版印刷术的改进和对活字印刷术的发明，大大促进了中国文化的进一步繁荣和发展。宋代的新儒学——理学，在文化学术和思想意识领域具有相当的影响力，它对儒学的中兴起了推波助澜的作用。到了宋晚期，随着国力日衰，其文学作品里所表现的爱国忧国情绪也愈来愈沉痛、激切，其中以表达爱国志士对恢复失地、雪洗国耻的雄心宏愿的作品成就最高。

这个时期的中医药文化，以文史典籍中的涉医史料为特征，如大量刊梓的史书、类书、笔记等著作中都含有丰富的医药学内容。不少的文人还著述医书，或竟以医名世。

一、文人与中医药学

宋代许多著名的文人对中医药学都有很深的造诣，如大家耳熟能详的北宋文坛领袖苏轼，南宋"鹰派"人物陆游、辛弃疾等。

金、元时期涉医较深的文人中关汉卿独占鳌头。

1. 宋代诗词中的中医药学

　　两宋通医之诗人、词人主要有苏轼、陆游、辛弃疾和文天祥等。苏轼精通医理；辛弃疾通晓本草；文天祥注重心理；陆游晚年以医自诩，其诗词中的医药内容信手可拈。至于其他作者的诗词，涉论医药也为数不少。

2. 宋代散文、文论中的中医药学

　　宋代文篇中的论医内容也较为丰富，其知名作者有苏轼、欧阳修、王禹偁、朱熹等人。

3. 元曲与中医药学

　　元代戏曲以关汉卿为代表人物，关氏曾供职于太医院，担任过太医院尹。他的作品含有丰富的医药学内容。后世改编的关氏戏曲，也常以医事为线索。

4. 类书与中医药学

　　我国的类书以宋代所编最有影响。唐代类书拘于篇幅，而明清类书多抄袭前人。在宋代类书中，又以《太平御览》学术价值最高。历代类书汇编了大量的医书条文，许多早已亡佚的医书内容大都能够在类书中找到部分佚文。

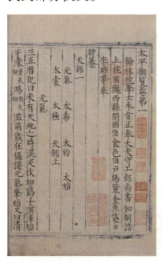

《太平御览》

宋代。保存五代以前文献、古籍最多当推宋代著名类书《太平御览》，共分55部、550门。清人阮元曾在《仿宋刻太平御览叙》中说："存《御览》一书，即存秦汉以来佚书千余种矣。"我国古代科学家张衡创制的浑天仪和地震仪的原著早已亡佚，幸好《太平御览》中有较为详细的记载。《太平御览》还保留了历代刻印的《华阳国志》中大量遗漏的内容。类似的情况不胜枚举。

二、理学与中医药学

宋代的理学家主要有周敦颐、邵雍、张载、程颢、程颐、朱熹和陆九渊等。他们著作中的哲学思想、心性之说和医学史料，对中医药学的发展有着很大的影响。继后，明代的罗钦顺、王守仁等人继承和发展了理学思想，使理学在明代普遍深入社会科学和自然科学的各个领域。理学中的"理""太极""气""心""性"理论、精神修养和思想方法，与中医药学的关系均十分密切。

三、目录学与中医药学

书目在我国起源很早，汉有《别录》和《七略》，晋有《中经簿》《中经新簿》和《晋元帝书目》等，可惜均已亡佚。现存的宋以前书目只有《汉书》《隋书》《旧唐书》《新唐书》的"经籍志"和"艺文志"。到了宋代，由于印刷术的进步，不仅官方编有书目，而且私人藏书目录也大量涌现。后世古代目录之学，以《四库全书总目》的影响最大、学术价值最高。目录学与中医药学的关系主要有两个方面：一是收载中医药目录和撰述医书提要，直接为中医药学研究提供方便条件；二是著录了为数不少的已佚医书，为辑佚和了解古代医书的基本情况提供文献资料。医书目录专著始见于唐代，但惜已亡佚，现存最早的医书目录为明代殷仲春所编的《医藏书目》，是书仿佛藏目录之体例编纂而成。

四、印刷术与中医药学

宋代雕版印刷的盛行和活字印刷的使用，为医书和文化典籍的刊梓出版提供了有利条件。宋以前的大量各类文献大抵都是在这个时候首次刊刻印行的。印刷术的广泛使用，结束了过去读书靠抄书，流传靠抄本的落后局面，使医书和各类文化著作得以广泛流传。宋、金、元时期医学的繁荣与进步，毫无疑问是印刷术普遍推广的结果。印刷术由两汉六朝的印章和拓碑逐步衍化而来，至唐代已有了雕版印刷，但印书的种类和数量都极为有限。到了宋代，刊印古书蔚然成风，其著名者当推闽版、蜀版和浙版图书。在所刊之书中，医书占了很大一部分。

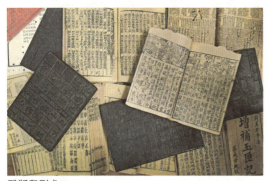

雕版印刷术

雕版印刷在印刷史上有"化石"之称，2009年，雕版印刷技艺正式入选联合国教科文组织《世界人类非物质文化遗产代表作名录》。

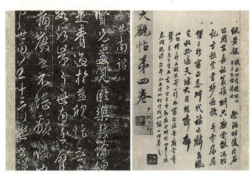

大观帖

宋大观帖拓本，雕版拓印。古代文人本来就好书法法帖，但是又不可能每个人都能获取到真迹，所以从宋代到明清非常流行翻刻书法名家作品法帖，这就满足了文人们的收藏和学习需求。这个愿望唯有使用雕版印刷才能实现。

五、科举与中医药学

　　科举制度是我国封建王朝发现人才、选拔人才和推荐贤者能人的重要措施，早在隋唐时期就已形成。至宋代，科举制度更加受到重视，并进行了不少重要改革。明、清是科举制度的极盛时期，也是其走向衰亡的时期，两朝制度基本相同，考试的严密程度也都超过前代。科举制度对医学的影响主要有两个方面：首先，科举制度对医学人才的选拔录用具有积极作用，特别是宋代医科的"三舍"升降法，对选拔合格的医学人才十分有益；其次，科举制度造就了一代名医，许多文人在科举和官场失意的情况下，立志悬壶济世，把从医作为自己的精神依托。

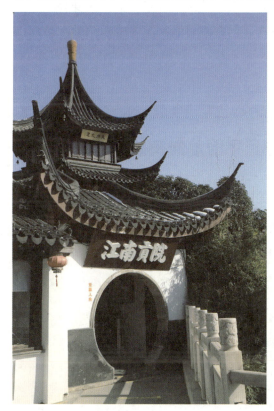

江南贡院

江南贡院又称南京贡院，中国古代的科举考试，每三年举行一次，每一次要考三场，江南贡院的考试叫作"秋闱"。科举考场内设有官房、膳房、杂役、兵房等数百间，是中国历史上规模最大，影响最广的科举考场。

六、治乱与中医药学

社会环境的安定或动乱也对医学产生着或积极或消极的影响。我们把中医药学发展的高潮和低潮阶段以各个历史时期为横坐标用曲线描绘出来，就可以发现这样一种特殊现象：社会越是安定繁荣，中医药学的发展速度越觉平稳；社会越是不稳定，中医药学反而发展飞速。可见，灾荒接连不断、疾病频繁流行以及缺医少药的社会状况，激发了时代赋予医学界穷究病源和图强更新的紧迫使命。战国之乱——《黄帝内经》问世；汉末之乱——《伤寒杂病论》问世；金元之乱——中医药学术流派形成；明末之乱——温病体系形成。由于战乱的发生，独尊儒术的沉闷学风被打破，继之形成了争鸣、创新的局面，促使中医药学术呈现出飞跃性的突破。

◆ 第七节　中医药学的全面发展时代 ◆

明、清时期是中医药学全面发展的时代。明、清前期，整个社会呈现出繁荣和安定的局面；后期，则表现为国无宁日、民不聊生的状况；及至清末，由于国力日衰、列强侵略，整个国家陷入落后挨打的困境。从文化的角度来说，明代之"心学"，清代之朴学，明、清两代之通俗小说和传奇文学都取得了相当高的成就。此外，明、清两代的文化背景则表现在：明代航海业的发达和资本主义生产方式的萌芽；清代大兴文字狱，有目的地消灭汉人的民族意识和民族思想。我们研究中医药文化，离不开这些社会现象和历史背景。

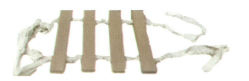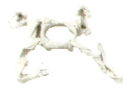

腰柱（左）和抱膝器（右）

清代。中医骨科的发展历史悠久。东晋医家葛洪在《肘后救卒方》中最早记载了用竹板固定骨折的方法，从而开创了中医骨伤科利用器具进行体外固定的历史。发展至清代，各种骨科固定器具越来越丰富，用法也越来越成熟。北京中医药大学中医药博物馆藏。

一、明代"心学"与中医药学

王阳明，主观唯心主义的著名哲学家，明代"心学"的中坚人物。"心学"由宋代程颢开创，由陆九渊完成其理论体系，至明代王阳明集其大成，"心学"在明代学术思想史上具有重要地位。"心学"的"心"有两个概念，一个是个人的"心"，另一个是宇宙的"心"。由于"心学"重顿悟而轻实践，把良知推到认识事物的最高地位，忽略人的主观能动作用，因此，"心学"对医药学的影响有正反两个方面：一是提倡修身和主观思维辨证，对养生学和中医理论的哲学体系有一定的影响；二是轻视分析研究和临床实践，对临床医学的发展产生消极的作用。同时期的著名唯物哲学家方以智和王夫之对"心学"予以猛烈抨击，认为哲学离不开实践，主张哲学不能离开科学，而科学应以哲学为指导。方以智对医学很有研究，他的《药地炮庄》《物理小识》和《东西均》等书收载了大量的医药学内容，引用了二十多本医书中的有关论述一百多条。

二、通俗小说与中医药学

明、清两代的通俗小说极其丰富，其中以《水浒传》《三国演义》《西游记》《聊斋志异》《红楼梦》《镜花缘》《儒林外史》《古今小说》《拍案惊奇》等最为著名,载录了丰富的医药学内容。通俗小说中的医学虽有夸张、臆造的不足,但摒弃其"水分",其间的论医内容仍弥足珍贵。再者,医药学题材小说《医界镜》《草木春秋演义》的问世,更是让中医药文化别开生面。可见,中医药知识已逐渐深入小说作者的笔墨间。小说中的涉医成分可以看作是医学科普的先驱,它对医学知识在社会的传播产生了积极的作用。

三、航海活动与中医药学

华夏文明,发源于黄河流域和黄土高原,是典型的陆地文明,由于这种文明形式与"黄"字的关系十分密切,故学术界也将之称为"黄色文明";以英、法、西班牙和葡萄牙等欧洲国家为主要发源地的海洋文明,因其发展、繁荣均与蓝色的海洋息息相关,故又被称为"蓝色文明"。蓝色文明在中国的传播和发展,可追溯到唐宋,至宋代达到繁荣,明代最为强盛。自明永乐三年(1405年)起,郑和便率领庞大的中国船队七下西洋,途经东南亚、西亚和非洲的三十多个国家,历时二十余年。主观上,郑和下西洋的目的有二:一是为了耀兵异域,表现大明王朝的武威;二是为了寻找因靖难而逃离的建文帝的下落。客观上,郑和七下西洋有力地促进了中外医药文化的交流,如产于占城、真腊、暹罗、渤泥诸国的犀角、琥珀、苏木、砂仁、乳香、没药等几十种中药材都是由海路输入中国的,后成为中华本草的重要组成部分。明清时期官私方频繁的海上交流,对中外医药文化的交流起到积极的作用。

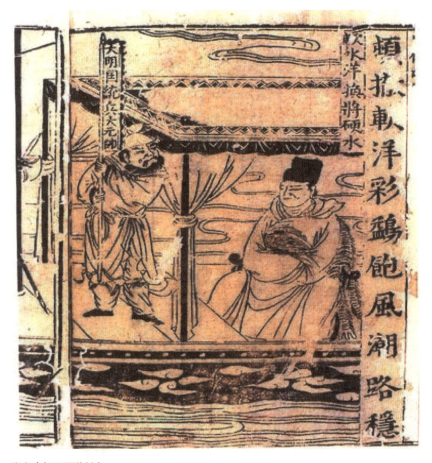

郑和奉旨下西洋刻本

此刻本出自明刻本《三宝太监西洋记通俗演义》。图中右坐者为郑和，明初担任使团正使。郑和下西洋是明代永乐、宣德年间的一场海上远航活动，首次航行始于永乐三年（1405 年），末次航行结束于宣德八年（1433 年），共计七次。

四、清廷对传统文化之功与过

清朝代明而立之后，为了达到奴役汉人和长治久安的目的，一方面笼络和收买有民族意识的知识分子，另一方面大兴文字狱，诛杀一大批

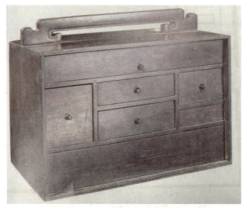

明代红木药箱

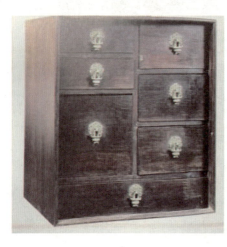

清代红木药箱

明、清两代医学活动频繁，医者常出诊看病，药箱便应运而生，以木质居多。明代红木药箱的选材是老红木，做工精细，外形简洁朴素，没有多余的装饰，具有鲜明的明代风格。清代红木药箱是一个七眼药箱，有着花篮形铜饰，储药更趋完备。常熟中医药博物馆藏。

民族思想强烈的汉族文人。为了达到这两个目的,清代统治者借编修《四库全书》的机会对前代的各类图书进行删节、改篡和焚毁。凡有先进思想和不利于他们主观意愿的内容全部被销毁和清洗干净,对当时文人的著作也进行了严格的审查,一旦发现问题便灭族处置。在这种愚民政策和文化恐吓的社会背景下,文人们因惧怕引祸杀身而把毕生精力注入古籍整理和研究,从而形成的以校雠、考据、注释、阐述古籍为主要特点的学术风气,就叫作"朴学"。受到朴学的影响,这个时期校注、编次、整理和研究古典医籍蔚然成风,再加之小学研究的不断深入,也为中医药理论文献研究提供了优质高量的语言文字工具。

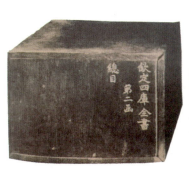
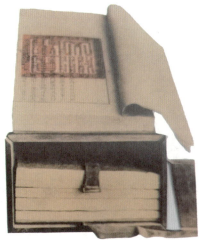

《四库全书》

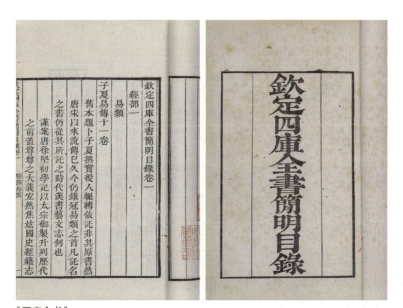

《四库全书》

乾隆年间赵怀玉刻本。《四库全书》又称《钦定四库全书》，是在乾隆皇帝的主持下，由纪昀等360多位高官、学者撰撰，3800多人抄写，耗时13年编成的丛书。该书保存了中国历代大量文献，所据底本中有很多是珍贵善本，还有不少是已失传很久的书籍，在修书时重新被发现，也有从古书中辑录出来的佚书。分经、史、子、集四部，医家类在子部中。

第二章
中医药文化的思想结构

中医药学生长在中华文明这片土壤里，与我们的文化背景密切相连。古往今来，政治制度、社会意识、科学技术、民族气质、民间习俗等文化因素对中医药学产生了较大的影响，使之形成了独具特色的医学理论体系。在这里，将着重介绍政治制度、儒家思想及经学学风、佛教、道教、民俗与中医药学的关系。

◆ 第一节　政治制度对中医药学发展的影响 ◆

政治制度属于上层建筑的范畴，它是由一定的经济条件决定的，并受文化条件的影响。由于政治制度有以上的内容和特征，它就必然影响到自然科学和社会科学的各个领域，医学当然也不例外。在中医的发展史上，我们可看到这样一种特殊的现象，即在朝医生不如在野医生，官修医书不如民修医书。究其原委，主要是政治干涉和皇权震慑所造成的。太医虽出入内宫、享受俸禄，但隐祸随时都有，稍有不慎就会危及生命。如明代的太祖、成祖病死后，都有一批太医被诛杀。在历代的太医院里，极少出现像张仲景、孙思邈、李时珍这样的名医。

政治制度对医学发展的影响，主要有以下几个方面。

一、成立医事机构

周有医师，"掌管医之政令，聚毒药以供医事"。秦以后有太医令，负责皇室和士大夫的医疗事务。隋代之后，历朝专设太医署或太医院，其规模甚为庞大，是皇家的专门医疗保健机构。此外，有的朝代还建立了药品的种植、加工、管理等机构，使医药之间的配套更加完备。不同的时代对医者都有相应的教育、考核、选拔等制度，使太医的质量得到了充分的保证。

二、组织整理和编修医书

早在南北朝的北魏就有以国家名义组织人员编写医书以广济天下的先例，但这些医书多已亡佚。现存最早的官修医书当数唐代的《新修本草》。到了宋代，更值得大书特书了。北宋时期，官设校正医书局对《素问》《伤寒杂病论》《金匮要略》《千金要方》等医书进行整理编次和校刊印行，使这些典籍得以保存至今。宋徽宗赵佶本身就是一个重医的皇帝，他本人曾主持整理过一部医书叫《圣济经》，时至今日在图书馆中还可查阅到。

三、成立医疗慈善机构

两汉以后，历代封建王朝大都成立了不同形式的医疗慈善机构。如

512 年，肆州发生大地震，死伤甚众，北魏宣武帝专门发诏委派太医组织收容救治。宋以后，全国县以上行政区域多有成立惠民药局、疠人坊、养济院、济贫药局、保婴堂等医疗慈善机构，专门负责救济收治贫穷、受灾和身染疫气的民众。

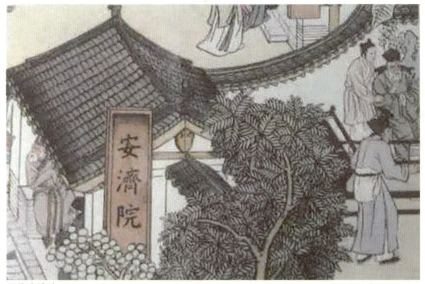

明代安济院

安济院也作"养济院"，是明代收养鳏寡孤独的穷人和乞丐的场所。洪武元年，朱元璋下诏："鳏寡孤独废疾不能自养者，官为存恤。"（《明太祖实录》卷 34）洪武五年又下诏："诏天下郡县立孤老院。"不久，孤老院改名为养济院。其收养对象为："民之孤独残病不能生者，许入院。"明代的养济院制度得以确立。

四、其他方面

唐、元、清等朝代的一些医官治愈了皇帝、王妃或要臣的重病，不仅使自己得到赏赐、官品陡升，而且使医学的地位在统治者的心目中得到充分的肯定，从而加速了中医药学的发展。宋代王安石改革科举制度，采取"三合法"选拔人才，这个制度也曾一度为医界所采纳，对发现和举荐合格的医学人才具有积极的作用。当然，不合理的政治制度也给中医药学带来了灾难性的后果。

清朝后期和民国时期，政府腐败无能，盲目采取扬西抑中的政策，甚至叫喊"取消中医，扫除医事卫生之障碍"，导致中医药学经历了有史以来最艰难、最痛苦的阶段。在这样不利的政策导向下，中医药学自然要受新旧体制交替的种种磨难，包括与西方医学的抗争和抵制反传统势力的限制。在这场劫难中，中医药学元气大伤，失去了一次与现代科学接轨的发展良机。

◆ 第二节　儒家思想及经学学风对中医药学的影响 ◆

儒家是指以孔子为宗师的思想流派，对中国医学的影响是全方位、多层次的。

一、儒家思想对中医药学思想发展之促进与制约

儒家思想对医学发展的促进作用主要体现在以下几个方面。

（一）儒家哲学是推动中医药学发展的思想动力

首先，儒家的"中庸"论是中医药学术思想的重要组成部分。中医药理论体系的形成和发展，与传统哲学的关系甚为密切。从中医药理论的构架来看，包含了儒、道、阴阳等诸家学说，儒家只占其一。但从方法论来看，儒家的中庸之道是其精髓。

1. 中庸是对多元文化的包容与各家学说的容纳

秦汉之际是儒学文化发展的重要阶段，儒门各派分别形成了许多富

有新意的学说,其中尤以以"中庸"为中心统贯天人的博通思想最为可贵,可以说《中庸》是吸取了道家之精华的儒家经典。中庸思想中有关"物极必反"之理,"中和""时中"之义等用语、范畴,都明显地承袭于道家思想。儒家基于"中和"原理的多元文化思想,使自身能像海绵一样不断吸收、融合各家学说。

2. 中庸代表阴阳的和谐

中庸可解释为"执两用中"或"折中调和",表示在动态的阴阳平衡过程中取其中间。因此,"中庸"代表了阴阳的和谐与平衡。儒家的中庸思想,体现了辩证对立统一规律中矛盾同一性对事物存在和发展的重要影响。儒学中庸的矛盾观点包含有许多朴素的辩证法思想,所谓"万物并育而不相害,道并行而不相悖"。这些思想渗透到医学中,进一步丰富了中国医药学的文化内涵。

3. 中庸是儒家的认知论和辩证法

《中庸》所说的"执其两端,用其中于民",就是指把握事物的阴阳两个方面的中心本质。"两端"指事物的两头,如"始终、本末、上下、精粗"等。《论语·子罕》谓:"吾有知乎哉?无知也。有鄙夫问于我,空空如也。我叩其两端而竭焉。"这句话的原意是说:有一个普通人,很诚恳地问孔子一件事,孔子就所问事情的正反两个方面反复诱导,竭尽所知地告诉他,以使其能得到明确的答案。儒家的中庸辩证法思想在医学上具有重要的指导意义。冯友兰先生在《中国哲学史新编》中就曾以中医方剂学为例来说明这个问题。在中医临床实践中,根据辩证论治的原则,针对不同的时间(春、夏、秋、冬)、地点(东、南、西、北、中)、条件(病人的年龄、体质、病情发展)等,在一定范围内,对治法灵活应用、对方剂调整化裁、对药物进退加减,是十分必要的,这也体现了中庸思想里"执中有权"的"时中"精神。

其次，儒家的"仁义""孝道"主张，对医学伦理学、医学社会学和医疗行为规范等均产生了积极的影响。医学有治病、救人、济世之功德，故被称为"仁术"。这就要求医家不仅要具有精湛的医术和强烈的社会责任感，而且还要具有广济博爱的"重生"意识，清正廉洁、言行谨慎、不图酬报，全心全意为患者服务。

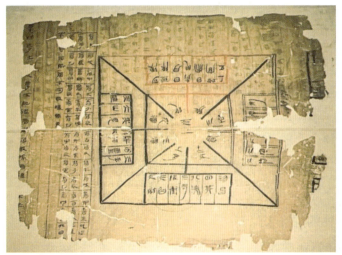

帛书《阴阳五行》

西汉。《黄帝内经·阴阳离合论》曰："天为阳，地为阴，日为阳，月为阴，大小月三百六十日成一岁，人亦应之。"意思是说，万物，包括人体本身都是阴阳五行的一种具化表现。湖南省博物馆藏。

（二）儒学促进了中医药学的社会化

先秦时期，医学被视为"禁方"，往往以父子、师徒的形式私下传授。到了两汉，受到"罢黜百家，独尊儒术"的影响，大量医学著作以儒家学者为传播主体流传于世。儒生学医日益增多，使中医药学摆脱了神秘的色彩逐渐规范化、系统化、社会化。

对于儒生来说，医术是实现其理想的手段。

晋代皇甫谧是一位著名的文学家和医学家，他所著的诗、赋、颂、论甚多，有文集二卷，还著有《历代帝王记》《逸士传》《烈女传》《释劝论》《玄晏春秋》《高士传》等。四十岁时其因风痹缠身，乃立志穷研医学。他在《素问》《灵枢》《明堂孔穴针灸治要》等书的基础上，结合个人的经验体会，编著了著名的《甲乙经》，阐述经络理论，明确穴位名称和位置，并详述疾病的针灸取位法等，总结了晋代以前的针灸穴位学成就，至今仍为中医药界同仁的必读之书。后世医家尊称皇甫谧为"中医针灸之祖"。

被称为"初唐四杰"之一的王勃，不仅具有很深的文学涵养，而且也谙熟医理，其《滕王阁序》可谓是名震千古之佳作，而其医学著作《医语纂要》在当时亦有过一定影响。

宋代的著名文学家苏轼、陆游等均有医名，苏轼有《苏沈良方》《圣散子方》存世，陆游著有《续集验方》。

儒士大量渗入医学领域，对医学的发展起到了积极的促进作用。一是提高了医学的社会地位。二是提高了医生队伍的文化素质和著述能力。特别是那些知识渊博的儒医，他们广泛吸取天文、地理、历法、哲学等其他学科的知识来丰富医学内容，推动了中医药学的发展。

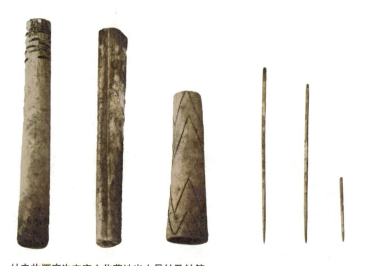

甘肃临潭磨沟齐家文化墓地出土骨针及针筒

（三）儒学改变了医家的知识结构和思想方法

中医药学经历了从经验医学上升到理论医学，又以理论医学指导经验医学的发展过程。在这重大的发展进程中，儒学起到了十分重要的推进作用。儒学对医家知识结构和思想方法的影响，归纳起来主要有以下三个方面。一是儒学促进了医家价值观念的转变，使中医学摆脱了宗教神学的束缚，走上了与中华文化同步发展的轨道。《论语·先进》云："未能事人，焉知事鬼""未知生，焉知死"。儒家这种注重现实中人的力量，对天命、鬼神"敬而远之"的态度，是保证中医药学不断发展进步的重要社会因素之一。二是儒学促进了医家文化素质的提高。儒学是古代学子的文化必修课，儒家的启蒙教育是一项全面的人文学科教育，广泛涉及文学、哲学、伦理、社会等文化教育的许多层面，是提高综合性文化素质的必由之路。许多医家自幼就接受了儒家基础教育，并成为其医学思想方法的核心。三是丰厚的儒家文化基础是接受多学科知识的必备条件。倘若没有接受以儒家思想为主的启蒙教育，缺乏必要的文化基础和学习阅读能力，就不可能进一步掌握文史百家、佛道方术、历算农医、兵法技艺等方面的理论知识，亦就无法更新和丰富其知识结构。

（四）儒家文化对医学发展的推动作用

1. 促进医学文献整理

医学文献整理是儒家对医学发展的一大贡献，也是儒家文化对医学产生影响最大的一个方面。中医的"四大经典"成书之后，由于断简、虫蚀、战乱和朝代更迭等诸多原因，从西晋开始就几近绝传，后经王叔和、王冰、掌禹锡、林亿、成无己等儒医的整理、校勘、编注，使之发扬光大、流传至今。儒医是中医文献整理研究的中坚力量。

2. 推动医学教育发展

我国古代的医学教育制度与儒家的教育体系关系密切。文化教育的鼎盛年代，必然也是医学教育的全兴时期。唐代建立了比较庞大的教育机构，设立了医学、针灸、按摩、禁咒等博士和助教，人数最多时达600人以上。北宋医官进入翰林，有翰林医官、医学、医效、医痊、医愈、医证、医诊、医候等官阶。凡进入翰林医官院者均为儒医，具有雄厚的儒学文化基础。元、明、清三代也十分注重医家的文化素质，均建立了一套严格的考核奖惩制度。特别在唐宋之后，儒家经典被用作历代学子的启蒙教材，对人们的思想方法和思维模式产生了极其重大的影响。如太医院教育形式、带徒教育形式和习儒从医自学形式等，无不受到儒家文化的熏陶和影响。

3. 丰富医学理论体系

儒家思想对中医理论体系的形成和发展产生了巨大的影响。首先，儒家的《周易》《论语》《礼记》中所提出的"阴阳""中庸"、整体观、致用观等，早已成为中医药学的重要组成部分。李泽厚先生在《中国古代思想史论》中指出，儒学的特征可概括为"实用理性"或"实践理性"，亦即"致用"的原则。《周易·系辞下》很形象地说明了这种实用的理性精神："日往则月来，月往则日来，日月相推而明生焉。寒往则暑来，暑往则寒来，寒暑相推则岁成焉。往者屈也，来者信也，屈信相感而利生焉。尺蠖之屈，以求信也；龙蛇之蛰，以存身也。精义入神，以致用也。"

二、从儒医看儒学与中医药学的关系

儒医就是通达医理并悬壶济世或致力于医学研究的文人。儒医的共同特点是：文史素养高，著述能力强，擅长文献研究，或竟以医名于世。

自宋、元以来，由儒入医者逐渐增多，儒医逐步成为中医药学发展的一支重要流派。儒医，从广义上来讲，可以说是掌握医学知识和医疗技术的文化人。

"儒医"之称虽始于宋代，但通医文人自巫医分野之时即有之。而大量的文化人进入中医药领域，当自宋代始盛。北宋以后，文人从医与日俱增，逐渐形成了以整理、研究古代医学文献为主的儒医派别，其最大特点是"述而不作"。

（一）宋代至清代文人通医概述

宋代精通医理之文人主要有：范仲淹、苏轼、司马光、郑樵、陆游、辛弃疾等。

"不为良相，愿为良医"这句脍炙人口的千古名句就是北宋著名政治家、诗人范仲淹写的。他不仅以《岳阳楼记》等佳作在文坛享有盛誉，而且精研医理，对本草尤有兴趣。范氏由于久戍塞外边关，常有水土不服之忌，加上那里缺医少药，故他在操兵之余也常以研习医药为乐。后因仕途不利，他更倾心于岐黄之术，并从内心发出上述的名言。

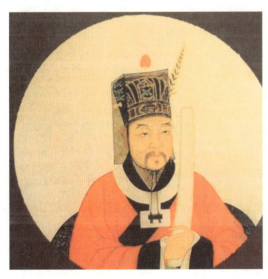

范仲淹像

著名史学家司马光和郑樵也是通医文人中的佼佼者，司马光不仅以《资治通鉴》闻名于世，而且编著了《医问》一书，在当时的官宦阶层有过一定影响。

郑樵，可称得上是一位多产医家了。他编著的医学著作除《本草成书》《食鉴》《鹤顶方》《草木外类》《采治录》《畏恶录》等六种之外，还在著名的纪传体通史《通志》中收载了大量的医药学内容。

至于宋代的苏东坡、陆游，元代的关汉卿、王恽、虞集、许衡、吴澄，明代的宋濂、方孝孺、高启，清代的俞正燮、黄以周、杭世骏、陆心源、朱彝尊、孙星衍、钱谦益、俞樾、蒲松龄、刘鹗等文人，也多在医学上卓有成就。

宋以后文人通医有这样三个特征。一是宋以后文人通医的情况显著增多，并形成了以整理、编次医学文献为主要特点的学派，即我们通称的"儒医"。这方面的代表人物有许叔微、掌禹锡、王肯堂、薛雪、徐大椿等。二是文人有意识地重视和研究医药学。如宋代的掌禹锡、林亿、高保衡、王洙等文人医官主持和参与校勘、重刊古代医学文献，使宋以前的医书能保存至今。宋代校正医书的成就与这些文人的努力是分不开的。三是文人通医使医学队伍的素质得到明显提高，促进了从医人员知识结构的更新和儒派医学思维模式的形成。

（二）宋明理学对中医药学发展的影响

理学，又称"道学"，是宋明儒家哲学思想。汉儒（主要是古文经学派）治经侧重名物训诂，宋儒则多以阐释义理、兼谈性命为主，故有"理学"之称。理学作为我国思想史上具有重大影响的哲学形态，曾大规模渗透到医学领域，对古典医学的发展产生了极为深刻的影响。

首先，繁荣中医药学，促进中医药理论的研究。理学从儒家的角度对"太极""阴阳""象数"等概念进行了阐述和发挥，明确地提出和发展了太极宇宙模式、阴阳互根概念和象数原理，成为当时医家用于研究中医药理论的思想工具。理学强调"格物穷理"，这种思想在一定意义上支配着一批医家致力于医学理论研究，如朱丹溪、方以智、李时珍等都是其中的佼佼者，他们的医学成就在很大程度上取决于理学及文史的理论素养。

其次，理学的派系很多，加速了内部争鸣，也促进了学术发展。受到理学的强烈影响，中医学术流派也逐渐发展起来并产生了浓厚的学术气氛，大大丰富了中医药学术思想，推动了医学理论和临床朝着更深的层次发展。

此外，理学重视研究人的性命哲理和象数运气之学，故对中医养生学说和医用"五运六气"理论的发展也起了一定的积极作用。

总之，研究儒家学说对古代医学发展的影响，分析儒医的历史地位与知识结构，总结历史经验与教训，对现代中医药学的健康发展具有积极的借鉴意义。

三、经学学风对中医药学的影响

两汉以后，在士大夫阶层和文人墨客中逐渐形成一股以研究经学、弘扬经书和从经书中探讨古代圣贤思想规范的风气，这种风气就叫作"经学学风"。经学学风桎梏了人们的思想，束缚了实验医学的发展步伐。

（一）经学学风对医家思想意识的影响

古代读书人，自启蒙之时即被全面灌输经学，《诗》《书》《礼》《易》《春秋》乃必修之课，稍懂文墨者无不知晓经学之重要。由于历代医家从小就受到经学的强烈影响，故反映在思想意识领域就表现为缺乏分析的理念、缺乏深究事理本质的思维。中国医学在解剖、病理等方面缺乏微观认识，这并非是偶然，而是经学学风在人们思想深处影响的结果。

（二）经学学风对中医药学研究方法的影响

受到经学的影响，中医药学的研究方法大抵停留在对医书的重复修订、编次、整理和汇纂上，可以说这样的思路在一定程度上阻碍和延缓了医学的发展。不管这种影响出于自觉还是不自觉，主动还是被动，其结果都一样，即助长了纯医学文献的研究之风，阻碍了实验医学的发展，形成了典型的功能性、近乎纯理性的医学理论体系。这里要注意的是，受经学学风影响的注疏训释古医书与中医药文献整理研究是两个不同的概念，前者只停留在一本书的一释再释，而后者则是从古医书中整理和探讨有价值的医学文献资料。从广义上来讲，后者包含前者。

◆ 第三节　佛教与中医药学 ◆

佛教是世界三大宗教之一，创始人为古印度迦毗罗卫国（今尼泊尔境内）太子乔达摩·悉达多（即释迦牟尼，前565—前486），迄今已有2500多年的历史。汉哀帝元寿元年(前2年)，佛教经西域传入中原。自此，佛教逐渐开始在中国广泛传播，成为深刻影响中国民众思想意识的一门宗教。经过1000多年的传播和本土化，佛教逐渐形成了中国特有的宗派体系。古往今来，佛教对中医药学产生了积极的影响，成为中国传统文化的重要组成部分之一。

佛教的基本教义有"四谛""八正道""五蕴""三学""十二因缘"等。佛教认为，人生"无常"，充满痛苦，只有努力修行，才能彻底摆脱生死苦恼，进入"涅槃"境界。佛教认为，宇宙万物由地、水、风、火"四大"构成，四大不调，则百病丛生。佛学包括"五明"之学，"医方明"即是其一。《法华经》指出，佛是大医王，能医众生病，世间一切都是药，佛法能治身心病。可见，佛教的医学思想十分丰富，并在弘法、行医过程中，形成了独具特色的医药学体系，我们称之为"佛医学"。

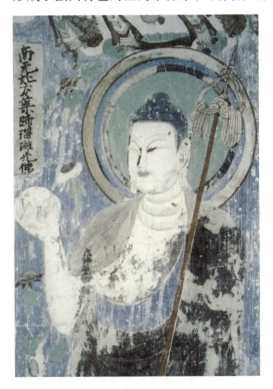

莫高窟第 245 窟西壁北侧药师佛

唐代。药师世界的种种美好景象在《药师经》中描绘为："彼佛国土，一向清净，无女人形，离诸欲恶，亦无一切恶道苦声。琉璃为地，城阙、垣墙、门窗、堂阁、柱梁、斗拱、周匝罗网，皆七宝成，如极乐国。"

一、佛教对中医药学发展之影响

佛家对医学发展的影响，主要有以下几个方面。

（一）佛家思想对中医药学发展的积极影响

佛家思想对医学的影响可推溯到西晋，并在以后各代不断得到发展。晋代的佛图澄、支法存、于法开、僧深等高僧均精通医理，并在医药学理论和临床方面卓有建树。如支法存著有《申苏方》5 卷、于法开著有《议论备豫方》1卷、僧深著有《深师方》30卷，后世的《肘后方》《外台秘要》《医心方》等医方著作均有存录，有些方药至今仍有一定的实用价值。我们今天所说的"羊水""胞衣"等词，即取于法开之说。南北朝时期，北魏之昙鸾、南朝宋之胡洽、南朝梁之陶弘景（胡洽、陶弘景虽为道士，但他们的医理也受佛教思想影响）等均为精通佛理之医家，其中陶弘景之《补阙肘后百一方》是我国古代的一部重要方剂著作。"百一"，基于佛典"一百一病"之说。佛经指出，"地、水、风、火"每"大"可致"一百一病"，"四大"共致"四百四病"。

隋代僧人梅师，善疗瘴疠疫疾，著有《梅师集验方》，部分佚文被收入《证类本草》。唐代孙思邈在其《千金翼方》中提倡的"天下物类皆是灵药，万物之中无一物而非药者"的思想，也来源于古印度佛学大师耆婆之论，书中还收集了不少以耆婆命名的方剂，如耆婆百病丸、耆婆治恶病方、耆婆汤、耆婆大士补益长生不老方等，此外如菖蒲丸等西域古方，亦与佛教的关系至为密切。隋唐时期还涌现出一批像智顗、义净、鉴真、蔺道人等精通医理之高僧，他们的理论、著作和思想方法对中医药学的发展起到了承先启后的积极作用。

智顗著有《六妙法门》《修习止观坐禅法》等书，书中详细论述了如何调身、调息、调心、止观治病及有关注意事项，认为身、息、心调融才能进而"因定生慧"以达到"寂静涅槃"境界，还可起到养生保健、却病延年的作用。其止观法，特别是"三调"，对后世气功学的发展产生了积极的影响。

义净是继玄奘之后又一位只身赴印度求法取经并取得杰出成就的佛学大师。他译经107部、428卷，被誉为中国历史上四大译经大家之一。他不仅译有大量的佛教医经，而且在其《南海寄归内法传》一书中亦记载了大量的医药学内容，如在"先体病源"章中介绍了印度古代医学"八医"，即"一论所有诸疮；二论针刺首疾；三论身患；四论鬼瘴；五论恶揭陀药；六论童子病；七论长年方；八论足身力"。

鉴真和尚东渡日本，带去了汉传佛教和中华医药文化。他不仅治愈了光明皇太后的多年宿疾，而且为圣武天皇治病亦获良效。他在为日本僧俗传授医学和制药的同时，还凭手摸、鼻嗅为日本皇室鉴定药物。其所著的《鉴上人秘方》在日本被视为圭臬，影响了一代又一代的日本医家。时至今日，日本医、药两道均祀鉴真为始祖，鉴真在中日医药文化交流史上写下了辉煌的一页。

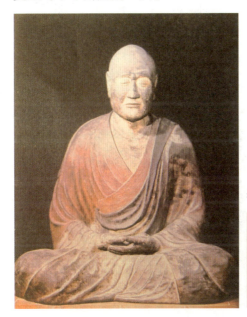

鉴真坐像

鉴真大师于唐天宝十二年（753年），从扬州登船第六次东渡日本，终获成功，抵日后建造了唐招提寺。鉴真大师精通医学，将当归、柴胡、苦参、地黄等一系列中国中草药引入日本，成为如今日本汉方药的奠基人。此坐像现藏于日本唐招提寺。

蔺道人所著的《仙授理伤续断秘方》，是现存最早的骨伤科专著，书中所论述的正骨方法及指导处理脱臼骨折之理论，颇多符合现代科学原理。在治疗上，蔺氏采用麻醉、牵引、复位、固定、服药等13个步骤，与今骨伤科应用手法相一致。其所用小夹板夹缚治疗骨折的方法，以及强调关节处不予夹缚并宜时时活动的主张，有动静结合之意，是对晋代以来小夹板疗法的改进。

宋元时期的施护、法贤、初虞世、继洪等，在佛教医经翻译、佛医临床诊疗、佛家方药整理等方面各有建树。如施护所译的《佛说医喻经》、法贤所译的《迦叶仙人说医女人经》和《佛说咒时气病经》等，至今仍是最好的医理译本之一。元僧人继洪所编辑的《岭南卫生方》《澹寮集验秘方》，是地方特色浓郁、实用价值颇高的医方著作。

明清两代的僧医、居士的医药著述颇为丰富，行医济世史迹见诸文献亦甚多，佛学对中医药学的影响又有了新的进展。据不完全统计，明清时期佛门僧俗两界的医著有380多部，其中僧医著作40多部、居士著作近350部，内容涵盖医经、基础、方剂、本草、综合等中医药的各个领域。在明清医家中，冠以居士之名者有50多位，如尽凡居士——李中梓、石山居士——汪机、抱琴居士——胡文焕、念西居士——王肯堂、畴隐居士——丁福保、静观居士——程林，等等。明代殷仲春的《医藏目录》是我国现存最早的中医目录学著作，其体例即参用的佛经目录体例。这一时期的《普济方》《本草乘雅半偈》《医门棒喝》《医门普度》等医药书籍的命名，也都与佛学有关。清代名医喻嘉言、程国彭等亦为精通佛理的医学家。喻嘉言的《医门法律》取佛法之律以约束医家的道德规范和行医准则。可见，明清时期的不少医学大家，对于佛学的造诣是相当深的，佛学是他们医学成就的思想基础。

（二）佛家理论对中医药学发展的积极影响

佛教的"四谛""五蕴""十二因缘""四大""三学"（戒、定、慧）等学说被吸收和引入佛医学的理论之中。

1."四谛"

苦谛——人之痛苦，总为有身，说明人生多苦的真理；集谛——痛苦的由来，皆因贪心、愚昧、瞋恚所致，说明人生痛苦是怎么来的真理；灭谛——除灭苦因，证常寂乐，说明涅槃境界才是多苦人生最理想归宿的真理；道谛——欲证常寂乐而灭众苦，须有办法，即所谓道谛，也就是下面的八正道，说明人要修道才能证得涅槃境界的真理。

2. 八正道

正见——见苦、集、灭、道四谛之理；正思——既见四谛之理，再加思维而使真智长；正语——以真智修口业，不作一切无礼之语；正业——以真智除身之一切邪业，住于清净之身业；正命——清净身口意三业，顺于正法而活命；正精进——发用真智而强修涅槃之道；正念——以真智忆念正道而无邪道；正定——以真智入手无漏清净之禅定。

3. "十二因缘"

"十二因缘"是苦、集二谛的延伸。这一理论认为，世界上的万事万物皆因具备种种因（事物生灭的主要条件）缘（事物生灭的辅助条件）才得生起或坏灭。因缘和合就生，因缘分散就灭，并无独立实在的自体。人为万物之一，也是因缘和合的表现，整个人生可分成十二个彼此互为条件或因果联系的环节。

4. 五蕴

色、受、想、行、识。色就是一般所说的物质，是地、水、火、风"四大"所造；受就是感受，其中包括苦、乐、舍三受；想就是想象，于善恶憎爱等境界中，取种种相，作种种想；行就是行为或造作，由意念而行动去造作种种的善恶业；识就是了别的意思，由识去辨别所缘所对的境界。在此五蕴中，前一种属于物质，后四种属于精神，乃是构成人身的五种要素。

5. 三毒

贪、嗔、痴，即为"三毒"。贪是贪爱五欲，嗔是瞋恚无忍，痴是愚痴无明，因贪嗔痴能毒害人们的身命与慧命，故名"三毒"。在病因学方面，佛教医学认为病有三因：外因——地、水、风、火"四大"不调，内因——贪、嗔、痴"三毒"为患，业因——前世孽债宿根之果报。

中国佛医学的形成和发展，受历史、文化、环境等诸多因素的影响，归纳起来主要有以下六个方面：一是佛教和佛经的广泛传播使佛教哲学被僧医和通佛之医家用于解释生理、病理和指导临床；其次，伴随着佛教传入的古印度医学和西域医学被用之于临床；第三，僧侣为了达到"普度众生"的目的往往操医药以救治贫病之民众；第四，佛教寺院大都远离城市和集镇，为了自身防治疾病的需要，许多高僧大德都研悉医术以"自救救人"；第五，自古以来，寺院主动或被动作为疾病收容和战伤救护的重要场所，促使寺院积累了一定的诊疗技术；第六，历代有不少的医家居士潜心研悉佛学并指导临床，丰富了佛教医学和中医药学的内涵。

中国的佛医学在近两千年的发展过程中，经历了五个发展阶段。一是萌发阶段——汉晋时期。此时佛教的流传尚不普遍，佛经的汉译还处在初始阶段，佛医萌而待发。二是奠基阶段——南北朝时期。此时，佛医在短短的二百多年迅速传遍了华夏大江南北，寺院最多时达3万多所，涌现出一批佛医兼通的高僧大德，为佛教医学的形成奠定了基础。三是形成阶段——隋唐五代时期。此时佛医日趋成熟，并形成自己独特的理论体系和临床诊疗方法。四是发展阶段——宋元明清时期。此时，佛医在隋唐五代的基础上，不断得到充实和发展。五是转折阶段——近现代时期。佛教认为，"地、水、风、火"是四种构成色法的基本元素，周遍于一切色法，能造一切色法。人身、万物皆由"四大"和合而成。

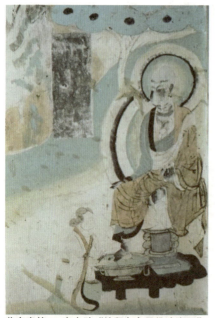

莫高窟第31窟南壁"给释迦牟尼佛洗脚图"

唐代。壁画中一侍者跪于佛前，身边置一桶，应是盛放热水之用。此图是我国最古老的一幅有关洗脚保健方面的绘画。我们从莫高窟的壁画上可知，古人对环境卫生和个人卫生也是特别重视的。

（三）佛教文化对中医药学发展的推动作用

佛教文化对中医药学的推动作用是全方位、多层次的。在哲学、文学、艺术、宗教活动、生活方式等领域都有佛教的身影。

1. 饮食保健

佛教的饮食保健方法可归纳为提倡素食养生、强调饮食节律和注重饮食禁忌。在佛教的病因学中，尤其强调了饮食不调的致病因素，并有"食多有五罪"的教诫。

2. 禅定养生

禅是梵文"dhyāna"的音译，是"禅那"的简称，汉译为静虑，即静中思虑的意思。所谓禅定，就是依靠思想意志的高度集中，反观内心、消除杂念，以臻明镜般的宁静状态在身心上产生异乎常人的功能，以泯除主与客、现实与未来、可能与实在的对峙。修禅，是就禅定的修习而言，包含的内容非常广泛。通常来说，修禅指调心与调息，二者是结合起来修炼的。通过修持，身、息、心相互调融，进而"因定生慧"，达到寂静涅槃的境界和养生的目的。

3. 卫生保健

佛教的卫生保健内容有沐浴、揩齿、茶道、焚香避秽与环境卫生等。

4. 佛教与精神修养

信仰佛教归根结底是为了追求一种无上的涅槃境界，以求精神上的超脱，因此，佛教医学十分重视精神修养，主要表现在以下三个方面：一是注重个人素质修养，言行举止、为人处世要"澄神内视、望之俨然、宽裕汪汪、不皎不昧"，真正做到"不为名利……不以染心……见清净，志性淳";二是注重对佛学义理的领悟,通过研读佛经,对佛教的理论体系和精神实质有较为全面的了解;三是注重对他人的教化,以人格的力量去感化众生、启迪来者。佛教医学认为,精神的调养重于药物治疗,自我调养重于外缘调节。在佛门之中,修禅治病、安神治病、养心治病和符咒治病乃是一大特色。

5. 佛教的医德思想

佛家提倡慈悲为怀、普度众生,主张自觉觉他、积德行善。在中国医学史上,佛教的道德风范对医学伦理学的形成和发展产生了积极的影响。唐代著名医家孙思邈在《千金要方·大医精诚》中指出:"凡大医治病,必当安神定志,无欲无求。先发大慈恻隐之心,誓愿普救含灵之苦。若有疾厄来求救者,不得问其贵贱贫富、长幼妍蚩、怨亲善友、华夷愚智,普同一等,皆如至亲之想。亦不得瞻前顾后,自虑吉凶,护惜身命。见彼苦恼,若己有之,深心凄怆,勿避崄巇,昼夜寒暑,饥渴疲劳,一心赴救,无作功夫形迹之心。如此可为苍生大医,反此则是含灵巨贼。"

(四)佛医文献的积极作用

根据笔者《佛教医籍总目提要》的统计,佛医文献大致可分为四大部分:一是论医佛经,有《佛说佛医经》《佛说医喻经》等85部;二是涉医佛经,有《大般涅槃经》《百喻经》等370部;三是医僧著作,有《竹林寺女科》《眼科秘录》《伤科秘方》等52部;四是居士医著,有《医门棒喝》《医门法律》《本草图解》等342部。佛医文献的积极作用主要表现在以下五个方面:一是保存了大量珍贵的医学史料和医学文献;二是总结了佛医的基础理论和临床经验;三是进一步丰富了佛教文化内涵;四是对既成中医药学的促进和补充;五是推动了中外在佛医领域的学术交流。

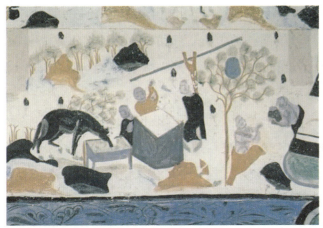

莫高窟第 302 窟 "福田经变" (局部)

隶代。壁画上绘有加井盖的水井,水井上修建围栏并加盖井盖。这种设计,既保证了汲水人的安全,又可以防止杂物、灰尘落入水中。大西北风沙大、灰尘多,特别是交通道路旁的水井,人畜同用,如果没有围栏,牲畜的粪便就会被吹落进去。从画面的描绘上来看,当时人们对水井的管理已采用了诸多卫生措施,以保证饮水卫生。

二、《大藏经》中的医学史料和医学思想

自佛教于西汉末年(前 2 年)传入中原之后,我国佛学界共翻译和编著了 5000 多种佛教著作,其中集佛教典籍之大成者,当首推《大藏经》。《大藏经》是一部佛教丛书,所收佛教经籍现今已达 4200 余种,共 2.3 万余卷。

在《大藏经》中,专论医理或涉论医理的经书 450 多部,既有关于医药卫生、生理病理之记载,也有关于心理、修持、瑜伽的论述,内容非常丰富,很值得我们研究和探讨。

不少的医书、方药托名出自大乘佛教中的龙树、耆婆两位宗师,千百年来在中医界广为流传运用。主要论医佛教经籍有:《佛说奈女耆婆经》《佛说大安般守意经》《佛说佛医经》《佛说胞胎经》《佛说咒时气病经》《佛说咒齿经》《佛说咒目经》《佛说咒小儿经》《龙树五明论》《除一切疾

病陀罗尼经》《佛说医喻经》等。佛经中共出现了医药卫生方面的名词术语达 6000 多条，既有生理解剖、脏腑经络方面的名词，也有医疗、药学、心理、病名和医事杂论方面的术语，内容涉猎之广，就是一般的医学词典也望尘莫及，由此也可看出佛教经籍对医学影响之一斑。

佛教在中国的传播过程中逐渐被同化，呈现出独具中华特色的宗教特征。因此，对佛教经籍中的医学史料进行研究和探讨，从中整理发掘有利于弘扬中医药文化的文献资料，这为中医药文化走向未来、走向世界提供了一个新的思路。

◆ 第四节　道教与中医药学 ◆

道教是与中医药学关系最为密切的一门宗教。它始自汉代之太平道与五斗米道。至六朝，分衍成干君道、天师道和帛家道等流派。宋金以后，道教又分为丹鼎清修的北派与符箓斋醮的南派，前者又称"炼养派"，可分为紫阳派的南宗与全真道的北宗。后者又称"符箓派"，可分为龙虎、阁皂、茅山三宗。道教尊老子为宗师，故《道德经》和《南华真经》(《庄子》) 被奉为道教经典。但先秦道家不同于汉后道教，两者切不可混作一谈。道教是中国人创造的一门宗教，自古就有"医道同源"之说。

一、道教对中医药学之影响

道教所讲的修炼内丹、提炼外丹、长生不老和羽化成仙等方面的内容，都与中医药学有着密切的关系。中医的基础理论、预防医学、养生学与药物学等无不受到道教思想的影响。

（一）道教思想对中医药学发展的积极影响

道家或道教思想是中医药学的理论基础。道家、道教的道、太极、八卦、阴阳、五行、三宝（精、气、神）、九守、十三虚无等理论学说，如今已成为中医药学的重要组成部分。可以说，道家和道教是对中医药学发展影响最大的思想体系。中医的阴阳学说、养生学说、经络学说等在很大的程度上都得益于道家和道教的理论和实践。

1.老庄学说是道教的文献基础、思想基础和理论基础

老子是春秋时期著名的哲学家、思想家。他创立了道家学说，其哲学思想主要反映在《老子》一书中。道教创立后，奉老子为教主，将《老子》尊称为《道德经》，是道教的重要经典文献。《老子》中的医学思想主要有三个方面。一是阐述了宇宙的对立统一规律，并应之于人体。二是对中医药学术理论的启迪。《老子》对《黄帝内经》医学哲学思想的形成和发展产生了积极的促进作用。三是

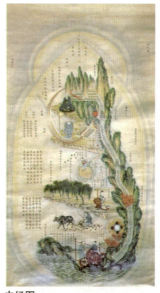

内经图

又名《内景图》，系道教养生图，以向人们展示道家养生方法。以诗和画的意象化描绘阐明人体内脏的生理关系和养生方法，是目前国内外罕见的内丹修炼图。隐含神气（性命）双修、一气合道养生理念，包括炼精化气、炼气化神、炼神还虚、炼虚合道四个阶段，涵盖了内丹小周天、过关服食大周天、阳神成就、形神俱妙的整体内容。中国中医科学院中国医史博物馆藏。

对养生哲学的发展起到了积极的促进作用。《老子》重视养生之道，主张"道法自然"，强调恬淡虚无、保全真气。《道德经·十六章》指出"致虚极，守静笃"是养生之要旨，唯有清心寡欲、淡泊意志才能长生耐老、延年益寿。

庄子生活在战国时期，是继老子之后又一位道家代表人物。他继承和发展了老子"道法自然"的哲学思想，认为"道"是万物之本源、养

生之哲理。庄子在书中还提出调节呼吸、模仿动物锻炼的动静结合的养生方法。同时，发微医理，记载病案，并对治疗和用药也有述及。

道家的"精、气、神"等基本概念为中医药学理论的形成奠定了朴素唯物主义的基础。老子认为道统"有""无"。无者，气也；有者，理也。"无"是构成万物的元素，"有"是形成万物的分理。由此可以断定老子的道论是彻底的气理一元论。庄子又把"精""气"看作构成万物的要素，万物的生成与毁灭，都是"气"的凝聚或消散的缘故。不仅如此，他们还阐明人的精神（"神"）是由体内的精气产生的。精气充沛，就愈聪明，愈有才智。一言以蔽之，一切物质现象和精神现象都是"精、气、神"的存在形式。

总而言之，"气"的概念涉及古代医学理论的各个方面，成为各种中医学说（如运气学说、脏腑学说、经络学说、气机升降学说、四气五味学说、气血津液学说等）产生的理论基础。显而易见，上述中医基本理论的形成，都受到了道家"气一元论"哲学思想深刻的启迪，是"气一元论"朴素的唯物主义与医疗实践相结合的产物。正因如此，中医的理论才有了长足的进步，医疗实践也有了较大的发展。

2. 道教辩证法思想推动了医学哲学的发展

老子认为，整个自然界有秩序有条理的变化，都是"道之动"的过程。在他看来，宇宙万物处在运动变化之中，变中有定，变中有常。

老子认为"道"是"无"（气）与"有"（理）的统一，"无"（气）是阴与阳的统一。老子说："有无相生，难易相成，长短相形，高下相楹，音声相和，前后相随。"（《老子·二章》）意思是说，"有"与"无"，"长"与"短"，"高"与"下"，"前"与"后"等都是以对方为存在的前提，老子把这种矛盾统一的观点归纳为"相反相成"。这一原理贯穿于老子哲学的整个体系之中。各类事物是"有"与"无"的对立统一；生命是"生"

与"死"的对立统一；精神是"形"与"神"的对立统一，运动是"往"与"复"的对立统一；等等。这一辩证法则的进一步明确，是当时人们对客观世界认识深化的反映。它的引入，增加了中医药学基础理论的深度和广度。

3.道教摄生理论是我国养生学的思想基础

道教的修炼目的是为了保全生命、延年益寿、得道成仙，其主要方法有内丹（静功）、导引（动功）、房中和服食等，其中以前二者影响最大。道教的养生术通过养神——精神修炼、养气——呼吸胎息、养形——形体锻炼、服食——食养食治，以达到却病延年、长生不老的功效。道教养生理论，主要体现在"九守""十三虚无"之中。

4.道教的"炼丹术"促进制药化学的发展

炼制外丹始自先秦，发展于西汉，盛行于六朝至唐宋，到了明清日趋衰微。炼丹术早在宋朝就已传到西域各国，后又影响到西方，被李约瑟认为是制药化学的始端。古往今来，炼丹术经过历代方士的不断改进，冶炼方法和冶炼水平都有了很大的提高。受到炼丹术的影响，丹剂在临床上也得到了广泛使用，如紫雪丹、至宝丹、养心丹和甘露消毒丹等已在临床实践中得到充分认可。

（二）道教文化对医学发展的推动作用

1."道"文化扩大了中医药学的内涵和外延

"道"是道教的核心，指的是宇宙万物的本原。同时，"道"又指客观事物的运动规律、次序和法则。老子认为，"道"是宇宙万物存在的基础，所谓"道生一，一生二，二生三，三生万物"。此外，"道"还具有时间和空间的意义。"道"是时空的统一，既有时空的广延，又有时空的回还。

老子这种"道"的一元论思想，对中医的元气学说、运气学说、天人相应学说等具有积极的促进作用。

2. "气"文化推动气功理论与实践的发展

"气"是道教文化的物质基础，其认为有气才有宇宙、物质、生命，这种观点带有朴素的唯物论和辩证法思想。道教中所说的冲和之气，讲的是阴阳二气合为一气，是气的物质表现形式，是生命活动的基础，也是构成宇宙间万事万物的基础。庄子说"人之生，气之聚也，聚则为生，散则为死"，管子谓"气者身之充也"。养生必须养气，气衰则体弱，气盛则身强。

3. "仙"文化促进养生学的发展

道教认为，人们通过修炼可以达到长生不老、青春永驻的境界，这就是所谓的"神仙之道"。"仙道"是我国特有的文化现象，是随着道教的形成和发展而诞生的产物。魏晋时期的文学家、思想家嵇康在《养生论》中写道："夫神仙虽不目见，然记籍所载，前史所传，较而论之，其有必矣。似特受异气，禀之自然，非积学所能致也。至于导养得理，以尽性命，上获千余岁，下可数百年，可有之耳，而世皆不精，故莫能得之。"古代持嵇康这种"神仙存在论"的观点者为数甚多，并把"长生不老"作为养生的目标。为了到达神仙的境界，就必须清虚静泰、少私寡欲、精勤修持，做到"外物以累心不存，神气以醇泊独著。旷然无忧患，寂然无思虑。又守之以一，养之以和，和理日济，同乎大顺。然后蒸以灵芝，润以醴泉，晞以朝阳，绥以五弦，无为自得，体妙心玄，忘欢而后乐足，遗生而后身存"（嵇康《养生论》）。如果真能如此，那肯定可以"与羡门比寿，王乔争年"，在中华民族养生长寿史上撰写出新的篇章。

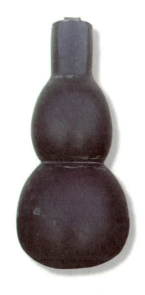

木胎黑漆葫芦形药盒

清代。葫芦是道家的法器之一，同时，葫芦本身也是一味中药，味甘淡、性平，有利水通淋之功，可用于治疗水肿、小便不利、黄疸、腹满等症。后来，葫芦逐渐演变成中医的标志之一。

二、《道藏》对医学发展的影响

《道藏》是中国道教经典的总集。道经从六朝开始汇集，唐代开元（713—741）中汇辑成"藏"，并编有《三洞琼纲》目录。明代的《正统道藏》包括 1476 种书，为现今通行本。其内容十分广泛，除道教经书外，还涉及医学、化学、生物、体育、保健以及天文、地理等其他论著。

1. 黄白丹术类著作

《道藏》载录了《龙虎中丹诀》《诸真论还丹诀》《真一金丹诀》《金丹大成》等黄白丹术方面的著作 69 种，但就《道藏》而论，外丹之类的文献远不止这些。

2. 修炼养生方面著作

《道藏》载录了《高上玉皇胎息经》《太上导引三光宝真妙经》《太乙元真保命长生经》《玉清胎元内养真经》等内丹、养生方面的著作 67 部，除这些之外，三洞四辅各类还载录许多冠名古贤的"长寿""保生""度命""护命""延寿"之类的经著。

3. 医药著作

《道藏》载录了《崔公入药镜注解》《石药尔雅》《纯阳吕真人药石制》《太玄真人杂丹药方》《黄帝内经素问补注释文》《黄帝内经灵枢略》《黄帝素问灵枢集注》《黄帝内经素问遗篇》《素问入式运气论奥》《素问六气玄珠秘语》《黄帝八十一难经纂图句解》《洞玄灵宝太上真人问疾经》《孙真人备急千金要方》《急救仙方》《仙传外科秘方》《元始天尊说药王八十一难真经》等医书共 18 部。

《道藏》是一部有关内、外丹的文献宝库，对研究中国医学，特别是养生学，具有极为重要的参阅价值。可以说，不研究《道藏》不足以言养生。

三、道教教理和宗教活动与中医药学

道教的教理源于老庄的道论思想，在汉晋时期经道门高哲的阐析和发挥，使之得到充分发展，逐渐形成一套较为全面的宗教教理。道教的宗教活动也随道教的传播和发展，遂成一套独具特色的活动形式。

（一）道功

道功，即道教的健身方法，目的是养生延年、保全性命。道功主要有内丹、导引、房中、服食等几个方面，其中以前面二者影响最大，在中国医学史上具有极为重要的地位。内丹，以意念练功；导引，用动作练功；房中，通过性交练功；服食，服用炼制的丹散以求长生。

关于房中之术，先秦已有记载，马王堆出土的帛书《合阴阳》《汉书·艺文志》中也著录了"房中"10 家 205 卷。《云笈七签》中的《元气论》《慎守诀》《阴丹秘诀灵篇》等书也皆有房中秘旨。房中术在宋前流传颇广，旨在合气养生、双方保健、生子苗壮，既保精强身，又适性畅情。宋以后，房中术逐渐失传，被荒淫春宫所取代。

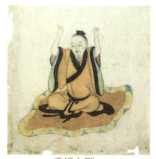
舌搅上颚

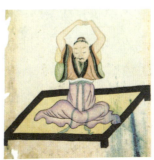
叉手托天式

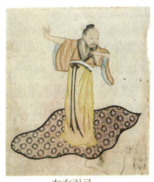
左右引弓

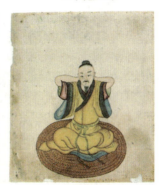
二手抱昆仑

养生气功导引图

（二）外丹

古代方士炼丹目的有二，一是炼取长生不老的药物，二是炼石为金。尽管这两个方面都没成功，但却奠定了现代化学制药的基础。炼丹的主要原料有：矾石、戎盐、卤盐、牡蛎、赤石脂、滑石、汞、铅、丹砂、雄黄、雌黄、曾青、磁石、石胆、白石英、紫石英、空青、石黛、硝石、云母、阳起石、禹余粮、琥珀、木香、龙骨等几十种，不同的配方可炼制成不同的丹药，据《石药尔雅》记载，有名可寻的丹药有一百种左右，如玉液丹、太一金丹、招魂丹、黄丹、小神丹、八神丹、五灵丹、三奇丹、四神丹、九变丹等。

历代许多帝王和士大夫笃好神丹妙药，以求长生不老。据赵翼《廿二史札记》卷九十"唐诸帝多饵丹药条"记载，唐太宗、宪宗、穆宗、敬宗、武宗、宣宗皆服丹药中毒而死。不过，丹药也并非毫无益处，长生虽虚妄、治病却有效。酒炼之丹可活血，阳炼之丹可补气、壮阳，椒炼之丹可温中，赤石脂炼制之丹可固涩。其他不同药物炼制的丹药功效各不相同。有的丹药经过炉鼎反复提炼，还可取得一般药物难以达到的效用。

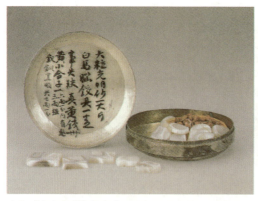
素面"大光明砂"银盒（正面）

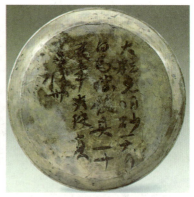
素面"大光明砂"银盒（背面）

唐代。唐代炼丹术日渐发达，《新唐书·方技传》载，唐高宗"悉召方士，化黄金治丹"，玄宗也召道士张果、孙甑生炼丹。从初唐太宗到唐末的僖宗，很多皇帝为了延年益寿都服食丹药。"大粒光明砂"银盒这类器物和其中药物反映了唐代炼丹的盛行情况。 陕西历史博物馆藏。

此外，六朝之时的服食风，也可归属于外丹之列。因为诸如"寒石散""五石散"之类，虽不是什么炼制的丹药，但它们的药物组成都是炼丹的主要原料。

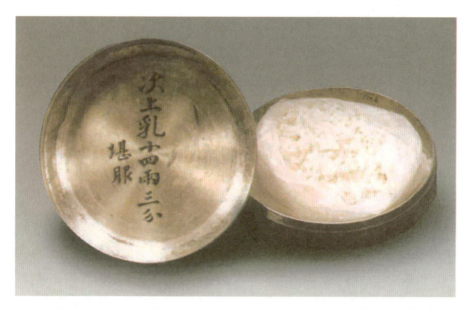

次上乳银盒

唐代。何家村出土三种钟乳，包含"上上乳""次上乳""次乳"。银盒内有唐人墨书"次上乳十四两三分堪服"，盖外有"次上乳一十四两三分"。出土时盒内原盛有管状钟乳石606克，大多已碎裂为小块，颜色灰白半透明，比"上上乳"颜色略暗，等级略差，故名"次上乳"。陕西历史博物馆藏。

（三）药饵

道士常饵的养生药主要有：茯苓、白术、黄精、灵芝、菊花、松子、琥珀等。这些药物虽未能尽不老之功，但都可收延年之效。古代道士常洞居远山荒野，修炼清苦，因此杂食树果野菜、绝谷食气在某种意义上讲乃条件使然。食气者，并非不食，而是不食谷粮而已，至若松子、茯苓之类的养生药饵，仍不失为常餐之品。

（四）道法

道教修道法则有清虚无为、抱神以静、养命修性、炼养三宝、内守

三一、存漱五芽、十三虚无、九守、坐忘等。

清虚无为。《太平经》云："养生之道,安生养气,不欲喜怒也。人无忧,故自寿也。"清静、无为、寡欲是天道之本性,只有虚一而静,而后才能修身心以长生。

抱神以静。道教提倡"抱一","抱一"即保守元阳,使内气虚静返真,进而达到元神归真的境界。

养命修性。在天则曰命,在人则曰性,为道必须性命双修。以养气有为之道修其命,以炼神无内之道修其性,做到神气两不离,使性命相益相彰。

炼养三宝。精、气、神为道教养生之三宝,《金丹大要》谓："知此道者,怡神守形,养形炼静,积静化气。炼气合神,炼神还虚,金丹乃成。"神受之于天,精受之于地,气受之于中和,相互共为。三者只有虚无先天真一元气,一体三用,不可分离。欲长寿者,当爱气尊神重精。

内守三一。"三一"源于《老子》"道生一,一生二,二生三,三生万物"。今云"三一",乃精、气、神,希、夷、微,虚、无、空,三者三合为一。

存漱五芽。五行的生气叫"五芽"。道教谓:存漱五芽生气以配五脏可以延年还童,可使灵气生于五脏,使精神旺盛、智力超群,能洞察周围的一切事物。

十三虚无。虚——遗形忘体,恬然若无;无——损心弃意,废伪去欲;清——专精积神,不为物杂;静——反神服气,安而不动;微——深居闲处,功名不显;寡——去妻离子,独得道游;柔——呼吸中和,滑泽细微;弱——缓形从体,以奉百事;卑——憎恶尊荣,安贫乐辱;损——遁盈逃满,衣食粗疏;时——静作随阳,应变却邪;和——不喜不怒,不哀不乐;啬——节视节听,精神内守。

九守。守和——阴阳调和,守信——内守精神,守气——内守血气,守仁——遵仁义之道而行之，守简——俭以养生而不贪，守易——不为外感而保全性命，守清——清虚而顺应自然，守盈——知足常乐，守弱——和乐其气而平夷其形。如此这般，与道沉浮，自可长生不衰。

坐忘。心与法相应，物我两忘，志与道契。

（五）道术

道术又叫数术，是道教从事宗教活动的主要方法。道术包括炼丹采药、服食养生、房中和合、导引炼形和黄白、祭祀、祈禳、禁咒等多方面的内容。

总之，道教是与中医药学关系最为密切的一门宗教，它对中医的发展产生了极为深远的影响。

◆ 第五节　民俗与中医药学 ◆

民俗，即民间风尚习俗，是民间集体传承和拥有的一种非制度文化。民俗产生于史前社会，并随着历史变迁和社会进步不断得到继承和发展。中华民族具有五千年光辉灿烂的文化传统，产生和逐渐形成了丰富多彩的风俗习惯。自古以来，民俗与医学就有着密切的联系，两者相互影响、互相促进，并由此产生了一系列具有中国特色的医药卫生民俗，在中华民族文化史上写下了极具特色的一页。

古往今来，我国的民俗虽几经反复演变，但总的来说不外饮食、服饰、居所、婚嫁、民节和氏族等几个方面。这里将着重论述民俗与医学的内在关系及其发展过程。

一、史前民俗与原始医疗经验

原始人类不懂得使用文字，许多医事活动往往以民俗的形式表现出来。因此，史前民俗保留的原始人类的医疗经验具有很重要的研究价值。人类在不会用火之前，吃的是生食，"食果瓜蚌蛤，腥臊恶臭而伤害腹胃，民多疾病"，因此，常常造成寿短智弱的后果。火的发现和使用，减少了食物在胃肠的停留时间，促进了大脑的发育。吃熟食的习惯的形成，是人类卫生保健史上的一大进步，所以古人有"医食同源"之说。此外，熨、灸、熏、蒸诸疗法，也是伴随着火的使用而产生的。在衣食方面，先民"饥不择食，寒不择衣"，神农尝百草以辨能食之品，药物的性味也逐渐被发现。在婚嫁方面，先民从群居杂婚走向夫妻式家庭群体，改变了"只知其母，不知其父"的状况，使人类得以健康繁衍。在民节方面，先民每在狩猎前后或丰收、产子，以及遇到值得庆幸之事时，每每群起跳舞庆祝以表达喜悦的心情，这十分有益于身心健康。

二、历代民俗对中医药学发展的影响

自从阶级社会建立以来，民俗作为文化结构的一块基石，每时每刻都在影响着人们的思维方式和生活方式，无时无刻不与人类的医疗活动紧密相连。

（一）饮食

制作、烹饪食物的方法和饮膳习惯，对人们的健康具有举足轻重的影响。中国具有悠久和丰富的饮食文化，不但地方色彩十分浓厚，而且品样内涵之多也堪称世界之最。中国菜按加工方法分有煮、炒、蒸、炖、煎、炸等十多个类型，品种多以千计。古往今来，食疗、药膳是中国民俗的优良传统。脏腑虚以动物内脏补之，身体弱以血肉之品益之，这些都是家喻户晓、妇孺皆知的食疗原则。

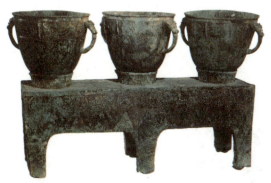

妇好三联甗

商代。三联甗本身便是由甑、鬲组成的复合炊具。殷墟妇好墓出土的这件三联甗是当今所见唯一的复合炊具。它是将三个鬲的鬲合为一起铸成一个长方形中空的案，案下有六条实足，案面上保留着三个鬲的口，甑则仍然是三个个体，分别套接于三个鬲口内，从而形成一鬲加三甑的格局。使用时，鬲腔内的热蒸汽分别进入三个甑内，三个甑中可分别放置不同的食品，既提高了热能的利用效率，也增加了食物的品类和总量。中国国家博物馆藏。

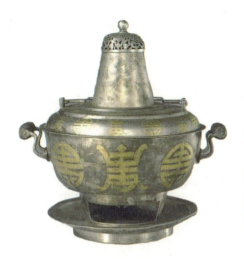

银寿字火锅

清代。高30厘米，直径32厘米。火锅银质，由锅、盖、烟囱、闭火盖组成，锅内带炉，可用干烧炭。火锅的闭火盖上雕有镂空"卐"字纹，锅体满布金银圆"寿"字、长"寿"字、蝙蝠纹等，寓"福寿万年"之意。为清代晚期慈禧太后经常使用的火锅。北京故宫博物院藏。

（二）服饰

服饰为生活必备之品，历代备受人们重视。如今，我们的服装虽与古代不可同日而语，但目的都是一样，即美观适体、祛寒御病。此外，妇女挂胸罩、用卫生带的习惯在中国也都有上千年的历史，这些良好的卫生习惯，对妇女的卫生保健都有一定的好处。中国是一个多民族的国家，各民族都有自己的服饰特点，有不少的服饰传统也都十分合乎医学原理。

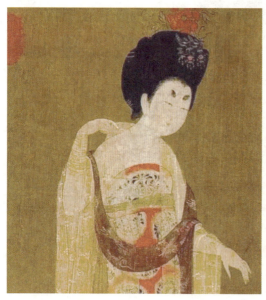

《簪花仕女图》（局部）

唐·周昉。唐代的女子喜穿"半露胸式裙装"，她们将裙子高束在胸际然后在胸下部系一阔带，两肩、上胸及后背袒露，外披透明罗纱，内衣若隐若现。唐代以前的内衣肩部都缀有带子，到了唐代，出现了一种无带的内衣，称为"诃子"。"诃子"常用的面料为"织成"，挺括略有弹性，手感厚实。穿时在胸下扎束两根带子即可保证胸部达到挺立的效果。辽宁省博物馆藏。

（三）居所

居住环境是衡量卫生条件好坏的重要因素，与人们的健康息息相关。因此，将居住习惯、条件和设施与医疗保健事业联系起来论述是十分必要的。首先，从中国民房的建筑风格来看，其特征为土墙木拱结构，房屋坐北朝南，夏凉冬暖。其次，从民房的内外环境来看，民房选址一般多在阳光充足、地面干燥、风沙量少的地方，室内地面也夯实防潮或加砖避湿。

（四）婚嫁生育

历代婚娶习俗与医事有关者，主要有以下几点：

一是，内亲不嫁娶。提倡异姓婚姻，即所谓"男女同姓，其生不藩"。

二是，重视新婚的起居。家人为新婚夫妇提供最好的生活、居住环境。

三是，重视胎教。要求怀孕者要正视听、忌七情、戒思欲、择膳食。

四是，围产期保健。中华文化对胎前产后这一时期的身心保健非常重视，比如减轻孕妇的劳作强度，增加孕妇的饮食调养，以及让孕妇的心情愉悦。

最后，重视产后调养。在民间，分娩坐月子常以鸡肉、排骨、鸡蛋、桂圆、红糖和黄酒等为调养品，对全身机能进行调补。

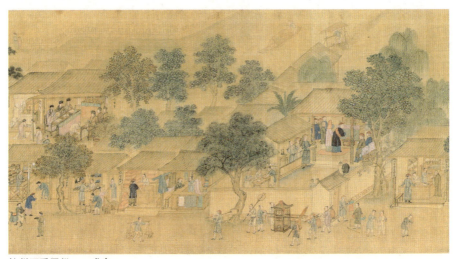

杭州四季风俗——成亲

清·佚名。《杭州四季风俗》手卷描绘了清代杭州当地以婚丧嫁娶为主的风俗，并将新年交贺、闹元宵、嫁娶、龙舟竞渡、品茶社交、就医把脉等穿梭其间。苏宁艺术馆藏。

（五）祭祀

我国素有敬畏祖先的传统，每有所求，或逢灾祸或值佳节，常常要祭拜列祖列宗。甲骨文中涉医的卜辞，百分之九十以上均为祈求前人保佑消疾和驱除先人作祟之患。古往今来，祭祈上天神灵祛疾延年在民间已成一种习俗。祭祈本身虽不能治病，但可算是一种心理疗法，通过寻求寄托和自我安慰以从心理层面起到治疗疾患的作用。

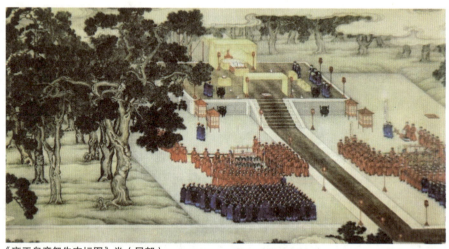

《雍正皇帝祭先农坛图》卷（局部）

清·郎世宁。绢本设色，手卷，纵 61.8 厘米，横 467.8 厘米。每年农历"二月二"是土地神公的圣诞日，古代把土地神和祭祀土地神的地方都叫"社"，按照古代民间的习俗，每到播种或收获的季节，都要立社祭祀，祈求或酬报土地神。每年开春，皇帝亲领文武百官行籍田礼于先农坛。北京故宫博物院／巴黎吉美博物馆藏。

（六）传统节日与医药

中国传统节日的内容十分丰富，大的节日主要有春节、元宵、端午、中秋、重阳和除夕等。这些节日中的许多活动都与医事有关，如端午节悬挂艾条和菖蒲，六月六日曝晒衣服与书籍，除夕前扫尘清屋，再如前已述及的饮雄黄酒、椒柏酒和屠苏酒，以及饮桃汤、食五辛、用菊花汤沐浴等。关于节日与医学，早在南北朝成书的《风土记》《荆楚岁时记》等书中就有了详细的记载。其他民族与汉族一样有自己的传统节日，其中也不乏符合医理的内容。

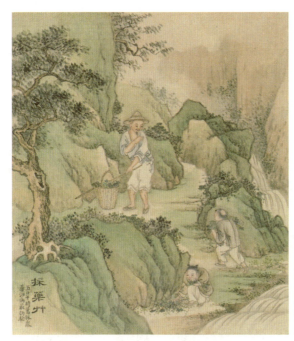

采药草

清·徐扬。《端阳故事图册》第三开。题曰：五日午时蓄采众药治病，最效验。不难看出，古人对草药的采摘时节非常讲究，甚至精确到了具体的日期和时刻。北京故宫博物院藏。

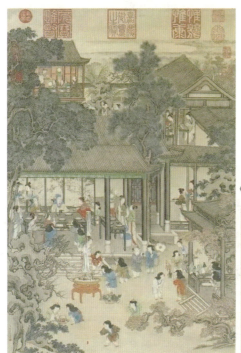

《岁朝欢庆图》

清·姚文瀚。此画则描绘了过年阖家欢庆团圆的场面，将新春时节欢快和气的团聚气氛表现得淋漓尽致。孩童们敲锣击鼓、吹笙拍板，点燃爆竹，嬉戏于庭院中。男女主人以及长辈们端坐厅堂，有的在聊天，有的在观看满堂的儿孙子女嬉戏玩闹。家仆或持酒壶侍立，或端送糕果，穿梭于前厅回廊里。后院妇女忙碌碌准备备年夜饭，远处阁楼上男仆合力悬挂大灯笼。台北故宫博物院藏。

三、民俗中的中医药学的价值及历史地位

我国的医药卫生民俗具有内容丰富、涵盖面广等特征，广泛涉及疾病诊治、民间疗法、医术传授、行医、坐堂、节令、庙会、巫祝、谚语、风俗字画、民间传闻、民间医药组织及其医事活动等各个方面。因此，关于民俗与医学的研究必须得到应有的重视，使之更好地为探讨、发展和繁荣中国医学服务。在我国进入近现代社会之后，随着生产力的发展和西方文明的影响，民俗的相对稳定性与急剧的社会变革发生了矛盾冲突，一些优秀的民俗传统由于受到历史条件的限制，已逐渐被新的思潮和风尚所取代。

《管子·正世》："古之欲正世调天下者，必先观国政，料事务，察民俗，本治乱之所生，知得失之所在，然后从事。"中国是一个历史悠久的民俗文化大国，正是这种民俗文化，在它形成和发展过程中造就了中华民族的精神传统和人文性格。由此可见，民俗文化不仅是历史的延续，还将世世代代延续下去。因此，总结研究医药卫生民俗对于继承文化遗产和振兴中医药事业都具有重要的现实意义和深远的历史意义。

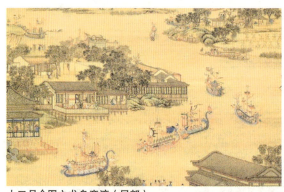

十二月令图之龙舟竞渡（局部）

清·唐岱、丁观鹏等。绢本设色。赛龙舟是端午节的主要习俗，历史悠久，是中国民间传统水上体育娱乐项目。"龙舟"一词，最早见于先秦古书《穆天子传》卷五："天子乘鸟舟、龙舟浮于大沼。"台北故宫博物院藏。

下编

各论

第一章
三皇五帝时期

三皇五帝时期是华夏文明开篇的一颗璀璨明珠，它既是我们祖先的拓荒期，又是政治、文化、宗教的萌芽期。此时期神话与现实并存、巫术与医学同在，可以说是名贤辈出、充满传奇、彰显特色的重要历史时期。当然，这一时期的中医药文化也最具传奇性与神秘感。

按照年代标尺，三皇五帝时期为距今约9750年至约4150年之间在中国版图内所诞生的人类文明及其发展历史，时间跨度达5600多年。三皇五帝不仅是生动的人物形象，更是原始部落时期中华文明的杰出代表。

三皇五帝时期的文明成果可以从文献记载和出土文物两个方面来证实。特别是新中国成立以来，仰韶文化、红山文化、河姆渡文化、二里头遗址、良渚遗址等一系列考古的重大发现，将中华文明的信史从五千年前推溯至八千至一万年前，使中华文明成为世界文明最重要的文化发源地、思想发源地和医药学发源地之一。

◆ 第一节　历史背景 ◆

由于中外史观的差异，中西方对中华文明的认知也有很大的不同。

西方学者将传说、臆造和推论作为西方文明历史的起源；而对中国的文献记载、出土文物和各类史书却不予认可。对此，我们根据上述公认的上古年代标尺，认为中华文明的历史源头应以伏羲时代为准。依据有五：一是古史，如《尚书》《史记》；二是神话，如《山海经》；三是医书，如《黄帝内经》；四是诸子，如《庄子》《列子》；五是出土文物，如仰韶、红山、良渚、河姆渡等文化遗址的重要物证等。

一、伏羲时代

伏羲发现河图、八卦和研制九针，标志着中华文明进入一个崭新的时代。据夏商周断代工程研究成果，伏羲时代为前7724—前5008年，时间跨度为2716年。

伏羲，又名宓羲，甘肃天水人，与轩辕、神农并称为"三皇"，是中华人文始祖，也被奉为中医针灸的鼻祖。伏羲画八卦以通神明之德，以类万物之情，尝百药而制九针以拯夭枉。根据《太平御览》等古代文献记载，伏羲潜心修研八卦，他以阴阳鱼图规法自然，演示了天地万物间的种种变化，将对生命的思考上升到哲学的高度。"伏羲制九针"开创了针刺疗法之先河，此前为砭石疗法，起源于新石器时代，故有砭、针、灸、药、导引五大医术之说。在伏羲时代，用于治病之针多以骨质、木质或石质为主。当时，还没有经络与腧穴的理论体系，针灸或热灸多以病灶或痛点为主。

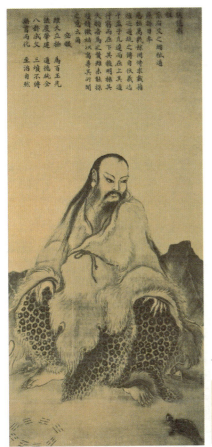

伏羲像

南宋·马麟。该图是绢本设色画。画中伏羲披散头发，身披鹿皮坐于岩石之上，其左足旁是一只乌龟，右足前是八卦图。八卦涉及养生方面的思想为后世医药学奠定了基础。台北故宫博物院藏。

二、女娲时代

女娲，又称娲皇，是华夏民族的人文先始。女娲时代为前4243—前4113年，时间跨度为130年。

先秦文献《尚书》《史籀篇》《楚辞》《礼记》《山海经》《淮南子》和秦汉以来的《汉书》《风俗通义》《帝王世纪》《独异志》《路史》《绎史》《史记》等史料都有关于女娲的记载。女娲文化在整个上古文化系列中占有重要地位，是人类发展史和民俗研究的重要组成部分。其价值和意义在于：

一是传承华夏文明与民族精神；二是体现民族大融合、增强民族凝聚力；三是体现民俗与礼仪文化，传承人文血脉。

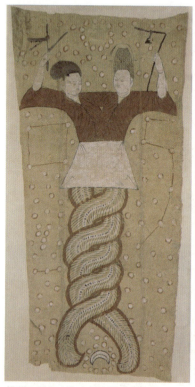
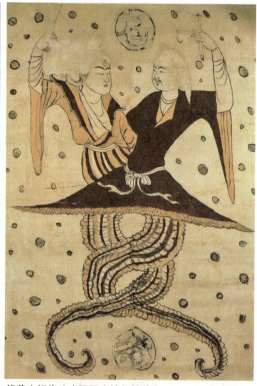

伏羲女娲像（北京故宫博物院藏）　　　伏羲女娲像（中国国家博物馆藏）

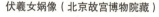

唐代。1963 年 4 月出土于新疆吐鲁番阿斯塔那古墓。左图是绢本设色画，纵左 222.5 厘米，右 231 厘米；横上 115 厘米，下 94 厘米。吐鲁番高昌国至唐西州国时期的墓葬出土了许多伏羲、女娲绢画，画面形式大致相似：人首蛇身，交尾相拥，伏羲持矩，女娲持规。

有关学者从《山海经》《淮南子》《楚辞》《风俗通义》《水经注》《独异志》《太平御览》等古籍的研究中得出结论，认为神话传说人物之一的女娲最突出的业绩是"抟土造人""炼石补天""制笙簧"和"置婚姻，合夫妇"等。其实还有一点，那就是民间活态神话传说中所反映的女娲是世间万物的创造者。

在中国许多地方，都流传着"女娲正月初一造鸡，初二造狗，初三造猪，初四造羊，初五造牛，初六造马，初七造人"的传说。有的活态神话还说女娲的肉体变成了土地，骨头变成了山岳，头发变成了草木，血液变成了河流，就像创世的盘古大神一样。这些活态神话传说，乃是古老信仰在当今民间的延续，值得人们格外重视。

许慎《说文解字》中也强调指出："娲，古之神圣女，化育万物者也。"这就是说，女娲不但是炼石补天的英雌和造人的女神，还是一个创造万物的伟大的自然之神。

三、神农时代

神农时代为前3216—前2698年，时间跨度为518年。神农，又称神农氏，被尊为"药祖""五谷先帝""神农大帝"等。他是传说中的农业和医药的发明者，掌管医药及农业的神祇，教人医疗与农耕，保佑农业收成、人民健康，被奉为医药行业的守护神。

"神农尝百草"流传广远，经久不衰。《史记·补三皇本纪》谓："神农氏作蜡祭，以赭鞭鞭草木，尝百草，始有医药。"《淮南子·修务训》亦谓："神农尝百草之滋味，一日而遇七十毒。"东晋干宝《搜神记》卷一载："神农以赭鞭鞭百草，尽知其平毒寒温之性，臭味所主，以播百谷。"祖冲之《述异记》曰："太原神釜冈中，有神农尝药之鼎存焉。成阳山中，有神农鞭药处。"后世传言神农乃玲珑玉体，能见肺肝五脏，因能化解药毒。又传说神农尝百足虫，因不能解其毒而死。所有这些文献记载，无不表明神农在中国本草发展史上所具有的开创性地位。

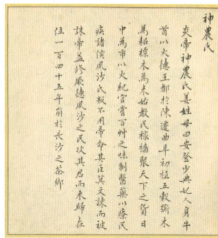
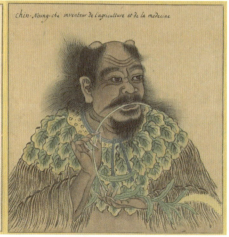

神农氏像

清代。选自《历代帝王圣贤名臣大儒遗像》。该画集约绘制于清康熙（18世纪）以后，内容涉及百余位古代人物遗像，且附有人物说明介绍，为左文右图格式。法国国家图书馆藏。

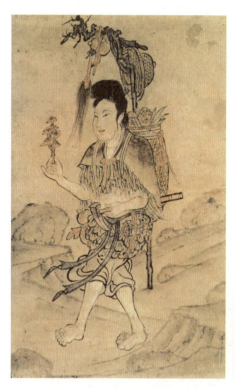

神农采药图

辽代。该图是应县木塔辽代秘藏中唯一一幅手绘珍品，纵70厘米、横38.6厘米，原为条幅，有竹篾天杆，麻纸设色。此图绘神农山中采药满载而归的情景。神农头梳高髻，长脸高鼻，肩披兽皮，腰围叶裳，右手擎紫芝，左手携药锄，背负药篓。山西省博物馆藏。

四、黄帝时代

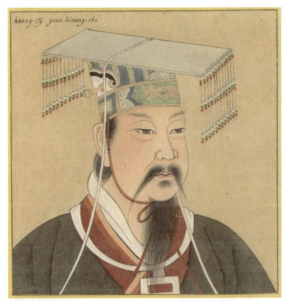

黄帝有熊氏像

　　黄帝时代为前 2717—前 2599 年，时间跨度为 118 年。黄帝为古华夏部落联盟首领，中国上古时代华夏民族的共主，五帝之首，是中华人文初祖之一。据传黄帝居轩辕之丘（今河南新郑），号轩辕氏，建都于有熊，亦称有熊氏。史载其因有土德之瑞，故号"黄帝"。黄帝因统一华夏部落与征服东夷、九黎族统一中华的伟绩而被载入史册。黄帝在位期间，播百谷草木，大力发展生产，始制衣冠、建舟车、制音律、创医学等。《黄帝内经》是中华民族历史上最伟大的医学史诗，从黄帝时代开始传诵，直至秦汉之际才正式结集成书，并成为最具中华文化特征的中医药经典著作。

　　黄帝时代是我国上古时期医学最辉煌的时期。此时期文化昌盛、明贤辈出，诞生了一批如岐伯、俞跗、鬼臾区、少师、少俞、伯高、雷公、桐君等蜚声千古的著名医学人物。

五、颛顼时代

颛顼时代为前2514—前2437年，时间跨度为77年。颛顼大帝在五帝中位列第二，是华夏民族共同的人文始祖之一。这一时期，前承炎黄，后启尧舜，奠定了华夏根基，是上古时代文化最昌明、疆域最辽阔、思想最解放的历史时期。著名历史学家范文澜先生在《中国通史简编》中写道："汉以前人相信轩辕黄帝、颛顼、帝喾三人为华族祖先，当是事实，历史上的五帝多有争议，但是已知的五种排序中，颛顼都名列在册，可见其功绩。"

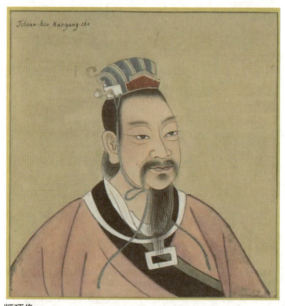

颛顼像

在医学方面，颛顼实行医巫分野，大力推动了医学的健康发展，抑制了巫术的生存空间。传说九黎信奉巫教，特别是在黄帝时代晚期，他们崇尚鬼神而废弃人事，一切都靠占卜来决定，百姓家家都有人当巫师，人们不再诚敬地祭祀上天，也不安心于农业生产。颛顼为解决这个问题，决定改革宗教，亲自净心诚敬地祭祀天地祖宗，为万民做出榜样。他任命南正重负责祭天，以和洽神灵；任命北正黎负责民政，以抚慰万民，劝导百姓遵循自然的规律从事农业生产，鼓励人们开垦田地；禁绝民间以占卜通人神的活动，使社会恢复正常秩序。将医学从巫术中分离出来，是颛顼的最大贡献。

六、帝喾时代

帝喾时代为前 2436—前 2367 年，时间跨度为 69 年。帝喾为五帝之一，是《山海经》里天帝帝俊的原型。帝喾以木德为帝，以亳为都城，明察秋毫，顺从民意，仁威兼施，使天下人民信服。后帝喾制定节气，改善人民生活质量，深受百姓爱戴。在他的治理下，社会富足，人民安居乐业。

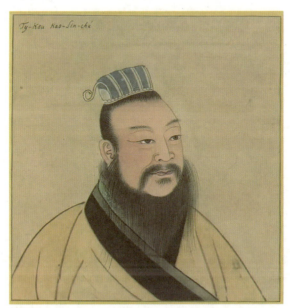

帝喾像

帝喾在医学上的贡献是将时令与疾病结合起来。传说帝喾之前，人们虽有时间的概念，但只限于日出而作，日落而息，没有一个科学的时间系统。这严重制约了农业发展和人们生活质量的提高。因此，帝喾探索天象、物候变化规律，划分四时节令，指导人们按照节令从事农畜活动。这极大地促进了社会生产力的发展，使华夏农业出现了一次伟大的革命，农耕文明走进了一个崭新的时代。与此同时，时令与健康的关系也由此得到了全面的诠释，《礼记》与《周礼》关于时令与疾病方面的论述，都有帝喾时代影响的痕迹。

七、尧帝时代

尧帝时代为前2357—前2286年，时间跨度为71年。尧，姓伊祁，号放勋，古唐国人（今山西临汾尧都区，古称河东地区），中国上古时期方国联盟首领、"五帝"之一、帝喾之子。他命羲和测定推求历法，制定"四时成岁"，为百姓颁授农耕时令；测定出了春分、夏至、秋分、冬至。尧设置谏言之鼓，让天下百姓尽其言；立诽谤之木，让天下百姓攻其错。尧德高望重，人民倾心之。

据《韩非子·五蠹》《淮南子·精神训》载，唐尧部族

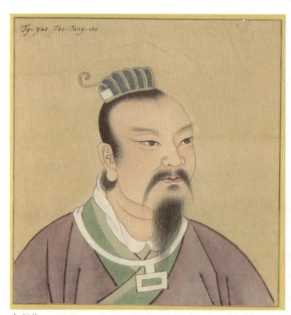

帝尧像

已经掌握了建筑大型房屋的技术，所建之屋"茅茨不翦，采椽不斫""朴桷不斫，素题不枅"。意思是说屋顶的茅草铺放不修剪，屋檐的椽子不砍削，端额的梁柱不彩绘。而且，精于制陶的陶唐氏部族，又把这些技术带到太原传授于土著。于是，在汾河中游平原的大地上唐尧部族和太原先民很快水乳交融，共建家园，开创了太原的龙山文化。在诸子书文献中，还有关于尧文治武功的传说。《吕氏春秋·召类篇》说："尧战于丹水之浦，以服南蛮。"尧曾讨伐过南方的邦族，并亲自出征作战。《淮南子·本经训》说："尧之时，十日并出，焦禾稼，杀草木，而民无所食。猰貐、凿齿、九婴、大风、封豨、修蛇皆为民害。"尧派后羿将那些凶兽杀死，并射落九日。人们对尧为民除害的举措十分感激，所以拥戴他为天子。尧"兴利除害，伐乱禁暴"，不但文治昌明，而且武功赫奕，确实是安邦治国有道。羿射九日并非神话，而是当时历法混乱导致的误传。羿是著名的历法家，废除了其中九种历法，存其一而推广应用之，后人以讹传讹，闹出了射落九个太阳的笑话。

尧最为人们称道的是他制定的"禅让制"。他做到了不传子而传贤，禅位于舜，不以天子之位为私有。在选择继任者时，他认为自己的儿子丹朱凶顽不可用，因此与四岳商议，请他们推荐人选。四岳推荐了舜，说这个人很有孝行，家庭关系处理得十分妥善，并且能感化家人，使他们改恶从善。经过考察，尧把自己的两个女儿娥皇、女英嫁给舜，并将王位禅让给他。

八、舜帝时代

舜帝时代为约前2285—前2225年，时间跨度为60年。舜。姚姓，名重华，字都君，谥曰"舜"，是三皇五帝最后一帝。

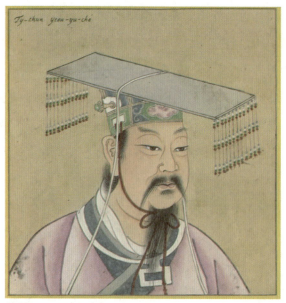

帝舜像

　　舜是华夏部落联盟的首领。儒家经典《尚书》云："德自舜明。"《史记·五帝本纪》载："天下明德皆自虞帝始。"根据《史记》等有关文献记载，虞舜为人处世、治国理政，皆以德为先导，以和谐为依归，一生追求和合、和平、和谐，其和谐之道内涵十分丰富。

　　舜从小受父亲瞽叟、后母和后母所生之子象的迫害，屡经磨难，仍和善相对，孝敬父母，爱护异母弟弟，故深得百姓赞誉。他耕稼于历山、渔猎于雷泽、烧制陶器于黄河之滨，并制作日用杂品往返四处经商。因品德高尚，他在民间威望很大。他在历山耕田时，当地人不再争田界，互相很谦让，人们都愿意靠近他居住，两三年即聚集成一个村落。当时部落联盟领袖尧年事已高，欲选继承人，四岳一致推举舜。尧分别将自己的两个女儿娥皇、女英嫁给舜，让九名男子侍奉于舜的左右，以观其德；又让舜职掌五典、管理百官、负责迎宾礼仪，以观其能。经过考察，尧才将政务大权交付给他。

舜上任后选贤任能，举用"八恺""八元"等治理民事，放逐"四凶"，任命禹治水，完成了尧未完成的盛业。他重新修订历法，举行祭祀上天、天地四时、山川群神的大典；还把诸侯的信圭收集起来，再择定吉日，召见各地诸侯君长，举行隆重的典礼，重新颁发信圭。

舜与尧一样，同是先秦时期儒墨两家推崇的古昔圣王。而舜对于儒家，又有特别的意义。儒家学说重视孝道，舜就是以孝著称，所以他的人格形象正好作为儒家伦理学说的典范。孟子继孔子之后对儒学的发展有巨大贡献，他极力推崇舜的孝行，而且倡导人们努力向舜看齐，做舜那样的孝子，"舜，人也；我，亦人也。舜为法于天下，可传于后世，我由（犹）未免为乡人也，是则可忧也。忧之如何？如舜而已矣。"由于儒家的宣传，有关舜的传说事迹对中国文化传统产生了极深刻的影响。

◆ 第二节　医学神话 ◆

上古的神话故事，以《山海经》最具代表性。该书原署为夏禹、伯益，实际当出于春秋、战国人之手，秦汉间又有所增益。西汉刘歆校后分成《山经》5卷和《海经》13卷。《山海经》记述了海内外山川、道里、部族、物产等内容，多及异物和神奇灵怪，保存了我国许多的神话史料。此外，它还记载了大量的医药学知识，包括药物的产地、形态、气味、作用以及服用方法。据统计，药物记载有353种之多，仅次于《神农本草经》。其中具体应用药物126种（8种在分类中重复），并对其进行了分类论述，分为治疗类49种、预防类39种、养生类33种、具有毒副作用类13种，另有名而无具体作用类227种。另外，《山海经》所记载的医学史料亦颇为丰富。我们整理这部分医药学史料，对考释、研究我国早期的本草文献有着重要的意义。

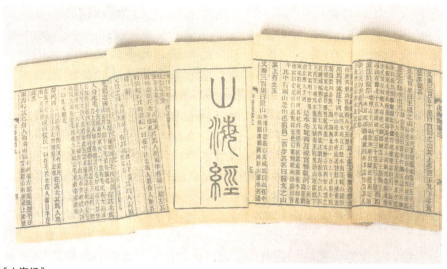

《山海经》

一、治病之药

《山海经》载："小华之山……其草有萆荔，状如乌韭，而生于石上，亦缘木而生，食之已心痛。""石脆之山……其草多条，其状如韭，而白华黑实，食之已疥。""浮山……有草焉，名曰薰草，麻叶而方茎，赤华而黑实，臭如蘼芜，佩之可以已疠。"薜（萆）荔可治心痛、薰草可治疫疠、文茎可治聋、白䳑可治嗌痛、朏朏可治忧郁、文鳐鱼可治狂、鯈鱼可治忧、豪鱼可治白癣、亢木可防蛊、鹓雏可御凶、青耕可御疫、耳鼠可御百毒等。

二、养生之药

养生之药包括能使人强身延年（不饥、善走、宜子或宜孙、释劳或不劳、不溺、多力、不夭、利于人）、舒心畅怀（不妒、不畏、不惑、不怒、不忧）、增强记忆（不忘、不愚、益人智）和美容（美人色、媚于人）等种类。其中，使人"不饥"的药物最多，共 5 种；其次是"不畏"的药物，共 4 种；"不妒""不惑""宜子(孙)"的药物各 4 种；"释劳"的药物 2 种。《山经》载："菟床之山……其草多鸡谷，其本如鸡卵，其味甘酸，食者利于人。""崇吾之山……有木焉，员叶而白柎，赤华而黑理，其实如枳，食之宜子孙。""中曲之山……有木焉，其状如棠，而员叶赤实，实大如木瓜，名曰櫰木，食之多力。""历儿之山……枥木……方茎而员叶，黄华而毛，其实如楝，服之不忘。""放皋之山……有木焉，其叶如槐，黄华而不实，其名曰蒙木，服之不惑。"祝馀可使人不饥，櫰木能使人多力，枥木能使人不忘，帝休能使人不怒，枏木能使人不妒，帝台之石能使人不蛊等。

三、药名载录

有药名记载而无具体应用的药物绝大部分见于《山经》之中，其中有不少是《神农本草经》收载且为临床常用药物。由于《山海经》代远文奥，整理比较困难，我们参照李时珍《本草纲目》进行统计，把辑出的药名按类选列于后。其中，鸟类 31 种，兽类 38 种，鳞类 20 种，介类 8 种，虫类 9 种，草类 37 种，木类 33 种，果类 16 种，菜类 1 种，金、石、玉类 25 种，土类 2 种，水类 1 种，谷类 5 种，其他类 1 种。现略举如次。

鸟类：大鹗、尸鸠、鸡、雉、鹭、鹰、凫、雁、鹦鹉、鸽、鸳鸯、鸠、白鹇、鹊、鹤、八哥、翠鸟等。

兽类：犬、牛、马、虎、狼、猪、羊、豹、豺、狐、兔、牦牛、豪猪、象、鹿、鼠、貉、麢（羚）羊、狸、熊、麋、麂、天狗（貛）、蛮蛮（水獭）、枭阳（狒狒）、犀牛、麝等。

鳞类：鲂鱼、文鱼、鳝鱼、龙鱼、鲛鱼、海马、鲟鱼、蝮蛇、鲫鱼、鲤鱼等。

介类：大蟹、龟、鳖、文贝（紫贝）、白珠（真珠）等。

草类：芥、乌韭、荻、黄荆、薰华草、紫苏、藻、艾、韭、蕙（佩兰）、蒿本、葱、紫草、芍药、芎䓖、山药、芫花、天冬、秦芁、菟丝、细辛、黄芪、菊、白芷、秦椒、白菅（白茅根）、葵、麻、苣等。

木类：松、柏、竹、柳、杨、榆、枸、桂、槐、桑、樟脑、桐、楮、椒、蔓居之木（蔓荆）、蕡棘、女贞、桔梗、荆（牡荆子）等。

果类：枣、枳、木瓜、梅（乌梅）、杏、桃、梨、栗、棠、李、柚、橘、木实等。

矿物类：丹砂、水精、白玉、石墨、黄金、空青、银、铜、铁、锡、玄石、琥珀、雄黄、磁石、紫石英、龙骨、滑石、代赭石等。

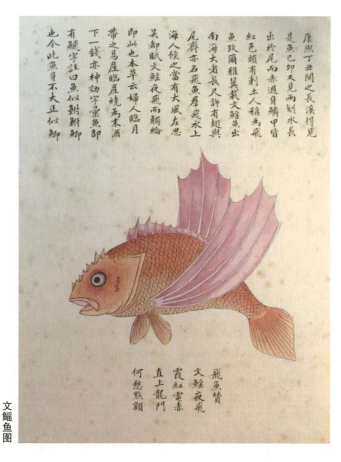

该图选自清·聂璜《海错图》。文鳐鱼是中国古代神话传说中的一种鱼类，又名燕鳐鱼、飞鱼。据说吃了可以治疗癫狂，见到它则天下丰收，是立毅叠登之兆。清代聂璜绘制的图鉴《海错图》，内容涉及了三百余种生物和海滨植物，以图文并茂的方式记录了作者在我国沿海所见所闻的各类生物。北京故宫博物院和台北故宫博物院分藏。

文鳐鱼图

四、其他应用

《山海经》以记药为主，疾病的名称是附于药物中记载的，可治疗的疾病 40 种。内科 22 种：心痛、疠、胕、狂、劳、瘅、瘴、忧、风、癫、腹痛、喝、衕、瘅、垫、渥、肿、皮张、腹病、虫、吐、疟；外科 8 种：痔、瘿、痈、瘕、瘘、疽、毒、痔衕；皮肤科 7 种：胝、腊、曝、疥、疣、白癣、痤；五官科 3 种：聋、嗌痛、瞢。其中治疗白癣、瘿的药物各有 3 种；治疗忧、狂、风、瘅、聋、疣、痔、疥的药物各有 2 种。可预防的疾病 29 种。内科 21 种：迷、瘕疾、肿疾、蛊、瘅、百毒、痴疾、疟、疠、噎厥、心痛、心腹疾、痟等；外科 3 种：疽、瘿、痈；皮肤科 3 种：疥、疣、骄；五官科 2 种：聋、眗目。其中可预防蛊、厌的药物各有 4 种，预防疫疾的药物有 3 种。

关于药物的使用方法，《山海经》中有内服、外用两类。内服分为"服"（煎汤喝）和"食"（吃）两种；外用分为"服"（穿戴）"佩""涂""浴""席"（坐卧）"养"六种，其中以"佩"法最多。这些反映了远古人们的用药方法和途径，有助于医史界研究之用。如《山海经》在《东山经》中有两处记载了"箴石"："高氏之山"与"凫丽之山"，"其上多金玉，其下多箴石"。晋代郭璞注曰："（箴石）可以为砭针，治痈肿者。"又如在《大荒北经》中记载有"继无民""食气"。所谓"食气"者，盖今之气功也。

《海经》记载药物很少，但保存有关于巫与医、地方病等方面的可贵的医学史料。《海外西经》记："巫咸国……在登葆山，群巫所从上下也。"又"开明东有巫彭、巫抵、巫阳、巫履、巫凡、巫相……皆操不死之药以距之。"《大荒西经》载录："有灵山，巫咸、巫即、巫盼、巫彭、巫姑、巫真、巫礼、巫抵、巫谢、巫罗十巫，从此升降，百药爱在。"《海外北经》中记载了"拘缨之国"，其人用"一手把缨"。郭璞曰："缨，宜作瘿。"袁珂案云："缨，瘤也，多生于颈，其大者如悬瓠，有碍行动，故须以手拘之。此'拘缨之国'之得名也。"这里形象地描述了地方性甲状腺肿大病。考其方位，当在中原的北方，很可能即今之晋、陕、甘北部一带。

《山海经》中的"五经"即五行，为行经五方之意，是先秦五行概念的含义之一，它和木火土金水的配属关系与《左传》记载一致，而与西汉时期作为一种哲学思想的五行学说完全不同。这对整理古代五行学说及研究其对医学的影响，是难得的第一手材料。

总之，《山海经》中的药物记载极为丰富，堪与我国现存最早的本草专著《神农本草经》媲美。鉴此，它引起了历代医药学家的注意，如明代李时珍在《本草纲目》中多有引用。

◆ 第三节　上古名医 ◆

从伏羲至尧舜，上古时期著名医家共有 60 多名。记载医家超过 10 名以上的著作有《黄帝内经》《山海经》和殷商甲骨文，其他诸如《左传》《列子》《庄子》等文献也有一定的记载。现列举上古十大名医分述如下。

1. 僦贷季

传说为上古神农时人，岐伯的祖师，为医家之祖。他精通望诊和脉诊，开创中医临床诊断之先河。在明代太医院春秋两季的祭祀中，僦贷季与岐伯分列左右第一序位，可见其历史地位之高。他著有《上经》一书，是神农部落最著名的医学家。岐伯为神农之孙，深得僦氏之真传。

2. 岐伯

岐伯是第一位融汇炎帝、黄帝两大部族之医术于一身的上古名医。他既继承了农耕文明的医药传统，又吸收了游牧文明的医药方法，同时还参考了其他部落的医药诊疗特点，从而创立了中华民族的正统医药学体系。笔者根据《四库全书》所收录的各种文献进行统计，我国古代经史典籍中共著录与岐伯有关的经典文献23部，其中单独署名岐伯的著作有11部，署名黄帝、岐伯、雷公等上古名医或以他们问答的形式来编写的著作有12部。

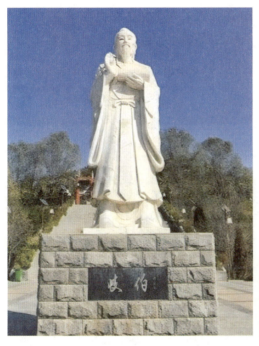

岐伯像

岐伯像位于甘肃省庆阳市庆城县周祖陵森林公园内的岐黄中医药文化博物馆。庆阳市既是中医鼻祖岐伯故里，也是周先祖不窋教民稼穑之地，被中华中医药学会授予"岐黄文化传承基地"的称号。

　　岐伯学术思想的形成，大抵经历了六个阶段：第一阶段是跟随神农尝草辨药，对药物的性味和功用有了全面的了解，将寒热温凉和酸苦甘辛咸进一步规范化和系统化；第二阶段是跟随僦贷季等部族的名医学习医理和脉法，将医学和药学有机地结合起来；第三阶段是将医、药、针、灸各科知识和经验融为一体，形成了整体观念思想和临床诊疗方法；第四阶段是隐居民间、以医济世，不断吸收民间的医药诊疗技术；第五阶段是将黄帝部族的医药学和神农部族的医药学进行有机整合，从而形成了中华民族正统的医药学体系；他将天文之学、历法之学、农桑之学、兵家之学、神仙家之学、养生之术与中医药学全面结合，使中医药学的内涵和外延更加丰富。古代典籍尊岐伯为药中之圣、方中之祖、医中之王、针中之神，他的学术成就代表我国上古医药学的最高水平。

3. 雷公

上古医家，传说为黄帝之臣，擅长教授医学之道，为我国最早的医学教育家。他对色诊和针灸尤为精通，能够理论联系实践。《黄帝内经》曰："黄帝坐明堂，召雷公而问之曰：'子知医之道乎？'雷公对曰：'诵而颇能解，解而未能别，别而未能明，明而未能彰，足以治群僚。'"在关于针灸论述上，与黄帝讨论了"凡刺之理"，以及望面色而诊断疾病的理论。"著至教论""示从容论""疏五过论""征四失论"四篇文章都有论及雷公的医学思想。根据《素问》与《灵枢》的记载，雷公拜黄帝为师，并将岐黄之术不断发扬光大。

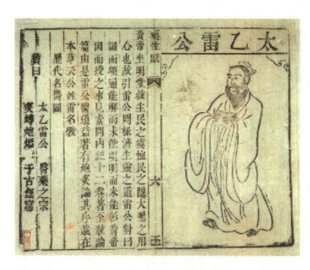

太乙雷公像

清代。玉轴堂梓行《珍珠囊药性赋》版画。《珍珠囊药性赋》又名《雷公炮制药性赋》，是我国古代药学著作，书中大量收集金元及明代的名家验方，流传较为广泛，深受中医医家喜爱，是一本适用初学药性者的中药入门书。

4. 鬼臾区

上古医家，又名鬼容区，号大鸿。传说为黄帝之臣，曾佐黄帝发明五行,详论脉经,于难经(《黄帝八十一难经》)究尽其义理,以为经论。《史记·孝武本纪》:"黄帝得宝鼎宛朐,问于鬼臾区。区对曰:'黄帝得宝鼎神策,是岁己酉朔旦冬至,得天之纪,终而复始。'"《汉书·艺文志·兵阴阳》有《鬼容区》三篇,颜师古注曰:"即鬼臾区也。"《素问·天元纪大论篇》介绍的是鬼臾区回答黄帝关于运气学说的一些重要提问。由此表明,鬼臾区可被称之为运气学之祖,学术地位仅次于岐伯。

5. 伯高

上古医家,为黄帝之臣,精于经脉之学。《针灸甲乙经》:"黄帝咨访岐伯、伯高、少俞之徒,内考五脏六腑,外综经络、血气、色侯,参之天地,验之人物,本之性命,穷神极变,而针道生焉,其论至妙。"由此可知,伯高之为医以针灸和熨法等外治为特长,同时对脉理亦多有论述。《灵枢·卫气失常》云:"伯高曰:其气积于胸中者,上取之;积于腹中者,下取之。"《灵枢·寿夭刚柔》云:"黄帝问于伯高曰:'余闻形气之病先后,外内之应奈何?'伯高答曰:'风寒伤形,忧恐忿怒伤气。气伤脏,乃病脏;寒伤形,乃应形;风伤筋脉,筋脉乃应。此形气外内之相应也。'"又云:"黄帝曰:'外内之病,难易之治奈何?'伯高答曰:'形先病而未入脏者,刺之半其日;脏先病而形乃应者,刺之倍其日。此外内难易之应也。'"伯高是继岐伯、鬼臾区之后的又一位上古名医,颇得黄帝的器重。

6. 俞跗

上古医家,黄帝之臣。相传擅长外科手术,是当时最著名的外科宗师。《史记·扁鹊传》载:"臣闻上古之时,医有俞跗,治病不以汤液醴酒,镵石蹻引,案扤毒熨,一见病之应,因五藏之输,乃割皮解肌,诀脉结筋,搦髓脑,揲荒爪幕,湔浣肠胃,漱涤五藏,炼精易形。"据传,他治病一般不用汤药、针刺和按摩，而是诊断清楚病因后，如需要做手术就用刀子划开皮肤，解剖肌肉，清除病灶，然后消毒、止血、结扎、缝合。汉代《韩诗外传》《说苑·辨物》等书中也有同样的记载。

相传五千年前，黄帝大战蚩尤之时，两大部落兵马相当，势均力衡，这场上古时期最惨烈的战争，足足持续了十个春秋，每个阵营都是伤兵满营，但仍然是不分胜负。黄帝让首席大医岐伯赶快想出一个快速医好伤兵并提高战斗力的方法，岐伯推荐了俞跗。俞跗一不用针，二不用灸，三不用药，四不用酒，只在脚上找到一些神奇的特效穴，点拨之间就治好了伤病。对于战伤严重的患者，还施行了外科手术。俞跗首先治好了先锋大将军风伯的腰伤，紧接着又医好了一批又一批伤兵，及时地补充了兵源。风伯很快领兵冲垮了蚩尤阵营的防线，一举歼灭了蚩尤部落，为黄帝统一中原作出了重要贡献。天下平定，黄帝成为华夏历史上第一位统一天下的帝王。

7. 少俞

上古医家，为黄帝之臣，精于针灸之术。据传少俞系俞跗之弟，在针灸方面独树一帜，他在与黄帝论述医药的同时，重点阐释了针灸的原理和方法，并对酒的临床应用提出了自己的精辟见解。《灵枢》载："少俞曰：'酒者，水谷之精，熟谷之液也，其气慓悍，其入于胃中则胃胀，气上逆，满于胸中，肝浮胆横。当是之时，固比于勇士，气衰则悔。与勇士同类，不知避之，名曰酒悖也。'"意思是说：酒是由水谷的精华、熟谷的液汁酿造而成的。它的效果慓悍。酒入胃中，就会使胃发胀，气向上逆，充满胸腔，也使得肝脏上浮，胆囊横生。在这个时候，其愤怒之状固然可以与勇士相同，但当酒气衰落，他就会后悔。酒后怯懦之人，虽与勇士神态相同，但却不知如何像勇士一样去做事，称之为"酒悖"。

8. 桐君

　　中国古代著名的药学家，是继神农之后的一代本草宗师。有关他的文献记载最早见于春秋时期写成的古史《世本》一书中。据记载，桐君是黄帝的大臣，擅长本草。相传黄帝时，在美丽的富春江畔，有一座桐君山，有老者结庐炼丹于此，悬壶济世，分文不收。乡人感念，问其姓名，老人不答，指桐为名，乡人遂称之为"桐君老人"。山也以"桐君"名之，曰"桐君山"，县则称"桐庐县"。桐君采集百草，识草木金石性味，定三品药物，著《桐君采药录》，其所定处方，格律君（主药）、臣（辅药）、佐（佐药）、使（引药），垂数千年，沿用至今，后世尊其为"中药鼻祖"，称桐君山为"药祖圣地"。

　　桐君与神农最大的不同是，神农使用的是生药，而桐君使用的是经过炮制的中药。《桐君采药录》是中国，也是世界上最早的一部制药学专书。

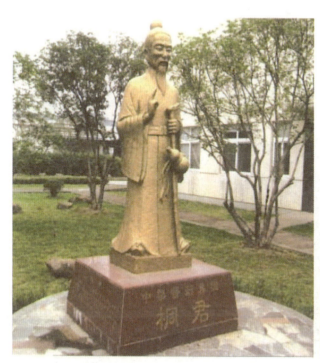

桐君像

浙江省桐庐县分水江与桐江的交汇处，有一座高约六十米的小山，名叫桐君山。桐君山作为中华医药鼻祖圣地，在大门入口处立了桐君老人的雕像。

9. 巫彭

上古神医,相传生活在黄帝时代。《山海经》《吕氏春秋》《说文解字》等文献都有记载巫彭的生平事迹。《山海经·大荒西经·灵山十巫》:"有灵山,巫咸、巫即、巫肦、巫彭、巫姑、巫真、巫礼、巫抵、巫谢、巫罗十巫,从此升降,百药爰在。"《山海经·海内西经》:"开明东有巫彭、巫抵、巫阳、巫履、巫凡、巫相,夹窫窳之尸,皆操不死之药以距之。"文中的"百药爰在"与"操不死之药",都说明其医术高超、用药如神,为上古时期的著名医家。

《吕氏春秋·审分览·勿躬》:"巫彭作医,巫咸作筮,此十二官者,圣人之所以治天下也。"汉代许慎《说文解字·酉部》:"医者,治病工也……古者巫彭初作医。"清代段玉裁注曰:"此出世本,巫彭始作治病工。"可见,巫彭为十巫之首、众医之始,历史地位十分崇高。《路史》:"黄帝命巫彭、桐君处方盄(音同"招")饵,湔浣刺治,而人得以尽年。"南宋张杲《医说》:"巫彭初作医,周官曰:五谷五药养其病,五气五声五色视其生,观之以九窍之变,参之以五脏之动,遂有五毒,攻之以五药,疗之以五气,养之以五味,节之以祛百病。"

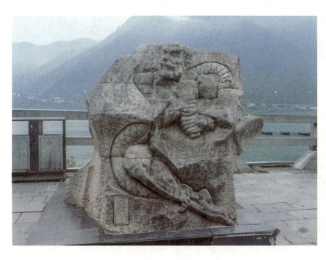

巫彭雕塑

该雕塑坐落于重庆市巫山县高峡平湖巫山港口环湖路,是中国古代巫文化十巫代表人物雕塑之一,已成为巫山新的旅游文化标志。"十巫",即巫咸、巫即、巫肦、巫彭、巫姑、巫真、巫礼、巫抵、巫谢、巫罗。

10. 少师

上古医家，黄帝之臣，以擅长人体体质之论而闻名于世。在黄帝时代的名医中，有本草名家、针灸名家、诊疗名家、外科名家，但作为体质辨证论治者，唯少师一人而已。《灵枢·通天篇》："黄帝问于少师曰：'余尝闻人有阴阳，何谓阴人？何谓阳人？'少师曰：'天地之间，六合之内，不离于五，人亦应之，非徒一阴一阳而已也，而略言耳，口弗能遍明也。'黄帝曰：'愿略闻其意，有贤人圣人，心能备而行之乎？'少师曰：'盖有太阴之人，少阴之人，太阳之人，少阳之人，阴阳和平之人。凡五人者，其态不同，其筋骨气血各不等。'"文中提出了太阴、少阴、太阳、少阳、阴阳和平五种体质，并对这五种体质进行了全面的描述和分析。"太阴之人，贪而不仁，下齐湛湛，好内而恶出，心和而不发，不务于时，动而后之""少阴之人，小贪而贼心，见人有亡，常若有得，好伤好害；见人有荣，乃反愠怒，心疾而无恩""太阳之人，居处于于，好言大事，无能而虚说，志发于四野，举措不顾是非，为事如常自用，事虽败而常无悔""少阳之人，諟谛好自责，有小小官，则高自宜，好为外交，而不内附""阴阳和平之人，居处安静，无为惧惧，无为欣欣，婉然从物，或与不争，与时变化，尊则谦谦，谭而不治，是谓至治"。对于这五种体质，少师从生理、病理方面也做了详细的描述。

综上，早在黄帝时代，上古医学圣贤对体质与健康、诊疗的关系已经有了较为全面的认识。

第二章
夏商周时期

　　夏、商、周，被称为上古三代，是中华文明从奴隶社会过渡到封建社会的重要历史阶段。按照年代标尺，夏商周为前 2070—前 249 年，共计 1821 年。因为春秋战国另有论述，本章只计算到西周时期，即截至前771 年。其中夏代（约前 2070—前 1600）是中国史书中记载的第一个世袭制朝代。一般认为，夏代共传十四代、十七后（夏朝统治者在位时称"后"，去世后称"帝"），延续约 471 年。后人常以"华夏"自称，是中国的代名词。商代（约前 1600—前 1046），是中国历史上的第二个朝代。西周（前 1046—前 771）是由周文王之子周武王灭商后所建立，至前 771 年周幽王被申侯和犬戎所杀为止，共经历 11 代 12 王，大约历经 275 年。

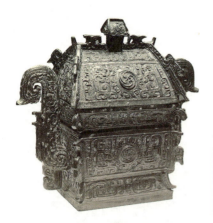

盠青铜方彝

西周。盠青铜方彝是西周时期方彝的典型代表。通高 22.8 厘米、口横 14.4 厘米、口宽 10.9 厘米、腹深 9.6 厘米，重 3.6 千克。盠青铜方彝为盛酒器。中国国家博物馆藏。

◆ 第一节　历史背景 ◆

夏、商、周三代的历史背景具有较大的差异性。夏代存在一定的历史盲区，我们参鉴了最新的考古发现及学术研究成果；商代相对比较完整和全面，我们同时还撷取了甲骨文的相关研究史料；周代之东周与春秋战国时期有一定的重叠，所以我们论述的重点在西周。

一、夏朝

夏朝上承三皇五帝，下启商周文明，是中华信史最重要的历史阶段。按照我国夏商周断代工程给出的结论，夏朝建立的年代上限大约在前 2070 年，而在此之前的近 300 年里，山西南部的临汾一带已经形成了唐虞政权，即考古发现的陶寺古城遗址。也就是说，在大禹建立夏朝之前，黄河流域已经存在着一个国上之国统辖各方诸侯，这就是尧帝的唐国（陶唐氏）和舜帝的虞国（有虞氏）。从文献记载来看，尧舜时期分别发生了"尧战于丹水之浦，以服南蛮""流共工于幽陵，放驩兜于崇山，迁三苗于三危"等一系列战事。这说明，尧舜主导的方国联盟体制，已经具备了地区核心影响力和较强的军事实力。

夏朝虽然奉大禹为第一代君王，但实际创立者为大禹之子启，他推翻了尧舜以来的禅让制，将圣贤推选制改为家族传承制，并在中国历史上延续了四千年之久。中国历史上的"家天下"，就是从夏朝的建立开始的。

依据史书记载，自唐、虞至夏、商、周皆为封建时代，帝王与诸侯分而治之。此时期的文物中有一定数量的青铜和玉制的礼器，所以其文化及文明程度高于新石器晚期文化。对夏王朝记载比较多的是司马迁的

《史记》。夏王朝从前 21 世纪到前 17 世纪，前后 470 余年，延续了 4 个多世纪，先后历经了 16 位帝王。

夏王朝在各种制度和经济文化上得到了长足的发展，尤其是在农业生产、铸铜技术、天文历法等方面的进步对后世产生了重大影响。

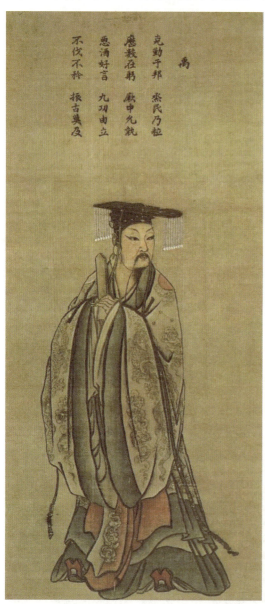

不伐不矜　振古英及
恶酒好音　九功由立
愿戴在朕　厥中允执
克勤于邦　烝民乃粒

禹

夏禹王像

宋·马麟。此图是一幅绢本设色画，纵 249 厘米，横 113 厘米，画中夏禹头戴王冠，身披龙袍，手持如意笏，端立于画面正中。台北故宫博物院藏。

二、商朝

商朝（约前 1600—前 1046），上承虞夏文化，下启西周文明，是中国历史上的第二个朝代，也是中国第一个有同时期文字记载的朝代。商朝经历了三个阶段：第一阶段是"先商"，第二阶段是"早商"，第三阶段是"晚商"，前后相传 17 世 31 王，延续 500 余年。

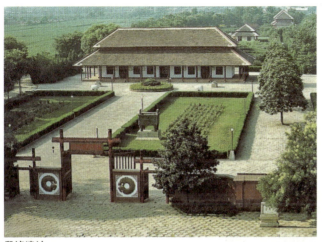

殷墟遗址

殷墟遗址位于河南省安阳市西北郊洹河南北两岸，是我国商朝后期都城遗址。商朝第十九代君主盘庚将都城迁到此地，之后改地名为"殷"，后至武庚叛乱被杀，殷民迁走，逐渐沦为废墟，故称殷墟。殷墟是中国历史上第一个有文献可考，且为考古学和甲骨文所证实的都城遗址。

商的先世商族兴起于黄河中下游的一个部落，传说它的始祖契与禹同时。商为夏朝之方国，其君主商汤率方国于鸣条之战灭夏后，以"商"为国号，在亳建立商朝。此后，商朝国都频繁迁移，至其后裔盘庚迁殷地后，国都才稳定下来，在殷建都达 273 年，因此商朝又被后世称为"殷"或"殷商"。盘庚死后，王位由其弟小辛继立。小辛死后，传弟小乙。小乙死后，继立的是自己的儿子武丁。武丁统治的五十多年是商王朝最为强盛的时期。商朝的末代君主帝辛（纣王）于牧野之战被周武王击败后自焚而亡。

商朝实行王位继承制度，前期为兄终弟继，后期为典型的父死子继。商朝处于奴隶制鼎盛时期，成汤时期的国家权力已经初步确立，奴隶制的社会秩序亦已稳固。奴隶主贵族是统治阶级，建立了庞大的官僚统治机构和军队。甲骨文和金文是目前发现的中国最早的成系统的文字符号。

商朝势力范围内外均分散着许多远较商族落后的方国，其中最为强大的是西北和北方的舌方、鬼方、土方和羌方。与此同时，长江流域也平行存在发达的非中原文明。

三、西周

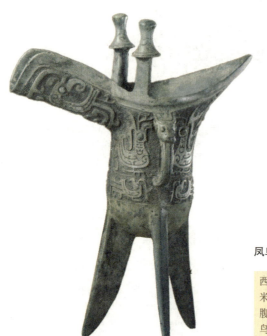

凤鸟纹爵

西周。该爵是一种青铜酒器，高 22 厘米，宽 17.1 厘米，前面有流，后面有尾，腹呈杯型，下有三刀形尖足。器身饰有鸟纹、兽首，十分精美。北京故宫博物院藏。

西周是上古文明最昌盛的一个时代，在政治、礼制、文学、科技、医学等领域开创了一代新风。前1046年，周武王灭商，建国号为周，定都镐京（陕西长安沣河以东）。前1042年，周成王亲政，营造新都成周（河南洛阳），宅兹中国、大封诸侯，还命周公东征、制礼作乐，加强了西周王朝的统治。周成王、周康王统治期间，社会安定、百姓和睦、"刑措四十余年不用"，史称"成康之治"。到了周懿王统治时期，政治日趋腐败，国势不断衰落，西戎趁机屡次进攻，周懿王被迫将都城迁至犬丘（陕西兴平东南）。周厉王前后，私有土地日益发展，前841年的"国人暴动"预示着奴隶制危机的到来，王权从此衰落。周宣王"不籍千亩"，标志着井田制在王畿内的崩溃。前771年周幽王被犬戎和申侯杀死，次年周平王东迁洛邑，东周开始。

◆ 第二节 医学人物 ◆

夏商周时期逐步进入了有文可稽的信史时代，这一历史时期著名的医学人物有：伯益、仪狄、伊尹、医殻（音同"护"）、武乙、彭祖、姬昌、姜太公、姬满、太颠、尹喜等。王勃在《黄帝八十一难经》序中写道："是医经之秘录也。昔者岐伯以授黄帝，黄帝历九师以授伊尹，伊尹以授汤，汤历六师以授太公，太公以授文王，文王历九师以授医和，医和历六师以授秦越人。"这其中涉及商周的重要人物有伊尹、成汤、姜太公、周文王等人，此外还有历九师、历六师等传承谱系。按照这一说法，该医学世系在上古三代至少诞生了20多位著名的医学人物。

一、伯益

伯益精通医术，是造井技术的发明者与饮水健康的提倡者。伯益，禹之大臣，名益，嬴姓，为古代嬴姓各族的祖先，伯为爵称。相传他善于畜牧和狩猎，助禹治水有功。禹按传统的禅让制度，曾举荐皋陶为他的继承人，但皋陶早逝。于是，禹又举荐益为他的继承人。禹在东巡途中死

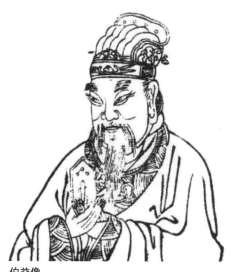

伯益像

于会稽，"以天下授益"。益继位后，禹之子启与益争夺王位，益被启所杀。一说益推让，到箕山之阳隐居，于是启继帝位。伯益重医轻巫，提倡建村落、垦农田，在居住卫生、饮食卫生、用水卫生等方面做了很多改进，使当时人类的平均寿命大幅度提高。相传益发明了凿井技术，《吕氏春秋·勿躬篇》曰："伯益作井。"《玉篇》曰："穿地取水，伯益造之。"《淮南子·本经训》曰："'伯益作井，而龙登玄云，神栖昆仑。'高诱注：'伯益佐舜，初作井，凿地而求水，龙知将决川谷，漉陂池，恐见害，故登云而去，栖其神于昆仑之山也。'"挖井取水，这是人类饮水健康的一次重大飞跃。因此，益被奉为井神。这也反映出远古时代的人们已经懂得利用水井解决生活用水和灌溉农田的问题。

二、仪狄

仪狄是中国酿酒技术的发明者，是以酒治病的首创者。《战国策·魏

策》记载："昔者，帝女令仪狄作酒而美，进之禹，禹饮而甘之，遂疏仪狄，绝旨酒。"从这段记载可以看出，仪狄是大禹时代的人物，以发明酒醪而闻名。夏代的仪狄与商代的杜康都因制酒而享誉于世，仪狄发明的是米酒，杜康发明的是高粱酒。如果说杜康是酒圣，那么仪狄就是酒祖。"酒之所兴，肇自上皇，成于仪狄。"意思是说，自上古三皇五帝的时候就有各种各样的造酒方法流行于民间，是仪狄将这些造酒的方法归纳总结出来并使之流传于后世的。能进行这种总结推广工作的人，当然不是一般平民，再加上他又是大禹之女十分信任的人，所以有的书中认定仪狄是司掌造酒的女官。

《黄帝内经》《山海经》《尚书》等不少古代文献认为，黄帝、尧、舜时代即有饮酒的纪录了。由此可见，酒的应用历史十分悠久，而酿酒技术也在不断成熟和进步。《黄帝内经》有五处关于酒的记载，即《素问·汤液醪醴论》《素问·缪刺论》《素问·腹中论》《灵枢·经筋篇》和《灵枢·寿夭刚柔篇》。如《灵枢·经筋》载："腹筋急……治之以马膏，膏其急者；以白酒和桂以涂其缓者。"这里是讲外用马膏，内饮美酒，用以治疗筋脉挛急之痹症。酒乃百药之长，懂得以酒治病，亦即懂得中医治病之方法。

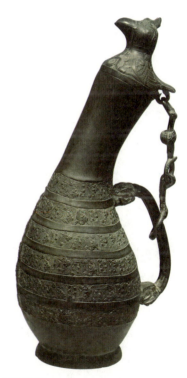

鸟盖瓠壶

战国。通高 32.6 厘米，口径 6 厘米，圈足径 8.8 厘米，最大腹围 39.7 厘米。壶盖为一只鸟的形状，壶腹呈瓠瓜形，所以称之为鸟盖瓠壶。鸟盖处有环扣，可以自由开合。鸟盖瓠壶是用于盛酒或盛水的实用器皿。陕西历史博物馆藏。

三、伊尹

伊尹，伊姓，名挚，洛阳伊川人，商朝开国元勋，杰出的政治家、思想家，辅佐商汤打败夏桀。商朝建立后，他担任尹（相当于秦朝时期的丞相）职，用"以鼎调羹""调和五味"的理论治理天下。他积极整顿吏治，洞察民心国情，促进经济繁荣，实现政治清明，历事成汤、外丙、仲壬、太甲、沃丁五代君主，尊号"阿衡"，辅政五十余年，为商朝的兴盛富强立下汗马功劳。伊尹卒于沃丁八年（前 1550 年），享年 100 岁，以天子之礼陪葬于亳都（今河南省商丘市）。伊尹的杰出成就主要体现在政治、军事、教育、医学和厨艺等五个方面。《孟子》说："汤之于伊尹，学焉而后臣之，故不劳而王。"可见，伊尹又是中国第一个帝王之师。伊尹给商汤灌输了革命的思想，被毛主席誉为中国古代第一位革命者。

巫医是伊尹最为重要的一个身份。商代非常崇信鬼神，国家大事小情皆要占卜，"国之大事，在祀与戎"，因此巫师具有崇高的地位。上古巫、史、医合一，巫师本身多兼有医的功能，如蜚声远近的巫彭、巫咸等皆以擅长医术闻名，伊尹就是商代第一大巫师。《说文解字》释"尹"作"治也"。古文字学家康殷就指出：尹，"像手执针之状，示以针刺疗人疾病"；官名尹"同样是医疗治调之意的引申转化"。"伊尹"同时具有来自伊水的"医"和"相"的意思，归根结底，还是来自伊水的巫师。西汉国家藏书目录《汉书·艺文志》，在"道家"类中录有伊尹所著《伊尹》51篇，班固注曰："汤相"。此书又与《太公》《管子》《鹖冠子》《淮南王》等同被班固列为兵家，似又可以当作兵书。小说类著有《伊尹说》27 篇。班固注曰："其语浅薄，似依托也。"玉函山房辑佚书有《伊尹书》1 卷，马王堆汉墓出土的帛书也有伊尹篇。

《汉书·艺文志》中有《汤液经法》，学界认为是伊尹所撰。晋代皇甫谧就认为："伊尹以亚圣之才，撰用《神农本草》以为《汤液》……仲景论广伊尹《汤液》为十数卷，用之多验。"南朝梁陶弘景在列数古代医哲先贤时也不忘伊尹的功绩："昔神农氏之王天下也，画易卦以通鬼神之情；造耕种，以省煞害之弊；宣药疗疾，以拯夭伤之命。此三道者，历群圣而滋彰。文王、孔子，象象繇辞，幽赞人天；后稷、伊尹，播厥百谷，惠被生民。岐、皇、彭、扁，振扬辅导，恩流含气。并岁逾三千，民到于今赖之。"明李樴在《历代上古医家圣贤》中也记载："伊尹殷时圣人。制《汤液本草》，后世多祖其法。"元代王好古撰有《汤液本草》一书，他坚信汤液就是伊尹所创立的，"神农尝百草，立九候，以正阴阳之变化，以救性命之昏札，以为万世法，既简且要。殷之伊尹宗之，倍于神农，得立法之要，则不害为汤液"。生药鲜品与药材汤剂有较大的差异，伊尹是本草汤剂的创始人。《史记·殷本纪》有"伊尹以滋味说汤"的记载。《资治通鉴》称他"悯生民之疾苦，作汤液本草，明寒热温凉之性，酸苦辛甘咸淡之味，轻清重浊，阴阳升降，走十二经络表里之宜"。

还有将黄帝、神农和伊尹并称为"三圣人"的说法。《古今医统大全》云："医之为道，由来尚矣。原百病之起愈，本乎黄帝；辨百药之味性，本乎神农；汤液则本乎伊尹。此三圣人者，拯黎元之疾苦，赞天地之生育，其有功于万世大矣。万世之下，深于此道者，是亦圣人之徒也。贾谊曰：古之至人，不居朝廷，必隐于医卜。孰谓方技之士岂无豪杰者哉？"

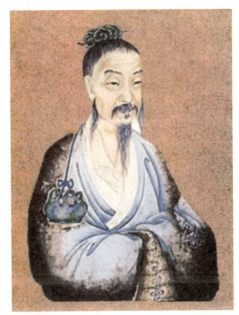

伊尹像

四、医殻

　　医殻是甲骨文中出现频率最高的巫医。在有医事记载的 320 片拓片中，近三分之一均出自医殻之手。殷墟甲骨文是商代留给后代的宝贵遗产，甲骨文的产生源于巫师主持祭祀鬼神，占卜吉凶，并用刀锥将祭祀占卜过程刻于龟甲兽骨上的行为。甲骨文记载的疾病共有 50 多种，如疾首、疾目、疾耳、疾口、疾身、疾足、疾止、疾育、疾子、疾言、蛊、龋等。内容涉及内科、外科、妇科、儿科和传染病等多方面的疾病。不少卜辞对疾病的预测非常准确，对疾病预后转归的推断与事实也非常吻合。因此，可以说医殻是殷商中后期最著名的巫医，为医学病案的记载作出了突出的贡献。

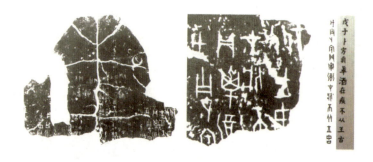

甲骨文记载"酒"等文字

商代甲骨文中出现了"酉"字，它是古时盛酒的器具，也用来指代酒。古文字学家罗振玉形容"酉"是"酒从尊中溢出之状"。因为酒与水有关，后来在"酉"的基础上加上三点水，就演变成"酒"。酒在当时已被用于祭祀、日常饮用和医疗。

五、彭祖

彭祖，姓籛（音同"坚"），名铿，一作彭铿，陆终第三子，彭城人（今江苏徐州），为道家先驱之一，历经尧舜夏商四代，据传寿命八百岁，是道家最具代表性的养生长寿人物。宋初乐史《太平寰宇记》"彭城县"条引《彭门记》云："殷之贤臣彭祖，颛顼之玄孙，至殷末，寿七百六十七岁，今墓犹存，故邑号大彭焉。"

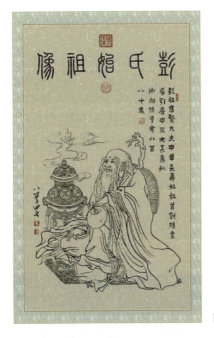

彭祖像

庄子在《逍遥游》中讲道："而彭祖乃今以久特闻，众人匹之，不亦悲乎？"对彭祖的"养形"长寿论，《庄子·刻意》写道："吹呴呼吸，吐故纳新，熊经鸟申，为寿而已矣。此道引之士，养形之人，彭祖寿考者之所好也，若夫不刻意而高，无仁义而修，无功名而治，无江海而闲，不道引而寿，无不忘也，无不有也，澹然无极而众美从之。此天地之道，圣人之德也。"由此可见，彭祖精养生之道、明长寿之理在先秦已被高度认可。《齐物论》也强调说："天下莫大于秋毫之末，而太山为小；莫寿乎殇子，而彭祖为夭。天地与我并生，而万物与我为一。"

彭祖的养生思想主要有为六个方面：一是导引养生，即熊经鸟申之法；二是存神养性，即调适性情以养生；三是饮食养生，曾给尧帝进献美食；四是医药养生，即进食灵芝、黄精、苍术、茯苓以养生；五是修道养生，即吐故纳新之法；六是胸襟开阔，能容天地万物。彭祖不仅自己精通养生之术，而且彭氏家族也善于养生，族中长寿之人辈出，并以此而闻名于世。

六、杜康

杜康，又名少康，夏朝第 6 位君王，在位时间为前 2079—前 2058 年。据《史记》《说文解字》等书记载，杜康既是夏朝的国君，也是中国古代传说中的"酿酒始祖"，为秫酒的发明者。因杜康创新了酿酒方法，后世将之尊为"酒神"或"酒圣"。

夏朝第三代天子太康荒淫无道，无心朝政，后羿趁机篡夺了朝政，史称"太康失国"。但是后羿的统治难以服众，他不得不将王位还给王族后裔仲康。后来，后羿被亲信寒浞设计谋害，寒浞并乘胜追杀仲康及其子姒相。当时姒相的妻子后缗怀有身孕，逃到商丘生下了少康。

从小在十分困苦的条件下长大的少康，即位之后十分关心百姓的疾苦。他发现，吃剩的饭在经过一段时间后可以产生甘美的汁液。这引起了他的兴趣。经过反复的思索与实践，他发现了发酵的原理，又经过多年的改进，形成了一套完整的酿酒工艺。太康把酿酒技术普惠于民，并在前人的智慧和经验的基础上，对以酒养生、以酒强体、以酒驱寒、以酒疗疾等方面作出了积极的贡献。曹操在《短歌行》中写道："何以解忧？唯有杜康。"这说明，杜康酒在汉代仍然备受推崇。朱肱在《酒经》中云："酒之作尚矣。仪狄作酒醪，杜康秫酒。岂以善酿得名，盖抑始于此耶？"唐代大诗人白居易在《酬梦得比萱草见赠》中曰："杜康能散闷，萱草解忘忧。"

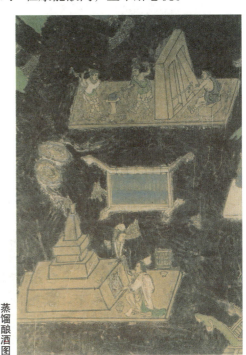

西夏。此图出自甘肃省瓜州县榆林窟第三窟"千手观音经变"壁画，画中一个有四层叠压装置的灶台冒着滚滚浓烟，灶前一位身穿浅色长袍的人正蹲着添柴，其身旁有酒壶、高足碗和酒桶，灶旁的另一位身着深色对襟长袍的女性手托小钵，似在与添柴者交流。

蒸馏酿酒图

七、姬昌（周文王）

姬昌，姬姓，名昌（前 1152—前 1056），岐周（今陕西岐山）人。父死后，其继承西伯侯之位，故称西伯昌。西伯昌四十二年，姬昌称王，史称周文王。姬昌在位 50 年，是中国历史上的一代明君。周文王在位期间，"克明德慎罚"，勤于政事、重视农业、礼贤下士、广罗人才，拜姜尚为军师，问以军国大计，使"天下三分，其二归周"。《史记·周本纪》记载姬昌遵后稷、公刘之业，效先祖古公、父亲季历之法，倡导"笃仁，敬老，慈少，礼下贤者"的社会风气，使周国的社会经济得以发展。前 1046 年，姬昌嫡次子周武王姬发灭商建周，追尊姬昌为文王。

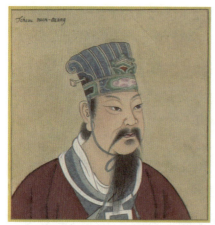

周文王像

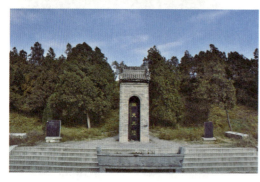

陕西咸阳周文王陵

周文王陵位于咸阳市北的周陵乡崔家村南，陵前有一块清乾隆年间陕西巡抚毕沅手书"周文王陵"字样的石碑。

据说周文王善演周易，并创造性地提出了疾病预测学说。司马迁在《报任安书》中写道"文王拘而演周易"，可见现今的周易就有文王的整理之功。相传上古时期，伏羲氏创造先天易（先天八卦），神农氏创造连山易（连山八卦），轩辕氏创造归藏易（归藏八卦），后来，经过文王的悉心钻研，将以上经易规范化、条理化，演绎成六十四卦和三百八十四爻，有了卦辞、爻辞，形成了《周易》雏形。其以简单的图像和数字及阴阳的对立变化来阐述纷纭繁复的社会现象，显示成千上万直至无穷的数字，具有以少示多、以简示繁、变化无穷的特点。后经过世周公和孔子等人推论解读，最终形成留传至今的《周易》一书。经过历代文人学者与统治阶层的传承，文王《周易》成为中国的圣经和诸子百家之源，甚至与人们的日常生活都有着密切的联系。故后世有"不知易，不足以言大医"之说。

清华简《保训》篇是周文王给周武王的"遗嘱"，篇中讲述"顺测阴阳之物，咸顺不逆，舜即得中"，核心思想就是中道。中道思想不仅是中国哲学的核心，也是中医哲学的核心。关于《周易》中的中医药学思想，将在后文中予以全面论述。

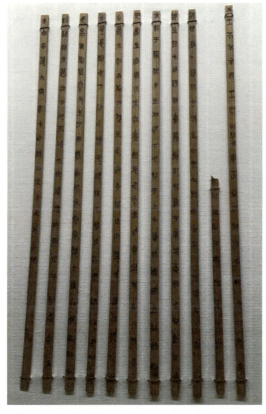

清华简《保训》篇

周代。《保训》篇共有竹简 11 支。完简长 28.5 厘米，上下两道编痕；支简每支 22—24 字，其中第二支上半部残失。

八、姬满

姬满，姬姓，名满，周昭王之子，周朝第五代王，史称周穆王。我

国历史上最富于神话色彩的君王之一。姬满是养生大家，传说享寿 105
岁，在位时间约为 55 年（前 1001—前 947）。据汲县西战国墓所出土
的《穆天子传》记载，周穆王喜好游历，曾于穆王 13—17 年驾八骏之
乘驱驰九万里，西行至"飞鸟之所解羽"的昆仑之丘，观黄帝之宫，又
设宴于瑶池，与西王母做歌相和。据现代学者考证，周穆王西游之地
应是里海与黑海之间的旷原，这是中国与西域进行交流的最早的史料记
载。周穆王致力于向四方发展，曾因游牧民族戎狄不向周朝进贡，两征
犬戎，获其五王，并把部分戎人迁到太原（今甘肃镇原一带）。他还东攻
徐戎，在涂山（今安徽怀远东南）会合诸侯，巩固了周朝在东南的统治。

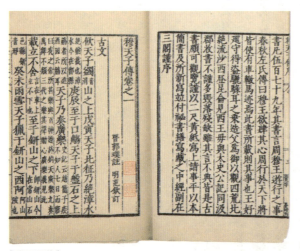

《穆天子传》

晋朝汲冢出土的战国竹简《穆天子传》，反映了当时穆王意欲周游天下，以及与西北各方国部落
往来的情况。

关于他的神话传说，常见于先秦史书及六朝志怪小说。《列子·周穆
王》记载："不恤国事，不乐臣妾，肆意远游，命驾八骏之乘……遂宾于
西王母，觞于瑶池之上，西王母为王谣，王和之，其辞哀焉。"《太平御览》
卷七四引《抱朴子》："周穆王南征，一军尽化。君子为猿为鹤，小人为
虫为沙。"

周穆王好大喜功，喜好游山玩水。据说他以造父为车夫，驾着八匹千里马，率领七队选拔出来的勇士，携带供沿途赏赐用的大量珍宝，先北游到今天的内蒙古境内，再折向西巡，游览了今天新疆境内的许多名山大川，传说到了昆仑山西王母国，受到西王母的隆重接待。西王母在瑶池为穆王设宴，饮酒吟诗，共颂友谊，又登山眺望远景，在山顶大石上，穆王刻了"西王母之国"五个大字作为纪念。然后，穆王继续西进到大旷原，猎到了许多珍禽异兽后返程东归，回到镐京。穆王西巡历时两年多，行程 17500 多公里，是历史上的一次伟大壮举。

周穆王善养生之术，曾向高道学习长寿之道，对医药、驻颜术有独特的见解，相传曾与西王母共同探讨延年益寿与返老还童之法。

九、太颠

太颠，中医养生名家，周文王、周武王之肱骨大臣。因慕文王"善养老"而归向，在武王伐纣时，他与散宜生、闳夭皆执剑以卫武王。

据《史记·周本纪》载："伯夷、叔齐在孤竹，闻西伯善养老，盍往归之。太颠、闳夭、散宜生、鬻子、辛甲大夫之徒皆往归之。"又载："周公旦把大钺，毕公把小钺，以夹武王。散宜生、太颠、闳夭皆执剑以卫武王。"太颠不仅武艺高超，而且是一位深谙养生智慧的名家。他将武术功法与养生套路相互糅合，创造性地将兵器套路与健康锻炼紧密结合起来，自成体系并影响至今。

十、尹喜

尹喜，字文公，号文始真人、文始先生、关尹，甘肃天水人，著有《关尹子》九篇，被称为"先秦天下十豪之一"，是周朝大夫、大将军、哲学家、教育家。尹喜自幼究览古籍、精通历法、善观天文，习占星之术，能知前古而见未来，对医学也有深入的研究。在其为函谷关令时，相传一日见紫气丈余飞入关，甚喜，言道必有异人过此。第二天，老子骑青牛而至。尹喜留之，老子遂著《道德经》五千言。后来，尹喜再会老子于蜀，老子赐其号"文始先生"，紫气东来之典故即源于此。

据有关史料记载，尹喜在日常生活中清虚自守，要求自己像射箭一样保持"心平体正"。《吕氏春秋》说："非独射也。国之存也，国之亡也；身之贤也，身之不肖也；亦皆有以。以圣人不察存亡、贤、不肖，而察其所以也。"说明这种心平体正的修持，是一种很好的养生方法，不仅能够治身治国，而且能知其然，又知其所以然。《庄子·天下篇》概括其思想为："以本为精，以物为粗，以有积为不足，澹然独与神明居。"《吕氏春秋》云，"老聃贵柔"，"关尹贵清"。东晋道教理论家葛洪对《关尹子》推崇备至，认为"方士不能到，先儒未尝言，可仰而不可攀，可玩而不可执，可鉴而不可思，可符而不可言。"《关尹子》被《百子全书》列在道德经前，可见其书的分量。

《关尹子》有关医学的记载主要有四个方面：一是记载了精、神、魂、魄等所藏存的脏腑；二是著有许多心理方面的论述；三是有关养生方面的记载；四是有关本草方面的记录。

◆ 第三节　医事文化 ◆

夏、商、周三代的医事文化可以分为五个部分：一是以夏代陶文化为特征的医学渊薮；二是以商代甲骨文化为特征的医学史料；三是以西周青铜文化为代表的医学进步；四是以祭祀文化为代表的医学思想；五是以饮食文化为代表的养生方法。现从《尚书》、甲骨文、《周易》《周礼》四个方面来论述。

一、《尚书》中的医学史料

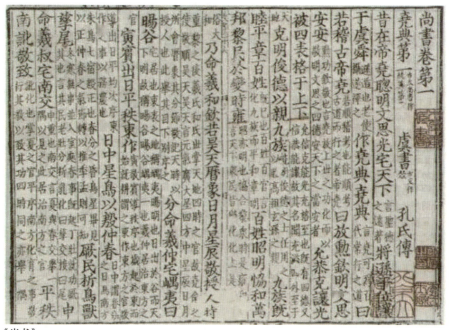

《尚书》

《尚书》又称《书经》，是我国古代最早的一部历史文献汇编。它载述了从虞唐至春秋这1800多年间的重要文篇史料，对研究上古时期的政治、经济、文化和自然科学都具有很高的学术价值。

《尚书》各篇单独成章，彼此间没有多大联系，且成书年代也先后不一，故本文所论均予指明出处。通行本的《尚书》共59篇，包括《今文尚书》和伪《古文尚书》。这里以中华书局影印的《十三经注疏》为底本，将《尚书》中的医学史料分作如下三个部分来阐述。

（一）五行与医理

五行学说的产生，可以追溯到上古的虞夏时期，至西周已经形成了比较完整的理论体系，并逐渐被引入中医领域，用以解释基础理论和概括人体的生理、病理现象。《尚书·虞书·大禹谟》谓："德惟善政，政在养民。水、火、金、木、土、谷，惟修；正德、利用、厚生，惟和。"这是现有典籍中有关五行内容的最早记载。《尚书》分为虞书、夏书、商书和周书四大部分，《大禹谟》主要是记述大禹与舜帝、皋陶等人的政论与言行。此时属于原始公社后期，夏朝尚未建立，历史上称尧舜时代为"虞"，故以"虞书"论之。因此，五行学说从提出到现在，已经有四千年的历史了。至于学术界通谓的五行出见于《尚书·洪范》，这是不妥当的。因为《洪范》属于《周书》，周代距虞已有1500年左右的光景。所以正确地讲，五行的内容最早出见于《大禹谟》，至《洪范》才渐臻完善。

《洪范》有三处论及五行，对五行做了比较完整的定义。"五行：一曰水，二曰火，三曰木，四曰金，五曰土。水曰润下，火曰炎上，木曰曲直，金曰从革，土爰稼穑。润下作咸，炎上作苦，曲直作酸，从革作辛，稼穑作甘。"这条论述对五行的具体内容和范畴做了明确的规定，至今仍被中医界和哲学界所沿用。

在医理的论述方面，《尚书》的载录比较零散，内容也较为琐杂，这里做三点归纳。

1. 对医学常识的论述

《商书·说命上》谓："若药弗瞑眩，厥疾弗瘳；若跣弗视地，厥足用伤。"这一则千古名句，前九字常被历代贤哲引为格言。《泰誓上》云："惟天地万物父母，惟人万物之灵。"《洪范》曰："六极：一曰凶短折，二曰疾，三曰忧，四曰贫，五曰恶，六曰弱。"除"贫"与"恶"之外，其余四者均与健康有关。书中谓暴亡早夭为一极，身患疾厄为二极，"忧"为致病之因，"弱"为病态之状。从这里可看出，当时对生死病弱是极为重视的。

2. 对养生与心理的载述

《虞书·皋陶谟》载："宽而栗，柔而立，愿而恭，乱而敬，扰而毅，直而温，简而廉，刚而实，强而义。彰厥有常，吉哉！"这虽是针对政事而言，然于养生亦具有参考价值。古人常言养生与治国同乎一理，禹曰："德惟善政，政在养民。"又曰："罔失法度，罔游于逸，罔淫于乐，任贤勿贰，去邪勿疑，疑谋勿成，百志惟熙。"（《大禹谟》）人们的心理变化，同时受到了内、外环境的影响。《商书·盘庚中》曰："汝不忧朕心之攸困，乃咸大不宣乃心。"《周书·顾命》亦谓及"心之忧危"。

3. 医理杂论

《尚书》各篇散论了不少生理、病理、解剖、生育、环境等方面的内容，这里不予一一举述。

（二）古酒与药物

《尚书》中有不少的文篇论及酒醴佳酿之辞，内容散多，阐述广杂。先哲有言，古有杜康造醴酪之酒，饮之不能醉人；至帝（禹）女仪狄创新酿制之法，始能令人沉蒙。这就说明，造酒工艺和饮酒习俗在我国具有悠久的历史，在古代防病治病的过程中发挥了很大的作用。《商书·说命下》谓："若作酒醴，尔惟曲蘖；若作和羹，尔惟盐梅。"

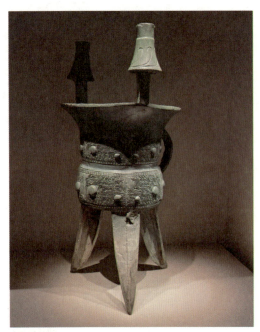

青铜斝

《酒诰》纵引史实，劝诫人们"不腆于酒"，并声称这是文王之"教"。文中指出，"诞惟民怨，庶群自酒，腥闻在上，故天降丧于殷"，而"尽执归于周"的原因是"刚制于酒"。

在药用动植物的载录方面，文中均未言及功用，大多以他义偶涉论之，故这里只予品列而已。这些动植物及可入药之品的名称是：牛、马、猪、龟、虎、貔、熊、罴、谷、曲、蘖、黎、梅、盐、酒、松、莱（菔）、鸟、鱼、鸡。

(三) 疾病史料

《尚书》中有不少的文篇论及君王之疾厄，对考镜病史颇有益助。《商书·盘庚》中有"朕心之攸困""高后丕乃崇降罪疾""先后丕降与汝罪疾"等辞。盘庚是一位很有作为的君主，在殷商中兴时期极有影响，但他受时代限制仍然逃脱不出迷信神鬼的思想，把一切疾由归咎于天，认为是先人作祟。这些内容正好与甲骨文的史料互相证实。《商书·微子》亦谓及"我用沈酗于酒""我其发出狂"，讲的是殷纣骄奢残暴、荒淫无度，微子由于直谏不成，劝说无益，只好终日酗酒、精神几致发狂。可见，当时的人们已认识到狂病乃系精神因素所致。这里要着重论述的是《周书·金縢》一文，该篇的首句谓："武王有疾，周公作《金縢》。"全篇的大意是讲，武王克商之后，患病长年不愈，周公乃问卜行祝，"纳册于金縢之匮中"。于是"王翼日乃瘳"。文中虽有鬼祟之说，但也萌发出精神疗法的幼芽。

《尚书》对刑罚的论述颇多，从中也萌露出简浅的解剖思想。殷商时期的刑罚极为残忍，使无数的生灵深受其害。《商书·盘庚中》谓："暂遇奸宄，我乃劓殄灭之，无遗育。"《周书·泰誓下》亦诉举殷纣"刳剔孕妇""斫朝涉之胫、剖贤人之心，作威杀戮，毒痛四海"的罪行，并将此写进东征的誓词。此外，《周书·康诰》载有"五刑""五罚"，如"劓""刵"等；《周书·吕刑》也记述了不少残酷的极刑，这里不一一详细论述。

二、甲骨文中的医学史料

甲骨文是殷商宗室的占卜档案，也是我国迄今为止被公认的最完整的早期文字记录。铭刻在龟甲、兽骨上的卜辞，内容广泛涉猎政治、经济、文化、军事、医学、农业、狩猎、历史、天文等许多领域，是研究上古社会必不可少的文献资料。但由于甲骨文只有商代贵族祈灾问事的卜辞，论述范围十分局限，因此，我们不能把甲骨文等同于殷商文化，将甲骨文中的医学史料误作商代医学发展的全貌。从已出土的甲骨拓片来看，医学内容十分丰富，在一定程度上反映出当时医学的发展水平。据胡厚宣先生统计，仅《甲骨文合集》就收集了有关疾病的甲骨 320 片，计约 1000 条左右。实际存世的甲骨文中还远不止这个数字，若再加上生育、医理和自然因素的卜辞，其数量在 2000 多片、8000 多条以上。

（一）医事管理

甲骨文中记载了一个写为"𤕫"的职官，胡厚宣先生将"𤕫"释为"小疾臣"。他说："小疒臣"……即管理疾病的小臣。当时，设立了不少与"小疒臣"同级的官员，如：小藉臣、小丘臣、小众人臣、小多马羌臣等。"小疒臣"是掌管宫廷医事政令的专门医官，负责执行巫师"龟"和"筮"的医疗主张，记载君王的医疗过程和安排巫医进行祈祷诊治。

根据甲骨文的记载，殷商时期病历档案的记载已具有一定的语辞规格和书写特点。现简述如次：疾病有治，谓之"疒辞"；疾病好转，谓之"疒正"；病有起色，谓之"起"；病情恶化，谓之"辟"；祈获神灵愈疾，谓之"宠"；病情迁延变化，谓之"延"（通"延"）；患病之初，谓之"民"（通"萌"）；病而无治，谓之"死"；诊而无疾，谓之"亡疒"；诊而有病，谓之"有疒"；病能治愈，谓之"克"；疾病离身，谓之"去"。各级医官在为殷王与王妃占卜时，选辞用语是非常讲究的，他们必须根据殷王或王妃的实际病情进行全面的诊断分析，从而拟出最为恰当的卜文。因此，殷墟卜辞具有高度的概括性和严密性。

（二）临床各科

根据有关专家的研究和我们的考证，甲骨文中记载了内、外、妇、儿、眼、口腔、耳鼻喉、传染病等各科疾病 46 种，病种广泛，涉及头、眼、耳、口、牙、舌、喉、鼻、腹、足、趾、泌尿、产妇、小儿、传染等各个方面。这说明早在殷商时期，我国的临床医学已有了很大的发展。

1. 内科杂病

甲骨文中记录的内科杂病主要有：疒首（头痛）、疒天（天同"巅"，头顶）、腹不安、疒（腹部疾病，当指腹痛）、疒否（否通"痞"，指症瘕积聚之类）、疒身（胸背疾病）、疒骨、疒软（周身乏力）、旋（眩）、疒心、祸风（相当于伤风感冒）、疒疫、鬼梦、蛊、疒蛔、疟及疒酒（相当于酒精中毒）等 17 种。

2. 外科疾病

殷商时期，由于生活环境落后、卫生条件差，当时的外科疾病除了战伤和虫兽咬螯之外，主要以痈疽、疮疡之类为主。根据有关资料的统计研究，甲骨文中记载的外科疾患主要有 6 种，即：疒背、疒乳、疒臀、疒肘、疒疋、疒趾。如疒背，指颈背囊肿，当是痈疽、疮疖之属。卜辞云："疒背，御于妣己暨妣庚？"

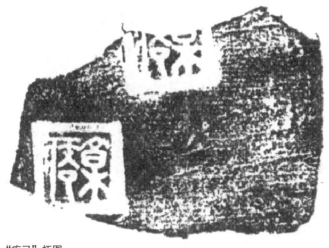

"疾己"拓图

3. 妇产科疾病

甲骨文记载的妇产科疾病主要有 4 种，分别是妇科、产科、妊娠期和产后 4 个部分的有关疾病。奶执为妇科疾病，其主要病状是乳头堵塞不通。妊娠病主要表现为妊娠反应；难产为产科疾病，在甲骨文中有多次记载。产后病，主要指产后母婴疾病。殷商时期，每当生儿育女的妃妾患病时，殷王常请巫人占卜以消除灾蛾或通过占卜以探知疾病的预后转归。卜辞云："乙丑卜，贞：妇爵育，亡疒？""贞：子毋其毓，不死？"前辞的大意为：妇爵正在养育婴儿，会病死吗？后辞的大意为：母亲哺乳婴儿不会死吧！"毓"除与"育"同外，还含有用乳汁喂养之意。

4. 小儿科疾病

甲骨文中对小儿科疾病的记载比较简单，主要是贞卜婴幼儿疾病的预后转归和祈求神灵禳解。有关这方面的卜辞有七八条。

5. 眼科疾病

甲骨文中贞占眼疾的卜辞有十条左右，主要载论 2 种眼科疾患，即疒目和丧明。疒目为眼病的通称，当指内障、外障、结膜炎或眼部伤损之类的疾患。卜辞云："贞：王其疒目？贞：王弗疒目？"丧明，指丧失视力。卜辞云："大目不丧明？其丧明？"

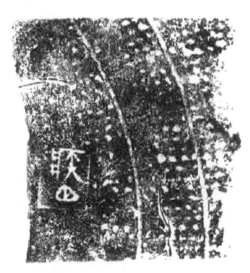

"疾目"拓图

6. 口腔科疾病

殷人对口腔科疾病已有较为深入的认识，在甲骨文中可阅及不少的记载。据研究表明，当时已将有关口腔科的各种疾病分门别类，且划分得比较细致，主要有四种疾病：疒口、疒齿、疒齿、疒舌。如疒齿，当为牙周、牙髓炎症或龋齿，主要表现为牙齿疼痛。甲骨文中有疒齿的卜文为数不少,约有 10 条之多,这说明殷人常为口齿疾病所苦。卜辞云:"妇好弗疒齿?""贞:疒齿。告于丁?"

7. 耳鼻喉科疾病

在甲骨文中,关于耳鼻喉科疾病的记载共三种,尽管论述不多,却具有很强的代表性,既有耳疾、鼻病,也有咽喉疾患,现选"疒耳"以论之。疒耳,指耳部疾病,当是中耳炎或耳鸣、耳聋,亦有可能是耳廓创伤、糜烂之类。卜辞云:"贞:疒耳,隹有虫(蛇)?""……耳万(疠)""庚戌卜,联耳耳鸣,业御于且庚,羊百业□五十八……"。于省吾先生在《甲骨文字释林·释耳鸣》中谓:"甲骨文中耳鸣之占屡见,文多残缺。"

8. 传染病与寄生虫病

殷商时期,已经认识到疫疠具有流行性、传染性的特点,并试图探寻其发病原因。同时,对寄生虫所引起的各种疾病也有了较深的了解,如蛔虫、疟疾和血吸虫病。

疫在甲骨文中写作"役",表示人人相传发病的意思。"疫"乃泛指,包括具有传染蔓延特性的各种疾病,小则为流感,大则为瘟疫。在当时,还不能对各种传染病进行分门别类,故总以"疫"字统之。在甲骨文中,有关疫疠的记载约 10 条,这对考证和研究殷商时期各种传染病的暴发流行情况,具有一定的参考价值。

关于寄生虫病,甲骨中记载了疟疾、蛊虫病、蛔虫病等 3 种,现以疟疾为例。疟疾是一种古老的疾病,在地球上流行已有几十万年的历史,疟疾又是一种危害性很大的流行性疾病,其感染率和死亡率都相当高。由于殷商时期的卫生条件极为落后,蚊子孳生繁殖的密度相当高,故疟疾在当时传播很广,危害也很大。甲骨文中记录了三条有关疟疾的卜辞,主要是贞占病因与预后。卜辞云:"乙丑(卜),贞:王疟不隹(孽)?""己巳卜，贞：有疟，王尿？八月"。

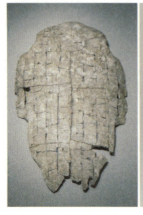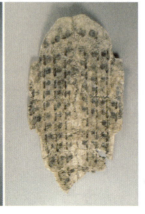

"疫、心疒"卜辞甲骨
中国社会科学院考古研究所藏。

卜辞原文："乍（疫），父乙，妣壬豚，见乙豚，化□……"
译文大意：疫情突发，为使众人御除疠疾，举行了一系列祭祀先人的行事。

（三）甲骨文中的医学之最

在甲骨文中，重大医学史料之记载主要有：医政制度、临床病案、疾病发病、隔离收容、外科手术、按摩疗法、艾灸疗法、牙蛊龋齿、生育档案等。这些都是甲骨文时代最具代表性的医学内容。

1. 最早的传染病记载

"疫"在甲骨文中有 8 种写法，约出现了 14 次，今"疫"乃甲骨文"役"之演变。疫，就是传染病，殷人已经认识到疫疾的危害，并知道疫病具有传染的特性。在中国正史中，最早记载传染病流行的是《史记·赵世家》，是书述及周惠王二十二年（前 652）大疫流行。但这与甲骨文所记载的文献资料相比，已经晚了 500 多年。

2. 最早的传染病收容机构

前 1350 年左右建立了传染病隔离收治机构。甲骨文中记载了两字，一是外口内片，二是外口内疾。其一像将疾病限制在一定的范围，不让它向外传播，乃通指疾病之隔离，意为一般传染病的收容治疗所；其二像将病人与外界隔离，此系针对传染病而采取的措施，为病人单独隔离之象形，指的是恶性传染病拘禁收容之所。

3. 最早的外科手术

传说中，上古黄帝时代之俞跗、少俞即开展过外科手术。《列子·汤问》中也有关于扁鹊换心之记载。但这些都是神话传说。一般来说，以《三国志》《后汉书》记载的华佗首创外科手术之说比较可靠。但华佗为东汉人，距甲骨文时代已有 1000 多年的历史。综观甲骨文中的医学卜辞，其中记载的外科手术主要有割除肿赘物，砍掉坏肢（指、趾）和接骨复位。

4. 最早的按摩疗法

甲骨文中有关"按摩"的文字有近 10 种构形，用为名词指小腹疾患，用为动词指治疗腹之疾患。或释为付，即"拊"，指按摩。或释为"殷"，其字形像人内脏有病，用按摩器以治之。根据甲骨卜辞的记载，按摩主要用于治疗腹部疾病，胸部、腰部、背部及四肢之病，也间有用之。殷商时期，由于环境、饮食、卫生等条件的限制，胃肠疾病的发病率较高，腹痛是最主要的临床症状之一，而按摩、推揉能起到一定的缓解和治疗作用，故按摩之法在当时已受到重视。

5. 最早的艾灸疗法

从广义上讲，凡用火烤热全身或身体的某一部位，以达治疗疾病、养生延年和御寒求生之目的者，均可归入灸法之列。《孟子·离娄上》："犹七年之病求三年之艾也。"《庄子·盗跖》："丘所谓无病而自灸也。"从

《诗经》中的采艾、孟子所举的用艾和孔子提倡的艾灸保健可以看出，当时的人们对于艾灸疗法十分重视。甲骨文中有多种像持剪、持草之状的字体。《甲骨文字集释》将之释为"乂"，而"乂"字又可读为"艾"，此二字在古代音同意通。卜辞《拾》11.10、《金》556、《合》470、《京》2458 等，均为卜问是否以艾灸来治病，有治小儿之病、有治妇女之病，可见其适应范围十分广泛。

6. 最早的龋齿记载

殷人认为，龋齿乃牙虫所蚀，如《合集》13658 正、《合集》1364、《合集》13665 等均有记载。齿蛊，即蚀牙之虫。龋，甲骨文作齿中有虫之状。卜辞中关于龋齿的记载比《史记·扁鹊仓公列传》里"齐中大夫病龋齿"的记载，提前了 1000 多年。在国外，埃及发现龋齿在前 300—400 年，印度对龋齿的最初记载在前 600 年，古希腊对龋齿的最早记载见于前 400 年的希波克拉底的著作中。而甲骨卜辞为前 13 世纪武丁时代的文字记载，比国外之记载早了 700—1000 年。因此，甲骨文中的龋齿记载，在世界医学史上具有重大意义。

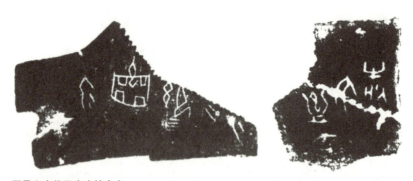

甲骨文中关于疾病的内容

商代的甲骨文是刻在龟甲或兽骨上的古文字，上图所选内容分别为龋和蛊字，反映了当时人们对疾病，特别是齿病和虫病的认识。

三、《周易》中的医学思想

从哲学的发展史来看，《周易》是一部阐论自然哲学的经典著作，也是我国古代宇宙观和科学观的思想基础。它不仅被儒家视为众经之首，历代倍受推崇，而且对天文、历算、医药等有关自然科学的理论体系的形成和发展，也产生了极为深远的影响。本文仅从医理的角度，试将《周易》中的医学史料做一整理和概述。

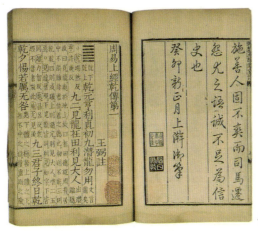

《周易》

（一）《周易》的宇宙观

《周易》的宇宙观可概括为"天地学说"，它既有自己独特的思想体系和观察依据，也为后世"盖天说""浑天说"和"宣夜说"等天文学派的创立提供了思想方法和理论基础。同时，对中医的"天人相应"等学术观点的形成和发展也产生了深远的影响。

1. 天地顺动，其道光明

《周易》认为，天地都遵循着一定的规律在不断地运动，从而形成了日月往来、星宿偏移的自然现象。对于明晓至理的人来说，就必须服从自然界的运动变化规律,做到"动静不失其时"。《周易》认为,天体的运动、日月的替转和星辰的偏移,都会影响到地球的时令变化,使之形成四季,并由此创立了天文历法。

2. 天地相通,天人感应

"仰则观象于天,俯则观法于地。"(《系辞下》)天、地、人被称为"三才",三者的关系至为密切。天地是一个运动的整体,"天地交而万物通"(《泰卦》);而人的生活栖息又离不开天地自然环境,"夫大人者,与天地合其德,与日月合其明,与四时合其序"(《乾卦》)。故《颐卦》与《姤卦》分别有"天地养万物"和"天地相遇,品物咸章"的论述。《系辞上》更进一步阐述道:"易与天地准,故能弥纶天地之道;仰以观于天文,俯以察于地理,是故知幽明之故;原始反终,故知死生之说。"所谓"天地相通",是指地球与周围的宇宙世界的相互影响和相互作用的运动变化过程,它们之间是一个动态平衡的整体,每时每刻都处在一个相对的稳定状态。天地的不断运动变化,使自然气候反复更替推移,生物不断进化发展。所谓"天人感应",是指天地或人体所发生的任何变化,都可在对方找出相应的征象。《系辞下》谓:"天地氤氲,万物化醇,男女构精,万物化生。""日往则月来,月往则日来,日月相推而明生焉。寒往则暑来,暑往则寒来,寒暑相推而岁成焉。"

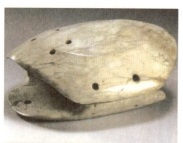
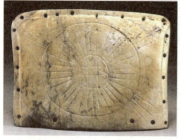

刻纹玉版玉龟

新石器时期。该玉龟于凌家滩遗址出土。玉板上面刻有神秘的八角星纹,玉龟的背上刻着一幅周易八卦图。此文物是八卦周易真实存在的证明。安徽博物院藏。

（二）天象与医学

在《周易》中，乾象征天，坤象征地。天象对人类的生存与健康具有很大的影响。

1. 自然气候

四季更替、寒暑推移、云行雨施、风动雷震等自然现象的来复变迁，使得草木蕃秀、万物更兴，人类也正是在这样的自然环境中被孕育出来。在《周易》八卦中，乾、兑、离、震、巽、坎、艮、坤分别代表天、泽、火、雷、风、水、山、地八种自然属性。其中巽风、震雷是阐论自然气候的卦象，对自然气候与人体健康的关系也间有论及。《系辞上》谓："八卦相荡，鼓之以雷霆，润之以风雨，日月运行，一寒一暑。"《乾卦·文言》谓："同气相求，水流湿，火就燥。"

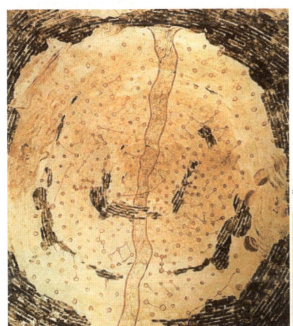

星象图

北魏。全图有星辰三百余颗，有的用直线联成星座，最明显的是北斗七星，中央是淡蓝色的银河贯穿南北。整幅图直径7米许。这幅星象图是我国目前考古发现中年代较早、幅面较大、星数较多的一幅。出自北魏元乂墓。

2. 地理环境

坎水、艮山、兑泽都是论述地理环境的卦象，在《周易》中有着不少关于地理环境与健康关系的记载。由于地理环境和生活处所的不同，人类对生活环境的适应能力也不一样，因此，所反映出来的生理特点和病理变化也有所差异。《说卦》谓："坎为水……其于人也，为加忧，为心病，为耳痛，为血卦，为赤。""离为火……其于人也，为大腹，为乾卦。"至于艮山、兑泽也有相应的论述。

3. 社会环境

社会环境是决定人类健康水平的重要因素，随着社会的不断进步和发展，这个因素越来越显得突出。此时期，人类社会已经从原始社会发展到奴隶社会，无论在政治、经济和文化等方面都有了很大的进步。这样，人与社会的关系就愈来愈密切了。《系辞下》谓："包牺氏没，神农氏作，斫木为耜，揉木为耒……日中为市，致天下之民，聚天下之货，交易而退，各得其所。""神农氏没，黄帝、尧、舜氏作，通其变，使民不倦，神而化之，使民宜之。易穷则变，变则通，通则久。"并强调说："变动以利言，吉凶以情迁。是故爱恶相攻而吉凶生，远近相取而悔吝生，情伪相感而利害生……将叛者其辞惭（同"惭"），中心疑者其辞枝，吉人之辞寡，躁人之辞多，诬善之人其辞游，失其守者其辞屈。"《系辞下》谓："君子安其身而后动，易其心而后语。"总之，社会环境对人类健康的影响是深远的，从《周易》中就足以了解这一点。

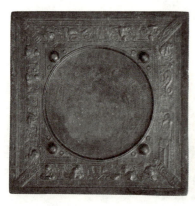

铜地盘

东汉。该铜盘是古代一种模仿宇宙结构的占卜用具，由象征"天圆"的天盘和象征"地方"的地盘组合而成，图中所示为地盘，天盘已佚。地盘中刻画有表示日月行度的天干地支和天、地、人、鬼四门，或有与其对应的星野。中国国家博物馆藏。

（三）养生与预防

养生与防病是中医药学的重要内容。《颐卦·象辞》谓："颐贞吉，养正则吉也。观颐，观其所养也。自求口实，观其自养也。天地养万物，圣人养贤以及万民。颐之时大矣哉！"《即济卦·象辞》亦谓："君子以思患而豫防之"。《周易》有关养生与防病的精髓内容，主要可概括为如下两个方面：

第一，养生必须同时具备内外两个方面的因素，天地自然是养生的外在环境，而人体素质则是养生的根本基础，两者相辅相成，缺一不可。《乾卦·象辞》谓："天行健，君子以自强不息。"《无妄卦·象辞》亦谓："刚自外来，而为主于内。动而健，刚中而应，大亨以正，天之命也。"

第二，道德修养和精神调节是养生的重要内容，《蛊卦》《临卦》《蹇卦》《损卦》和《渐卦》分别有这样的记述："君子以振民育德""敦临之吉，志在内也""君子以反身修德""弗损益之，大得志也""君子以居贤德善俗"。

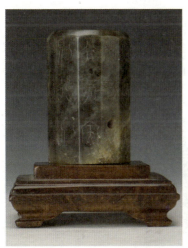

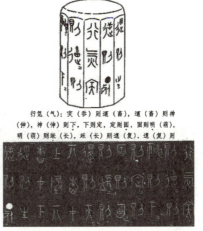

行炁（气）：实（吞）则蓄（蓄），蓄（蓄）则神（伸），神（伸）则下，下则定，定则固，固则明（萌），明（萌）则长（长），长（长）则退（复），退（复）则

青玉"行气铭"文饰（行气玉佩铭）

战国。玉高 5.2 厘米，底径 3.4 厘米，苍绿色，有杂斑。器为中空的 12 面棱筒状，内顶部留有钻凿痕迹，器身下部有一穿孔与中空部相通。器表磨制光滑，刻有篆体文字，每面 3 字，凡 36 字，另有重文符号 8 个，是我国现存最早谈到行气的历史文物。天津市博物馆藏。

（四）饮食与预防

饮食与健康的关系十分密切。在《周易》中，论及饮食与健康关系的主要有三个方面。

1. 食物中毒

《噬嗑卦·爻辞》谓："噬腊肉，遇毒，小吝，无咎。"这是我国最早有关食物中毒的文字记载，具有较大的史料价值。

2. 节制饮食

书中认为，饮纳酒食要适量而可，切不能用之过度。《需卦》认为"君子以饮食宴乐"，但《颐卦》却强调必须"节饮食"，《困卦》亦指出不能"困于酒食"。

3. 饮水与健康

在《周易》中有一卦名曰"井卦"，主要论述水井及其相关内容，对饮水与健康问题也间有涉论。《井卦·爻辞》谓"井泥不食"，即污浊的井水和井底的淤泥不能食用。此外，《井卦·象辞》还讲"寒泉之食，中正也"。泉水以寒者为贵，盖因其清洁卫生，且食之无碍，故也。

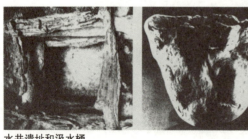

水井遗址和汲水桶

商代。该遗址 1973 年被发现于河北藁城台西村，共有两眼，位于房基附近。木质汲水桶发现于井底，口径 24.8 厘米，高 23.7 厘米，扁椭圆口，状如盉形，由一块木瘿子掏成，两侧有用来系绳汲水的对称圆孔。

（五）婚嫁与生育

《系辞上》谓："乾道成男，坤道成女。"《归妹卦·彖辞》也强调："归妹，天地之大义也。""归妹，人之始终也。"尚秉和在《周易尚氏学》中解释说："兑为少女，故曰妹。震为归，妇人谓嫁曰归，故曰归妹。"

1. 阐明生育机理

《周易》指出，"精气为物"实则是功能活动的产物（《系辞上》），是指双方婚媾之后的精气结合，并由此孕育出新的生命。《睽卦·彖辞》谓："男女睽，而其志通也。"《系辞下》亦谓："男女构精，万物化生。"

2. 有关生育方面疾病的记载

《渐卦》谓："夫征不复，妇孕不育""妇孕不育，失其道也"，又谓"妇三岁不孕"。上文的"不育"，当指死胎或婴儿在分娩期间死亡，故称"妇孕不育"。殷周时期，在人口密度小、胎儿死亡率高的情况下，人们十分注重婚嫁与生育。

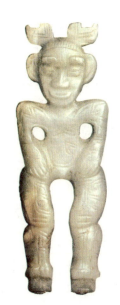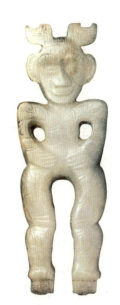

商代。该人像出土于河南安阳殷墟妇好墓，高 12.5 厘米，肩宽 4.4 厘米，镂雕加阴线纹琢制，一面为男人形象，另一面为女人形象。中国社会科学院考古研究所藏。

双面立人像

（六）解剖与生理

据我们的粗略统计，《周易》中所论及的解剖与生理部位的名称共有18种，它们分别是首、眼、耳、鼻、口、舌、颊、肤、肱、拇、脢（背脊肉）、腹、臀、股、腓、趾、心、血。在人体各器官与部位生理功能的论述方面，《周易》中主要可寻及12种不同生理功能活动的记载，即视、履、息、行、饮、乐、食、盱（张目也；忧也）、噬、言语、泣、声。在情志与外因的载录方面，主要涉及喜、笑、忧、思、愁、惊、悔、苦和风、雨、寒、暑、湿、燥、火等有关描述。《周易》还认为，血具有流动、濡养等功能，若失血过多，便可能造成筋脉失养。《小畜卦·爻辞》谓："血去惕出。"需卦和涣卦的爻辞也分别记述道："需于血，出自穴""涣其血，远害也"。

（七）诊治与预测

《周易》始终以占筮方法贯穿全书，诸卦内含不同，每爻显隐各异。因此，预测吉凶、贞卜预后是《周易》的主要内容和思想特色之一。

在疾病的诊治方面，《周易》强调据症推本、依流溯源，据现象来探求本质，从现状来贞卜转归。既要以药物"损其疾"，又可不用药物而让其自愈。《无妄卦》谓："无妄之疾，勿药有喜"（爻辞），"无妄之药，不可试也"（象辞）。《损卦》亦谓："损其疾，使遄有喜，无咎"（爻辞），"损其疾，亦可喜也"（象辞）。从书中的内容分析来看，当时药物的使用已经比较普遍，不仅知道药物的适应证和禁忌证，而且对疾病的预后转归也有所认识，故文中才有"损疾之药"和"勿药有喜"之说。

在疾病的预测方面，《周易》采用贞卜的办法，把疾病的发展变化同天体运动、气候变迁、时间更移和社会因素联系起来加以讨论，以推演病情的发展趋势。《豫卦·爻辞》谓："贞疾，恒不死""恒不死，中未亡也"（象辞）。《复卦》亦谓："亨，出入无疾，朋来无咎。"《周易》的预测方法始终贯穿全书，贞占卜筮的本身也含有探知未来的思想，我们应该透过迷信的外衣来看其本质，从中发掘出《周易》预测疾病的思想方法。

（八）药草与心理

《周易》涉论药草与心理方面的内容并不多，但两者在书中均占有比较重要的地位。

在药草的载录方面，有蓍草与药草之分。蓍草即占筮所用的神草，药草即文中所载录的药用植物，亦即"拔茅征吉"和"系于苞桑"。据初步统计，《周易》中所提及或论及的药草有"茅茹""苞桑""枯杨""白茅""杞""包瓜（即葫芦）""蒺藜""兰"等8种。

在心理的描述方面，《周易》中的专论虽然不多，但心理学思想却通贯全书，贞占吉凶的活动过程可以说就包含了心理因素在内，我们从书中的有关论述中不难看出这一点。《乾·文言》谓："乾乾因其时而惕，虽危无咎矣。"《丰·爻辞》谓："往得疑疾，有孚发若，吉。"《兑卦》与《益卦》的爻辞亦分别谓："商兑，未宁，介疾有喜""立心勿恒，凶"。这里要强调的一点是，《周易》中有38卦共论及60个"志"字，分别有"志行""志刚""得志""合志""志在内""志在外"等之谓。我们认为，"志"就是《周易》的本体论。何谓"志"？《说文解字》曰："志，意也""意，志也，从心察言而知意也"。

（九）疾病与医理

《周易》中对病名与医理有不少的阐述。

在疾病载录方面，书中记载了"泣血""瞽""眇""跛""盱""噬腊肉遇毒""疾疠""不孕""不育""折肱""疑疾""白眼""心病""耳痛""大腹"等14种内、外、妇、眼、耳诸科疾病。当然，《周易》并非医学著作，对疾病的论述只能说是间涉而已。有的偶论证治，多数则仅列病名，故书中所见皆为文简义赅之说，欲求真谛需反复推研方能明畅。《遁卦·爻辞》谓："系遁，有疾疠。"《说卦》谓："离为火……其于人也，为大腹。"《履卦·象辞》亦谓："眇能视，不足以有明也。跛能履，不足以与行也。"

在医理的论述方面，首先，《周易》最早提出了阴阳学说，成为中医理论的思想渊源。《周易》用阳爻代表阳，用阴爻代表阴，明确地指出了任何事物都具有相互依存、相互为用的两重性。《系辞上》谓："一阴一阳谓之道。"《系辞下》亦谓："阳卦多阴，阴卦多阳""乾，阳物也；坤，阴物也。阴阳合德，而刚柔有体"。《泰卦》与《否卦》的象辞也分别有"内阳而外阴""内阴而外阳"之说。另外，《周易》还指出了客观事物的复杂性和人们感观认识的局限性，故有"阴阳不测谓之神"的论断。其次，《周易》对元气学说也有一定的认识。《序卦》谓："有天地，然后万物生焉。盈天地之间者唯万物。"《系辞下》亦谓："天地氤氲，万物化醇。"那么，盈于天地间而又能化醇万物的物质是什么呢？《周易》认为是刚柔相济的"元气"。《系辞上》谓："精气为物……与天地相似。"《说卦》亦谓："天地定位，山泽通气。"有关"气"的特点和运动方式的论述，《周易》也指出"同气相求""二气感应以相与……天地感而万物生"。

四、《周礼》与医事养生

《周礼》是一部记载西周政治制度的典籍，它详细地论述了当时的职官编制、司掌内容和政典史料，在我国文化史上占有很重要的地位。本文试从医事制度与食疗养生两个层面来论述。

（一）医事制度

《周礼》记载，当时负责宫廷及全国医事管理的最高官职为"医师"，在医师之下有食医、疾医、疡医、兽医，并制定了一系列的管理措施和方法。《周礼》载："医师掌医之政令，聚毒药以共医事。"可见，医师不仅负责

"医"，而且也管理"药"。

《周礼·医师章》第一段载：医师掌管有关医药方面的政令，收集药物以供医疗所用。凡王国中有患疾病的，有头上长疮或身上有创伤的，都到医师的官府来看病，医师派医者对他们分别进行治疗。（夏历）年终，考核医者医疗成绩，以确定给予他们食粮（的等级）：凡病都能准确诊断的为上等，有十分之一不能诊断准确的为次等，有十分之二不能诊断准确的又次一等，有十分之三不能诊断准确的又次一等，有十分之四不能诊断准确的为下等。

对于食医、疾医、疡医、兽医的分工，书中也有非常明确的记载。如：食医掌管调和王的六种饭食、六种饮料、六种牲肉、各种美味、各种酱类、八种珍肴；疾医掌管治疗万民的疾病；疡医掌管按一定剂量和分寸为肿疡、溃疡、金疡和折疡患者敷药，以及刮去脓血、消蚀腐肉；兽医掌管治疗家畜的疾病，治疗家畜的疡疮。

（二）食疗管理

《周礼》将所有的职官分为6种，即天官、地官、春官、夏官、秋官、冬官，共有各类官制344种（不包括"冬官考工记"的30种工匠名称）。其论及膳食、饮料和食疗的官员主要集中在"天官"里，共有21种。此外，跟饮膳有关的官员在其他篇目里也有述及，"地官"载9种，"夏官"载5种，"秋官"载1种。"天官冢宰"记载掌管烹饪、食物、饮料、食疗的官员；"地官司徒"记载掌管米食、杂类的官员；"夏官司马"记载掌管飞禽与畜类的官员。其食疗思想主要有四个方面。

1. 食为民天，膳为国政

周朝的兴邦方法和统治思想，比商代有了明显的进步。首先，改变了商人那种"重天命、重鬼神"的落后意识形态，提倡注重"民情"和崇尚"明德"；其次，改变了对人民的态度，把被当作商品和财产的奴隶逐渐解放为黎民百姓。在这样的社会背景之下，人民有了人身的自由和人格的独立，有了正常调节家庭生活和提高生活需求的条件与环境。因此，这个时期积累了丰富的食疗经验和饮膳规则，食疗思想也比以往任何时候都更为丰富和全面。

当时，尽管关涉君王饮膳调养的官职有几十种之多，专司人员数以百计，但却隶属严明、品级咸分，绝无越俎代庖之杂象。君王膳食的烹饪由膳夫司掌，庖人、内饔、外饔和亨人分工负责，使割烹鼎镬、羹肴馐膳之职充任稳定、责有攸归。君王与太子在进膳之前，每种食物都必须经过膳夫的检查和品尝，得悉气味佳和、无毒无害时方才食用，即所谓"品尝食，王乃食"。故书中载道："膳夫掌王之食、饮、膳、羞，以养王及后、世子，凡王之馈，食用六谷，膳用六牲，饮用六清，羞用百二十品，珍用八物，酱用百有二十瓮。"至于君王所食用的蔬果、鸟兽、禽畜及酒饮等诸多内容均有一套管理方法，这里就不一一赘述。

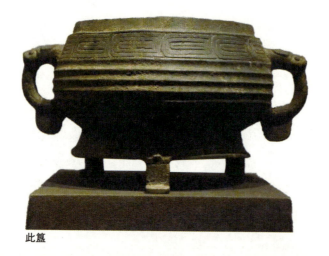

此簋

西周。簋通常用于盛饭食，九鼎八簋，即为天子之食，九鼎所配的八簋盛的哪几种饭食，并不十分清楚。据《礼记·内则》记载，饭食在周代的确有八种，分别是黍、稷、稻、粱、白黍、黄粱、稻（成熟而收获的谷物）、穤（未完全成熟的谷物），这些可能就是八簋中盛放的饭食。陕西历史博物馆藏。

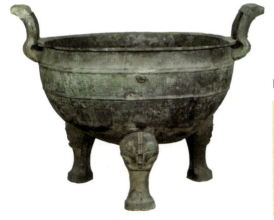

附耳牛头螭纹蹄足镬鼎

春秋晚期。这件大鼎被称为镬鼎，镬是古代一种大锅，烹煮牲肉的炊具。据《周礼》记载，镬鼎用以煮牲，依形制大小分为牛镬、羊镬和豕镬。此鼎足以煮上一头整牛，是当之无愧的牛镬，后来被命名为附耳牛头螭纹蹄足镬鼎。山西青铜博物院藏。

2. 无病须调，已病重养

这是《周礼》中很重要的一条食疗思想，书内对平素无病时的饮食调摄阐述颇多，主要内容除"食医"外，其余的饮膳篇目里亦可寻及诸多论证。《天官·食医》是《周礼》关于饮食调摄的中心内容，也是本篇的重要主题。

对已病重养的论述主要集中于《疾医》和《疡医》两个篇目之下，书中把饮食调养看作是治疗内科和外科各种疾病的首要方法，先调养而后用药，用药而不忘调养，两者相辅相成、缺一不可，但饮食调养始终占据主导地位。因为人食五谷，离不开五气、五味的充养，药石仅在不得已之时而用之。周代的医师是掌管医事政令的最高官职，凡食医、疾医、疡医和兽医的治疗事宜、医事制度和俸禄等均为医师负责，食医的名次仅居医师之下，其后依序是疾医和疡医。所有这些，都是《周礼》中无病须调、已病重养的具体表现。

3. 食谱广泛，各司其养

《周礼》中共论及了约50种食物（包括专指和泛指）、近20种的制法与配料、10余种烹调方法和四季各种酒浆饮剂。书中所载录的食物虽然宏博繁多，制作和烹饪方法也趋于五花八门，乍看颇有散乱无章之嫌和杂会食单的样子，但实际上却始终没有偏离调养充和形体的要旨。《周礼》既保持了系统而全面的调益规律，又综合了各种食疗与烹饪方法的精华，诚可谓"物宏烹细，食杂功专"。《周礼》所列的食物与烹调方法，并不能毫无规律地杂乱食用，而要有目的、有次序地进行调供，充分地发挥出各种食物所应有的调养功能，以达到健益形神的目的。这里值得一提的是，六饮中的"医"按《十三经注疏》中的解释，当理解为"治病之酒"。至于书中所论述的"正岁十二月，令斩冰……凡外内饔之膳羞……共冰"的意图何在呢？我们认为，这正是从调养身体的角度出发，一为能提高机体的抗病能力，二为可祛除因长年食用膏粱厚味所积蓄的内热，三为以冰块来冷冻保藏食品。

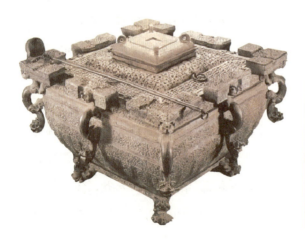

曾侯乙青铜冰鉴缶

战国。出土于湖北随县曾侯乙墓。此器为双层结构，外层为方鉴，内层为方尊缶，整体为方鉴内套方尊缶的形式，是两种酒器的完美结合体。在缶的外壁和鉴的内壁之间有很大的空间，可以用来盛放冰块或木炭等，具有冰镇、加温的双重功能。中国国家博物馆藏。

4. 饮纳贵节，调益因时

　　《周礼》中所载述的君王用膳内容可谓极为丰盛，珍馐迭荐、品类繁多，令人目不暇给，既不缺山珍海味，也无乏瓜果菜蔬。周代的统治者吸收了商纣奢靡成风的历史教训，他们在生活上也常引以为戒。西周初期，王室强而诸侯弱，各封国的君主每年都要赴行贡礼，公使大臣的往来在平时也比较密切。这样，宫廷的宾宴就很频繁，故书中"燕食""三举""一举"之说，皆为招待使节而设。郑玄注曰："燕食，谓中夕食""一举，朝食也"。尽管书里没有明确提倡节制饮食和防止过享膏粱厚味，但从有关内容来看，时人已经具备了这方面的思想。一是在数量上提出界限；二是在样品上不断更新，四季各充所需，每日不尽雷同，既防止了暴饮暴食，又保证每天都能够摄取足够的营养。在因时调益方面，《周礼》中也有着颇为丰富的论述，书中写道："凡用禽献，春行羔豚膳膏香；夏行腒鱐膳膏臊；秋行犊麛膳膏腥；冬行鲜羽膳膏膻。""冬献狼，夏献麋，春秋献兽物。""春献鳖蜃，秋献龟鱼。"除了食物膳用和气味充养有季节之分外，烹调方法也四序有别，春——食齐，夏——羹齐，秋——酱齐，冬——饮齐。

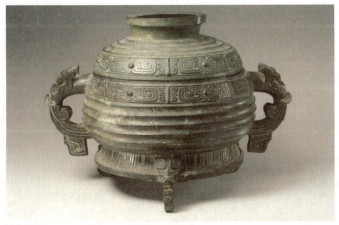

青铜颂簋

西周。该簋高 30.1 厘米，口径 24.2 厘米，重 13.2 千克。颂簋，盛食器，用来盛放煮熟的饭食，多与鼎搭配使用。周礼规定，天子用九鼎八簋，诸侯用七鼎六簋，卿大夫用五鼎四簋，士用三鼎二簋。山东博物馆藏。

综上所述，《周礼》中包含了丰富的医事制度、饮膳制度和食疗思想的内容，不仅是整理和研究西周时期医学史料的重要文献，而且对进一步弘扬中医药学的食疗思想也同样具有很高的学术价值。

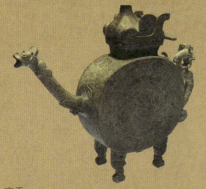

它盉

西周。盉盖内铸有做器者的名字"它",故名"它"盉。盉顶铸有一双目炯炯、双翅微张的卧鸟,盉前有一长颈兽头为流,后有回首顾盼的龙为扳手。盉与盘经常配套使用,商周时宴前饭后要行洗盥之礼,盉用来注水,盘承接洗过的废水。陕西历史博物馆藏。

牛尊

西周。牛尊是模仿牛的形象铸造的酒器之一。虽然鸟、兽等仿生题材的青铜器在西周中期较为常见,但是这件牛尊却独具匠心,是其中的代表作品。牛尊的整体造型在不失生物形态的情况下,巧妙地利用了牛的各个部位实现了酒器的实用功能,使其既实用又美观。陕西历史博物馆藏。

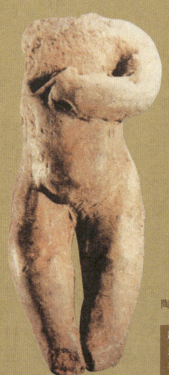

陶塑孕妇

新石器时代。该陶塑于辽宁省喀喇沁左翼蒙古族自治县东山嘴出土。残高 5.8 厘米。孕妇体态修长匀称,左手贴于上腹。中国国家博物馆藏。

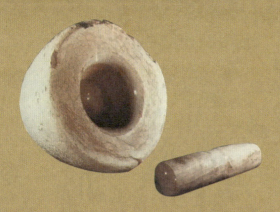

玉臼、玉杵

商代。该套器物1976年于河南安阳殷墟妇好墓出土。臼高23.2厘米、口径29.5厘米、孔径16厘米、深13厘米、壁厚8厘米；杵长28厘米。臼孔周壁有朱红色，鉴定为朱砂残色。杵为棕色，圆柱形，有使用痕迹。当为研药器具。朱砂既可作颜料，亦可作药物。河南安阳殷墟博物馆藏。

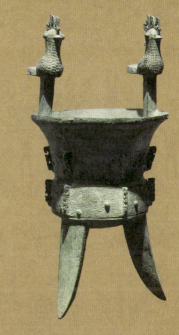

凤柱斝

商代。该斝出土于陕西省岐山县贺家村一号墓。高41厘米，口径19.5厘米，重2.86千克。该斝因两个立柱上各铸有一只高冠凤鸟而得名。陕西历史博物馆藏。

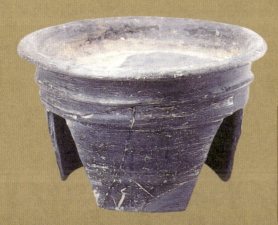

灰陶三足盘

夏代。该盘出土于河南省洛阳市东干沟遗址。高13.2厘米，口径22.5厘米，为盛食工具。陶盘在敞口平底的浅盘下附着3片上宽下窄的瓦形足，因此又叫瓦足皿，是夏文化中最具代表性的器皿之一。北京大学塞克勒考古与艺术博物馆藏。

第三章

春秋战国时期

◆ 第一节　历史背景 ◆

　　春秋战国时期是我国从奴隶社会走向封建社会，从诸侯割据走向融合统一，从思想碰撞走向学术辉煌的重要历史时期。在这一特殊的历史时期中，思想高度解放、学术流派崛起、科学技术水平不断提升。

　　春秋战国之际，诸子蜂起，名贤辈出，九流十家各著书立说，用以表达和弘扬自己的处世态度、治国方略和思想主张。由于这时的学者不是一两人，著作也不止一两本，故以诸子称之。在我国先秦和两汉的诸子书中，载录了丰富的医学思想，对中医理论和医史文献的研究具有极其重要的参考价值。

一、列国争霸

　　春秋战国时期（前770—前221）出现了数十个诸侯国，其中影响最大的为春秋五霸和战国七雄。

　　春秋五霸，是指齐桓公、宋襄公、晋文公、秦穆公和楚庄王。战国七雄，是战国时期七个最强大的诸侯国的统称。经过春秋时期旷日持久的争霸战争，周王朝境内的诸侯国数量大大减少。周王室名义上为天下共主，实则名存实亡。诸侯国互相攻伐，战争不断。三家分晋后，赵国、魏国、韩国跻身强国之列，又有田氏代齐，战国七雄的格局正式形成，分别是：秦国、楚国、齐国、燕国、赵国、魏国、韩国。除战国七雄外，还有越国、巴国、蜀国、宋国、中山国、鲁国等大国。小国尚有郑国、卫国、滕国、邹国、费国等，但实力与影响力皆远远不及战国七雄，只能在强国的夹缝中生存，且最终均为七雄所灭。七雄之中，后期以秦国国力最强。

二、诸子蜂起

春秋战国时期是思想解放、学术昌明的历史阶段，在这一重大变革的历史时期，诞生了许多杰出的政治家、思想家、哲学家和学术流派。此时期的学术流派指的是"九流十家"。根据《汉书·艺文志》记载，"九流"是指儒、道、墨、法、名、阴阳家、纵横家、杂家与农家九大学术流派，小说家虽不入流，但也独成一家，故称之为"十家"。此外，还有医家、兵家，统称为"十二大家"。

其中，儒家的代表人物为孔子、孟子、荀子；道家的代表人物为老子、庄子；墨家的代表人物为墨子；法家的代表人物为李悝、慎到（重势）、申不害（重术）、商鞅（重法）、韩非；名家的代表人物为公孙龙、惠施、邓析；阴阳家的代表人物为邹衍；纵横家的代表人物为苏秦、张仪、鬼谷子；杂家的代表人物为吕不韦、淮南王；农家的代表人物为许行；医家的代表人物为扁鹊；兵家的代表人物为孙武、司马穰苴、孙膑、吴起、尉缭、赵奢、白起。

三、民族融合

春秋战国时期，中原地区与北方的游牧民族、东南的蛮夷部落以及西南的三羌、东南的五越不断融合，即所谓的西和诸戎、南抚夷越、北融狄胡。在文化上，各民族取长补短、相互吸收，使中华文化的外涵与内延不断得到全面的拓展。其中最具代表性的是"胡服骑射"。

"胡服骑射"是指战国时期，赵武灵王为了加强国家军事力量，推行"胡服"、教练"骑射"的故事。赵武灵王即位之时，赵国国力衰退，连周边的小国也经常侵犯赵国。在与齐国、楚国这样的大国的战争中，赵国吃败仗是经常的事情。赵国东北与东胡相接，北边就是匈奴，西北与林胡、楼烦这些游牧部落接壤，这些民族长在马背上，全民皆兵。在这种情况下，赵国若是坐以待毙，将不是被大国兼并，就是亡于游牧民族之手。赵武灵王在研究之后发现，擅长骑兵作战的胡人在服饰上与中原人有一些不同：他们穿着修身的衣服，这样打猎和打仗都比较方便；作战时胡人骑马、挎弓，和中原的兵车、长矛比起来，更加灵活机动。赵武灵王并不是一个迂腐的人，在发现胡人的长处后，就下令整改军中的装备。虽然一些士大夫反对这种做法，认为不符合规矩和礼制，但赵武灵王认为做事要符合实际情况，为了国家的昌盛，不能拘泥于古人的做法。

实行"胡服骑射"的赵国军事力量大增，对后来军队历史的发展演化进程产生了很大的影响，开创了我国古代骑兵史上的新纪元。

四、轴心时代

春秋战国时期是我国历史上动荡和战乱时间最长的一段时期，同时也是我国文化发展最为丰富的时期，名家迭现、圣贤辈出，以至于每当提起这一时期，人们首先的印象便是"百家争鸣"的情形。这一时期形成的各种丰富的文化思想最终汇聚融合，形成了今天博大精深、包容开放的文化传统。百家思想对我国政治、文化、社会生活等都产生了巨大的影响，翻开历史，随处都能找到它们的踪影。德国哲学家雅斯贝斯在《历史的起源与目标》一书中第一次把前 500 年前后同时出现在中国、西方和印度等地区的人类文化突破现象称之为"轴心时代"。他指出，前 800 至前 200 年为人类文明的"轴心时代"。这个时代诞生了苏格拉底、柏拉图、以色列先知、释迦牟尼、孔子、老子，他们创立各自的思想体系，共同构成人类文明的精神基础，直到今天，人类仍然附着在这种基础之上。在《轴心时代》一书中，英国著名学者凯伦·阿姆斯特朗以恢宏的气度、悲悯的情怀、凝练的笔触，着力阐述了中国的儒道思想，印度的耆那教、印度教和佛教，以色列的一神教，希腊的哲学理性主义的整个形成过程，以及人类社会在知识、心理、哲学、宗教方面的巨大变革如何造就了人类文明史上最辉煌、最有创造力的时代。

◆ 第二节　医学流派 ◆

《四库全书总目提要》中说"儒之门户分于宋，医之门户分于金元"，后世医家据此认为"医学流派"形成于金元时期，对此并没人提出异议。笔者认为，门户与流派两者的内涵是有一定差异的，"门户"涵盖不了"流派"，而流派也并非专指门户。门户是个人之见，流派为集体共识。虽然两者都有一个灵魂人物，但门户为灵魂人物个人所创立，而流派更多被后世推崇并广泛认可，两者不能混为一谈。本节根据《汉书·艺文志》

序及《方技略》的记载，并参考其他先秦史料，将春秋战国时期的医学流派作一全面的论述。

一、黄帝流派

黄帝流派，是以弘扬黄帝医学道术为代表的中医学术流派。《黄帝内经》讲的是医道，《黄帝外经》讲的是医术。惜因《黄帝外经》已经失传，我们现在所说的黄帝流派，更多的是"医道"层面。《汉书·艺文志》序及《方技略》记载了《黄帝内经》18 卷、《黄帝外经》37 卷，《外经》的内容比《内经》多了一倍。《黄帝内经》字数为 156507 字，《黄帝外经》的字数当为 30 万字左右，这在当时堪称医学成就的集大成者。

黄帝流派以天人相应、道法自然、注重养生为其主要特色，并用阴阳五行、脏腑经络、气血津液等来阐述中医的学术体系。黄帝流派重在养生、导引、辨证，引领了中医药学方发展的时代潮流。

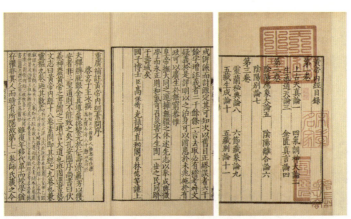

《重广补注黄帝内经素问》 唐·王冰 注　清末据明影宋刻本影印

该书由唐代王冰重新整理注释部分《黄帝内经素问》而编撰成书，迁补缺漏、阐论严谨，此后各种刊本虽有演变，然均以此本为依据。

二、经方流派

经方流派，以应用经方治疗各科疾病的中医学术流派。《汉书·艺文志》序及《方技略》记载了经方 11 家、274 卷，分别为《五藏六府痹十二病方》30 卷、《五藏六府疝十六病方》40 卷、《五藏六府瘅十二病方》40 卷、《风寒热十六病方》26 卷、《泰始黄帝扁鹊俞拊方》23 卷、《五藏伤中十一病方》31 卷、《客疾五藏狂颠病方》17 卷、《金疮疭瘈方》30 卷、《妇人婴儿方》19 卷、《汤液经法》32 卷《神农黄帝食禁》7 卷。《汉书·艺文志》云："经方者，本草石之寒温，量疾病之浅深，假药味之滋，因气感之宜，辨五苦六辛，致水火之齐，以通闭解结，反之于平。及失其宜者，以热益热，以寒增寒。精气内伤，不见于外，是所独失也。故谚曰：'有病不治，常得中医。'"

由此可以看出，经方流派包括食疗、医方、内科及妇儿科疾病防治等内容，以名医治病的医方和临床疾病诊疗为其特色。经方可以理解为经典名方、经世验方和名家医方，经方流派重在以方论医、以病配方，是以医方应用为代表的中医学术流派。

三、医仙流派

医仙流派，以神仙家的方术、导引、秘方、修炼为主要内容，并冀以祛病养生、延年益寿的学术流派。《汉书·艺文志》序及《方技略》记载了神仙 10 家，共 205 卷，分别为《宓戏杂子道》20 篇、《上圣杂子道》26 卷《道要杂子》18 卷《黄帝杂子步引》12 卷《黄帝岐伯按摩》10 卷、《黄帝杂子芝菌》18 卷《黄帝杂子十九家方》21 卷《泰壹杂子十五家方》

22 卷《神农杂子技道》23 卷《泰壹杂子黄冶》31 卷。《汉书·艺文志》云：
"神仙者，所以保性命之真，而游求于其外者也。聊以荡意平心，同死生
之域，而无怵惕于胸中。然而或者专以为务，则诞欺怪迂之文弥以益多，
非圣王之所以教也。"孔子曰："素隐行怪，后世有述焉，吾弗为之矣。"

从上述内容可以看出，神仙家当属黄老学派，并以养生、延年、益
寿为主要修行方法。

四、扁鹊流派

春秋战国时期，存在着不同的医学流派，呈现出百家争鸣的景象，
这是医学从宫廷走向民间的里程碑，象征着医学的重大飞跃。扁鹊流派
是春秋战国时期在社会上影响极大、享誉极高的中医学术流派，扁鹊是
其中最杰出的代表人物。扁鹊流派有本学派的医经和经方，今传之《黄
帝八十一难经》《中藏经》，都是该学派的著作，汉代著名医家仓公、华佗，
也是这一流派的重要传承者。

2012 年，成都文物考古研究院和荆州文物保护中心组成的联合考古
队，对成都市金牛区天回镇老官山汉墓葬群进行了抢救性挖掘，其中在
三号墓发现大量医学简牍，这批珍贵的竹简被命名为《天回医简》。专家
们发现竹简中出现一个叫"敝昔"的人名，在深入查阅西汉早期文献后，
确认"敝昔"就是扁鹊。医简内容大多讲的是色脉诊及针灸原理，还包
括扁鹊医学最突出的标志"五色脉诊"，为确认医学流派提供了可靠依据。
根据考古和学术的推断，医简的主体部分抄录于西汉吕后至文帝时期。
《史记·扁鹊仓公列传》中记载的仓公淳于意的行医与授学时间相去不远，
墓主人下葬年代在西汉景、武时期，其年辈应与仓公弟子相当。研究证
明《天回医简》确为扁鹊、仓公所传之医书，汉景帝时由齐鲁传入蜀地，

是汉代主流医学。

《天回医简》经过考古、医学、文献等各方面专家 10 年的努力，经过研究、修复、还原，最终得以正式出版。这批简书在水中浸泡了两千多年，残缺散乱已十分严重。整理组结合竹简形制、堆叠状况、字体差异、简文内容等情况，并摹仿古人制作简书流程，耗时 3 年时间解决了竹简编联、释文等重点难点问题，经整理拼接后，得到 930 支医简、2 万余汉字，兼见篆隶、古隶及隶书。此医简是墓主人生前使用的书，而非下葬时一次抄录。医简被分为《脉书·上经》《脉书·下经》《逆顺五色脉藏验精神》《刺理》《刺数》《治六十病和齐汤法》《经脉》《疗马书》8 种医书，涉及医学理论、治法、成方制剂等内容，构成了一个系统的医学体系。《天回医简》中保存了散失已久的扁鹊学派医学经典，是中华医学史上的重大考古发现，意义十分深远。

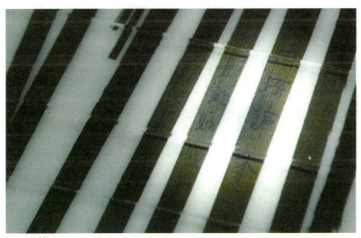

天回医简

汉代。老官山汉墓出土的医书是医家传承之书，来源于战国名医扁鹊及其弟子。这是《史记·扁鹊仓公列传》所载之医学典籍，是国内迄今为止所发现的内容最丰富、体系最完整、最具理论和临床价值的西汉早期古代医学文献。

与医简一同出土的，还有一具精美的木胎髹漆经脉人像。髹漆经脉人像比宋代的针灸铜人早一千多年，是我国发现的最早、最完整的经穴人体医学模型。与《天回医简》构成了一个不可分割的整体，揭示出两千多年前我国就已形成一套完整的经脉医学理论体系的事实。

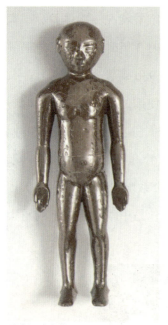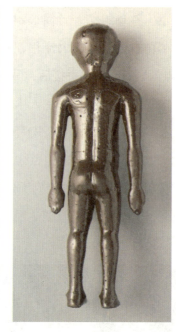

髹漆经脉人像

汉代。出土于天回镇老官山汉墓的经络漆人，高约14厘米，通体髹黑漆，体表用红白细线描绘经络线条，以及圆点标示穴位，身上有22条红线、29条白线，用以标识经脉。漆木人共有117个清晰可见的穴位，是迄今为止中国发现最完整的经穴人体医学模型。成都博物馆藏。

五、房中流派

房中流派是践行和应用房中养生的学术流派。《汉书·艺文志》序及《方技略》记载了房中家186卷，分别为《容成阴道》26卷《务成子阴道》36卷、《尧舜阴道》23卷、《汤盘庚阴道》20卷、《天老杂子阴道》25卷、《天一阴道》24卷、《黄帝三王养阳方》20卷、《三家内房有子方》17卷。《汉书·艺文志》云："房中者，情性之极，至道之际，是以圣王制外乐以禁内情，而为之节文。传曰：'先王之作乐，所以节百事也。'乐而有节，则和平寿考。及迷者弗顾，以生疾而陨性命。"

所谓房中，指的是男女性爱的方法及其与生命健康的关系。先秦文献有关房中的文献都已失传。1973年底至1974年初，考古工作者从长沙马王堆三号汉墓发掘出写在绢帛上的帛书20多种，约12万字左右，另有竹木简书四种，约4000余字。其中有关房中术的著作有《黄帝三王养阳方》20卷、《尧舜阴道》23卷、《汤盘庚阴道》20卷及《和阴阳》等，这些古代房中术的著作，正好验证了《汉书·艺文志》中房中流派的真实性。

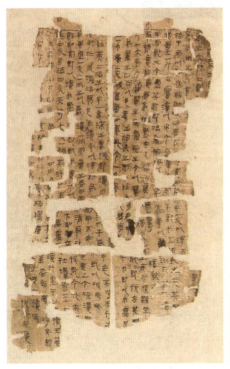

帛书《养生方》

秦汉。1973年湖南省长沙市马王堆三号汉墓出土，单独抄在一卷帛上，以养生方药为主要内容，故定名为《养生方》。该书对于养生学、方药研究具有一定参考意义。湖南博物院藏。

《养生方》现存文字可辨识者共有27个篇目，3000余字，内容主要为男性治疗或保养、女性治疗或保养、房中术和一般的养生补益等养生药方，是世界上现存最古老的有关养生学的专科文献之一。

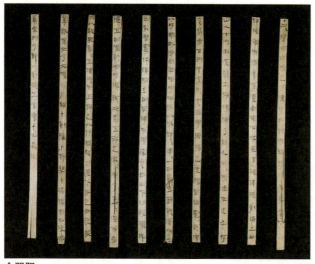

合阴阳

西汉。1973 年湖南省长沙市马王堆三号汉墓出土。此简是现已发现的最古老的一种论述房中之法的专书，全篇用简 32 枚，内容专述两性生活和房中保健。简中提到的"十动""十节""十修"等都说明了古人如何把男女交合与养生联系起来。湖南博物院藏。

六、白氏流派

白氏流派，是指以白氏医经为主体的学术流派的统称。据《汉书·艺文志》序及《方技略》记载，白氏医经有《白氏内经》38 卷、《外经》36 卷、《旁篇》25 卷。

据传白氏祖上为上古颛顼大帝时的名医，战国时期著名商人白圭为其传承人之一。白圭，名丹，战国时期洛阳著名商人，其师傅为鬼谷子。相传鬼谷子得一"金书"，将里面的致富之计（将欲取之必先予之，世无可抵则深隐以待时）传于白圭。白圭曾在魏国做官，后来到齐、秦，也是一名著名的经济谋略家和理财家，《汉书》称他是经营贸易、发展工商理论的鼻祖，即"天下言治生者祖"。他曾说："人弃我取，人取我与，吾治生犹伊尹、吕尚之谋，孙、吴用兵……"商场如战场，只有随机应变，巧用计谋，方可立于不败之地。在今天，商界仍以司马迁的《史记·货殖列传》为经典，奉白圭为"治生之祖"。他在经商之余，也在弘扬祖上的医药之术，堂号"治生堂"。

◆ 第三节　医事文化 ◆

春秋战国时期，除诞生了扁鹊、医和、医缓等著名医家之外，诸子百家的代表人物大多对医理都有非常深刻的认识，如老子、孔子、庄子、孟子、列子、荀子、管子等，在哲学与思想领域开启了医学文化之先风。先以老庄、孔孟为例，将他们的医学思想作一全面的论述。

一、《老子》医学思想

据《史记》记载，老子（生卒年不详），姓李名耳，字伯阳，楚国苦县（今河南鹿邑）人。老子主张进步的"天道观"，创立了道家学说，成为一代宗师。而且他的著作《老子》，也载录了一定的医学思想，对中国医学的发展起了积极的作用。

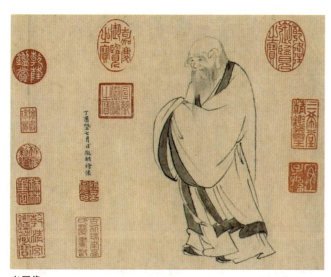

老子像

（一）阴阳理论的萌发

阴阳学说始于生产实践，后来应用于中国医学领域，成为中医的重要组成部分。在《老子》一书中，阴阳学说已经破土萌芽，其展现在我们面前的尽管还是幼嫩的一株，但却已具备了阴阳学说的内涵。

"道生一，一生二，二生三，三生万物。万物负阴而抱阳，冲气以为和。"（《老子·四十二章》）老子的"道"有着较多含义，在此是指最原始的状态。意思是"道"产生统一的事物，统一事物分裂为对立的两个方面，对立的两个方面产生新生的第三者，新生的第三者产生千差万别的事物。老子认为，宇宙间的事物统可概括为阴阳两类，任何事物的内部又可分为阴和阳两个方面，而每一事物中的阴阳任何一方，还可再分阴阳。万物内含着阴阳两种对立的势力，它们在看不见的气中得到统一，呈现出"阴阳者，数之可十，推之可百，数之可千，推之可万，万之大不可胜数，然其要一也"（《素问·阴阳离合论》）的无限可分性。

《老子》书法（局部）

元·赵孟頫。老子"道法自然"的思想，对中国的哲学、医学、艺术均产生了深刻影响。

（二）对《内经》的启迪

《老子》一书中的哲学思想，对《黄帝内经》的成书有一定的影响，无论是思想内容，还是写作体例，二者都有不少相像的地方。

老子是天人相应论的倡导者，主张"人法地，地法天，天法道，道法自然"（《老子·二十五章》），这种思想在《黄帝内经》的很多篇章中都有所表现。我们可以明晰，《黄帝内经》中的养生思想和关于病机治则的理论等，都受到了《老子》思想的启迪。

（三）养身之道的阐微

《老子》重视养生之道，主张"道法自然""贵柔""守雌"，明确提出了"道"是万物之本源、养生之哲理。"道"决定着万物生长壮老已的全过程，在人类养生方面的具体表现就是重视"精气"（先天禀赋），这是老子养生思想的重要一点。他指出"载营魄抱一（精神与身体合一）"

"专气致柔（专精守气，致力柔和）"，又说："……骨弱筋柔而握固。未知牝牡之合而朘作，精之至也。终日号而不嗄，和之至也。"尚不谙世事的孩子，虽筋骨柔弱，但握持牢固有力；不知性交，而小儿的生殖器却常常勃起，原因是他们的禀赋，即"精气"充沛。

老子养生的又一特点是强调恬淡虚无、顺应自然。他在《老子·十六章》中说："致虚极，守静笃。"又提出"涤除玄览"（《老子·十章》），"我独泊兮，其未兆，如婴儿之未孩"（《老子·二十章》），这样清心寡欲，如赤子一样单纯天真，就是养生正道。老子在书中曾多次提到要像婴儿那样天真无邪以养其生。《老子·八十一章》："甘其食，美其服，安其居，乐其俗。邻国相望，鸡犬之声相闻，民至老死，不相往来。""五色令人目盲，五音令人耳聋，五味令人口爽，驰骋畋猎令人心发狂。"（《老子·十二章》）可见，五色、五音、五味、驰骋畋猎这些无法令人保持恬淡虚无的事物，都是要远离的。

老子这些养生的理论是很精辟、很正确的，它为后世的养生学奠定了基础。

二、《庄子》医学思想

庄子（约前369—前286），名周，战国时期宋国蒙（约今河南商丘）人，曾官拜漆园吏。庄子生活的年代，正是我国奴隶社会向封建社会过渡的变革时期。此时，诸子蜂起，百家争鸣，各派学说相继建立。史称庄子"其学无所不窥，然其要本归于老子之言。"（《史记·老子韩非列传》）他不仅创新和发展了道家的理论体系，而且在医学上亦有很深的造诣。《庄子》一书，记下了丰富的医学内容，在中国医学发展史上，写下了光辉的一页。

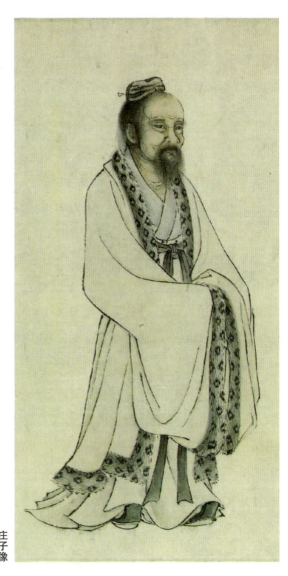

庄子像

（一）创新道论，寓养生哲理

庄子继承和发展了老子"道法自然"的观点，认为"道"是万物之本源，养生之哲理。他强调："天下有道，则与物皆昌。""夫道，覆载万物也，洋洋乎大哉！君子不可以不刳心焉。"《庄子·渔父》说得就更具体了，"且道者，万物之所由也，庶物失之者死，得之者生。……故道之所在，圣人尊之。"得道者能像女偊那样"子之年长矣，而色若孺子"（《大宗师》）。他还指出"恬淡无为"才是人的本性，而那些不能领悟"道"之奥妙者，就是不知养生之人。《盗跖》载："不能说其志意，养其寿命者，皆非通道者也。"其可贵之处就在于提出了事物皆经历自生自灭的过程，否认神的主宰，将道家学说与医学理论结合起来，用阴阳学说等道家的理论工具来解释医学领域中的各种疑窦。

《庄子·山木》载："予尝言不死之道。"庄子对养生素有研究，对于养生的方法有着十分精深的论述。首先，他认为人有生有死，生生死死遵守自然规律，养生的目的是益寿延年、强健身体。其二，庄子强调恬淡虚无、无为而治。《刻意》篇中论述尤详："平易恬淡，则忧患不能入，邪气不能袭，故其德全而神不亏。"同时庄子也注意到，养形与养心要结合起来，"至乐活身，唯无为几存"（《至乐》）。其三，强调道法自然顺应四时阴阳的变化规律。《人间世》有载："且夫乘物以游心，托不得已以养中。"即养生要"依乎天理"（《养生主》）。其四，提倡"吹呴呼吸，吐故纳新，熊经鸟申，为寿而已矣。此道引之士，养形之人，彭祖寿考者之所好也"（《刻意》）。这里提出调节呼吸，模仿动物锻炼，动静结合的养生方法。其五，主张安居处，节色欲，定食饮。《胠箧》云："甘其食，美其服，乐其俗，安其居。"要注意不要过劳，如果超过一定限度，就会"绝力而死"（《渔父》），这就说明了养生的重要性。假如不知养生，像"今世俗之君子，多危身弃生以殉物，岂不悲哉"！（《寓言》）

当然，庄子也流露出超越自然的幻想，既希望人民能在阴阳和谐中得到五谷充养，也盼望自己能"入无穷之门"。上述之言糅合了道家的玄奥观，但所提出的"清心寡欲""无求无闻""守神如一"的观点，对修性养生确实有一定的好处。庄子还提到了天年问题，《天道》中有："俞俞者，忧患不能处，年寿长矣。"《大宗师》云："知人之所为者，以其知之所知以养其知之所不知，终其天年而不中道夭者，是知之盛也。"

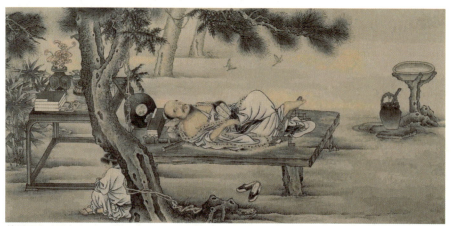

梦蝶图卷（局部）

元·刘贯道。绢本，设色，纵 30 厘米，横 65 厘米。此图取材于"庄周梦蝶"的典故，将场景置于炎夏树荫。童子抵树而眠，庄周袒胸仰卧，鼾声醉人，其上一对蝴蝶翩然而乐，点明画题。美国王己千先生怀云楼藏。

（二）发微医理，启《内经》之端

综观《庄子》一书，可看到许多有关医理的论述，有不少的句段与《黄帝内经》中的一些内容非常相近，使人有似曾相识之感。在《庄子》的外篇和杂篇中，有很大的一部分以问答的形式来写，与《黄帝内经》的编写体例弥为相合。

《庄子》论述生理、病理的内容颇多。庄子认为，人有"百骸、九窍、六藏"，用"七窍以视听食息"，并辩证地提出生死是人类新陈代谢的必然结果，"气"是万物之根本。《庄子·知北游》曰："生也死之徒，死也生之始，孰知其纪！人之生，气之聚也。聚则为生，散则为死。若死生为徙……故万物一也。"又曰："精神生于道，形本生于精。"指出人体来源于先天之"精"，也就是《黄帝内经》中"人始生，先成精"的意思。同时，他认为人与自然界是一个统一的整体，四时阴阳的变化都会对人体产生一定的影响。人必须依赖自然而生存，《庄子·秋水》曰："而吾未尝以自多者，自以比形于天地，而受气于阴阳。"

庄子还认为，"六气""五志""五声""五味"的失常，都会致人发病，并在《在宥》篇详细论述了人的八种感观情理过度时的病态（即八邪为病）。《庄子》中的阴阳学说、养生学说及有关医学的解剖、生理、病理、诊断、病名等方面的内容，对《内经》产生了深刻的影响。特别是编写体例更为《黄帝内经》的编著者所推崇，《黄帝内经》以问答形式的编写方法，就是继承和发展《庄子》的具体表现。《庄子》通过黄帝、庄子、惠子等人的对话形式来阐发世态的演变、人生的哲理、养生的奥旨；《黄帝内经》也采用黄帝与岐伯、雷公、鬼臾区等人的相互问答的形式来发微医理、洞悉养生之道。综上可见，《庄子》对《黄帝内经》很有影响力。

（三）阐述临床，奏甚伟厥功

庄子不仅是一位著名的哲学家，而且也是一位出色的医学家。他熟知医理，有较高的诊治水平，对疑难重症颇有独到见解，记载了四则医案，比仓公的诊籍早了 150 多年。

《庄子》载录了不少病名及防治方法。《逍遥游》篇说："宋人有善为不龟手之药者，世世以洴澼絖为事。"这里讲宋人有使手不会被冻裂的药物，可用于治疗寒冷季节长时间浸水的冻裂伤。庄子在《盗跖》篇提出"无病而自灸"，可以延年益寿。《则阳》云："今人之治其形，理其心，多有似封人之所谓，遁其天，离其性，减其情，亡其神，以众为……并溃漏发，不择所出，漂疽疥痈，内热溲膏是也。"这段话既提到内科和外科疾病，又讲到了精神疗法。

庄子对疾病的病因病机也有着深刻认识。他指出，情志为害与阴阳二气失调均可以致病，且后果严重。"兵莫憯（惨）于志，镆铘为下；寇莫大于阴阳，无所逃于天地之间。"（《庚桑楚》）《至乐》亦云："彼将内求于己而不得，不得则惑，人惑则死。"说明多疑善感、忧愁不堪可以致病，甚至致死。提出嗜于酒肉、迷于声色，是疾病产生的又一原因的主张。肥甘不节，中满气胀，上则呃气，下则流尿，痛苦得若负重爬坡一样。庄子还在《则阳》篇中详尽地论述了产生淋证、消渴病的病因病机，"今人之治其形，理其心，多有似封人之所谓：遁其天，离其性，灭其情，亡其神，以众为。故卤莽其性者，欲恶之孽为性，萑苇蒹葭始萌，以扶吾形，寻擢吾性。并溃漏发，不择所出，漂疽疥痈，内热溲膏是也。"从这里可以看出，这种疾病的关键是"内热"，并认识到糖尿病（消渴症）多并发疮疡等急性化脓性感染。在今天看来，这些论述对临床仍有一定的指导作用。

庄子生活在"天下之治方术者多矣"（《天下》）的时代里，他能够认识一般医生所不能察识的病机，能够治愈他人所难以治愈的疾病。《应帝王》生动地记载了这样一件事，某医认为："子之先生死矣，弗活矣！"而庄子却从死亡线中看到了生机，他说："幸矣！子之先生遇我也，有瘳矣！全然有生矣！吾见其杜权矣！"此外，庄子还强调了药物的重要性，"药也，其实堇也，桔梗也，鸡痈也，豕零也，是时为帝者也。"于此不难看出，庄子是战国时期颇有造诣的一位医家。

（四）精析生理，博及中草药

庄子在人体的生理方面也有着比较深的认识。首先，他认为人是禀受于天道而形成形体生命的，人与天（自然界）息息相关，并提出一系列观点："尽其所受乎天而无见得，亦虚而已"（《应帝王》）"自以比形于天地，而受气于阴阳"（《秋水》）"使日夜无郤，而与物为春，是接而生时于心者也"(《德充符》)。庄子《外物》说:"目彻为明,耳彻为聪,鼻彻为颤(通膻),口彻为甘,心彻为知,知彻为德,凡道不欲壅,壅则哽,哽而不止则跈,跈则众害生。物之有知者恃息……胞有重阆,心有天游。"说明了人体组织器官的功能,而这些功能的体现要靠"气"的流通来发挥,一旦阻塞,就会导致病变。特别是"胞有重阆,心有天游"的论述,说明庄子已发现胎儿在母体时,胎衣有两层且内外都有空隙的生理特征,在中国医学史上这是关于胎衣的最早的记载。"(胎衣)一段厚,是双层,其内盛血;一段薄,是单层,其内存胎。"(王清任《医林改错》)庄子的这些观点,对后人的影响可谓大矣。至于"心有天游",指出心脏在心包内不停地跳动,藉以维持人的生命活动。庄子于此从解剖学上作了论述。

关于药物的记载:《人间世》有"桂可食";《至乐》中有"蛴螬";《山木》记有"楠梓豫章""柘棘枳杨";《天运》录有柤、梨、桔、柚,并对蚕和蝎作了区别——长尾为蚕,短尾为蝎;《徐无鬼》载有实堇(即乌头)、桔梗、鸡癕(即鸡头草)、豕零(即猪苓)、葱、韭。药物的种植也有涉及,"宋有荆氏(地名)者,宜楸柏桑"(《人间世》)。至于药物的副作用也有所论及,《人间世》中说一木,"咶(舐)其叶,口烂而为伤;嗅之,则使人狂醒三日而不已"。

(五)漫录史闻,载轶事典故

《庄子》一书内容非常广博,其中涉猎医学的史闻典故也自然不少。纵览《庄子》33篇,既可看到黄帝、广成子、老聃、许由、鸿蒙等道家代表的传奇及其对医理的论述,也能览及其他各类人物(如孔子、颜回、管仲、齐桓公等)的论医轶事,为后世留下了丰富的医学史料。如:"上有大役,则支离以有常疾不受功;上与病者粟,则受三钟与十束薪。"(《人间世》)

《庄子》

《庄子》中载有不少关涉气功与针灸经穴的论述，其中关于调息理气的养生观是对《老子》的继承。

　　《庄子》既载录了前代有关医学的传闻轶事，也收集了当时的医事趣闻，内容丰富多彩、饶有趣味。我们也能够从中了解到庄子以前的医情世故、疾病的流行情况和医疗诊治水平，以及养生与医著的内容梗概，为当代研究战国以前的医学史提供了许多珍贵资料。

　　综言之，《庄子》不仅是一本哲学名著，也是一部重要的涉医著作，它对中医理论体系的建立和《黄帝内经》的成书，起到了积极的作用。庄子不愧是战国时期的一位著名医家，他在养生、医理、临床、医史等方面的精辟论述，特别是"整体观念"和"防重于治"的医学思想，以及某些前无古人的发现，给后世带来了深刻的影响，为中国医学的发展作出了重大的贡献。

三、《论语》医学思想

《论语》是一部记载孔子与其弟子言语行事的文献，成书于春秋战国之际。千百年来，是书一直被儒家视为最重要的经典著作，在中华文化史上产生了极为深远的影响。本文将从医理的角度，对《论语》中的医学思想作全面的总结和概述。

（一）崇尚饮食调养

《论语》对饮食调养颇多载论，不仅记述了孔子的饮食习惯，也反映出孔子的调养方法。《论语·乡党篇》谓："食不厌精，脍不厌细。"精细之食，不伤脾胃，既易消化，又易吸收，此于医理弥为相合。紧接着，该篇更深入地讲道："食饐而餲，鱼馁而肉败，不食。色恶，不食。臭恶，不食。失饪，不食。不时，不食。割不正，不食。不得其酱，不食。"由此看出，孔子对食物的要求非常严格，连食物的外观和烹调方法也都极为讲究。不仅如此，《论语》中还强调："沽酒市脯，不食""不撤姜食，不多食"。大意是，买来的酒和肉不吃，不撤姜之食不多吃。孔子在饮食方面是极为谨慎的。

（二）注重养生之道

孔子不仅是一位伟大的政治家、思想家，而且也是一位出色的养生专家。他一生奔波劳碌，屡遭困顿，尚能颐养天年，活到73岁的高龄，这与他注重养生之道是分不开的。

《学而篇》云："食无求饱，居无求安，敏于事而慎于言。"这句话充分地反映出孔子的养生观，即饮食贵节、不贪安逸、乐于学习、慎于言语。

《八佾篇》谓："乐而不淫，哀而不伤。"《雍也篇》亦曰："知者乐水，仁者乐山。知者动，仁者静。知者乐，仁者寿。"善养生者，必须既"知"（智）又"仁"，动静相倚，方可尽享天年。《宪问篇》有"仁者不忧，知者不惑"之说。孔子认为，乐是养生的基础，遇事常乐，仙寿有缘。在生活起居方面，《乡党篇》强调要"食不语，寝不言""寝不尸，居不客""齐（斋）必变食，居必迁坐"。这些论述是很有科学道理的。食不语有利于咀嚼和防止食入气管；寝不言有助于大脑充分休息和保证睡眠时间；睡不僵挺直卧与坐不拘谨盘蹲合乎卫生保健的要求；斋戒的时候要改变平常饮食和居住环境，这也有利于提高机体的抗病能力。诸若这些，都富有养生哲理，丰富了卫生保健的内容，对养生养性无疑是很有益处的。

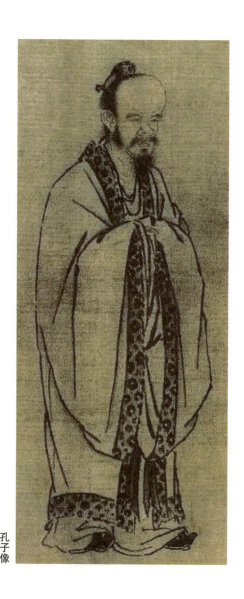

宋·马远。绢本淡设色，纵 27.7 厘米，横 23.2 厘米。孔子除了对饮食宜忌作了深入的阐述之外，还强调『肉虽多，不能胜食气』『唯酒无量，不及乱』『祭肉不出三日，出三日不食之矣』。肉虽多，也不宜超过主食。北京故宫博物院藏。

孔子像

（三）阐析医学心理

《论语》中的医学思想，可用志、乐、仁、性、道、行六个字来概括。

志，指精神修养和意志磨炼。孔子提倡"笃志"，要求弟子"志于学"和"志于道"。因此，"苟于志仁矣"（《里仁》），"匹夫不可夺志"（《子罕》）。正因为孔子从小立志，老而弥笃，故精力充沛、博闻强记。

乐，指精神舒畅与生活和谐。上已述及，孔子强调了"乐"的重要性，主张用"乐"来熏染生活、陶冶情操。在《论语》中，可寻及不少的古乐章名称，这些都是孔子喜欢品味的作品。

仁，指道德修养的最高境界。《阳货篇》谓："能行五者于天下为仁"，即"恭、宽、信、敏、惠。恭则不侮，宽则得众，信则人任焉，敏则有功，惠则足以使人"。这里的"仁"不仅是于国于民而言，而且也是心理调养的重要内容。

性，指天资气质和道德修养。孔子认为，"性"乃源于禀赋，同时又受后天的熏染。"性"属于精神意识的范畴，只能意会不能言传。

道，指思想方法和道德意境。"道"在《论语》中出现了44次，其含义有十种之多，这里择要而论《学而篇》谓："本立而道生。"《里仁篇》谓："吾道一以贯之""夫子之道，忠恕而已矣"。"道"的修养，既是摄生的基础，又是处世的根本。

行，指行为规范和具体做法。《宪问篇》云："君子耻其言而过其行。"《里仁篇》谓："君子欲讷于言而敏于行。""行"在《论语》中出现了72次，含义多种多样，但主要是指人的所作所为。"行"，是人生处世的足迹，受到了精神因素的指使和支配。在《论语》中，虽然可寻及有关形神观的论述，但以论述精神状态和心理因素为主的内容，相对形体实质的记载，则显得很少。

此外，孔子还论及了七情的制胜关系。《述而篇》谓："乐以忘忧""子食于有者丧之侧，未尝饱也"。上句谓喜则胜忧，下句述及忧思影响脾胃的现象。

（四）明辨医道病理

从《论语》中可以看出，孔子对医道病理颇为通晓。他既深知医理，又熟识药性。《乡党篇》云："康子馈药，拜而受之。曰：'丘未达，不敢尝。'"孔子在礼节上接受了赠药，但由于不明药物的配伍和功效，故他不敢服用。由此可知，孔子对本草之学有一定的了解。《子路篇》谓："人而无恒，不可作巫医。"可见，要作巫医并非易事，是要经过长期不懈的学习的。在《论语》中，还论及了人在少、壮、老等各个时期的生理特点和注意事项。《季氏篇》云："君子有三戒：少时，血气未定，戒之在色；及其壮也，血气方刚，戒之在斗；及其老也，血气既衰，戒之在得。"《论语》中还涉及皮肤对外界环境的感受作用，并三次提到"瞽"疾，如《颜渊篇》谓"肤受之愬"，《季氏篇》云"未见颜色而言谓之瞽"。

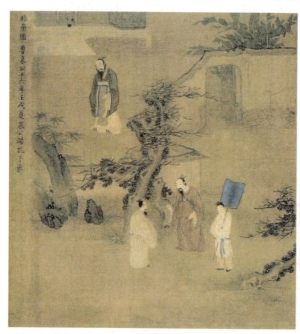

圣绩图·问疾图

明·仇英（画），明·文征明（书）。《圣绩图》又称《圣迹图》，是一部表现孔子一生事迹的连环画，其中的《问疾图》《赐药图》既描绘了鲁哀公对孔子的尊重，也间接表达了儒家文化对中医药文化的影响。

（五）细论疾患之苦

《论语》记载了孔子、曾参、伯牛等人的患病情况，其中以载述孔子的疾厄尤多，现分述如次。

1. 详载孔子的病史

孔子到了晚年，身体衰弱，重病缠身。他为了驱除疾患、恢复健康，除了服用药物之外，还采用了祈祷的方法，以便从精神上寻找战胜疾病的力量。《述而篇》载："子疾病（指病重），子路请祷。子曰：'有诸？'子路对曰：'有之；《诔》曰：祷尔于上下神祇'。子曰：'丘之祷久矣。'"孔子的病有多重呢？据《乡党篇》记载，国君来探视他时，连坐起来的气力都没有了，只得束带、面东，上盖朝服。"疾，君视之，东首，加朝服，拖绅。"病重至此，子路便通知孔子的学生组织治丧，以便料理后事，但孔子这次并没有死，经过调理后居然痊愈了。《子罕篇》云："子疾病，子路使门人为臣。病间，曰：'久矣哉，由之行诈也！无臣而为有臣。吾谁欺？欺天乎！且予与其死于臣之手也，无宁死于二三子之手乎！且予纵不得大葬，予死于道路乎？'"

2. 简述曾参之疾

《泰伯篇》云："曾子有疾，召门弟子曰：'启（视）予足！启予手！诗云：战战兢兢，如临深渊，如履薄冰。而今而后，吾知免夫！小子！'"曾参患病，体倦畏寒、手足颤动，此系阳气虚衰、外风内袭之症。曾子的病情较重，故下文以较多的篇幅来论述人之将死之状。他强调说，人生"任重而道远"，必须做到"死而后已"。

3. 兼论伯牛之疾

《雍也篇》记载："伯牛有疾，子问之，自牖执其手，曰：'亡之，命也夫！斯人也而有斯疾也！斯人也而有斯疾也！'"有人考证，认为伯牛所患的是麻风病，故采用了独户隔离治疗，并由此推定，当时已出现了麻风病院的雏形。我们虽不敢完全苟同这种观点，但伯牛所患的肯定是恶性的传染性疾病，所以才隔离独院，连他的老师去探视时，也只能从窗户执手长叹。

4. 其他的论述

《述而篇》云："子之所慎：齐（斋）、战、疾。"孔子一生坎坷不平，屡屡患难，曾多次尝疾厄之苦，故他将疾病比作像战争一样残酷，如斋戒一样值得注意。《卫灵公篇》记载："在陈绝粮，从者病，莫能兴。"此外，《论语》还提及颜回暴病而死，中年夭折。

（六）开创儒医之宗

古往今来，在中华民族的历史长河中，出现了许多精通医理的文人和弃儒从医的名士，人们习惯上将两者通称为"儒医"。儒医是推动中国医学发展的重要流派之一，对中医药学的发展影响很大。

儒医注重医德，主张济世为怀，这是孔子关于"仁义""道德"思想的重要体现。儒医还主张勤求博采、学而不厌，故许多从事医学文献研究的名家都出身儒门，这是受孔子"述而不作""朝闻道，夕死可矣"的思想的影响。儒医重视自我修养和尊重他人，这是受孔子"修己以安人""节用而爱人"的思想的影响。综观儒医的特点，无不留下孔子的烙印。

《论语》是反映孔子思想的杰著。该书不仅促使儒学形成了完整理论体系，而且也是中国传统文化的重要思想基础；既是儒医诞生的土壤，也是影响中国医学发展的重要因素。儒医之宗之所以追溯到孔子，这不仅因为他在医学方面具有较深的造诣，广为历代儒医所仿效，更因为他的思想方法也左右了后世儒门的言行，树立了"不为良相，愿为良医"的志向。据《为政篇》记载，有人问孔子：你为什么不参与政治呢？孔子回答道：把孝敬、友爱的风气影响到政治上，这也是参政，为什么一定要当官呢？正是受这种思想的影响，放弃儒业、施行"仁术"的文人逐世有增，他们研究医道、整理文献、济世救人，在中国医学发展史上写下了光辉灿烂的一页。

总之，《论语》中蕴藏了丰富的医学思想，很值得我们进行探讨和研究。特别是书中载述的养生思想及对医理的认识，至今仍有着一定的参考价值。儒医的形成和发展，也是深受《论语》影响和熏陶的结果。我们今天研究传统文化与医学的内在关系，更离不开《论语》这部重要的儒家典籍。

四、《孟子》医学思想

《孟子》的论医内容虽然比较简略，但其养性、养气、养志的思想和理念，对医学的发展产生了积极的影响。孟子是继孔子之后的一位儒学大师，但由于他的"民本"思想和"仁义"治国的方略与时流格格不入，故虽游说齐、梁而未能见用。关于《孟子》的医学思想，主要有如下几个方面的内容。

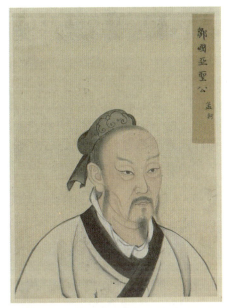

孟子像

（一）论气与志之精义，阐心与性之要旨

孟子认为，气是生命的根本，志是精神的根本，气受志的约束，志主宰气的运行。《孟子·公孙丑上》云："夫志，气之帅也；气，体之充也。夫志至焉，气次焉""志壹则动气，气壹则动志也，今夫蹶者趋者，是气也，而反动其心"。同时，孟子还强调要"善养浩然之气"。所谓"浩然之气"，就是"其为气也，至大至刚，以直养而无害，则塞于天地之间。其为气也，配义与道。"此外，孟子还认为"居移气，养移体"（《尽心上》），即环境能改变气度，奉养能改变体质。

在阐述心与性的内容方面，孟子指出："尽其心者，知其性也。知其性，则知天矣。存其心，养其性，所以事天者。夭寿不贰，修身以俟之，所以立命也。"这段话阐明了人的本心与本性的关系，揭示了心理活动的本质和特点。"心"字在《孟子》中出现了 117 次，每次出现都跟心理活动有关。关于"性"，《孟子·尽心上》谓："形气，天性也。"《孟子·尽心下》更进一步说明："口之于味也，目之于色也，耳之于声也，鼻之于臭也，四肢于安佚也，性也。"关于"心""性""气""志"四者的关系，《孟子》也有独特的认识，《孟子·公孙丑上》云："不得于言，勿求于心，不得于心，勿求于气""不得于心，勿求于气，可；不得于言，勿求于心，不可"。《孟子·告子下》谓："故天将降大任于是人也，必先苦其心志，劳其筋骨，饿其体肤，空乏其身，行拂乱其所为，所以动心忍性。"

此外，《孟子》还论及了心理素质、固守意念与培养性格的关系。《孟子·公孙丑上》述及了北宫黝、孟施舍、曾子等人培养勇气的方法和特点。书中写道："北宫黝之养勇也，不肤桡，不目逃。"

（二）论病述医道，载录述疾情

《孟子》中有不少关涉医理的论述，文简意赅，颇有启迪。

1. 载述医理

《孟子·离娄上》云："犹七年之病求三年之艾也。"这是对艾灸治病较早的文字记录。孟子认为，大凡医筮技艺诸科，都必须慎重从事，《孟子·公孙丑下》谓："巫、匠亦然，故术不可不慎也。"孟子还强调说，眼睛是心灵的窗户，善恶都可在此反映出来。《孟子·离娄上》曰："存乎人者，莫良于眸子。眸子不能掩其恶。胸中正，则眸子了焉；胸中不正，则眸子眊焉。听其言也，观其眸子，人焉廋哉？"此外，《孟子》还引载了《尚书》的"若药不瞑眩，厥疾弗瘳"的论述。

2. 论已病与齐王之病

有关孟子疾病的记载。《孟子》有几处记载了其推托之疾，在《公孙丑下》记述了孟子因回避齐王而装病，"不幸而有疾，不能造朝"。《滕文公上》谓"今吾有病"，什么病呢？既有体病，也有心病。由于心绪不佳，加上又有外感疾患，故孟子拒绝墨家信徒夷子登门来访。

齐王之病。《公孙丑下》云："寡人……有寒疾，不可以风""有采薪之忧，不能造朝"。风寒感冒，禁风御寒，乃今医之常理，但在春秋时期就已经认识到风寒为患，这是非常难能可贵的。"采薪之忧"，隐喻患了疾病。

3. 论孔子与疾病

《孟子·万章上》云："万章问曰：'或谓孔子于卫主痈疽，于齐主侍人瘠环，有诸乎？'孟子曰：'……而主痈疽与侍人瘠环，是无义无命也……若孔子主痈疽与侍人瘠环，何以为孔子？'"痈疽与瘠环，杨伯峻先生认为非指疾病，但笔者觉得还应从字面释定病名为妥。孟子对孔子"主痈疽"和"侍人瘠环"的传说加以反驳，认为孔子不可能去做这些低贱的事。因无旁史可证，此事只得存疑。

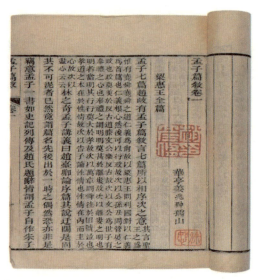

《孟子》

《梁惠王下》云："寡人有疾，寡人好货……寡人有疾，寡人好色。"好货劳心，好色劳精，太过则成疾，皆有损健康，故齐宣王自谓"寡人有疾"。

五、其他诸子医学思想

诸子百家像一颗颗明星，镶嵌在中华文化的银河中，不仅闪烁着哲学、文学、史学等智慧的光芒，同时还绽放出医学思想的异彩。

（一）阴阳五行学说

阴阳五行学说，是我们的祖先在漫长的生活实践中逐步总结出来的。诸子著作中保存了大量相关资料，其中以《列子》《管子》《老子》《关尹子》《吕氏春秋》和《阴符经》等记载得比较丰富。

先秦诸子对阴阳的论述比较全面，从它的形成、特性以及应用等方面，都有精详的论述。"天下皆知美之为美，斯恶矣。皆知善之为善，斯不善矣。故有无相生，难易相成，长短相形，高下相倾，音声相和，前后相随。"（《老子·二章》）由于事物的对立,产生了阴阳的概念。《列子·天瑞》篇也说:"能阴能阳,能柔能刚,能短能长,能圆能方,能生能死,能暑能凉,能浮能沉,能宫能商,能出能没……"阴阳之间既是对立斗争的,又是依存互根的,"阴阳变化,一上一下,合而成章。浑浑沌沌,离则复合,合则复离。"（《吕氏春秋·季春纪》）

（二）天人相应思想

"天人相应"是古人在自然法则和朴素的唯物论指导下形成的一种医学思想,它认为世界上一切事物相互之间都有着密切的联系。人们的生命活动,时时刻刻都受到自然界变化的影响。

1. 日月与人

日月离人虽远,但对人体影响甚大。日月的运行,产生了寒暑、季节、时辰的更替,直接关系人的生活。所以《吕氏春秋·精通》篇说:"月也者,群阴之本也。月望则蚌蛤实,群阴盈;月晦则蚌蛤虚,群阴亏。"《吕氏春秋·不苟论》说:"日月星辰之行当,则诸生有血气之类,皆为得其处而安其产。"前者虽说蚌蛤,但人物一理,且《黄帝内经》亦有"月始生,则血气始精……月郭满,则血气实,肌肉坚;月郭空,则肌肉减"的记载。

2. 气候与人

四时更易,气候的寒热温凉应时而至,是自然界万物生化不可缺少的条件。"雪霜雨露时,则万物育矣,人民修矣,疾病妖厉去矣。"（《吕氏春秋·察贤》）如若四时反常,就要导致疾病。《吕氏春秋》对四季流行病病因学作了如下记载:"孟春……行秋令,民大疫"（《孟春纪》）"仲春……行夏令,则民多疾疫"（《仲春纪》）"仲夏……行秋令,民殃于疫"（《仲夏纪》）"季夏……行春令,多风咳"（《季夏纪》）"孟秋……行夏令,民多疟疾"（《孟秋纪》）"季秋……行春令，民气懈堕"（《孟秋纪》）"仲冬……行春令，民多疾疠"（《仲冬纪》）。《礼记》中也有同样的记载。

3. 地理与人

地理环境对人的身体亦有着较大的影响，不仅《黄帝内经》有相关记载，而且诸子中也有相同或相似的认识。《孔子家语·执辔》即云："坚土之人刚，弱土之人柔，墟土之人大，沙土之人细，息土之人美，秏土之人丑。食水者善游而耐寒，食土者无心而不息，食木者多力而不治，食草者善走而愚，食桑者有绪而蛾，食肉者勇毅而悍，食气者神明而寿，食谷者知慧而巧……"《吕氏春秋·尽数》还记载有环境和某些地方病的关系。"轻水所，多秃与瘿人；重水所，多尰与躄人；甘水所，多好与美人；辛水所，多疽与痤人；苦水所，多尪与伛人。"

（三）内外兼修的养生术

先秦诸子中的养生内容十分丰富，尤其注重内在养心与外在养身的结合，现简析如下。

1. 重精气、顺自然

"人始生，先成精"（《素问》），生命的开始，是由于精气的形成，所以精气也就密切关系到人的生长、发育、寿夭等各个环节。《列子·黄帝》篇亦强调养生首要"尽其性，养其气"，老子说的"载营魄抱一"（精神与形体合一）"专气致柔"（专精守气，致力柔和），即是很好的说明。

"道法自然"是《老子》首先提出的，认为"道"是万物之本源，当然也决定着人们的生老病死，其具体做法是"啬""贵柔"和"守雌"，究其内涵，与"精气"是言异而质同的。《庄子》对此又有所发挥，《淮南子》也有"道至高无上，至深无下"的论述。

2. 强调恬淡虚无

《吕氏春秋》认为"欲"乃人之常情。"天生人而使有贪有欲，欲有情……耳之欲五声，目之欲五色，口之欲五味，情也。此三者，贵贱愚智贤不肖，欲之若一。"（《情欲》）指出"欲"的主宰是心，"谨养之道，养心为贵"（《孟夏纪·尊师》）。"声禁重，色禁重，衣禁重，香禁重，味禁重，室禁重。"（《孟春纪·去私》）"世之人主贵人，无贤不肖，莫不欲长生久视，而日逆其生，欲之何益？凡生之长也，顺之也；使生不顾者，欲也；故圣人必先适欲。"（《孟春纪·重己》）恬淡虚无、节制欲望是养生中关键的一环。其他，如《老子》《庄子》等也有精辟的论述。

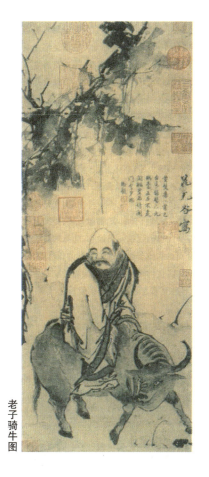

北宋（传）。晁补之。此图纵高 50.6 厘米，横宽 20.4 厘米。台北故宫博物院藏。

老子骑牛图

3. 节房室、适饮食

色欲过度，耗精伤真，损于先天；饮食不节，恣食膏粱厚味，戕伐后天，这样都会导致疾病，使人不能"年度百岁而去"（《黄帝内经》）。"修宫室，安床第，节饮食，养体之道也。"（《吕氏春秋·孝行览》）说明养身之道在于节房事、适饮食。《韩非子·杨权》云："夫香美脆味，厚酒肥肉，甘口而疾形；曼理皓齿，说情而损精。"古人形象地把色欲比成"伐性之斧""攻心之鼓"；把美味佳肴喻成"腐肠之药"，示后人以诚心留意。

4. 适居处、调衣着

古人已经认识到，居所的燥湿、阴阳能影响身体，衣服的多寡，也要随季节的寒温而更易，这样才有利于身体的健康。《吕氏春秋·开春》："饮食居处适，则九窍百节千脉皆通利矣。"因此居处要"辟燥湿"，房间的大小要适宜，因为"室大则多阴，台高则多阳；多阴则蹶，多阳则痿，此阴阳不适之患也。是故先王不处大室，不为高台，味不众珍，衣不燀热。燀热则理塞，理塞则气不达"，而"其为宫室台榭也，足以辟燥湿而已矣。"（《吕氏春秋·孟春纪·重己》）。在今天看来，这种观念仍是正确的。

5. 常运动、练气功

生命在于运动，古人对此早已有了认识。正如《吕氏春秋·季春纪·尽数》所说的"流水不腐，户枢不蠹，动也。形气亦然，形不动则精不流，精不流则气郁，郁则病矣"，强调了动的重要性。《吕氏春秋》还载，"巫山之下，饮露吸气之民"，《山海经》中也有类似的记载。这对正确认识养生书中神仙的内涵，有莫大的帮助。

以上是对先秦诸子的养生特点的简述，也是其精华所在。

（四）脏腑学说的阐述

《荀子·解蔽》云："心者，形之君也，而神明之主也，出令而无所受令。"《关尹子》等记载了精、神、魂、魄等所藏存的脏腑；《子华子》根据五行学说，讨论了五脏的生理特点，"火气之喜明也，木气之喜达也，金气之喜辨也，水之气藏也，土之气发生也"；《吕氏春秋·恃君览·达郁》阐明了人的血脉贵乎流畅，郁则为病。另外，《子华子》还有精、神、魂、魄概念的记载，与《黄帝内经》中所述的"生之来谓之精，两精相搏谓之神，随神往来者谓之魂，并精而出入者谓之魄"如出一辙。

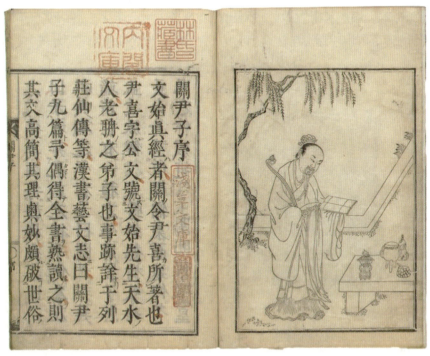

《文始真经》

该经书是白井真纯校注的版本，关尹子著。其书文辞隽永，意境深远，极大地体现了"道"的内涵。日本内阁文库藏。

对医学心理学的研究，诸子中有不少人取得了很高的成就，墨子就是其中一位。他在《墨子》中讨论了心与物的关系，认为物为本原，任何物体之所以运动，皆因其本身具有"力"，人身不仅有力，而且有生命。"生，形与知处也"说明了形体与知能同时存在才是"生"。他还论述了人们在睡眠时的潜在活动，"卧，知无知也"。当人们睡觉的时候，形骸的知能是存在的，不是不活动的，但闭目塞听不与外物接触，是以无所知。可见，人的形体于睡眠时"知"的状态，是潜在的活动。

（五）疾病与治疗

"审证求因"是中医的一句古语。先秦诸子中的不少子家，亦深谙其理，对疾病的病因病机，已认识到有内伤七情、饮食、外感六淫时邪等。《吕氏春秋·达郁》中的论述尤详，"血脉欲其通也……精气欲其行也。若此则病无所居，而恶无由生矣"。如因为"民欲不达""大怒"等情志刺激，影响精气血脉的运行，导致"气郁"为患，即所说的"精不流则气郁"（《吕氏春秋·季春纪·尽数》），"病之留、恶之生也，精气郁也"（《吕氏春秋·恃君览·达郁》）。临床见证因郁的部位不同而异，"郁处头则为肿为风，处耳则为挶（耳重听的疾病）为聋，处目则为眵（眼睛分泌物）为盲，处鼻则为鼽为窒，处腹则为张（腹胀）为疛（腹痛），处足则为痿为蹷"（《吕氏春秋·季春纪·尽数》），这是讨论的情志为病。"膏粱……进之病胃者，则呕逆而弗食"，这是说饮食不节致病。

在疾病的治疗方面，《庄子》中不但有治龟手的药，而且还有四则病案的文字记录。《列子·周穆王》还讲到了心理疗法。

关于地方病学、流行病学，《吕氏春秋》记载得非常详尽，共有六项之多。同时还记载了区域居处的不同，可致发不同的地方病或疾病，室大"多阴则蹷"，台高"多阳则痿"（《吕氏春秋》）。住所不同，好发之病也就不一样。

（六）其他医药散絮

先秦诸子记载了很多医学史料。关于"良医"的标准，《吕氏春秋·慎大览·察今》有"良医，病万变药亦万变"；《管子》对当时齐国京城的一些医疗制度做了记载。

《孙子兵法》等兵家著作，虽对医学没有直接述及，但对医学思路和思维方法的开阔，有一定的启迪和影响。兵家讲用兵打仗，医家讲用药（针）治病，道理颇相一致。"用药如用兵"就是这一思想的体现，有人说从事中医临床应读《孙子兵法》，这是很有道理的。

第四章
秦汉三国时期

◆ **第一节　历史背景** ◆

一、秦扫六合归一统

前 1046 年，周武王姬发实行分封制，先后封有鲁、齐、燕、卫、宋、晋、虢等 71 个诸侯国，而这些诸侯国享有高度自治权，这为以后中原五百年乱世征伐埋下了伏笔。及至前 453 年，韩、赵、魏推翻当时最为强大的诸侯国晋国，战国格局基本形成，史称"三家分晋"。在此后的两百年间，各国相互征伐不断。但是，韩、赵等六国气运渐衰，而君主亦多昏庸之辈，只有秦国自孝公传六世明君。如纵横天下、平定内乱的秦惠王；威震中原、问鼎东周的秦武王；东征西讨、奠定大局的秦昭襄王。到了秦王嬴政时，其余六国已不过是苟延残喘之辈，"东出横扫六国"的统一大业遂拉开了序幕。

前 221 年，秦始皇统一六国，混乱

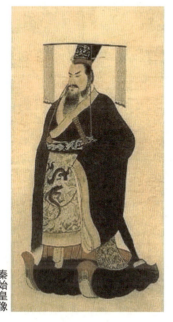

秦始皇像

了几百年的中原大地迎来了崭新的时代。秦始皇完成统一大业后，进一步巩固了中央集权制，实行郡县制和官僚制，我国的社会经济文化得到了发展，民族间的团结和国家的统一得到了巩固。秦朝，书同文、车同轨、统一度量衡，秦始皇功在千秋。虽然秦始皇大兴文字狱和文化专制主义统治政策曾焚无数儒家经籍（"焚书坑儒"），但医、卜等类书籍幸免于难。

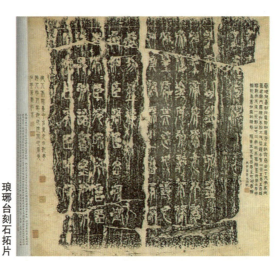

琅琊台刻石拓片

秦代。琅琊台刻石是李斯随秦二世东巡诸城琅琊台时所立。刻石分为两部分，前半部分是"始皇颂诗"，刻于秦始皇二十八年（前219），后半部分"二世诏书"刻于秦二世元年（前209），具有开国纪功的意义，与《峄山刻石》《泰山刻石》《会稽刻石》合称"秦四山刻石"。中国国家博物馆藏。

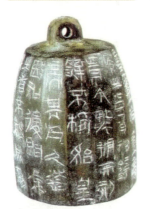

秦诏版铜斤权

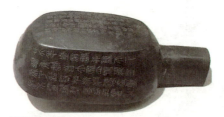

秦诏版铜椭量

"秦诏版"文字为小篆，刻在权量上，不仅可以将统一度量衡以法律文书的形式昭告天下，也可将全国统一文字"小篆"的写法公布于众。目前我国出土的刻有"秦诏版"文字的遗物，主要刻在权（称重量）量（测容量）器物上，形状有方形、条形、筒形、蛋形等。

秦始皇不但是一位出色的政治家，还是一位杰出的战略家和改革家。他命全国范围使用一种叫"秦半两"的圆形方孔钱作为全国通用的货币，就此统一了货币。他还主持设计了阿房宫，修筑了长城，建立了最早的太学和律学等。这些都对我国后世产生了深远的影响。

在文学艺术方面，秦始皇也有建树。他在统一六国后，下令收集各国的史官记录并编纂成书，取名《秦记》。他还命令一些文人专门搜集史料、撰写史书。

秦皇在文化、科技方面取得的成就和影响是巨大的。他把秦朝建设成为一个强大的国家，为我国后来几千年封建社会经济文化持续发展奠定了坚实基础。

二、汉立神威视天下

前 202 年，刘邦在山东定陶称帝，西汉正式开国。刘邦定国号为汉，并把国都定在关中地区的长安（今陕西省西安市）。刘邦之所以将都城定于此，主要是出于政治上的考虑。关中地区土地肥沃、物产丰富，面山带河，四塞为固，阻三面（西、南、北）而守，气候条件适宜，且靠近当时的经济中心城市洛阳。据《史记》记载，西汉建国之初的人口为 500 万人，其中关中地区就有 240 万人。当对中原的威胁来自西北或北方势力时，择都长安利于抵御外敌，从而便于壮大西汉的力量。

西汉建立之初，由于自然灾害频繁，加上社会动乱，农业生产和社会经济发展较为缓慢，经济处于崩溃的边缘。在农业生产方面，汉朝实行休养生息的政策，经济得以逐步恢复和发展。西汉初期，朝廷向农民征收的租税并不重，但到汉武帝时，就逐渐加重了税负，并以"算缗"和"告缗"的办法向商人征收"算缗钱""告缗钱"和"均输钱"，这些措施都是为了增加政府的收入。

西汉时期，文化有了很大的发展。董仲舒提出"天人感应"说，反对孔子的"仁政"说，宣扬君权神授说，主张"罢黜百家，独尊儒术"，将儒学定为一种正统思想，对汉代以后的封建文化产生了深远影响。此外，司马迁撰写《史记》、张骞通西域、苏武出使匈奴等历史事件，都是历史上浓墨重彩的画面。

两汉时期经学鼎盛，所以此时的医学理论也自然而然地刻上了经学的烙印。

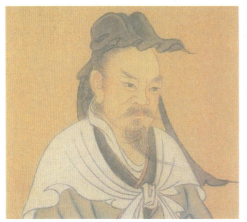

董仲舒像

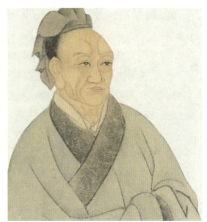

司马迁像

三、医学发展第一峰

秦汉时期是中国历史上的第一个大一统时期，自秦始皇统一六国，再到汉武帝北击匈奴、出使西域，中国的版图达到了历史性的巅峰。这一时期，政治安定，经济发展，国泰民安。在这种历史和环境条件下，我国的中医药发展也进入了一个前所未有的高峰期。医学理论、医药著作、名医名方、医疗制度等方面都有长足的发展。

在医学理论方面，西汉初期的医学家贾谊在《新书·医药》中提出了"相须为用"的辨证论治原则，这对后世影响很大；西汉中期，《黄帝内经》一书内容逐渐完善并最终成书，该书是中医理论的奠基之作。其中提到了"阴平阳秘，精神乃治"的理论，进一步发展和完善了阴阳学说在中医理论体系中的应用。阴阳学说在中国传统医学中占有重要地位，它不仅反映了古代医疗水平的提高，而且对后世影响深远。西汉中期以后，对中医学理论体系的形成具有重要意义的"四诊法"成为重要内容之一，经长期实践证明，这套医学理论体系是符合中医理论发展规律的。

药物运用方面，汉代医药文献记载较多，内容丰富，而且多为此前古文献所未载，所以对于我们研究当时医药文献情况和探讨古代医药学理论和实践具有重要意义。另外，汉代有不少民间药物得以流传下来；汉代还把药物分为食物和药物两大类，食物中又分为肉类、谷物类、蔬菜类和果品类，药物则包括了矿物类、动物类、植物类。

疾病防治方面，秦汉时期，人们对疾病防治的认识，除了疾病本身，还注意到人与人之间的差别。《史记·扁鹊仓公列传》："疾之居腠理也，汤熨之所及也；在血脉，针石之所及也；其在肠胃，酒醪之所及也；其在骨髓，虽司命无奈之何！……使圣人预知微，能使良医得蚤从事，则疾可已，身可活也。人之所病，病疾多；而医之所病，病道少。故病有六不治：骄恣不论于理，一不治也；轻身重财，二不治也；衣食不能适，三不治也；阴阳并，藏气不定，四不治也；形羸不能服药，五不治也；信巫不信医，六不治也。有此一者，则重难治也。扁鹊名闻天下。过邯郸，闻贵妇人，即为带下医；过雒阳，闻周人爱老人，即为耳目痹医；来入咸阳，闻秦人爱小儿，即为小儿医：随俗为变。秦太医令李醯自知伎不如扁鹊也，使人刺杀之。至今天下言脉者，由扁鹊也。"这段记载说明：对疾病的预防和治疗应该因人、因地、因时制宜，这样才能取得更好的效果。

医学教育方面，西汉太医署设置了医学教育机构，并制定了各种相关制度。《汉书·艺文志》记载，当时的太医署"自置博士弟子十人"，其中有一半以上是医学博士。在太医署学习的学生，可免劳役。汉武帝曾命太医院推荐人才，到汉武帝末年，全国各地的医学人才辈出，而且很多人都受过太医署的教育和培训。在医学人才的培养方面，西汉和东汉也有不同的特点。西汉主要培养高层次的医生，东汉则主要培养基层医生。

下面我们会对秦汉时期的中医药学发展进行更加详细的介绍。

◆ 第二节　宫廷医药 ◆

一、医官征召及选拔制度

秦汉时期，中央高度集权，官吏数量增加迅速，虽然皇室和王公贵族重视健康保健，但并没有设立单独的医官培养机构。为了充实宫廷医疗队伍，统治阶级通过选拔的方式，吸引民间的名医为皇室服务，这种逐渐形成的征召制度在战国时期已初见端倪。

秦统一六国之后，秦始皇为达到长生不老的目的，召集各地的能人异士炼制方药，"悉召文学方术士甚众，欲以兴太平，方士欲练以求奇药"。虽然征召医官的目的是满足皇帝的一己之私，但这种行为起到了充实医事组织和医疗机构的作用。

汉朝也曾多次征召医官。"征天下通知逸经、古记、天文、历算、钟律、小学、《史篇》、方术、《本草》及以《五经》《论语》《孝经》《尔雅》教授者，在所为驾一封轺传，遣诣京师。""昭帝末，寝疾，征天下名医。"此时期，征召的专职医家主要为统治阶层服务。

二、医官设置的完善

秦汉具有高度的封建集权特性，在医政方面体现在作为医政组织形式的医官设置上。与先秦相比，秦汉时期的医官设置更加完善规范，这是医政活动开展的基础，也是医政发展的保障。秦汉医官设置主要分为中央医官和地方医官。

（一）中央医官设置

1. 秦朝中央医官的设置

在秦朝的国家机构中，少府是九卿之一，少府下设置六丞，"太医令丞"便在其中。太医令丞包括太医令和太医丞。令为长官，丞为助手。因为令和丞都是主管医药行政的高级长官，故或合称为令丞，负责医疗事务，归少府管辖。秦武王时便已经有"太医令"的官衔，如："扁鹊入咸阳，秦太医令李醯自知伎不如扁鹊也，使人刺杀之。""太医署，周官有医师上士、下士，掌医之政令；秦、两汉有太医令、丞，亦主医药，属少府。"普遍认为，太医不仅承担着为中央官员诊治疾病的责任，还担负着管理地方医疗工作的职能。

2. 西汉中央医官的设置

西汉时期，地位最高的医官是"太医令丞"，类似于后来的太医院使。此时，中央政府的医职形成了两个系统，分别是太常和少府。《汉书》记载了太常和少府的机构设置："奉常（太常），秦官，掌宗庙礼仪，有丞。景帝中六年更名太常。属官有太乐、太祝、太宰、太史、太卜、太医六令丞，又均官、都水两长丞，又诸庙寝园食宫令长丞，有雍太宰、太祝令丞，五畤各一尉。""少府，秦官，掌山海池泽之税，以给共养，有六丞。属官有尚书、符节、太医、太官、汤官、导官、乐府、若卢、考工室、左弋、居室、甘泉居室、左右司空、东织、西织、东园匠十六官令丞，又胞人、都水、均官三长丞，又上林中十池监，又中书谒者、黄门、钩盾、尚方、御府、永巷、内者、宦者八官令丞。"西汉为何设置太常和少府两种太医令，史书并未说明理由，对于太常太医令丞和少府太医令丞两者的职责分工，后人也颇多猜测，近代史学家陈直认为："太常之太医，是主治百官之病；少府之太医，是主治宫廷之病。"另一种较为主流的观点是：太常太医令丞具有宫廷太医长官和政府卫生行政长官的职能，相当于后世的太医院使；而少府太医令丞则负责王室的医药管理，逐渐演变成后世管理药品的尚药局。

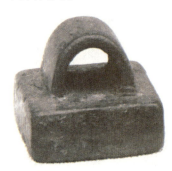 

太医丞印

汉代。铜质。宽 2.5 厘米，通高 3 厘米，重 59 克。方形，互钮。《后汉书》曾载郭玉 "和帝时为太医丞"。该印可与此印相印证。该印为迄今所见最早的医生用印。北京故宫博物院藏。

3. 王莽新政时期中央医官的设置

两汉之间，王莽新政托古改制，曾设立"太医尚方"一职。"翟义党王孙庆捕得，莽使太医尚方与巧屠共刳剥之，量度五藏，以竹筳导其脉，知所终始，云可以治病。"由此可见，"太医尚方"应为王莽新政时期所设置的医官，而且这也是有关中医解剖的早期记载。

4. 东汉中央医官的设置

东汉中央医官的设置与西汉时期有些区别。太常太医令丞被取消，仅在少府中设置太医令一人，负责管理全国的医疗卫生行政工作，相当于现代的卫生部部长，其下设药丞、方丞各一人。据记载："太医令一人，六百石。本注曰：掌诸医。药丞、方丞各一人。本注曰：药丞主药，方丞主药方。"此外，史料中还有中宫药长、尝药监等药职的记载。中宫药长的工作职责是为皇族调配药剂，尝药监的工作职责则是在皇族患者服药前尝药，以确保他们用药的安全。两者都是宦者为之，所以应该是专门为皇帝、后宫嫔妃服务的。"中宫药长一人，四百石。本注曰：宦者。"章和二帝之后，中官范围稍广，加尝药、太官、御者、钩盾、尚方、考工、别作监，俸禄六百石，由宦官担任这些官职，转为兼副，或省，故录本官。

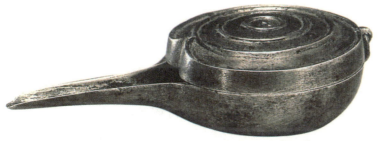

银长流匜灌药器

西汉。药器呈盒形，口微敛，有长流，腹浅。盖作子口，上有凸弦纹四周，中心为一乳钉，盖与身以活钮相连，为医用灌药器皿。河北博物院藏。

（二）地方医官设置

秦时，地方设有四级行政机构，包括郡、县、乡、亭。在这些机构中，有的由其长官负责管理医疗卫生工作，有的设专职医生提供医疗卫生服务。

1975 年在湖北省云梦县出土的《睡虎地秦墓竹简封诊式》，记载了县级长官"令史"兼有统管医疗卫生事宜的佐证。《出子爰书》（出子即流产）《贼死爰书》（贼死即他杀）《经死爰书》（经死即缢死）说明"令史"有对某些死亡病例进行调查处理的责任，并且从现场检查到讯问等均有一套比较完备的程式，并记录在案。

亭，秦代地方行政组织中最低一级的官僚机构，设亭长统管，"一为亭父，掌开闭扫除；一为求盗，掌逐捕盗贼。"可见，"亭父"的主要职责是清洁卫生，类似于我们今天的环卫防疫之官。《睡虎地秦墓竹简封诊式》"病爰书"不仅记载了麻风病最早的完整病例，还描写了对麻风病作出诊断的地方医生。可见早在秦代，基层组织机构中就设立了专职医生。

西汉之初，在吸取前朝灭亡教训的基础上，为了便于统治，实行了郡国并行制，权力集中在中央，将皇姓和外姓有功之人分封诸侯。各诸侯国机构和制度设置基本与中央一致，其不同之处体现在医官体系上。《后汉书·百官志》记："医工长，本注曰：主医药。"医工长在中央医官制度中是不存在的，但存在于诸侯国中，其负责诸侯王及王室权贵的医药行政工作。河北满城中山靖王刘胜墓曾出土刻有"医工"字样的铜盆，这应当是服务于刘胜的医工少沂所专用的医疗器皿。

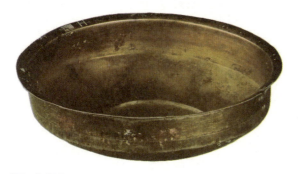 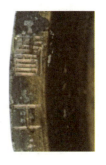

"医工"铜盆

西汉。该铜盆高 8.3 厘米，口径 27.6 厘米，底径 14 厘米。它是最早有"医工"铭文的医用器物，也是最早的专用医疗器具。中国国家博物馆藏。

东汉地方官医体制大体沿袭西汉，但有两点不同，一是增设了医曹吏一职，二是地方官医不再隶属中央官医系统，改由地方官医管理。

◆ 第三节　医林轶事 ◆

一、淳于意与"诊籍"

西汉唯一见于正史记载的医学家就是淳于意。司马迁在《史记》中记载了他的二十五则医案,称为"诊籍",这也是中国现存最早的病史记录。

(一) 精于医术的"粮官"

淳于意(约前205—前150),西汉临淄(今山东淄博)人,因其曾任齐国的太仓长,人称"仓公",或"太仓公"。太仓是古代国家设置的大粮仓,淳于意就是掌管粮仓的官员。作为粮官,淳于意却热衷于医学,并且有着精湛的医术。

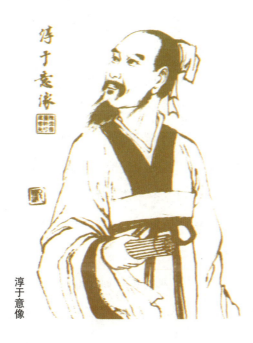

淳于意像

早年,淳于意为了学习医学,拜公孙光为师,研习古方。公孙光非常喜爱这个学生,认为他天资聪颖,将来"必为国工"。于是公孙光将淳于意推荐给了临淄的名医公乘阳庆。当时公乘阳庆已年过花甲,他将古先道遗传的"脉书上下经、五色诊、奇咳术、揆度阴阳外变、药论、石神、接阴阳禁书"等全部传授给淳于意。出师后,淳于意医术大进,尤其精于诊断,临证时辨证施治,针药合用，有起死回生之能力。

由于淳于意医术精湛且学识渊博，各诸侯王均想招募其为己所用，但淳于意不甘心只为王公贵族治病，便时常找借口拒绝。他曾经先后拒绝了赵王、胶西王、济南王、吴王等诸侯王的邀请，因此遭到诸侯王的记恨。

史载齐文王患肥胖病，气喘、头痛、目不明、懒于行动。淳于意听说后，认为这些症状属于形气俱实，应当调节饮食，运动筋骨肌肉，开阔情怀，疏通血脉，以泻身体内的有余之物，反对庸医使用灸法治疗。然而，齐文王没有听从，最终死于庸医之手。齐文王死后，几个诸侯王便借机诬告淳于意"不为人治病，病家多怨之者"，汉文帝派人拘拿了淳于意，将他押送到长安定罪。查案时，淳于意被查出曾经私自迁徙户籍，违背了汉代的户籍管理制度，最终判其"肉刑"。

（二）缇萦救父

身陷牢狱，淳于意该怎样脱身呢？淳于意没有儿子，只有五个女儿，当皇帝下诏书命他进京问罪时，他只能感伤无男随行。淳于意的幼女缇萦当时只有 15 岁，此时却挺身而出，愿意随父西入长安。

一路上缇萦悉心照顾老父，到达长安后，她又大胆上书汉文帝，为父申冤，同时陈述"肉刑"的种种弊端，并提出愿为官婢，以换得父亲"改过自新"的机会。汉文帝感其赤诚，不但释放了淳于意，还废除了由来已久的"肉刑"。"缇萦救父"的壮举不仅推动了西汉王朝刑法体制的改革，更博得了后世的赞叹。班固曾在《咏史·缇萦》中题诗称赞道："百男何愦愦，不如一缇萦"。"缇萦救父"也成为中国历史上二十四孝故事之一，流传千古，后被刊入清同治时期的百孝图中。

汉文帝在诏问淳于意时，要求他介绍自己的经历，淳于意如实向皇帝陈述了自己拜师、行医、授徒的经历。其间，在讲述自己行医过程时特别提道："今臣意所诊者，皆有诊籍。"这里的"诊籍"就是医案，是淳于意临床诊疗病例的记载，一共有 25 则。每则病案均记载了患者的姓名、年龄、性别、职业、居所、症状、病名、治疗、预后等内容。

可贵的是，司马迁将这些内容详细记载在《史记》中。这些"诊籍"成为我国医学史上现存最早的医案记录，其内容可靠且完整，已涵盖了现代医案的基本要素，集中反映了淳于意的医学思想。

（三）"诊籍"的价值

"医之有案如史之有传。"确实，医案既是复诊或病案讨论的一手资料，也是疾病统计和临床科研的重要依据。淳于意的"诊籍"为后世了解西汉时期的医学水平提供了珍贵的历史资料。从"诊籍"所记录的患者身份、职位来看，既有王侯将相、达官贵人，也有百姓、奴仆、侍者、医生等，说明淳于意的接诊范围较为广泛。其中，男性 18 例、女性 7 例，涉及内、外、妇、儿、口腔、精神等各科疾病。值得一提的是，25 例病案并未全部治愈，而是"时时失之"，其中病情较重，难以医治而亡者有 10 案。淳于意对自己主观认识上的失误也如实记载，反映出淳于意认真严谨的态度。

同时，"诊籍"中所使用的诊断方法已包括望、闻、问、切四诊法。"诊籍"尤其注重脉法，在 25 则病例中有 20 例主要通过脉诊进行诊断。其中一案讲到齐国的淳于司马患病，每日"泄数十出"，泄下情况非常严重，淳于意仔细诊脉后认为，淳于司马的病状因饱食之后又驱疾行走，伤及胃肠所致，嘱其"为火剂米汁饮之"。有个叫秦信的医生听后大笑，认为淳于意诊断错误，断言淳于司马在九日后会死掉。九天后，患者在淳于意的调治下痊愈了，其关键就在淳于意根据其脉象做出了正确诊断。

从"诊籍"所记述的 25 例病案中可以看出，每案都对发病机理进行了详细分析，其治疗方法和剂型亦颇为丰富。在治愈的 15 则病案中，就

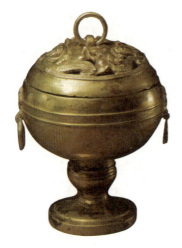

鎏金铜熏炉

西汉。高 14.4 厘米，口径 9.3 厘米。淄博市博物馆藏。

有内服、外用、针灸、物理疗法等治法。这些药物和治法至今仍为中医界所习用，如用苦参汤治龋齿、用药酒祛风、用芫花驱虫、用莨菪止痛、用硝石逐瘀、用熏药祛寒、用冷敷泻火等。而"诊籍"中提到的齐太医所用的"半夏丸"则被认为是我国最早使用丸药的记载。

"诊籍"为后世研究淳于意的医学成就、医学思想提供了可靠的医史文献资料，在我国医药史上具有极高的研究价值。

二、董奉与杏林

董奉，又名董平，字君异，号拔墘，侯官县（今福州长乐）人，建安三神医之一，开创了"南康医学"与"道教医学"的先河。他大约生在东汉末的 168—220 年间，卒年大约是西晋的 265—313 年间，享年近百岁或百余岁。"杏林春暖"的典故就是源自董奉的传说，至今医家仍以"杏林中人"自居，并尊其为"杏林始祖"。

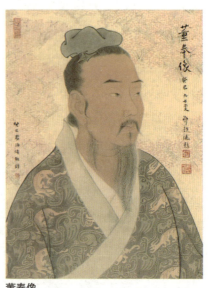

董奉像

（一）士燮死复生

士燮，交趾太守，在平均寿命才二三十岁的古代，他享年九十岁，是非常难得的。可是根据记载，他曾因病"去世"三日。士燮"去世"第三日，恰逢董奉躲避战乱来到苍梧（广西一带）。董奉登门拜访，见状拿出三颗小小的药丸塞到其嘴里。这时候，士燮已经闭气了，无法吞咽，所以董奉就让人给他喂水，然后用力摇他的头使药丸融化。没想到，士燮吃下药不久就睁开了眼睛，手脚也能动了。过了半天，人都可以坐起来，四天后就可以说话了。士燮为感谢董奉，给他盖了一座楼，供奉吃喝。可是董奉只吃肉脯干及枣子，偶尔喝喝酒。

住了一年，董奉向士燮辞行。士燮非常不舍得，无奈董奉去意已决。士燮问董奉是否需要准备船，董奉说不用，只要了一副棺材。士燮只好按他的吩咐办。第二天，董奉突然死了，士燮非常痛苦地把他安葬。过了七天，有人说在其他地方见到董奉，并且托他向士燮问好。士燮吓了一跳，赶紧把坟墓挖开，发现棺材里面只剩下一幅画。

（二）杏林传佳话

后来董奉定居庐山，一直给当地的老百姓看病，且分文不取，只要求治好病后，帮他栽种杏树，病情重的治好了种 5 棵，病情轻的种 1 棵。就这样，过了几年，他的住所附近就有了一大片杏树林，春暖花开，极为好看。

等到杏子熟了，有人来买，他就设了一个草屋，立了一块牌子，告诉大家，要买杏就直接摘，不用告诉他，但是必须遵守规矩，摘多少就必须放等价的粮食在草屋里。有些人不守规矩，少放多拿，这时就会有几只老虎跑出来。他们赶紧逃跑，到家一看，最后袋子里剩下的杏，就和自己放的粮食一样多。

曾经有人跑去偷杏，老虎就追到他家里把他咬死了。家里人知道是偷了杏子的缘故，便赶紧把东西还回去，并且向董奉求情。回去后，那个人竟然又活过来了。每年，董奉都会把换来的粮食施舍给贫穷的老百姓和穷困的游人。

（三）经年貌不易

董奉是侯官县人。当时有一个少年人，在侯官县当县长，看见董奉大概是三四十岁的样子。后来过了五十多年，这个人又路过侯官，他当时的老同事都垂垂老矣，只有董奉的相貌没有变化。于是就问他："你是不是成仙了？我当年看你长这样。怎么几十年了，你竟然还是如此。"董奉答："这只是偶然的事情。"

三、壶翁与费长房

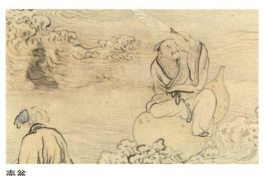

壶翁

壶翁（约 2 世纪），不知其姓名，一称"壶公"。一说"壶公谢元，历阳人，卖药于市。不二价，治病皆愈。语人曰：服此药必吐某物，某日当愈，事无不效。日收钱数万，施市内贫乏饥冻者。"可见，壶翁是一位身怀医技、乐善好施的隐士医家。由于他诊病卖药处常悬一壶作为医帜，所以人称"壶翁"。民间有关于他的许多神话故事。

壶翁曾将医术传授于费长房。《后汉书》说："费长房者，汝南人也。曾为市掾。市中有老翁卖药，悬一壶于肆头，及市罢，辄跳入壶中。市人莫之见，唯长房于楼上睹之，异焉，因往再拜奉酒脯。翁知长房之意其神也，谓之曰：'子明日可更来。'长房旦日复诣翁，翁乃与俱入壶中。

唯见玉堂严丽，旨酒甘肴，盈衍其中，共饮毕而出。翁约不听与人言之。后乃就楼上候长房曰：'我神仙之人，以过见责，今事毕当去，子宁能相随乎？楼下有少酒，与卿与别。'……长房遂欲求道……遂随从入深山……翁还，抚之曰：'子可教也。'……遂能医疗众病。"类似记载，还见于葛洪《神仙传》等。

这些记载虽然语涉传奇色彩，但若揭其神诞外衣，不难知壶公、费长房乃东汉时名医。壶公的事迹传之甚广，历代医学家行医开业，几乎无不以"悬壶之喜"等为贺，或于诊室悬葫芦作为行医的标志，至今仍有不少诊所、药店、制药厂沿用这一传统。

◆ 第四节　医学人物 ◆

一、张仲景

张仲景（150—219），名机，字仲景，南阳郡（今河南南阳）人，一说尝任长沙太守，故又称"张长沙"，东汉末年医学家，被后人尊称为"医圣"。

（一）乱世立志

张仲景出生在没落的官僚家庭。其父亲张宗汉是个读书人，在朝廷做官。由于家庭的特殊条件，他从小有机会接触到许多典籍。他也笃实好学，博览群书，并且酷爱医学。他从史书上看到扁鹊望诊齐桓公的故事，对扁鹊高超的医术非常钦佩。"余每

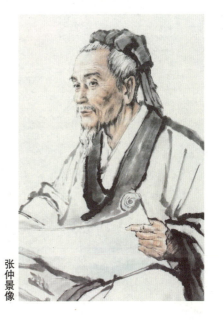

张仲景像

览越人入虢之诊，望齐侯之色，未尝不慨然叹其才秀也。"自此，张仲景对医学产生了浓厚的兴趣，这也为其后来成为一代名医奠定了基础。

当时社会，政治黑暗，朝政腐败，农民起义此起彼伏，兵祸绵延，到处都是战乱。黎民百姓饱受战乱之灾，加上疫病流行，很多人死于非命，真是"生灵涂炭，横尸遍野"，惨不忍睹。而官府衙门不想办法解救，却在一味地争权夺势，发动战争，欺压百姓。这使张仲景从小就厌恶官场，轻视仕途，并萌发了学医救民的愿望。汉桓帝延熹四年（161年），他10岁左右时，就拜同郡医生张伯祖为师，学习医术。

张伯祖是当时一位有名的医家。他性格沉稳，生活简朴，医术颇精。张仲景跟他学医非常用心，无论是外出诊病、抄方抓药，还是上山采药、回家炮制，不怕苦不怕累。张伯祖非常喜欢这个学生，把自己毕生行医积累的丰富经验，毫无保留地传给了他。比张仲景年长的一个同乡何颙对他颇为了解，曾说："君用思精而韵不高，后将为良医。"何颙的话更加坚定了张仲景学医的信心，学习更加刻苦。

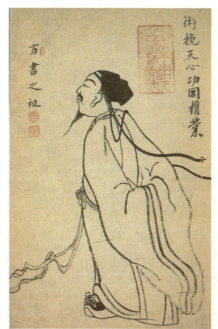

张仲景像

清·林钟。张仲景像出自《古代医家画像》，画中的张仲景被表现为一位仙风道骨衣带飘扬的文人；画的左上角题有"方书之祖"，右上角题有"术挽天心，功同相业"。英国伦敦医学博物馆威康收藏中心藏。

（二）辨证施治

古代封建社会，巫术盛行，巫婆和妖道乘势兴起，坑害百姓，骗取钱财。不少贫苦人家有人得病，就请巫婆和妖道降妖捉怪，用符水治病，结果无辜地被病魔夺去了生命，落得人财两空。张仲景对这些巫医、妖道非常痛恨。每次遇到他们装神弄鬼，误人性命，他就出面干预，理直气壮地和他们争辩，并用医疗实效来驳斥巫术迷信，奉劝人们相信医学。

为了使更多的病人能从巫术迷信中解脱出来，早日康复，张仲景刻苦探索，总结积累经验教训，形成了比较完善的认识疾病和解决疾病的理论体系，即"辨证施治"，也叫"辨证论治"。它是说，首先要运用各种诊断方法，辨别不同的症候，针对病人的生理特点，结合时令节气、地区环境、生活习俗等因素进行综合分析，研究其致病的原因，然后确定恰当的治疗方法。中医看病非常重视"辨证施治"，但在张仲景之前，尚未形成完整的一套临床方法。张仲景系统地总结了"辨证施治"，大大提高了他的医术。

（三）撰写医书

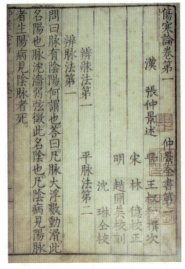

《伤寒论》

建安年间，瘟疫大流行，前后达5次，使很多人丧生，一些地方变成了空城，其中尤以死于伤寒病的人最多。如张仲景的家族，原来有200多人，自汉献帝建安元年（196年）以来，在不到10年的时间里，就死了三分之二，这些人中又有十分之七是死于伤寒病。这时候，东汉王朝四分五裂，张仲景官不能做，家也难回，于是他就到岭南隐居，专心研究医学，撰写医书。到建安十五年，终于写成了划时代的临床医学名著《伤寒杂病论》，共16卷，后世分为《伤寒论》《金匮要略》两书。

《伤寒杂病论》的贡献，首先在于发展并确立了中医辨证论治的基本法则。张仲景把疾病发生、发展过程中所出现的各种症状，根据病邪入侵经络、脏腑的深浅程度，患者体质的强弱、正气的盛衰，以及病势的进退缓急和有无宿疾（其他旧病）等情况，加以综合分析，寻找发病的规律，以便确定不同情况下的治疗原则。他创造性地把外感病的所有症状，归纳为六个症候群（即六个层次）和八个辨证纲领，以六经（太阳、少阳、阳明、太阴、少阴、厥阴）来分析归纳疾病在发展过程中的演变和转归，以八纲（阴阳、表里、寒热、虚实）来辨别疾病的属性、病位、邪正消长和病态表现。

《伤寒杂病论》一书中提出的治则以整体观念为指导，调整阴阳，扶正祛邪，加之汗、吐、下、和、温、清、消、补诸法，并在此基础上创立了一系列卓有成效的方剂。据统计，《伤寒论》载方113个，《金匮要略》载方262个，除去重复，两书实收方剂269个。这些方剂均有严密而精妙的配伍，其变化之妙，疗效之佳，令人叹服。尤其是该书对于后世方剂学的发展，诸如药物配伍及加减变化的原则等方面，都有着深远影响。其中许多著名方剂，在现今人民卫生保健中仍然发挥着巨大作用。

二、华佗

华佗，字元化，沛国谯（今安徽亳州）人。据考证，华佗约生于汉永嘉元年（145 年），卒于建安十三年（208 年），正值东汉末年三国初期。那时，军阀混乱，水旱成灾，疫病流行，人民处于水深火热之中，华佗非常痛恨作恶多端的封建豪强，十分同情受压迫受剥削的劳动人民。为此，他不愿做官，到处奔走行医，为百姓解脱疾苦。他不求名利，不慕富贵，一心致力于医药研究。他曾把自己丰富的医疗经验整理成一部医学著作，名曰《青囊经》，可惜没能流传下来。华佗批判地继承前人的学术成果，在总结前人经验的基础上，创立新的学说。其最突出的贡献应数酒服麻沸散的发明和体育疗法"五禽戏"的创造。

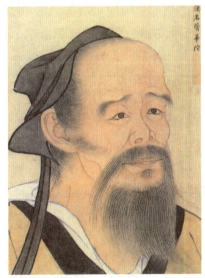

华佗像

（一）酒服麻沸散

利用某些具有麻醉性能的药品作为麻醉剂，在华佗之前就有人使用。

不过，他们或者用于战争，或者用于暗杀，真正用于手术治病的则几乎没有。华佗总结了这方面的经验，又观察了人醉酒时的沉睡状态，发明了酒服麻沸散的麻醉术，正式用于医学，从而大大提高了外科手术的技术和疗效，并扩大了手术治疗的范围。

自从有了麻醉法，华佗的外科手段更加高明，治好的病人也更多。他治病碰到那些用针灸、汤药不能治愈的腹部疾病，就叫病人先用酒冲服麻沸散，等到病人麻醉后没有什么知觉了，就施以外科手术，剖破腹背，割掉发病的部位。如果病在肠胃，就割开洗涤，然后加以缝合，敷上药膏，四五天伤口愈合，一个月左右病就全好。可见，华佗被尊为"外科鼻祖"名副其实。

（二）"五禽戏"

华佗对养生学有深入的研究，指出人应该经常运动，但是不能超过一定的限度。他模仿虎、鹿、熊、猿、鸟五种动物的姿态创编了五禽戏。这是一套使全身肌肉和关节都能得到舒展的医疗导引方法，强身健体，益寿延年。相传华佗在许昌时，天天指导许多瘦弱的人在旷地上练此功法，"用以除疾，兼利蹄足，以当导引。体有不快，起作一禽之戏，怡而汗出，因以着粉，身体轻便而欲食。"其套路要领被南朝陶弘景记录下来，成为流传至今，最早有完整套路的医疗体操。

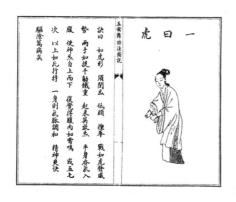

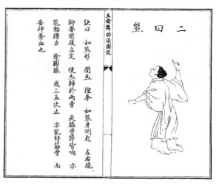

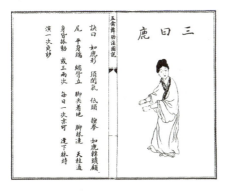

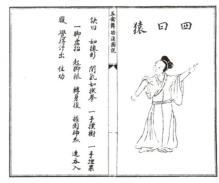

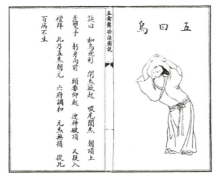

《内外功图说辑要》

清·席裕康。书中专门介绍了一种女子五禽戏的功法。所谓"五禽",一曰虎、二曰熊、三曰鹿、四曰猿、五曰鸟。学者先须静坐,专意调息,呼吸绵绵,若恍若惚,令气调熟而积,气积运行,周流百脉,方得气盈。再做五禽舞法,动以强身祛病。动静配合,以符生育消长之理。

（三）刮骨疗伤

相传,三国时期,关羽在攻打樊城的时候,右臂被毒箭射中。后来,伤口渐渐肿大,十分疼痛,经多方诊治始终无效。一天,部下前来报告,说名医华佗来了。华佗进来后说:"我是为治您的伤才来的。办法倒是有,就怕您忍受不了疼痛。"关羽听后笑了笑说:"我是一个久经沙场、出生入死的军人,千军万马尚且不怕,疼痛有什么了不起!"关羽一边和谋士下棋,一边袒胸伸出右臂。华佗抽出消过毒的尖刀,划开关羽胳膊受伤处的皮肉,只见骨头已变成青色。他用刀"咔嚓咔嚓"地将骨头上的箭毒刮净，而后缝合复原，敷上药，包扎好。手术后，关羽站起来对华佗说："现在我的右臂不疼了，您真是妙手回春啊！"

关羽中箭刮骨疗伤确有其事，但早在这事发生的几年前，华佗就已经故去了。这个故事原本是颂扬关羽有毅力、能忍耐，老百姓把华佗也编在了这个故事里，同时反映了华佗在人们心中医术高明的形象。

（四）华佗之死

华佗因治病得法，名震远近。他的同乡曹操，患头风病，请了很多医生治疗都不见效，听说华佗医术高明，就请他医治。华佗只给曹操扎了一针，头痛立止。曹操怕复发，就强要华佗留下做侍医，供他个人差使。华佗禀性清高，不慕功利，不愿做这种形同仆役的侍医，加上他"去家思归"，便推说回家乡找药方，一去不返。

曹操几次写信要华佗回来，又派地方官吏去催。华佗又推说妻子病得厉害，不肯回来。曹操为此大发雷霆，专门派人到华佗家乡去调查。他对派去的人说："如果华佗的妻子果然有病，就送给小豆四十斛，宽限假日，要是虚诈，就逮捕治罪。"不久，华佗被抓到许昌，曹操仍旧请他治病。

华佗诊断之后，说："丞相的病已经很严重，不是针灸可以奏效的了。我想还是给你服麻沸散，然后剖开头颅，施行手术，这才能除去病根。"曹操一听，勃然大怒，指着华佗厉声斥道："头剖开了，人还能活吗？"他以为华佗要谋害他，就把华佗关到牢里准备杀掉。曹操的一位谋士请求说："佗方术实工，人命所悬，宜加全宥。"曹操不听，说："不忧，天下当无此鼠辈邪？"竟然把这位在医学上有重大贡献的医生杀害了。临死，华佗把在狱中整理好的《青囊经》交给牢头，说："此可以活人。"没想到，这个牢头害怕牵连受罚，不敢接受。华佗只好忍痛"索火烧之"。

三、郭玉

郭玉（生卒年不详），东汉广汉郡（今四川成都，一说四川广汉）人，是汉和帝时最负盛名的医学家。

郭玉的师祖是一位隐士医学家，是在四川涪水附近以钓鱼为生的一老翁，世人不知其姓名，所以称为"涪翁"。史志记载："涪翁避王莽乱隐居于涪，以渔钓老，工医，亡姓氏。"（《直隶绵州志隐逸》卷41），涪翁"所居处为渔父村""在涪城东四里"（《三台县志·方技》卷9），涪翁"乞食人间，见有疾者，时下针石，辄应而效，乃著《针经》《诊脉法》传于世。弟子程高寻求积年，翁乃授之"（《后汉书·方术列传》）。绵州人民为了纪念他，将涪翁列入南山十贤堂，又有"涪翁山石刻""汉·涪翁像碑"等胜迹。

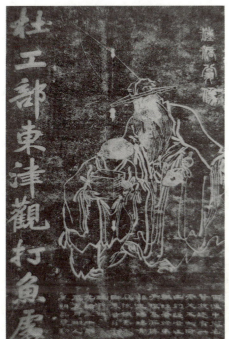

涪翁像石刻像

汉代。此石刻像原存四川绵阳市郊李杜祠内，长162厘米，宽85厘米。其右上题为"汉涪翁像"。左侧"杜工部东津观打鱼处"系因涪翁隐居处渔父村曾刻有杜甫"东津观处打鱼歌"诗二首而题。下方小字末署"光绪三十二年五月，州人吴朝品募勒。"

郭玉年少时拜程高为师，"学方诊六征之技，阴阳不测之术。"在汉和帝时（89—105）为太医丞，治病多有效应。皇帝感到奇异，为试郭玉的诊脉技术，使一手腕肌肤似女人的男子，与女子杂处帷帐中，令郭玉各诊一手，问郭玉此人所患何病。郭玉诊脉与望形色相兼，诊出其中有故，说："左阴右阳，脉有男女，状若异人，臣疑其故。"皇帝为之赞叹不已。

郭玉医术高明，医德高尚，为人诊病"仁爱不矜，虽贫贱厮养，必尽其心力"，但在为贵人治病时，往往疗效不很满意。皇帝派一个贵人患者，换上贫寒人的衣服，并变换居处，请郭玉诊疗，郭玉一针而愈。皇帝诏问郭玉，他分析了为贵人诊病的难处："夫贵者处尊高以临臣，臣怀怖慑以承之。其为疗也，有四难焉：自用意而不任臣，一难也；将身不谨，二难也；骨节不强，三难也；好逸恶劳，四难也。针有分寸，时有破漏，重以恐惧之心，加以裁慎之志，臣意且犹不尽，何有于病哉？"以上论述，正确分析了东汉王公贵族的生活和思想行为对疾病诊治的不良影响，同时也科学地揭示了医生诊治不同社会地位的患者时所存在的心理障碍。

四、韩康

韩康，东汉人士，字伯休，一名恬休，京兆霸陵（今陕西西安）人。他出身望族，却不慕名利，致力于医药，采药于名山，卖药于长安（今西安市）市面，"口不二价，三十余年"，所售药是货真价实的，可见信誉为重。有女子从韩康那里买药时讨价还价，韩康守价不移，那女子生气地说：你不让价，难道你是韩伯休吗？韩康感叹：我本想避名埋姓，今小女子都知道我的姓名，我还卖药做什么？便隐入霸陵山中了。

后来朝廷知道韩康的学问和才气，授以博士。汉桓帝（146—167）

派人持厚礼和车辆接他，使者奉诏书到韩康家中，他迫不得已，才勉强遵命。但他不乘朝廷的车辆，而乘自己的牛车，在天未亮时就驾车先行。到一个地方，亭长因韩康要从这里路过，就动用人力和畜力来修路筑桥，见他这般模样，以为是种田翁，叫人夺下他的牛。朝廷使者赶到，看见被夺牛者是韩康，欲处死亭长。他劝解说：这怪我自己，不能怪亭长。后韩康在途中向东逃入霸陵山中，隐居而终。

◆ 第五节　文苑医事 ◆

一、道医文化

（一）医道同源

　　道教自创立之日起，就与医学结下了不解之缘。早期道教的创教活动实际上分两部分：一部分是宗教经典即宗教教义、教理的建构方面；另一部分是教团组织发展方面。在这两方面的创教活动中，传统医学思想和医疗技术都曾发挥过"助道宣教"的作用。《黄帝内经》等传统医学经典蕴含的医学思想，对早期道教教义、教理的建构发挥过积极的指导作用；中医思想也受到早期道教的几部重要经典的深刻影响，如《老子道德经河上公章句》《老子想尔注》《太平经》。

　　早期道教的创立，为什么会走上以医传道、借医弘道这条"医学创教"的途径呢？

　　首先，东汉末年是中国历史上一个极为动荡的年代。战乱不断、灾害频繁，导致百姓流离失所、饿殍遍野、疫病大为流行、民不聊生。故早期道教十分重视济世救难，且视医术为其救世、救己和度人的一种必备技能。

其次，从道教的宗教观上来剖析，早期道教把"治国太平"与"治身长寿"视为一体，认为治疗人体疾病与治理国家动乱可以相互类比借鉴，二者都遵循一个共通的原则——"道"。治理国家、为国家除患祛弊，同治疗疾病的治身之术，在本质上是一致的，都要遵循"道"这一天地常法，只是所治对象不同罢了。传授道经、弘扬道法有济世、利人和利己之功，不仅能度世，而且能救己、疗人疾病，这些思想后来便成为道门中人的一种共识，也迎合了中国底层民众的心理需求。后世道经在民间争相传写、广为流布，这是一个极大的原动力。

再次，从认识病机上分析，早期道教运用了传统的天人合一、天人相应的思维模式来看待包括人体疾病在内的一切事物和现象。人体疾病是天上病灾的兆示、反应。天地病，就会使人也病；反之，人无病，则天无病。这种对应、反映关系在《太平经》中甚至被定量化了，故有"人半病之，即天半病之"之说。不仅如此，早期道教还进而认为天地之病与人之疾病在治疗方法上也是相通的，有异曲同工之妙。

（二）以医传道

道教医学肇始于汉末道教创始时期。早期的一些道教派系，如东汉顺、桓之时张道陵所创的五斗米道，灵帝时张角的太平道，在初创时都是将传教与治病结合起来，采用了具有浓厚巫医色彩的治病方法，诸如用"符水咒说""跪拜首过"为底层贫民医治疾患，并以此作为重要的传教手段。

这一创教模式，后来为张修、张鲁等人所沿袭，并加以改善。由于张道陵、张修等人采用了以医传教的创教模式，最大限度地迎合了底层贫民的实际生活和心理需要，因此获得了巨大成功。

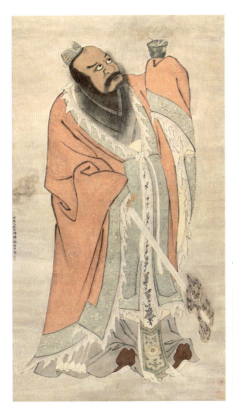

仿宋人张天师像

清·郎世宁。张天师即张道陵，其所学之道，乃巴蜀少数民族地区盛行的，包括巫术医学在内的巫鬼道术。张陵学了这种道术后，就以此来作为传教手段。五斗米道被人称为"米巫""鬼道"，正是由此而来。事实上，东汉时代瘟疫流行，也波及巴蜀，死亡枕藉。张道陵因此避疟入山，教人以符水咒说治病。

在五斗米道创立的同一时期，早期道教的另一大派太平道也在民间兴起。太平道在创教模式上和五斗米道极为相似，也是采用符水咒说为人治病，以此来吸引贫民入道。张角信奉黄老道，自称"大贤良师"，李贤注谓"良"或作"郎"，即郎中、医生之意。其弟张梁、张宝自称大医，张角三兄弟同在河北一带以医传教。他们利用东汉末期社会政治、经济、信仰等方面的空前危机，尤其是抓住当时疾病流行肆虐的时机，借行医之便在民间秘密传教。其具体"医疗"方式是：太平道"师持九节杖，为符祝，叫病人叩头思过，因以符水饮之"。即用九节杖作为符咒治病的法器，让病人叩头思过，并用施咒过的水或符灰制成的水给病人吞服。经过这番"医治"后，如果病人病情缓解好转，就声称此人信道而得愈；反之，病情迁延不愈，则归罪于此人不信道。这一套做法对缺医少药、为疾病所苦的百姓来说无疑是有巨大吸引力的。张角兄弟在疫情特别严重的冀州以医传教取得成功后，便因势利导，"角因遣弟子八人使四方，以善道教文化天下"积极扩大教派势力。

二、禅医文化

安世高（生卒年不详），本名清，字世高，西域安息国的王太子，因为这一王族地位，所以西域来华的人都称他为"安侯"，他译的一部《十二因缘经》，被称为《安侯口解》。安世高可以说是佛经汉译的创始人，他首先译介了印度小乘佛教禅类的经典，这些也为后来的禅学提供了基础理论依据。

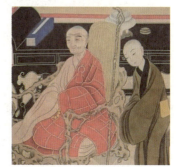

安世高像

《梁高僧传》记："汉桓之初，始到中夏。"（《安世高传》）汉桓帝时安世高来华，译出了早期的一批汉译佛经。安世高的专长是禅数之学，所以译经也侧重于这两个方面，"其所出经，禅数最悉"（道安《安般注序》《出三藏记集》卷6）。禅数之学是印度小乘佛教上座部系统中说一切有部所持的学说，内容为戒定慧三学中的定慧两学，或止观之学。禅，是指其中的定；数，是指其中的慧。禅是修行的部分，数是理论的部分。禅数，或定慧，在安译中被突出并结合起来，可以看出印度佛教一传入中国，就有定慧双修，止观双修的某种倾向，显示出中国佛教与印度佛教的不同意旨。

安译禅法类经典，影响最大的是《安般守意经》。禅在印度佛教中的意义是"静虑""思维修"。定的意义是"等持"，是心专一境而不乱。禅实际上是定的修行方法中最基本的一部分，中国佛教喜欢禅定合称。此经专讲五停心禅法（不净观、慈悯观、因缘观、数息观和界分别观）中的数息观。"安般守意"中的"安般"，是"安那般那"的略称，"安名为入息，般名为出息。念息不离，是名为安般"（《安般守意经》卷上）。意守出呼入吸之气，称为安般。"守意"实际上是对"安般"一词的意译，也指呼吸出入，数息，因此也可以称之为"数息观"。数息观主要对治严重散乱的心，被称作"多念之要药"（《出三藏记集》卷5）。这种修行方法与当时中国流行的道家的"守一""食气""导气"等很有相似之处，也使中土人士很容易接受。而且，安世高也主动以道家概念来类比经中概念，"安般守意，名为御意至得无为也。安为清，般为净，守为无，意名为"（《安般守意经》卷上）。可见安世高非常注意寻找印度佛教和中国本土文化的结合点。

三、药学文化

秦汉时期，由于封建社会逐渐代替了奴隶制，生产力获得迅速发展，社会经济呈现出繁荣的景象。同时，内外交通日益发达，特别是张骞、班超先后出使西域，打通"丝绸之路"，西域的番红花、葡萄、胡桃等药材不断输入内地；少数民族及边远地区的犀角、琥珀、麝香及南海荔枝、龙眼肉等已逐渐为内地医家所采用，从而丰富了本草学的内容。而《神农本草经》就是当时的本草药学的集大成者。

《神农本草经》，简称《本经》，是中国现存最早的一部药学专著。其著作年及作者问题，由于《帝王世纪》有："炎帝神农氏……尝味草木，宜药疗疾，著本草四卷"之说，故使人认为《本经》作者是神农。如《家训》即谓"本草神农所述"。但神农只是传说中的人物，况神农时代，尚未有文字，因此不能认为是神农所著。近代梁启超在《古书真伪及其年代》中说："此书在东汉三国间已有之，至宋、齐间则已立规模矣。著者之姓名虽不能确指，著者之年代则不出东汉末讫宋、齐之间。"故现代学者一般都认为《本经》为东汉末年（约200年）之作品，非一人之手笔，是集体所创作，而托名于神农。

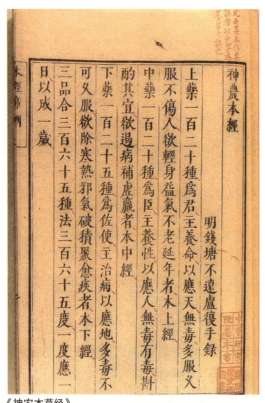

《神农本草经》

　　《本经》载药365种，其中有植物药252种，动物药67种，矿物药46种（此据顾观光辑本统计之数，其他各本，互有出入）。根据药物的性能和使用目的，分为上、中、下三品。上品120种，无毒，大多属于滋补强壮之品，如人参、甘草、地黄、大枣等，可以久服。中品120种，无毒或有毒，其中有的能补虚扶弱，如百合、当归、龙眼、鹿茸等，有的能祛邪抗病，如黄连、麻黄、白芷、黄芩等。下品125种，有毒者多，能祛邪破积，如大黄、乌头、甘遂、巴豆等，不可久服。《本经》对每味药所记载，有性味、主治、异名及生长环境等内容。"当归味甘温，主咳逆上气，温疟寒热，洗在皮肤中，妇人漏下绝子，诸恶疮疡，金疮，煮饮之。一名干归。生川谷。"这些内容以当时的水平来衡量，是比较切实的。

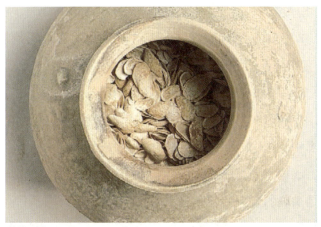

陶双耳罐

东汉。该罐口径 15.8 厘米，底径 20.07 厘米，高 21.8 厘米；唇外翻，束颈，肩、腹各饰一周弦纹，出土时内盛鲍科贝壳，可能为石决明。

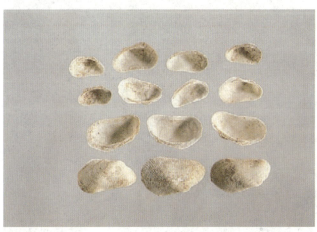

石决明

中药材，《名医别录》（约成书于东汉末期，另一说为三国时期）有记载，为鲍科动物的贝壳，加热煅至酥脆时取出放凉，碾碎入药，有平肝清热、明目去翳的功效。

《本经》不仅记载了 365 种药的性味、主治等内容，还在其《序录》中简要地提出"药有酸咸甘苦辛五味，又有寒热温凉四气，及有毒、无毒""疗寒以热药，疗热以寒药，饮食不消以吐下药……各随其所宜"等基本理论及用药原则。书中总结了"药有君臣佐使""有单行者，有相须者，有相使者，有相畏者，有相恶者，有相反者，有相杀者"等药物配伍方法。为了保证药物质量，还指出要注意药物的产地，采集药物的时间、方法、真伪。制成各种剂型，要随药性而定。用毒药应从小剂量开始，随病情的发展而递增。服药时间应按病位确定是在食前、食后或早晨、睡前。

　　该书将药物分为上、中、下三品，是中药学按功用分类之始。它所述的药物主治大部分是正确的，有一定的科学价值，如水银治疥疮，麻黄平喘，常山治疟，黄连治痢，牛膝堕胎，海藻治瘿瘤。药物主治除确有实效外，有一些还是世界上最早的记载，如用水银治皮肤疾病，要比阿拉伯和印度早 500—800 年。

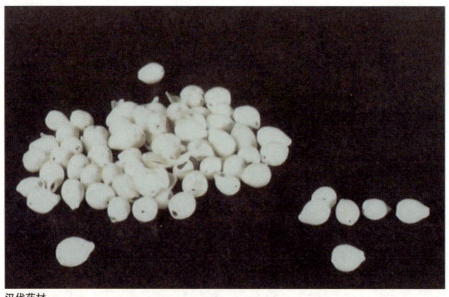

汉代药材

1982 年陕西韩城东汉墓出土。图为薏苡仁，已朽，仅余灰白色外壳。陕西医史博物馆藏。

四、方术文化

战国时期神仙信仰潮流的兴起和养生理论的完善，为方术的形成创造了条件。而秦汉帝王对神仙长生术的虔诚追求并用预测术为其政治利益服务等原因，促进了方术的迅速发展。后世方术的种类和内容，在汉代都已出现或基本成型。

（一）秦皇之东巡蓬莱

神仙信仰流传久远。古人认为，服食不死之药或通过某种特殊修炼方法便可白日飞升、肉体长生，永远享受快乐的生活。先秦古籍中就有不少关于神仙、仙药的记载。如《山海经》记载有不死之民、不死之药；《楚辞·远游》提到仙人赤松子、韩众的登仙传说，并表达了对神仙生活的热烈向往；《庄子·逍遥游》更是具体描写了神人"肌肤若冰雪，淖约（同"绰约"）若处子""吸风饮露""游乎四海之外"的风姿。早在战国时，地处东部沿海的齐威王、齐宣王和燕昭王就掀起了第一次派人出海求仙山的浪潮，结果都未能到达仙山。

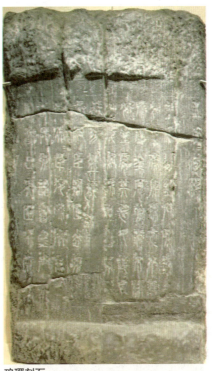

琅琊刻石

该刻石是中国最早的刻石之一，因刻立在山东省青岛市琅琊台上，故称"琅琊刻石"，也称秦碑，是秦朝统一全国文字的典范之作。琅琊刻石共有两块：第一块为秦始皇颂德刻石，是秦始皇二十八年（前219年）第一次巡狩琅琊时所刻，全文有497字，文字之多，为全国之最。另一刻石为"二世诏书"，系秦始皇死后二世胡亥登基，于二世元年（前209年），来琅琊在颂德刻石之旁刻诏书，世称"二世诏书"。中国国家博物馆藏。

推行集权专制的秦始皇素恶言死，闻得方士说海上仙山有不死之药，立即耗费巨资，派遣大量方士出海求仙药。在日常生活中始皇帝也表现出对神仙的仰慕，自称"真人"，身穿望仙鞋和丛云短衣。他还听从方士关于"人主所居为臣下知道，神仙就不会前来，灵药也难以求到"的谎言，令人将咸阳附近的270余座宫殿用"复道甬道"相连，每日行居不定，使臣下莫知其所在。秦始皇连续不断地派遣方士出海，方士们却总是空手而回。他们以大风船不得靠近仙山或船被海中"大蛟鱼所苦，故不得至"之语来敷衍秦始皇。著名方士徐福曾三次前往海上寻药，最后因求仙药无望，为免灾祸，率童男童女三千人出海不回，传说他到达了日本岛定居。日本的和歌山县有徐福墓，青森县有徐福像，有关徐福的传说在日本各地广为流传。另一方士卢生也因秦始皇"天性刚戾自用""以刑杀为威"，怕遭不测，与方士侯生一齐逃之夭夭。秦始皇闻之大怒，将京城的儒生、方士都捕去审问，结果把犯禁的460余人活埋在咸阳，这就是历史上著名的"坑儒"事件，不过其中多为方士，儒生甚少。

（二）《淮南子》之集大成

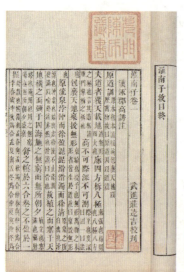

《淮南子》

《淮南子》为西汉淮南王刘安及其门客所著。著录共分为内21篇、中8篇、外33篇，内篇论道，中篇养生，外篇杂说。以道家思想为主，糅合了儒法阴阳等家，一般列《淮南子》为杂家。

《淮南子》一书以"道"为宇宙根本，认为"道"始虚无，化育于有，而无所不在，无所不有，御阴阳而同乎神明。崇拜鬼神，认为天上星宿皆为天神，而泰一为至贵者；并认为天帝神明，无所不察，上天之诛，无所遁形。书中还崇方仙之道，慕不死之药，首次将明天命、修心性、去嗜欲、事方术与修道养德结合起来，为长生之道，把道家、儒家、神仙家融于一炉。因此，《淮南子》是一部包含古代哲学思想、科技信息和神仙方术等内容的文献。

如《天文训》，首先论述了天地万物产生的原因及日月星辰与人间事物的关系，提出"人主之情，上通于天"的观点，用以解释君主的政治行为与异常灾变的对应关系；其次解释天文、历法、节气等知识及其相互间的联系；再次谈到月亮与太岁的运行关系及其星占和阴阳、五行、干支的变化与人事的关系；其四是阴阳二气相互作用运动变化与人事、音律之数的关系；其五为岁星纪年法和星占术、分野说、五行生克关系、天人感应之数等内容；最后是岁星占和测算星辰的方法、数据等。可见《天文训》几乎是当时天文、星象、历法、五行、干支之学的汇总。其中说月亮运动每天东移 13 度，这个数据被后人沿用了很久。又说若看到大鳖浮上水面，天必大雨。这种鱼鳖测雨之法，是有科学根据的，这是因为大雨前气压低，所以鱼鳖要浮上水面进行呼吸。

又如《坠形训》，描绘了当时寻觅仙药、仙境、仙人的方士们所幻想和追求的境地，宣称天地之间有着许多奇妙美好的仙境，有居之不死的宝地、食之不死的果实、饮之长生的神水、服之成仙的药草等。

《精神训》所描绘的是汉初修道养性者所幻想和追求的美妙境界，认为人可以通过内修道德、养性炼形而役使鬼神，达到成仙长生的最终目标。此类神妙幻想，成为后世道教构建仙国仙境、洞天福地的根据，也成为道教强调修道养性可以成仙的依据。

（三）董仲舒之祈雨术

董仲舒（前179—前104），西汉哲学家。他提出了天人感应、三纲五常等重要儒家理论。除了在理论上继承巫史、方士的思想外，他还设计有一套颇为时人所信服的阴阳法术，如他的祈雨祷晴术就十分有名。

以农业生产为主的中国古代社会，农作物的丰歉依赖雨水的多少与合时与否。因此，早在上古时期，当久旱不雨时，人们就向掌管雨情的天帝、雨神祈祷降雨，从而出现了专管求雨的巫师，以及焚烧巫师祈雨的仪式。到商代，还出现了暴晒君王以求雨的祭祀仪式。巫法认为：人们在盼求祈求对象的宽恕和同情时，要用自我刑罚或象征性的灾难临头作为祭祀的内容，这样才能祈求神灵免去灾难。而焚烧巫师或暴晒巫师、君王，就是一种表现人间因无雨而受炎热、干旱痛苦的自我惩罚行为。春秋战国时期，流传着雨神与龙和水的种种迷信，认为"龙从云"，云来便能下雨，所以龙是天上的"作雨者"，当天旱求雨时，用泥土制作土龙来祭祀也能达到同样的目的。后世民间许多龙王的神话和在龙王庙求雨的习俗，即源自于此。董仲舒将以前的种种祈雨法加以整理，并与阴阳五行说、天人感应说相结合，形成了一套独特的祈祷晴雨方术。在《春秋繁露》中，董仲舒还撰有《求雨篇》和《止雨篇》来专讲此术。

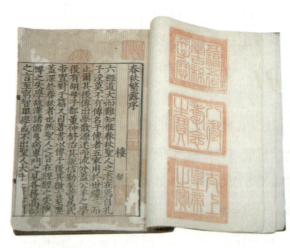

《春秋繁露》

西汉·董仲舒。现存《春秋繁露》有17卷，82篇。由于书中篇名和《汉书·艺文志》及本传所载不尽相同，后人疑其不尽出自董仲舒一人之手。《春秋繁露》发挥《春秋》经学之旨，阐述阴阳五行、天人合一的政治道德观。北京图书馆藏。

(四) 京房之星占术

京房（前77—前37），本姓李，字君明，汉朝易学大师，以"通变"说"易"，好讲灾异，为《易》学博士，屡次上疏，以天象灾异推论时政得失。因为上书弹劾汉元帝的宠臣石显等人专权，京房被赶出京师，为魏郡太守，不久下狱卒。京房《易》学重视灾异与人事的关系，而其所说的灾异中，星象的变异是重要的内容。如他所论的日食之变有24种形状，共占测20种人事情况。其中日食不发生在晦日、朔日的称"薄"，表示人君所行诛罚将不顺利或不公平，或者是贼臣将暴然兴起。这是因为日、月并未走到同一星宿位置，只是因阴气太盛，侵掩了日光才形成了日食。人君滥诛众人而违反正理，叫作"失叛"，对应的日食食既后，日光分散。君主把持官爵不封赏臣下，称之为"不安"，相应的日食在食既后，太阳中间部分发黑而四周明亮（即日环食），等等。

据文献记载，京房的星占预言都被事实所验证，受到汉元帝的赞赏。如永光、建昭年间，多次日食，又长期日色发青、阴暗如雾无光芒。对此，京房多次上疏预测西羌将反乱，近者在数月之内，远者一年，结果不久西羌果然爆发了反汉的暴乱。建昭二年（前37年），京房受到石显等人的排挤，被贬到魏郡任太守。临行前，京房上疏道："近来日色受阴气掩侵，光芒不明，这是大臣蒙蔽帝王而皇上心存疑虑之象。不久必有人想隔绝微臣，不让我进京奏事。"果然，不等京房到魏郡，汉元帝就下诏令，制止京房在岁末乘驿车赴京奏事。

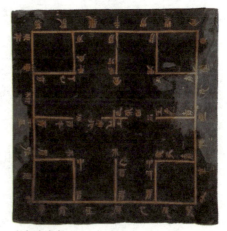

占卜漆式盘

西汉。此盘为汉代占星术所用，为西汉早期墓中首次发现，为研究古代星相学、阴阳学等增添了新的实物资料。江苏仪征博物馆藏。

（五）刘歆编制"三统历"

刘歆（？—23），高祖弟楚元王（刘交）五世孙，刘向之子。在其父刘向"总六历，列是非，作《五纪论》"的基础上，推法精要，究其微妙，用《周易·系辞》中的神秘数字来解释太初历的基本数据，以此评价历史上的各种历法的优劣，发展了董仲舒提倡的"夏为黑统，商为白统，周为赤统"的五行循环历史说，附会解说了历法与律吕、八卦、阴阳五行的相配相合关系。在太初历中，朔望月长度和回归年长度经 1539 年之后，朔和冬至又回到同一个甲子日的夜半，这是历法周期的协调，是自然的结果，是科学计算的成果，但刘歆却将此 1539 年的谐调周期称为"一统"，将三个 1539 年称为"三统"，而与历史发展周期相联系，并定其历法为"三统历"。刘歆在历史上不能称为方士，但他这种编排历法、解说历法的行为却纯是方士之术。

不过，刘歆的"三统历"对我国历法的发展还是有着特殊贡献的。他指出了岁星超辰的算法，计算出精度极高的一个朔望月长度为 29.530496日，与今天所得的朔望月值29.530588 日相差甚微；并相应地算出极为精确的一个回归年长度为 365.2456 日的数据，由此推算出岁星超辰周期为144 年。

刘歆像

（六）炼丹之《周易参同契》

《周易参同契》是一部运用易学理论来阐述黄老内养方术和烧炼外丹

方术的书籍，记录了炼丹的理论和实践，为现存最早的炼丹术著作，被认为是中国炼丹术的奠基之作，作者是东汉末人魏伯阳。

据说《周易参同契》撰成后并未流传，后来魏伯阳将此书传示青州徐从事，徐氏隐名注释此书，传给同乡淳于叔通，方才流行于世。此书篇幅不大，正文仅 6000 余字，但词韵皆古，聱牙难通，晦涩而不易理解，而且还有不少神秘荒诞和隐奥莫测的内容。如在阐述金丹何以能够使人长生不老时，采用了不恰当的类比法，说黄金既然不朽，则饵服者亦可得以长生。不过，我们排除了那些荒诞的内容，还是可以从中看到许多有价值的科技内容的。

因为方士们认为神奇的炼丹方要保密，否则便会失灵，所以古代炼丹士们好用隐语，这些科技内容自然也常用不易理解的隐语来表达。如书中有这样几句诗："河上姹女，灵而最神，得火则飞，不见埃尘""将欲制之，黄芽为根。"此处"河上姹女"是指汞，即水银，黄芽为硫黄。其意是说水银遇到热飞散，易挥发，但遇到硫黄则被"制"住，化为硫化汞固定下来。又如在谈到胡粉（铅粉，一种白色颜料）还原为铅时说："胡粉投火中，色坏还为铅。"即说经火的作用，胡粉不但色变，而且质也变了，还原为黑色的铅。

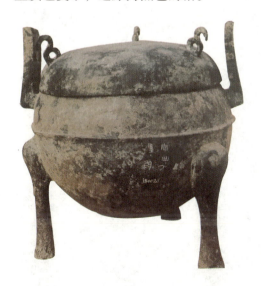

铜丹鼎

西汉。口径 26 厘米，足高 16.5 厘米，耳宽 10.9 厘米。山东巨野西汉哀王刘氏墓出土。铜鼎内盛有朱砂、药丸等。药丸共 150 多粒，朱红色，并有铜杵臼、镭石、擂盘等制药工具同出，故疑与炼丹活动有关。山东省巨野县博物馆藏。

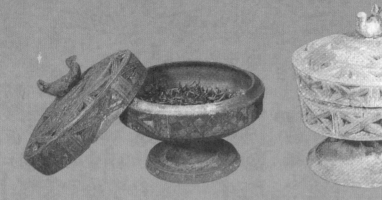

彩绘陶熏炉

西汉。1972 年湖南长沙马王堆一号墓出土。炉罩系竹编，上贴细绢，可使香气均匀扩散于空气中，也可将衣物等置于罩上熏。出土时，炉内尚有未燃尽的高良姜、辛夷、藁本等香料药物。湖南博物院藏。

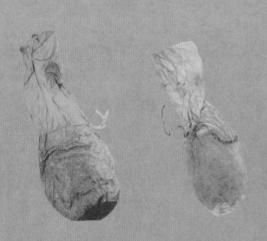

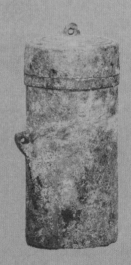

丝质香囊

西汉。该香囊于 1972 年湖南长沙马王堆一号墓出土。左为信期秀囊，右为香色罗香囊，内装茅香。当时妇女用香料以辟邪、避虫叮咬、驱恶、避秽等。湖南博物院藏。

铜丹盒

西汉。该铜盒于山东巨野西汉哀王刘氏墓出土。高 80 厘米，直径 3.6 厘米。内盛 27 粒手工搓制的富含硫、铅、硅元素的丹丸。私人藏品。

针灸陶人

东汉。该陶人残高24厘米，胸宽7厘米。陶人造型质朴，浑身遍布排列成行的针灸穴位，具有极高的医学价值。河南南阳张仲景博物院藏。

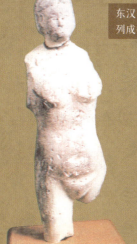

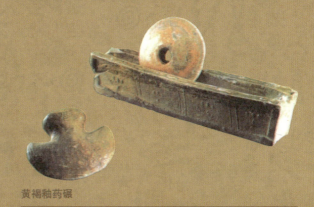

黄褐釉药碾

汉代。碾槽长31.8厘米，宽7.5厘米，高6.2厘米；碾轮直径10.5厘米。碾槽、碾轮、钺形器三件一套，碾轮可在碾槽中滚动研磨药材。专家考证其为医药器具中使用瓷器最早的一例。首都博物馆藏。

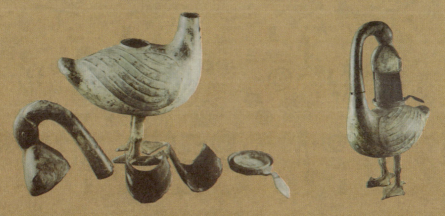

雁鱼铜灯

西汉。该铜灯1985年出土于山西省朔县照十八庄。高54厘米，长33厘米，宽17厘米。该铜灯造型别致，整个灯为一只鸿雁回首衔鱼的形状。灯由雁头、雁体、灯盘和灯罩四部分组成，灯盘和灯罩能够转动开合，不仅可以挡风，还可以调节光线的明暗度和照射角度。灯油点亮后产生的油烟会顺着大雁颈部导入大雁腹内，雁腹盛有清水，烟会溶于水中，从而起到净化空气的作用。陕西历史博物馆藏。

第五章

魏晋南北朝时期

魏晋南北朝（220—589），是我国自汉朝大一统局面结束后，陷入群雄并起、分裂和战乱的360多年的历史时期，期间各朝政权频繁更替，杀伐不断，社会混乱，疫病流行，生灵涂炭。人们在这样的现实中，开始了对社会、家国和地域文化的重新思考。于是出现在士族阶层的文能安邦治国，武可开疆拓土，清谈放纵，嗜酒服石等社会现象，既令人匪夷所思，又具有一定的真实性。

◆ 第一节　历史背景 ◆

220 年，曹操病死，魏文帝曹丕废汉帝，建立魏朝（220—266）。265 年，司马炎建立西晋（266—317），定都洛阳（今河南洛阳）。280 年，西晋灭掉三国时的最后一个政权吴国，实现了国家的短暂统一。晋武帝司马炎死后不久，在惠帝司马衷元康元年（291 年）发生了"八王之乱"，这场由皇族内部为争夺中央政权而引发的内乱，持续了 16 年之久，之后又陷入了割据对峙状态，给社会带来很大破坏，也迫使北方士族纷纷渡过长江南迁。317 年，琅琊王司马睿在南渡中原士族与江南士族的共同拥护下，在建康（今江苏南京）称帝，国号仍为晋，司马睿即晋元帝，史称东晋（317—420）。东晋经 11 帝，历 104 年。

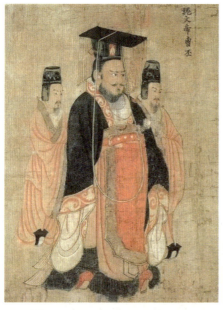

魏文帝曹丕像

选自唐代阎立本《历代帝王图》。美国波士顿艺术博物馆藏。

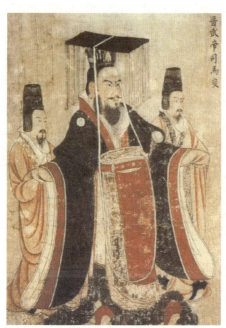

晋武帝司马炎像

选自唐代阎立本《历代帝王图》。美国波士顿艺术博物馆藏。

420年，刘裕废晋帝，建立宋（420—479），东晋灭亡。479年，萧道成灭宋朝，建立齐（479—502）。502年，萧衍灭齐，建立梁（502—557）。557年，陈霸先灭梁称帝，是为陈（557—589）。宋、齐、梁、陈被称为"南朝"。

　　西晋和东晋交替期间，北方内迁的各少数民族贵族乘机夺取政权，晋王朝被迫南渡，遂形成南北对峙局面。内迁的少数民族贵族在北方建立起了15个政权，再加上在西南的成汉政权（304—347），被称为十六国。直到386年，北魏（386—534）拓跋氏政权建立，是为北朝之始；其后又先后有东魏（534—550）、西魏（535—556）、北齐（550—577）和北周（557—581），这五国合称为"北朝"。

　　曹魏政权建立后，曹氏皇族和司马氏在朝中形成了两大政治集团，随着二者之间的矛盾激化，经过角逐厮杀，司马氏掌控了朝政，后来司

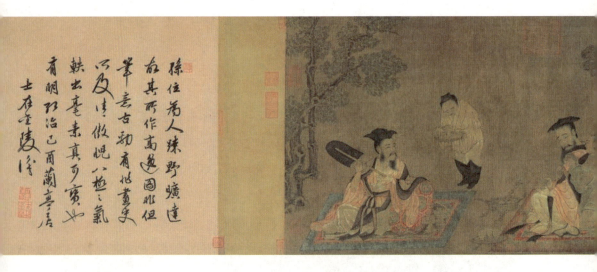

马炎逼迫魏元帝曹奂退位,西晋建立。在这场巩固皇权与篡权夺位的血腥争斗中,一些士人为了远离灾祸,采取了消极避世态度,如嵇康等。在魏晋南北朝这充满动乱的300多年间,被两汉奉为正统的儒学开始失去魅力,于是人们转而寻找新的"安身立命"之地,崇尚隐逸清谈,老庄学说备受时人推崇。于是,玄学也就应运而生了。

嵇康、阮籍、山涛、向秀、刘伶、王戎、阮咸七位赫赫有名的风雅名士,来到河南云台山的竹林里,聚在一起,宽袍大袖,抚琴饮酒,啸吟高歌,谈天说地,言玄论道,狂放不羁,被称为"竹林七贤"。他们把竹林作为躲避残酷政治斗争的一片净土,来尽享一时的自由。竹林遗风对后世影响非常大。如东晋末年,官场黑暗,时局动荡,山水诗人陶渊明辞官归隐,去过恬静的生活。陶渊明所描绘的理想的世外桃源,也应该是对竹林七贤理想的最好阐释。

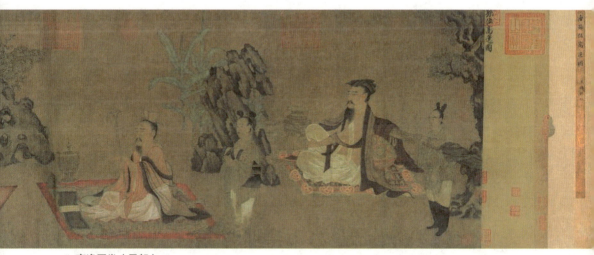

高逸图卷(局部)

唐·孙位。该图卷为《竹林七贤图》残卷,图中四人从左及右依次为:阮籍、刘伶、王戎、山涛。四位士大夫分别坐于华丽的毡毯上,表现清雅高超。这幅残图尚缺嵇康、向秀、阮咸三人。上海博物馆藏。

在魏晋的玄学家中，通晓医理者有嵇康、阮籍、王弼、郭象、陶渊明等人。他们以感叹人生短暂、渴望超脱世俗和散论养生原理为著述特点，或寓己意于注释古书之内，或托己志于颂扬草木之中。如嵇康之《养生论》，在玄学之中颇有影响。陶渊明也有《陶潜方》一书应世。与此同时，也出现了一些像傅玄、杨泉重视自然之理、反对清谈之风的唯物思想家。杨泉在《物理论》中认为，"人含气而生，精尽而死……人死之后，无遗魂矣"。

在魏晋这个动荡的时代，人们经历了太多的灾难和杀戮，出于对生的强烈留恋和渴望，对突如其来的死的畏惧，使养生、长生成了最被关注的话题。这也是魏晋名士除了清谈、嗜酒还有的一大特点——服食（或作"服石"）。服食的东西叫"五石散"，由五种矿石组成，多属燥热有毒之物。因服食后脏腑燥热难耐，故要冷食冷饮，故又名"寒食散"。至于服食的目的，本是为了长生，可事与愿违，轻者躁狂，甚者致残，重者丧命。客观地讲，服食的结果，倒是加重了服食者们的躁狂放荡行为，与健康长寿的初衷背道而驰。

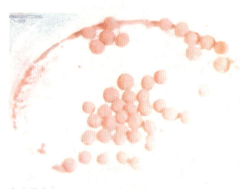
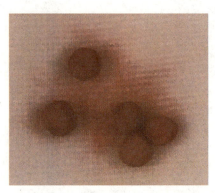

出土丹丸

东晋。1965年南京市北郊象山七号墓（东晋升平三年王丹虎墓）出土。盛丹丸漆盘已朽蚀，见左图。右图为南京博物馆调拨给上海中医药大学医史博物馆的5粒丹丸。

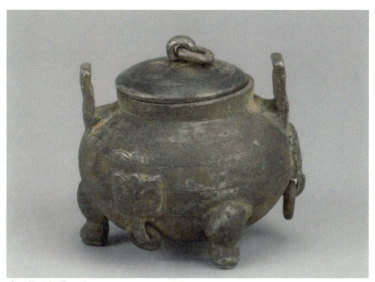

鎏金带盖银鼎

魏晋南北朝时期的绝大多数政权存续的时间都比较短暂，除东晋和北魏时间较长外，其余都是几十年。社会的动荡和战乱也导致了疫病的流行，天灾也随着人祸而来。从医学的发展角度来讲，疫病的爆发流行也促进了疫病救治方药方法的发展。如葛洪《肘后救卒方》（即《肘后备急方》，简称《肘后方》）对某些传染病的认识，就达到了很高的水平。

魏晋南北朝时期，在意识形态方面，比较突出的表现就是儒、道、释三教的融合与斗争。特别是东晋之后，由于统治者的提倡，三教得到了较大的发展。"儒家、佛教、道教三者的关系，大体上，儒家对佛教排斥多于调和，佛教对儒家调和多于排斥，佛教和道教互相排斥、不相调和（道教徒也有主张调和的），儒家对道教不排斥也不调和，道教对儒家有调和无排斥。"（范文澜《中国通史》第二册）这样就形成了南北朝时期儒、道、释相互斗争、相互吸收，三家并立的局面。

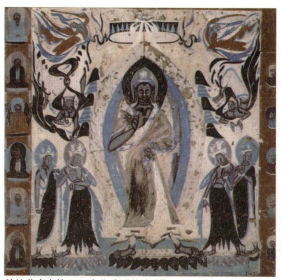

敦煌莫高窟第 249 窟北壁 "说法图"

西魏。说法图是敦煌艺术代表之一，展现的是讲经说法的现场画面。图中立佛居中，庄严肃立，其两侧各二身菩萨，身段柔软。佛上方高悬一顶华盖，两侧流云中有四身飞天：上方一对挥舞长袖，舞姿轻柔婀娜；下方一对或手捧莲蕾，或作散花状，动作奔放刚健。图的下部有宝池莲花。

  魏晋，是我国历史上很重要的朝代，也是非常特别的时代。说它重要是因为它有着 200 年的历史；言它特别是因为它有着不同于其他朝代的特别之处——"魏晋风度"（鲁迅评价）。正因如此，才能成就斐然、丰富的魏晋文化。

  魏晋南北朝时期，虽然战乱频仍，和平安宁较少，但破坏与创造同在，毁灭与发展共存。社会科学方面，诸如律学、史学、文学、书法、绘画等，都取得了很大成就；自然科学方面也有了长足的进步，这一时期科学技术继承了前代的成就，在数学、农学、地理学、天文历法、机械制造、冶炼技术、中医药学等许多领域都有了新的发展和创新。也正是这样的社会文化环境，带动了魏晋中医药学的丰富和发展，形成了医疗救治、医政管理及医学教育的制度，并得到不断充实和完善；特别是催生了带有时代特征的服食、炼丹与制药化学。

◆ 第二节 医药经纬 ◆

在魏晋南北朝300多年的时间内，战乱连年不断，瘟疫多次流行，无论是战伤急救，还是疫病防治，都加大了对医药的需求。这一时期，由于朝廷官方对医药的关注，如建立或完善医政医疗机构、开办医学教育、组织编修医书等，为医学的发展奠定了基础。另外，当时的士族阶层提倡孝道，认为知医识药能为父母尊长及时解除病痛，所以也是孝道的一部分。正是由于朝廷和士族阶层多关心医药且不乏精通医学之人，从而极大地促进了这一时期医药学的发展。比如思想家、音乐家、文学家嵇康，博物学家张华，文学家嵇含，东晋大臣范汪，东晋宰相王珉，著名诗人陶渊明，史学家范晔，教育家颜之推等，都对医药或养生深有研究，并多有医药著述。当然，很多处于平民阶层的民间医生对医学的贡献也不容忽视。

一、宫廷医药

魏晋南北朝时期的医学发展与各朝帝王对中医药的爱好和关注有着一定的关系。帝王作为"天子"，拥有至高无上的权力，帝王的好恶往往对社会产生很大的影响。历代帝王几乎都想延年益寿，长生不老，久坐江山，这就使得他们必然要关注养生之术，甚至有的还留心医药之学。当然，追求养生长寿的帝王比比皆是，而知医识药者并不多见。但是，在魏晋南北朝时期，却出现过多位热心医药甚或懂医懂药的帝王，他们不但支持或主持编辑方书，有的还自行编写方书。尽管这一时期战乱频仍，政局动荡飘摇，还是涌现出诸多名医和大量医药著作，这与当政者的倡导是分不开的。

（一）医政设置

魏晋南北朝时期的医政医疗机构设置和医事制度情况，以正史为准，以正史之外的古代史料为参考，来弥补正史的不足。

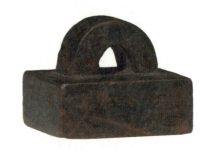

太医丞印

西晋。北京故宫博物院藏。

曹魏时期：医政设置，因袭两汉之制，机构名称汉魏均未有记载。设有太医令、太医、尚药监、药长寺人监。

两晋时期：除了沿用前朝的医官制度外，正式设立太医署。人员设置更趋细化，有太医令、太医令史、太医令丞、太医、御医、高手医、金疮医、医寺。此时改太医权衡，统一药物称量。

南朝（宋、齐、梁、陈）时期：各朝均设有太医署。《南史》通言：建太医署，设太医正、太医。刘宋于太医署中设太医令、太医司马、太医丞、太医、御医、医工（其中令一人，丞一人）。南齐设太医令、太医丞、太医、保学医、司马药师、典药吏。南梁除因袭刘宋之制外，还设有尚药局，"尚药局奉御，自梁、陈以后，皆太医兼其职"。南陈医政设置与南梁相同。南齐还曾设立"六疾馆"收治贫民，还下诏禁止使用动物类药物。

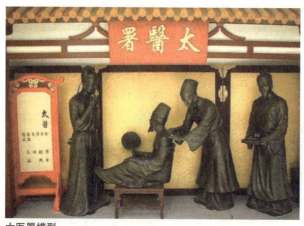

太医署模型

北朝（北魏、东魏、北齐、西魏、北周）时期：均设有尚药局、药藏局。《北史》通载北朝各代：建有尚药局、药藏局，设太医令、太医正、太医、医正、司药、尚药典御、尚药丞、中尝药典御。北魏有太医署，分设太医博士、太医助教、太医令、太医、尝药监、尝药典御、仙人博士，前两者为当时太医署的主要编制人员。北齐太医署的医官有太医令丞；设尚药局，内有尚药丞和尚药典御，归"门下省"所管。药藏局有监、丞各2人，侍药4人。北周设有太医正、太医、医师、尚药典御。宣武帝元恪曾下令另立医馆，收治平民病人。

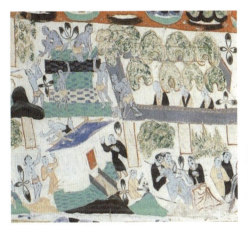

敦煌莫高窟第296窟壁画"福田经变"（局部）

北周。《福田经变》采用上下并列的横卷式构图，画面下方是"常施医药，疗治众病"：有一患重病者由二人扶坐，一人正在给病人喂药，身后有人用药臼捣药。

（二）医学教育

中医药学教育的传统方式，历来是家世相传和师徒传授。随着医学的发展和进步，这种传统的教育方式已经不能满足社会对医学人才的大量需求，于是，开始出现了由官府举办的医学教育机构。

据《唐六典》卷14注记载，早在晋代已有医官教习之设。刘宋元嘉二十年（443年），太医令秦承祖奏置医学教育一事，则是政府创办医学教育最早的明确记载。南齐时期，在太常寺内设有"保学医"一职。"保学医"为古代医生的一种职称，其主要职责是传授医学知识。

北魏太和元年（477年）九月，孝文帝元宏"诏群臣定律令于太华殿"（郑樵《通志·后魏孝文帝纪》），设立"太医博士"和"太医助教"（魏收

《魏书·官氏志》）之制，北魏的医学教育很有可能始于此时。后来朝廷创办的医学教育逐步形成制度，为隋唐时期的医学教育发展和成熟打下了基础。

（三）救灾防疫

魏晋南北朝时期，社会动荡，战乱不断，各种自然灾害频发，给社会带来严重危害，因此，也得到了统治阶层的关注。

晋代医学家葛洪在《肘后备急方》中指出："一家合药，则一里无病，凡所以得霍乱者，多起饮食。"他认为疫病流行时，不但要注意药物预防，还应该特别关注饮食卫生。

历代封建王朝大都设立不同形式的医疗慈善机构，用于为民众提供医疗救助服务。同时，朝廷也派遣宫廷医生参与救治，如南齐太子萧长懋等人设立的"六疾馆"，用来收治患病的百姓，当然也包括瘟疫时需要隔离治疗的病人。六疾，指寒疾、热疾、末（四肢）疾、腹疾、惑疾、心疾六种疾病，这里是各种疾病的泛指。

北魏献文帝拓跋弘有《民病给医药诏》，孝文帝元宏有《恤老病诏》，宣武帝元恪有《立医馆诏》和《遣医救治肆州伤民诏》等。孝文帝很注重百姓的医疗救助，《魏书》中记载他曾下诏说："我很关心百姓的病苦，常有病人因得不到及时救治而被夺去生命。告诉天下百姓，凡是他们有病，地方官府要及时派出医生对患病的百姓给予免费治疗。"永平三年（510年），宣武帝元恪曾下令建立新医馆，敕令太医署分派医生疗治京城及附近地方的病人，并对医生进行考核和赏罚。宣武帝延昌元年（512年），肆州（今山西省忻州市境内）发生大地震，死伤甚众。宣武帝下诏说："亡者不可复追，主病之徒（得了病的人），宜加疗救，可遣太医、折伤（骨伤）医，并给所须之药就治。"（《遣医救治肆州伤民诏》）专门发诏委派太医署组织收容救治。

（四）官修医书

官修医书，指由朝廷组织整理和编修的医书，在此，将帝王编撰的医书也纳入"官修"的范畴。官修医书的目的是颁行天下，以广济众生。可惜的是这些医书早已亡佚。

据史记载，南朝宋武帝刘裕和南梁武帝萧衍、南梁简文帝萧纲父子都曾亲自编撰过医书。南朝宋武帝刘裕编撰有《杂戎狄方》1卷（《隋书·经籍志》）；南梁武帝萧衍编撰有《所服杂药方》1卷、《大略丸方》5卷、《灵素杂方》2卷（《隋志》，引自曹禾《医学读书志·卷上》）和《座右方》10卷（《唐志》，引自曹禾《医学读书志·卷上》）；南梁简文帝萧纲编撰有《如意方》10卷（《南史·梁本纪》）。帝王编撰医书对推动朝廷组织力量编辑医书有着积极的作用。

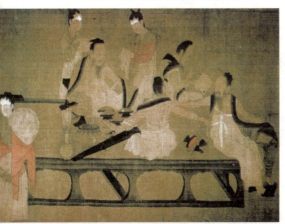
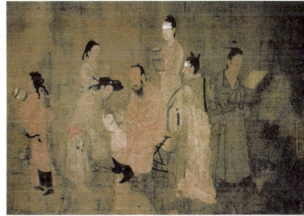
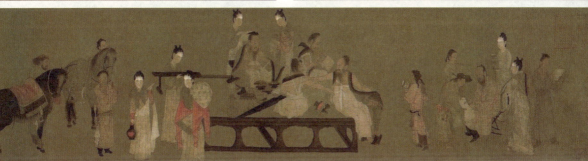

北齐校书图

北齐·杨子华。图纵29.3厘米，横122.7厘米，绢本设色。图卷反映的是北齐天保七年（556年），文宣帝高洋命樊逊、高乾等12人负责刊定国家收藏的《五经》诸史的情景。美国波士顿美术馆藏。

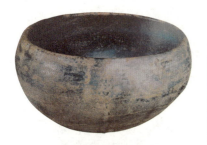

玻璃钵

北魏。口径 13.4 厘米，高 7.9 厘米，壁厚 0.2~0.5 厘米。天青色，透明。玻璃体内有密集的小气泡，器物表面有银白色的风化层，采用无模吹制法制成。1964 年河北省定县（今定州市）华塔塔基出土。河南省文物考古研究院藏。

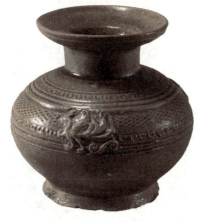

青釉唾壶

西晋。高 11.6 厘米，口径 8.1 厘米，腹径 12 厘米，圈足底径 7.6 厘米。有水波纹图案。唾壶系汉晋时期常见的个人卫生用品，材质有陶瓷、金属等。南京博物院藏。

　　南朝刘宋时，刘宏（434—458）为建平宣简王，字休度，南朝宋文帝第七子，笃好文籍，知医术。曾经召集医家编撰《宋建平王典术》120 卷，已佚。此典籍被后世认为是由朝廷最早组织编辑并颁行的医书。

　　北魏朝廷委派御医主持并组织人员编写、颁行的医书，有李修《药方》110 卷，王显《药方》35 卷，均为临床方书。李修《药方》成书于北魏太和年间（477—499），"集诸学士及工书者百余人"（《魏书·李修传》）参加编写，规模可谓宏大。王显《药方》编撰于 6 世纪初，《魏书·王显传》记载："世宗（即武帝）诏显，撰《药方》35 卷，班布（公布）天下，以疗诸疾。"

　　官修医书，集全国之力，由众多著名医家等参与编写完成，卷帙较大，内容丰富，代表着当时的最高学术水平，对医术的总结、提高和推广都具有重要意义。

二、民间医药

民间医药，这里是指宫廷以外的医药，换句话说，就是朝廷官方医疗体系之外的医药之学。引入这一概念是为了对官方体系之内与之外的医药之学进行区分。

（一）家传与师承

魏晋南北朝时期，家传和师承是医学教育的主要方式。家传，即父授子或祖教孙，这样代代相传。随着社会的进步，仅从家族内部来选择家族医学继承人的做法并不适用，一是后代儿孙未必是学医的合适人选，二是不能适应医学发展的需要。这样家族传授世袭制被逐渐打破，师徒传授被日益重视。师徒传授的方式拓宽了选择弟子的渠道，师傅可以有充足的时间来考察弟子的人品德行、才智悟性等。

三国时名医吴普、樊阿、李当之等，都是汉末著名医学家华佗的弟子。北魏医家崔彧，字文若，清河东武城（今属山东）人，曾任冀州别驾、宁远将军等。年轻时遇到僧人，教以《素问》《灵枢》《针灸甲乙经》，遂善医术。中山王元英之子元略有病，名医王显等都不能治疗，经崔彧一针而愈，因此医名大振。崔彧性情仁厚，每遇病人都尽心诊治，并且像他的僧人师傅一样，对医术从不保守，不但传与儿子，还广招门徒倾囊相授。其弟子赵约、郝文法等均成为当时有名的医家。其长子崔景哲亦以医术知名，曾任太中大夫、司徒长史；次子崔景凤，任尚药典御；崔景哲之子崔冏曾任司空参军，北齐天保初年（550年）为尚药典御。崔氏三代都有医名。可见，在家传与师承的医学教育传承过程中，二者可能是融合的、并存的，不好截然分开。

魏晋南北朝时期，随着医学家世相传教育模式的发展，产生了不少的医学世家，最有名者当属东海徐氏。徐氏医学世家的开创者徐熙，由道士授以医术，遂精于医。徐熙的医术源自师承，后来其子孙的医术又来自家传。徐氏医学世家历经7世，先后诞生了12位知名医家，在中医学发展史上占有一席之地。武康姚氏医学世家，经历三世，大有医名。姚菩提（生卒年不详），吴兴武康（今浙江湖州）人，曾任梁朝高平（今山东省境内）令，他因病而留心研究医药，藉以自医，自学成才，后成名医。其子姚僧垣，传承家业，医术高妙，出任太医院医官。其孙姚最亦奉敕继承家传之医业，并深得家族医学精髓，尤精药学。两晋时期的殷浩、殷仲堪系叔侄之间的医术相传，均为医学大家。北魏时期王安上、王显父子两世医学。魏晋南北朝时期，医学世家大量涌现，成为这个时代的医学特色之一。

（二）道教与医学

道家和道教，如今已成为中医药学的重要组成部分。可以说，道家和道教是对中医药学发展影响最大的思想体系。中医的阴阳学说、养生学说、经络学说等在很大程度上都得益于道家和道教的理论和实践。

道教经两汉的确立、发展，到魏晋南北朝时已成为全国性的大教，与儒、佛呈三足鼎立之势。许多医家既笃信道教又广施医术，使得医、道融为一体。其中最著名的代表人物就是晋代葛洪，他出身江南士族，又受道教的深刻影响，一生著述甚多，既是一位儒道合一的宗教理论家，也是一位从事化学实验和医疗活动的医学家。他所撰写的《抱朴子·自叙》称其《内篇》属道家，《外篇》属儒家。又如南朝齐梁间陶弘景，他脱去朝服隐居句曲山修道，从事医药养生方面的研究和著述。大凡修道之士，多精通医理。医道本是一家，修道而兼行医者代代有之。总之，道教是与中医关系最为密切的一门宗教，它对中医的发展产生了极为深远的影响。

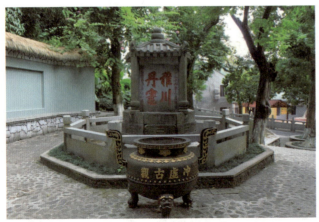

稚川丹灶

位于广东惠州罗浮山。炼丹灶由 24 块青石按道教阴阳八卦图形砌成，灶体由炉座、炉身、炉鼎三部分组成。分别按方位刻有乾、兑、震、离、坎、巽、艮、坤八角图形，以及瑞鹤、麒麟等灵禽异兽和各式图案。炉身呈正方形，边角有四根八角形青石柱，每根柱的上端均雕刻有栩栩如生的云龙浮雕。炉鼎呈葫芦状，用青麻石雕成。相传葛洪当年就用此丹灶炼出七七四十九天的九转金丹，服后羽化成仙。他总结出"丹砂烧之成水银，积变又还原成丹砂"的经验，是世界化学史上最早的分解化合的文字记载。

（三）佛教与医学

佛教自东汉传入我国后，到魏晋南北朝时得到了长足的发展。随着佛教的兴盛，这一时期也涌现出众多僧医大家和佛教医学著作，丰富和推动了中医药学研究领域的发展进步。仅见诸史书的僧医大家就有 7 人，及其佛医著作共有 11 部。

到了隋朝，随着佛教的传入，我国的医学著作更为丰富。这些书目中分别有"龙树菩萨""婆罗门""耆婆"等佛教称谓，或直接以僧人作者命名。仅据《隋书·经籍志》（卷 34）记载，从西域传入我国的医学著作主要有：《疗痈经》1 卷、《疗三十六瘘方》1 卷、《三奇六仪针要经》1 卷、《龙树菩萨药方》4 卷、《西域诸仙所说药方》23 卷、《西域波罗仙人方》3 卷、《西域名医所集要方》4 卷、《耆婆所述仙人命论方》2 卷、《干陀利治鬼方》10 卷等。

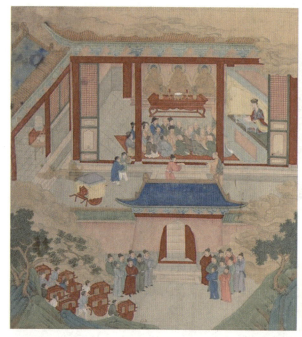

舍身佛寺

该图选自明代张居正编纂《帝鉴图说》。梁武帝笃信佛教，脱去袍服，穿了僧衣，把自己的身子舍在寺里。

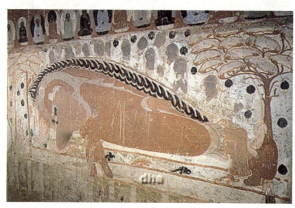

敦煌西千佛洞第8窟"涅槃图"

佛胸前站立一人，着红色胡服，白眉长须，有学者认为是神医耆婆。

（四）龙门石刻方

龙门石窟药方洞位于龙门石窟（河南洛阳）的古阳洞与奉先寺之间，因洞窟两侧刻有古代药方，所以称为"药方洞"。据洞内北魏永安三年（530年）"陈晕造像"题记记载，此时药方洞主体工程已经竣工，此后经北齐直至唐景龙四年（710年），近200年间断续雕造完善而成。因此，该石刻药方不但在全国范围内是凿刻时间最早、内容最丰富的，而且也是流传最广、影响最大的。

药方洞刻有 140 首药方，其中药物治疗方 117 首，灸法治疗方 23 首，可治疗内科、外科、儿科、妇科、肿瘤科等近 40 种疾病。治疗工具有针、钳、绢、竹筒、渔网、葱管、铛等，治疗方法有口服、口含、漱口、闻气等，药物制剂有丸、散、膏、汤等。所涉及的药物达 120 多种，多是民间常见植物药、动物药和矿物药，其中很多药物一直沿用至今。

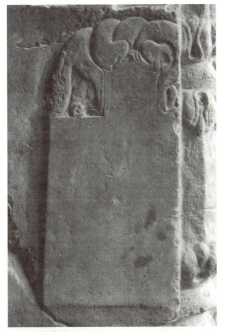
龙门石窟药方碑

龙门药方洞药方清拓本

药方碑上共刻有古药方 140 多个，能治疗 40 多种疾病，涉及内、外、妇、儿等科，所用多为常见药物。

相传石窟药方的雕刻还有一个故事：洛阳龙门寺院的僧人正在商议要把搜集来的民间药方凿刻在石窟中，一是方便众人看到，二是可以长久保存。但是，该把这些药方凿刻在哪个洞里呢？就在大家议论不决的时候，一个小和尚站起来说道："前几日我偶然在一个石窟中看到一块石碑，碑中这样写道：'自非倾珍建像，焉可炽彼遗光；若不勤栽药树，无以治兹聋瞽。'意思是说出资开龛造像，就好像勤种药树一样，可以解除耳聋眼瞎等疾病的痛苦。我看这洞中碑文的寓意和咱们刻药方救人的善举正好吻合，干脆就把药方刻在这个洞口的石壁上吧。"大家都觉得小和尚说得有道理，于是就把药方刻在了小和尚说的那个石洞中，并且命名为"药方洞"。

三、医学成就

据史书记载，魏晋南北朝时期，临床医疗分科已有内科、小儿科、产科、妇科、痈疽科、耳眼科、伤科等；医药书籍方面，有脉理、病理、药理、药物炮制、针灸、孔穴、单方验方、家传秘方、临床各科等著作。这一时期，医学基础理论研究、临床各科诊治技术、针灸学和药物学等都取得了长足的进步。

1. 医学理论

切脉是中医诊断学的重要组成部分，晋朝王叔和在总结前代脉诊成就的基础上，结合自己的临床经验，著成《脉经》，为中医脉学作出了重大贡献。

2. 针灸学

针灸学成就显著，其卓越代表为皇甫谧编撰的《针灸甲乙经》，此书对后世产生了深远影响，也较早被传至国外。

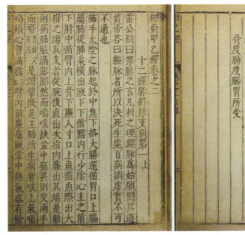
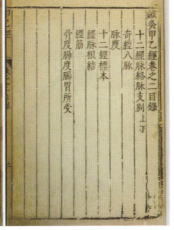

《针灸甲乙经》

3.临床各科

临床医学发展迅速，诊断和治疗水平都有很大提高，治疗方法也有不少新的创造和发现。据记载，本时期问世的临床各科书籍近 200 种，在内科、外科、骨伤科、妇科、儿科及疾病急救等方面都有了显著进步。

内科方面，已有痰疾、吐血、咳嗽、中风、眩晕、虚劳、腹痛、心痛、心悸、消渴、痹症、痫病、不寐、呕血、肥胖病、中毒等几十种病证，并有相应的诊断治疗和方药。妇科方面，北齐徐之才提出了"十月养胎法"，并非常重视孕期的卫生保健。小儿科也取得了一定成就，据文献记载，当时的儿科著作约有几十种之多。外科方面，南齐龚庆宣著成《刘涓子鬼遗方》，既有疮疡疥癣的诊治，又有外伤的急救，是我国现存最早的外科专著。五官科方面，晋代已有唇裂修补术的记载。东晋孝武帝时，任城（今山东济宁）人魏咏之"生而兔缺（唇裂）"，18 岁那年，听说荆州刺史殷仲堪帐下有位名医能治此病，便前去求治。医曰："可割而补之，但须百日进粥，不得笑语。"咏之曰："半生不语，而有半生，亦当疗之，况百日邪？"殷仲堪于是把他安置于专门的房间内，让那位医生给他做了手术，遂闭口不语，唯食薄粥，百日而愈。后来，魏咏之步入仕途，做过豫州和荆州刺史、吴国内史等，很有政绩。这种整形手术，在目前并不难做，但在那个时代就很不简单了，并且还注意到了食流质饮食、勿大嚼、勿笑语等术后禁忌。

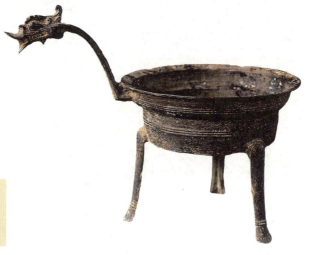

龙首柄鐎斗

晋代。高 24.6 厘米，口径 20 厘米。鐎斗为汉晋时期常见的一种青铜器具。天水市博物馆藏。

4. 药物学

魏晋以来本草成就比较突出，据《隋书》记载，这期间撰辑本草著作多达 40 余种，惜均已散佚。其中影响最大的有三种（均为后人辑佚）：一是南北朝时陶弘景的《本草经集注》，他在总结和整理前代本草学成就的基础上，又结合个人多年临床研究成果著成此书。不但新药成倍增加，更重要的是开创了本草新的分类方法，为后来的药物学著作所沿用。二是北齐徐之才的《药对》对后世影响很大。三是雷敩编撰的《雷公炮炙论》，是我国现存药物炮制方面最早的专著。

5. 制药化学

服食在魏晋十分盛行，为达到长生目的的服食并不值得肯定，但是服食促进了炼丹术迅速发展，从而推动了药物学的进步，特别是成为制药化学的滥觞，这是对医药学的一个重大贡献。

近年来，有人做过统计整理，魏晋南北朝有书名记载的医药学著作共计 496 种，其中现存的仅 35 种，且多是经后世辑佚整理而来，医籍亡佚情况十分严重。这时期有史可查或有医著可寻的医家，共有 220 人，其中有著作者 119 人，有传记者 126 人。这些见诸书籍的应是当时医家群体中的杰出代表，他们或是朝廷专职医生，或是政府官员而兼医者，或是民间名医，或是隐于世外知医识药的名人，被史家写入了历史；此外，应该还有很多默默无闻地为民众治病疗疾的医者未被记载，但是他们也同样作出了贡献，推动着医学的发展和进步。

◆ 第三节　医学人物 ◆

　　魏晋南北朝时期，正史中立传的医药学家共计 30 人（不包括正史以外的医林人物）。仅就正史立传的医药家人数而言，就是隋唐五代时期的两倍，这也从一方面说明魏晋南北朝是中医药学的蓬勃发展时期，所以才出现了众多医药大家。除立传的医药学家之外，尚有更多的医林人物在其他人物传记中兼论，或在有关部类中间或涉及。受限于本书的篇幅，故只能选取部分有代表性医药学家进行论述。

一、吴普

　　吴普，字号及生卒年均不详，大约生活在魏晋时期，广陵郡（今江苏扬州）人。吴普曾经跟随东汉末年著名医学家华佗学医，擅长"五禽戏"，据说活到 90 多岁仍然耳聪目明，著有《吴普本草》。

　　《吴普本草》共 6 卷，又名《吴氏本

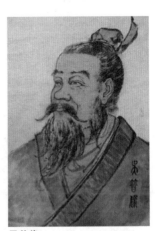

吴普像

草》，为《神农本草经》古辑注本之一。该书大约著成于3世纪中叶，流行于世达数百年之久，后世有不少书籍引述其内容，如北魏末贾思勰的《齐民要术》，唐代官修《艺文类聚》等，《新唐书·艺文志》还载有该书六卷书目，北宋初年官修《太平御览》，仍收载其较多条文。此后该书即散佚不存，清代焦循有辑佚本。据辑佚可知，此书对本草药性的叙述较为详明，书中对某一类药常列述前代诸家关于药性的不同叙述，汇总魏晋以前药性研究的成果，又详载药物产地及其生态环境，略述药物形态及采药制药的时间、加工方法等。后世对《吴普本草》的评价很高，如宋代《嘉祐本草》曰："《吴氏本草》魏广陵吴普撰。修《神农本草》，成四百四十一种。……其说药性寒温、五味，最为详悉。"明代李时珍的《本草纲目》认为："《吴氏本草》，其书分记神农、黄帝、岐伯、桐君、雷公、扁鹊、华佗、弟子李氏，所说性味甚详，今亦失传。"《吴普本草》的最大特点是：记载的药物功效，较少采用神仙方士之说，多是注重临床实际。

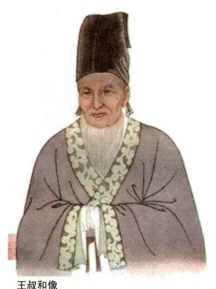

王叔和像

二、王叔和

王叔和（201—280），名熙，魏晋时期著名医学家，山阳高平（今山东微山）人。据传，王叔和少年时期，性格沉静，博览群书，通晓经史百家，并喜好医学，尤擅长于脉学，曾担任过御医。

王叔和在中医学发展史上，有两大重要贡献，一是整理《伤寒杂病论》，二是著述《脉经》。汉代著名医学家张仲景《伤寒杂病论》一书，经过汉末战乱而散佚零乱，几至失传。王叔和对该书进行了汇集、整理、补充、编次，使《伤寒杂病论》得以保存。他总结汉以前有关脉学的成就，并充实新的内容，著成《脉经》10卷，书中总结脉象24种，又论述三部九候、寸口脉等的诊脉部位和方法，被后世医家有效地应用于临床实践，同时也对世界医学产生了一定的影响。《脉经》也是我国现存最早的脉学专著。

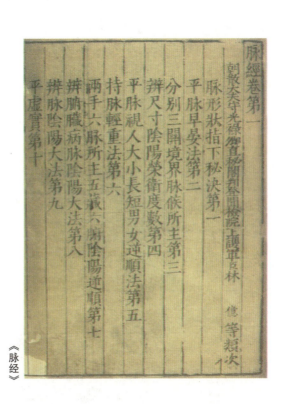

《脉经》由晋代王叔和总结前人的脉学内容而写成，共10卷，是我国现存最早的脉学专著。此书将脉象归纳为24种类型，保存了晋以前的脉学文献，是后世中医脉学发展的重要基础。

《脉经》

脉經卷第一

朝散大夫守光禄卿直秘閣判登聞檢院上護軍臣林　億等類次

脉形狀指下秘決第一

平脉早晏法第二

分別三關境界脉候所主第三

辨尺寸陰陽榮衛度數第四

平脉視人大小長短男女逆順法第五

持脉輕重法第六

兩手六脉所主五藏六腑陰陽逆順第七

辨藏腑病脉陰陽大法第八

辨脉陰陽大法第九

平虛實第十

三、皇甫谧

皇甫谧（215—282），幼名静，字士安，自号"玄晏先生"，安定朝那（今甘肃灵台）人。他是中国历史上的著名学者，在文学、史学、医学诸方面都很有建树，对针灸学的贡献尤大，被尊为"针灸鼻祖"。

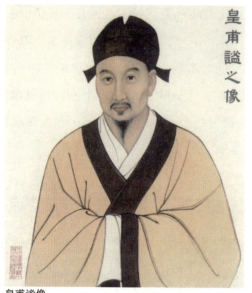

皇甫谧像

皇甫谧一生著述颇丰，著有《帝王世纪》《年历》《黄帝针灸甲乙经》《礼乐》《高士传》《逸士传》《列女传》《玄晏春秋》等书，在医学史和文学史上都负有盛名。其中《黄帝针灸甲乙经》，又称《针灸甲乙经》或简称《甲乙经》，是我国现存最早的针灸学专著。该书共12卷，128篇，内容包括脏腑、经络、腧穴、病机、诊断、治疗等。该书系统论述了全身穴位和经络的分布，改正过去的错识穴位，规定了操作方法，指出了禁忌等，并把各种病证的取穴，依照临证需要排列出来，易于掌握，所以很实用。该书影响深远，以后的针灸学著作，基本上都是在《甲乙经》的基础上发展而成的。后来，此书流传到日本、朝鲜等国家，在国际上享有很高声望。

《针灸甲乙经》

四、支法存

支法存，生卒年不详，晋代僧医，其先辈为胡人，"五胡乱华"时来到广州。支法存生于广州，习医，遂以医名。西晋永嘉（307—313）年间，北方士大夫南渡后多患脚弱症（即脚气病），其症在当时多凶险，死人很多。支法存以其医术救治，存活者不计其数，医名大振，与另一医家仰道人同为治脚弱症的高手。

支法存用于治疗脚气病的处方近百个，不但方多，而且疗效也好，使他成为我国治疗脚气病的先驱者。医药大家孙思邈曾给予高度评价："防风汤……南方支法存所用。多得力温和，不损人，为胜于续命、越婢、风引等汤。罗广州一门，南州士人常用，亦治脚弱，甚良方。"（《备急千金要方》卷七）孙思邈认为支法存防风汤治疗脚弱症，比续命汤、越婢汤、风引汤等效果都好。支法存所著《申苏方》五卷，后佚。其佚文散见于后世葛洪《肘后方》、孙思邈《千金要方》等医著中。

五、葛洪

葛洪（约284—364，其生卒年有多种说法），字稚川，自号"抱朴子"，人称"葛仙翁"，著名炼丹家和医药学家，丹阳句容县（今江苏句容）人。葛洪出生于败落的官宦世家，他生性好学，因为家贫，靠砍柴卖钱读书，遂成博学之人。

葛洪的《肘后方》记载了他对病证长期观察的结果，其中很多是医学上最早的发现。如一种叫瘈犬（疯狗）咬人引起的病证，这种病让人非常痛苦，病人只要受到一点刺激，听到一点声音，甚至听到水声，就会抽搐痉挛，即"恐水病"（狂犬病）。这种病可用狂犬的脑髓敷贴在被咬的创口上治疗，因狂犬脑中含有抗狂犬病物质，这个发现直到19世纪才由法国的巴斯德给出证明。书中对天花（天行斑疮）症状、结核病（尸注、鬼注）等的记载，也都是医学文献中最早的记录。《肘后方》不仅明确记载了天花、结核病的病状和发病过程，而且还指出其具有传染性。

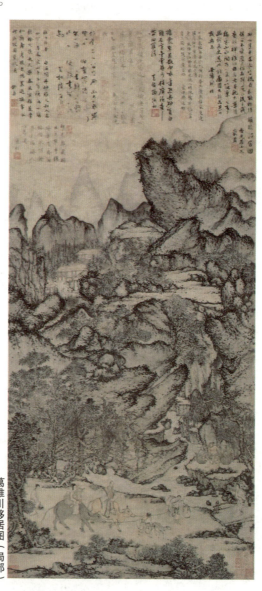

葛稚川移居图（局部）

元·王蒙。该图构设了东晋著名中医药学家葛洪移居罗浮山炼丹的故事。画中骑在牛背上的葛洪，身穿道袍，神情专注于手中的书卷，边走边看。他身后，妻子和两个孩子同骑在牛背上，小的抱在怀里，大的坐在身后。随葛洪夫妇一起移居的，还有他的仆人们。一路崇山峻岭，飞瀑流泉，几间茅草屋掩映在深山之中。北京故宫博物院藏。

葛洪存世的另一部综合性著作《抱朴子》，分内篇20卷，外篇50卷。内篇是讨论炼丹术的，对后世的制药化学起了奠基作用。葛洪的医学著作，据史籍记载，尚有《金匮药方》100卷，《神仙服食方》10卷，《服食方》4卷，《玉函煎方》5卷，均已散佚。

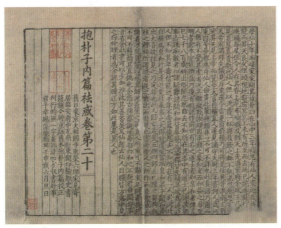

《抱朴子》

六、鲍姑

鲍姑（约309—363），名潜光，晋代著名炼丹术家，精通灸法，是我国医学史上第一位女艾灸学家。其父鲍靓，晋代道教徒，鲍姑自幼耳濡目染，也参与炼丹和医事活动。鲍姑与葛洪为夫妻，嫁与葛洪后，两人一起研究医学和丹术。鲍姑一生行医、采药，足迹遍及广州所辖南海郡的番禺、博罗等县。她医德高尚，擅长艾灸疗法，善于医治赘瘤与赘疣等病证，被尊称为"女仙""鲍仙姑"，她制的艾被称为"神艾"，当地的艾草也被称为"鲍姑艾"。

后人认为，鲍姑的灸法经验，可能被记入葛洪的《肘后备急方》中。

该书有针灸医方109条,其中灸方竟占90余条,并对灸法的作用、效果、操作方法、注意事项等都有较全面的论述。

七、雷敩

雷敩,南朝刘宋时(420—479)药学家。生平里居未详,其名最早见于《隋书·经籍志》。他总结了以前对中药的炮制(又作"炮炙")经验,撰写了《雷公炮炙论》(省称《炮炙论》)3卷,收载药物300种,论述了药物的性味、炮制、煮熬、修治等理论和方法。药物经过一定的处理之后,可以减低毒副作用,易于发挥药效,并且便于保存使用。该书总结的药物加工炮制方法,共有炮、炙、炒、煅、曝、露等17种。原书已佚,其内容为历代本草著作所收录,得以保存,其中有些制药法,至今仍被采用。现传《雷公炮炙论》,为近人张骥辑佚本。雷敩对药物加工方法的系统总结,为药物炮制学的发展奠定了基础。

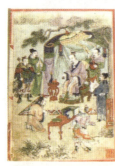
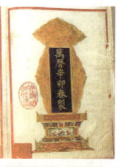
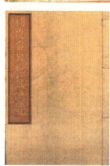
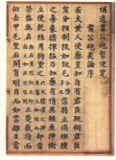

《补遗雷公炮制便览》

明万历十九年(1591年)宫廷画院彩绘本,佚名。明宫廷画师选择该书,为之增补药性歌。并为药物配上形态图或者辅助图,又为该书许多有"雷公云"文字内容的药物配炮制图,以药物和炮制法为题材,进行绘画艺术创作。中国科学院图书馆藏。

八、陶弘景

陶弘景（456—536），字通明，自号华阳隐居，南朝齐、梁时道教学者、炼丹家、医药学家。陶弘景一生著述颇丰，惜多亡佚。他不但整理了道教经书，还编写了药学专著《本草经集注》。

汉代以后亟须对医药学进行整理提高，一是因为新药品不断增多，另是因为经过临床实践的验证，又发现老药品新的功

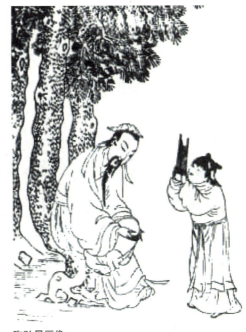

陶弘景画像

该图选自明代王世贞、汪云鹏辑补的《列仙全传》（待考）。该书是一部图文并茂的道家传说故事书。中国医史博物馆藏。

能，于是，《本草经集注》就在这一背景下应运而生。首先，《本草经集注》在《神农本草经》365 种药物的基础上又加入了 365 种药物，合计 730 种，大大扩展了可供使用的药物种类。其次，陶弘景创新了药物的分类方法。从上品、中品、下品的三品分类发展为玉石、草木、虫兽、果、菜、米食及有名未用等七类。这样，比起《神农本草经》的"三品"分类法，既便于使用者的查询，又便于对药物的总结，并且这种分类法一直沿用至今。再次，对于药物的性味、产地、采集、形态和鉴别等方面的论述，较前有了显著提高。另外，他还第一次提出了"诸病通用药"的概念，分别列举了 80 余种疾病的通用药物，这不仅给临床用药带来极大方便，也开了按照药物功用进行分类的先河。

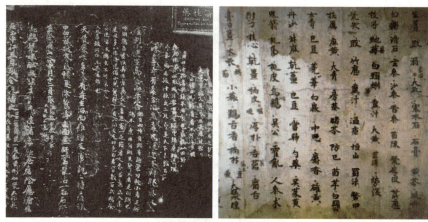

《本草经集注》（残卷）拓本

吐鲁番残简两片，为唐以前抄本。存目录，收载"燕矢""天鼠矢""鼹鼠"三药条文和"豚卵"一药部分注文，朱墨杂书，如实反映原书资料。德国普鲁士学院藏。

《本草经集注》问世以后，对后世影响很大。到了唐代，我国第一部药典——《新修本草》，就是在此书的基础上进一步修订补充后完成的。《本草经集注》原书已佚，现存有敦煌残卷，但其主要内容在以后的《证类本草》和《本草纲目》中被引用和保存了下来。

九、全元起

全元起，为南朝时齐梁间（479—557）人，生卒里籍不详。据《南史·王僧儒传》称，全元起在注解《黄帝内经素问》之前，曾就针灸之事拜访请教过王僧儒。当时有"得元起则生，舍之则死"之说，可见全元起医术精湛。

全元起注释的《黄帝内经素问》，书名为《素问训解》，共8卷，该书是对《黄帝内经素问》最早的注解。北宋时，全元起的《素问训解》尚存世，林亿、高保衡等在校订《黄帝内经素问》时，还保存了该书的编次和部分注释。从保存下来的注解中可以看出全元起的注解朴实无华，符合医理。如对《素问》之书名，全元起注曰："素者，本也；问者，黄帝问岐伯也。"所谓"素问"，就是通过黄帝与岐伯问答，来阐述医学的本源、道理。到南宋时，《素问训解》散佚。

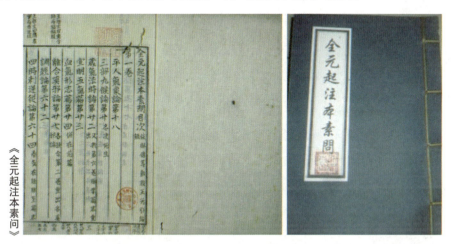

《全元起注本素问》

十、褚澄

褚澄（？—483，待考），字彦道，南朝刘宋阳翟（今河南禹州）人，南北朝南齐医家。褚澄居官清正贤良，并精于医术，善于诊病，凡病者均不分贵贱而详细查问其乡土人情、风俗习惯、精神苦乐等，然后处方用药。时人对褚澄崇敬若神，认为在当时能与他的医术相媲美的只有徐嗣伯。《南齐书》《南史》也都称其"历官清显，善医术"。褚澄著有《杂药方》20卷及《褚氏遗书》，前者散佚，后书系唐代人整理而成，并于宋嘉泰（1201—1204）年间刊行。该书仅2200余字，分10篇，主要阐述了人体中气血阴阳之奥秘。后世疑《褚氏遗书》为宋人伪托，如《四库全书提要》被认为是"宋时精医理者所著，而委托澄以传"，现在学界多认同这一观点。

《南史》中记载了一则褚澄治病的传奇故事：褚澄当吴郡太守时，百姓李念道来郡中办事，褚澄看到就对他说："你得了重病。"李念道十分惊讶，回答说："我患冷病已有五年，看了很多医生都治不好。"褚澄为他把脉后说："你得的不是冷病也不是热病，应当是吃了过多的白瀹鸡子（一种浸煮过的鸡子）造成的。"褚澄马上取苏一升煎煮，让他服下去，才服用一次，李念道就吐出一升会蠕动的痰涎之物，拨开里面竟有一只小雏鸡，羽毛、翅膀、爪子都长得很完整，还能行走。褚澄说："还未除尽。"就让李念道把剩下的药喝完，最后又吐出13只雏鸡，李念道的病从此痊愈。褚澄这则医事虽为正史所载，由于历史的局限，仍有不科学的成分，我们今天要辩证地去看待。但是通过这件事也说明了褚澄的医术还是很高明的。

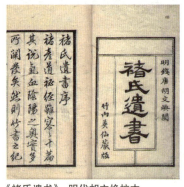

《褚氏遗书》 明代胡文焕校本

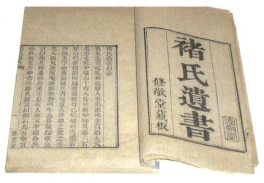

《褚氏遗书》 修敬堂藏版

十一、徐嗣伯

徐嗣伯（一作"徐嗣"），字叔绍，生卒年不详，南北朝时南齐医家。祖籍东莞姑幕（今山东诸城），寄籍丹阳（今江苏南京）。徐熙之曾孙，徐叔响之子，为"东海徐氏"第四代传人。精于医道，擅长辨证。曾撰有《落年方》3卷、《药方》5卷、《杂病论》1卷、《风眩方》1卷，除《风眩方》

外，其余均佚。

　　徐嗣伯生长于中医世家，从小就爱好医学，医术精湛，医德高尚，为当时所称颂。曾任正员郎、诸府佐等，更为临川（今江西抚州）王萧映所看重。当时直合(亦作"直阁")将军房伯玉服五石散十来剂，没见到什么效果，反导致了全身怕冷，夏日还穿着夹衣。徐嗣伯为他诊断说："你这是伏热，必须等到冬月，用冷水来治疗。"到11月，结冰下大雪，让房伯玉解开衣服坐在石头上，取冷水从头往下浇。浇了好一会，房伯玉背上水气腾腾，说道："热不可忍，快再给我冷饮喝。"徐嗣伯拿与他冷饮，饮了一升，病就好了。尔后房伯玉不再怕冷，冬月犹穿单衫裤，身体也更加健壮了（《南史·张邵传》）。一年春天，徐嗣伯在南篱门玩，听见一座竹屋中有呻吟声。他进到屋内，看见一老妇。老妇自称整个身体痛，到处有黑疙瘩。徐嗣伯回家煮了一升多汤药，送去让她服下。老妇服完，病却越重，痛得满床打滚。过了一会，徐嗣伯从她身上发黑处拔出肉钉，长寸许，再以药膏涂于伤口上，三日后平复。徐嗣伯说："这叫钉疽（疔疮）。"（《南齐书·褚渊传》）《南史·列传第二十二张邵传》评价说："徐氏妙理通灵，盖非常所至，虽古之和鹊，何以加兹。"认为徐嗣伯的医术至真至善，非常人所能及，即使古代的神医医和、扁鹊也不过如此。

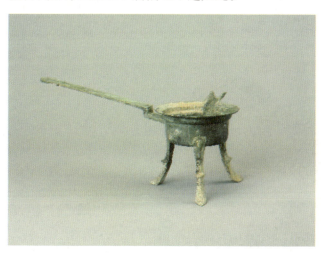

长柄三足铜鐎斗

南齐。1954年福州市仓山区桃花山出土，通高18.9厘米、口径为15.3厘米、柄长28.8厘米。福建博物院藏。

十二、龚庆宣

龚庆宣（生卒里籍均不详），著名中医外科学家，生活于南北朝时期齐梁间（479—557）。

据载，龚庆宣喜欢方术，与一位叫道庆的远房亲戚是邻居，两家交好，多有往来。一日，道庆自觉自己时日不多，临终之时叫来龚庆宣，告诉他家里有本祖传的"神书"，书里不仅有疗效确切的治病方药，还详细记载了诊治疾病、辨识药性等知识。因为家中儿子年幼，长大后也不知道是不是医道中人，担心这些治病好方药失传，所以道庆想把书传给龚庆宣。龚庆宣本来就喜爱医药，自然没有推辞，高兴地接受了医书。此书就是刘涓子所著的《刘涓子鬼遗方》，巧合的是，龚庆宣正是刘涓子姐姐的重孙。

《刘涓子鬼遗方》是现存最早的外科专著，由龚庆宣在前人实践的基础上，于475—502年间总结编撰而成。《隋书·经籍志》所载为10卷，今本则只存5卷。这本书扼要地总结了治疗金疮、痈疽、疮疖和其他皮肤病等方面的临床经验，收列内、外治法处方约140多个，并最早创造了用水银配制成软膏、膏药外治皮肤病的方法，比国外至少要早600多年。

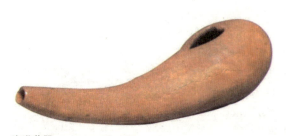

瓷灌药器

晋代。用于灌装备用药水，一般用于外科、眼科。首都博物馆藏。

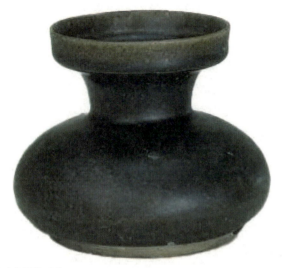

德清窑黑釉唾壶

东晋。高 9.9 厘米，口径 8.9 厘米，底径 9.4 厘米。唾壶亦称唾器，属于卫生洁具。瓷质唾壶始见于东汉，三国、两晋时开始流行。北京故宫博物院藏。

十三、姚僧垣

姚僧垣（499—583），字法卫，吴兴武康（今浙江湖州）人，南北朝时期著名医家，曾担任南朝梁宫廷的御医。

姚僧垣自幼好学，知识广博，在父亲的影响下，也对医学产生了兴趣，24 岁那年继承了父业，为人诊病，多有疗效。梁武帝萧衍召他入宫面试，姚僧垣对答如流，梁武帝很欣赏他，让他担任了医官。当时武陵王萧纪（梁武帝第八子）生母葛修华，多年患有痼疾，服药无效。梁武帝令姚僧垣前去探视。回来后，姚僧垣详细陈述葛修华的症状，并记录下病情轻重的时刻，得到了梁武帝的称许。梁元帝萧绎患有心腹之病，众医都认为皇帝至尊至贵，不可轻率用药，用药也应当用平和之药，逐渐疏通。姚僧垣说：“脉象有力而沉实，这是积食所致。必须服用大黄泻下，定无差错。”梁元帝听了他的话，刚服完汤药，积食果然泻下来，病就好了。

姚僧垣一生治验无数，声誉远闻，达于诸蕃外域。著有《集验方》12卷、《行记》3卷，今佚。《集验方》部分佚文尚存于《外台秘要》《医心方》等书中。

十四、徐之才

徐之才（505—572），字士茂，因兄弟排行第六，故称“徐六”，南北朝时北齐医学家。祖籍东莞姑幕（今山东诸城），寄籍丹阳（今江苏南京）。祖父徐文伯、父徐雄均为当时名医，徐氏家族多代有医名，有“东海徐氏”之称。徐之才幼承家学，精通医道，且博学多才，思维灵敏，能言善辩。5岁能背诵《孝经》，8岁就略通其意，13岁被召为太学生，那时他已大致通晓《礼记》《周易》，被称为“神童”。

徐之才初仕南梁，后被俘于北魏，因其才学而被北魏帝征召，位至司空；北魏亡入东魏，东魏亡再仕北齐。武平二年（571年）封“西阳君王”，故又称“徐王”。徐之才是徐氏家族名医中最出色的一位，他曾经侍奉过东魏孝静帝、北齐文宣帝、北齐武成帝等多个帝王，并都能得到信任，足见他医术

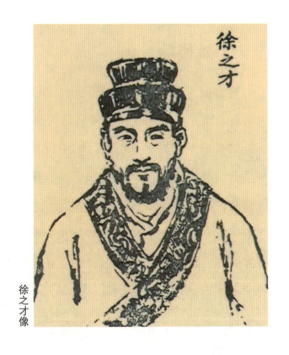

徐之才像

高明，又精于处世之道。

徐之才提出的"十月养胎法"，在其后的《千金要方》中引述颇详。对妊娠各月饮食起居应该注意的问题及针灸禁忌均作了说明，还制定了18首逐月养胎的方药，对保护胎儿、促进胎儿发育、防止流产，有一定的作用。徐之才著述均散佚。

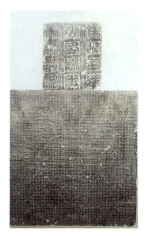

清代。上海中医药大学医史博物馆藏。

徐之才墓志拓片

◆ 第四节　医林轶事 ◆

　　魏晋南北朝医林人物众多，也留下了很多趣闻轶事。本节选取了部分医药家的励志故事和科学求实的事例，来展现他们是如何立志成才，刻苦读书，一丝不苟钻研学问的。以便帮助我们更加全面地了解这些医药家的成长过程；同时，也有助于说明他们之所以成为著名医药家内在的原因。

一、浪子回头成大家

　　皇甫谧小时候，被过继给叔父，后来跟随叔父迁居新安（今河南渑池）。叔父、叔母，尤其是叔母，非常疼爱他。他在儿时十分贪玩，整天像脱缰的野马，东游西荡，到了20岁时仍不喜欢读书，甚至有人认为他天生痴傻。叔母因他如此调皮捣蛋非常气愤，更为他的前途而忧虑担心。一天，叔母把皇甫谧赶出家门，想要使他受教思过。谁知他从外边摘回了许多野生瓜果给叔母吃，本想如此"孝顺"一番，便可平息叔母的怒气。岂料叔母这时更加气愤，接过瓜果狠狠地摔在地上，流着眼泪对他说："如果你不好好学习，没有半点本事，就算是用上好的酒肉来孝敬我，也是不孝的。今年你已经20岁了，不读书，不上进，我心里就得不到安慰。我只希望你有渊博的学识，可你总是不能明白长辈的心意。提高修养、学习知识都是对你自己有益的事，难道还能对我们有什么好处吗？"皇甫谧听了这番话，心中有了很大的触动，终于能静下心来思考自己这些年来的所作所为，想到自己白白虚度了20年的光阴，心里感到十分惭愧，噙着眼泪发誓要悔过自新。从此以后，他刻苦攻读，虚心求教，一天也不懈怠。他虽然家境贫寒，但即使是在家种地时，也不忘背着书，抽空阅读。皇甫谧经过刻苦不懈地学习钻研，终于成为学识渊博的大学问家，在文学、医学、史学等多方面都有很高的成就。

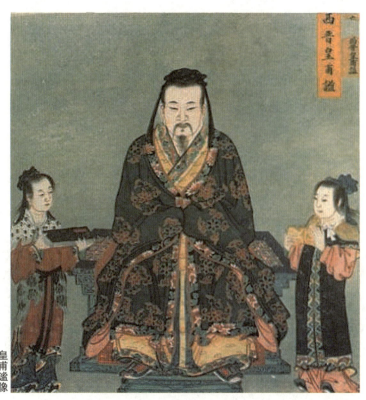

皇甫谧像

二、制药化学先行者

炼丹术与制药化学有着十分密切的关系，经过两汉的发展，到了晋代炼丹术盛行，出现了著名炼丹家葛洪。葛洪在《抱朴子·内篇》中，专门对炼丹进行了详细的论述，分为"金丹""仙药""黄白"等部分，载有许多关于制药化学的实验。当时，葛洪炼丹用的原料主要有，雄黄、雌黄、曾青、胆矾、矾石、硝石、云母、磁石、铁、锡、砷和食盐等。葛洪曾做过汞与丹砂还原变化的实验，"丹砂烧之成水银，积变又还成丹砂"。

丹砂，又叫朱砂，就是红色的硫化汞，将它加热后，分解出汞（水银）；汞再与硫化合，又生成红色硫化汞。这在 4 世纪就有了详细记录，而阿拉伯到 8 世纪才知道，而且还是由我国传去的。后来葛洪的炼丹术传到了西欧，成了制药化学发展的基石。虽然葛洪当时炼丹的目的是为了炼制长生的丹药，但客观上开启了制药化学之门，提高和扩大了化学药物的应用范围，促进了制药化学的发展，为世界作出了贡献。葛洪在实验中，还发现了多种有医疗价值的化合物或矿物药，例如中医外科普遍使用的"升丹"和"降丹"，就是葛洪在化学实验中得来的药物。

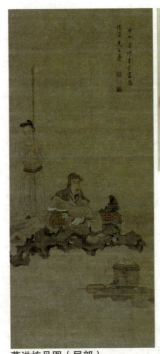

葛洪炼丹图（局部）

明·李芳。葛洪，曾因立功屡次升迁，但在政治昏暗、社会动荡的情况下，他失望至极，看破红尘，一心修道。后来，他主动申请去广西做个小官，但过广州时，刺史邓岳挽留，乃止于罗浮山炼丹。

陶弘景曾长期从事炼丹实验，梁武帝萧衍还曾为其送烧炼丹药的原料，供其炼丹使用。他在炼丹过程中掌握了不少化学知识，例如汞可与某些金属形成汞齐，汞齐可以镀物。汞齐，又称为汞合金。汞有一种独特的性质，它可以溶解多种金属（如金、银、钾、钠、锌等），溶解以后便组成了汞和这些金属的合金，被称为汞齐，如金汞齐、钠汞齐等。之后，汞齐被利用在铁器上镀金和镀银，或者用作补牙材料（形成汞齐后，汞是无毒的）等。陶弘景的这一发现，对我国化学知识的萌芽有着很大的影响，这也表明我国是最早使用汞和汞的化合物的国家之一。

陶弘景对化学的另一贡献是记载了硝酸钾的火焰分析法，"先时有人得一种物，其色理与朴硝（硫酸钠）大同小异，胐胐（聚积的样子）如握雪不冰（这些东西握在手里就像握着雪一样，但是并不觉得冰冷）。强烧之，紫青烟起，仍成灰，不停沸，如朴硝，云是真消石（硝酸钠）也。"所谓"紫青烟起"是钾盐所特有的性质。陶弘景这一记载，是世界化学史上钾盐鉴定的最早记录。

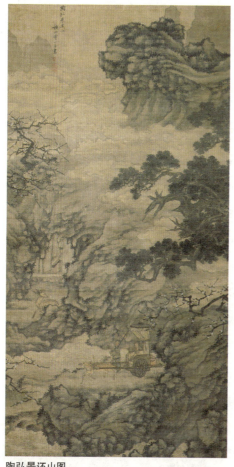

陶弘景还山图

三、科学求证探物源

晋代科学家葛洪在治学上的

一句名言："不学而求知，犹愿鱼而无网焉，心虽勤而无获矣。"这是指不通过刻苦认真地钻研学习而想得到知识，就好比要得到鱼而没有渔网一样，即使再勤快也不可能有收获的。所以葛洪对疾病的研究，从不满足已有的知识，非常注重实践求证，探寻新的未知。他的这种客观求实的研究精神，成了他在学术上有所创新发现的重要条件。因此，《肘后方》记载的病证有许多是医学文献中最早的记录。例如，对沙虱病（恙虫病）的记载："山水间多有沙虱，甚细，略不可见。人入水浴，及以水澡浴，此虫在水中著（侵入）人身，及阴天雨行草中，亦著人，便钻入皮里。其诊法：初得之皮上正赤（红赤），如小豆黍米粟粒，以手摩赤上，痛如刺。三日之后，令百节强（关节强直），疼痛寒热，赤上发疮。此虫渐入至骨（骨髓），则杀人。"恙虫病是由一种形似小红蜘蛛的恙虫的幼虫（恙螨）做媒介而传播的一种急性传染病，流行于东南亚一带、我国的台湾省和东南沿海各省。直到20世纪20年代，医学界才发现了恙虫病的病原是一种比细菌小得多的"立克次氏体"，并逐渐研究清楚了携带病原体恙螨的生活史。而葛洪在1600年前没有显微镜的情况下，就把这种病的病原、症状、发病地点、感染途径、预后和预防等都研究得比较清楚，的确是一件很了不起的事情。

四、僧医妙手能回春

于法开（生卒年不详），东晋高僧、医家，剡县（今浙江嵊州）人，精于医术及佛释之道。于法开当生活在东晋（317—420）的前中期。《隋书·经籍志》载于法开著有《议论备豫方》1卷，已佚。

一日，于法开求宿于一户人家，恰好赶上这户人家的主妇难产，几天过去了，孩子仍然没有生下来，产妇性命危在旦夕。于法开"令先取少（羊）肉为羹，进竟，因气针之。须臾，羊膜裹儿而出。"（《高僧传·于法开传》）于法开诊过产妇后，立即吩咐病家取羊肉少许做成羹，让产妇多食，然后施以针刺，很快婴儿就顺利产出了。医史学家范行准认为，此文中提及的"羊膜"，为我国最早的文字记录。

《世说新语·术解篇》记载了于法开为当时的名士郗愔治病的故事。郗愔信奉道教非常虔诚，对道教的养生之术无不遵行。但是郗愔却经常感到腹中不适，肠鸣作响，许多医生都没有给他治好。一日，他听朋友说起僧人于法开医术非常高明，便差仆人去请他来看病。于法开来到后，诊了郗愔的脉说："先生你所患的病，是信道太过所致。"于是开了药方，调配一剂汤药。郗愔服下后，立即大泻，排出了好几个拳头大小的纸团，剖开来一看，竟是先前吞下去的养生道符。之后，郗愔的病霍然而愈。

五、《鬼遗方》中留神话

《刘涓子鬼遗方》，简称《鬼遗方》，原名《痈疽方》。刘涓子（约370—450），善医学，尤精外科，南北朝时江苏京口（今江苏镇江）人。东晋义熙六年（410 年），曾跟随刘裕北征，擅长救治刀箭创伤，是一名颇有名气的军医。《鬼遗方》其实就是刘涓子个人临床经验和前人经验的总结。

龚庆宣在整理编撰《刘涓子鬼遗方》的序言中，记载了关于该书来源的神话传说。

一天，刘涓子在丹阳（今江苏丹阳）的郊外打猎，在天近傍晚的时候，他突然发现前方有一个非常巨大的庞然大物，心里不由一惊，急忙取箭射了过去，正巧射中。那庞然大物吼声如雷，行动似风，非常敏捷地逃走了。夜色黑暗，刘涓子也没敢再去追寻。等到第二天，刘涓子带领众人去寻找那个庞然大物，大家沿着昨晚那大物留下的痕迹，刚找到山下，正巧遇见一个小孩提着罐子，于是便问这个孩子要到哪里去。小孩回答说：

"我家主人中了刘涓子的箭，我去取点水来给他洗伤口。"刘涓子一听提到了自己的名字，于是赶紧问道："你的主人是谁呀？"小孩回答："黄父鬼（传说中的鬼名）。"听到此处，众人决定偷偷跟随小孩前去看个究竟。走了一会儿，前方的山间出现一户房舍，他们悄悄来到房舍附近，隐约听到里面有捣药的声音，等走到大门边往里望去，院子内有三人，一人在看书，一人在捣药，还有一人躺在床上。这时，刘涓子等人大呼而入，那三人一听，吓得丢下书和药罐，一齐仓皇逃走了。刘涓子等人走上前去，发现留下的书是名为《痈疽方》的医书，内容多是治疗痈疽和创伤的方药。因为这书是"黄父鬼"遗留下的，所以就以《鬼遗方》取代了原来的书名。

神话毕竟是神话，药方不是什么黄父鬼留下的，而是我们人类自己创造的。那么，古人为何说是神授鬼遗呢？无非是增加神秘色彩，迎合当时人们的迷信心理罢了。

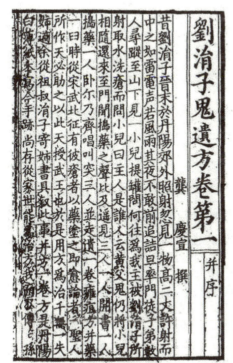

《刘涓子鬼遗方》

晋·刘涓子。外科专著，南齐龚庆宣整理，约撰于5世纪，因托名"黄父鬼"所遗而得名。中国国家图书馆藏。

六、徐熙开创医世家

徐熙，字仲融，南北朝时期刘宋医家。据史料记载，徐熙原籍山东，后寄籍江苏，在南朝刘宋时曾任濮阳（今河南濮阳）太守。说起"东海徐氏"从医的创始人徐熙，还颇有传奇色彩。据《南史·列传第二十二》记载：徐熙素好黄老道家之学，隐居于秦望山（今浙江绍兴城南会稽山最高峰）。一天，有位道士路过，口渴求水，徐熙热情地招待他，道士临走时，留给徐熙一个葫芦说："以后您的子孙宜以医术救世，并能得到二千石的高俸禄。"徐熙打开葫芦一看，里面装的是《扁鹊镜经》一卷，于是精心研读，医术随之"名震海内"，自此开始了徐氏医学世家的传承历史。

徐熙之子徐秋夫，官至射阳（今江苏射阳）县令。他深得父亲徐熙的真传，医术高超，尤精于针灸，竟达到了"通鬼神"的地步。据《南史·列传第二十二》《古今医统大全》记载：某天夜间，徐秋夫听见鬼魂的呻吟，声音非常凄惨。徐秋夫于是问道："你需要帮助吗？"鬼魂回答："我姓某，家住东阳，患腰痛而死。虽然死后为鬼，但仍疼痛得难以忍受，请您帮我治疗吧。"徐秋夫问："我看不到你的形体，怎么给你治疗呢？"鬼魂回答："请您帮我做个草人，按照穴位的位置针灸即可。"徐秋夫按照鬼魂的要求，为其灸了四处，又针了肩井三次，之后祭祀祷告，再把草人掩埋。第二天，徐秋夫看见一个人来向他谢恩，之后就忽然不见了。当时的人都称徐秋夫为"神医"。徐熙、徐秋夫父子为"东海徐氏"医学世家的开创和发展奠定了基础，从而造就了七世的辉煌。

七、调查研究螟蛉子

螟蛉子，也作"螟蛉义子"，在我国古代用来指义子、养子。如《三国演义》76 回："汉中王遂遣人至荆州问关公，关公以将军乃螟蛉之子，不可僭立。"

陶弘景少年时，一天读到《诗经·小雅·小宛》，其中有一句"螟蛉有子，蜾蠃负之"（螟蛉如若生幼子，蜾蠃会把它背来）。《诗经》的旧注解释说有一种叫蜾蠃的土蜂，有雄无雌，繁衍后代是靠蜾蠃把螟蛉（青蜘蛛）的幼虫衔回窝内抚养，让那螟蛉幼虫慢慢变成自己的样子，而成为后代。恰好陶弘景的一个朋友也来问他这个问题，于是，他查找了一些书籍，竟然都与《诗经》旧注说的一样。他认为"螟蛉义子"的说法没有道理，就在庭院里找到一窝蜾蠃，经过几次仔细观察，终于发现蜾蠃有雌性的，并自己产卵繁殖后代；螟蛉幼虫不是用来变成蜾蠃的，而是蜾蠃衔来放在巢穴里，等待自己产下的卵孵化出幼虫时，作为蜾蠃幼虫的"食物"。古人认知的错误，为后世留下了"螟蛉之子"的成语。

后来，陶弘景在《本草经集注》"虫兽下品"中介绍土蜂时，还特别纠正了"螟蛉义子"的错误。陶弘景调查研究螟蛉子的事，充分说明其治学态度严谨，不盲从，不轻信，遇到疑问之处，必要亲身验证才行。

八、诙谐善辩徐之才

徐之才自幼才思敏捷，能言善辩。儿时他曾与堂兄徐康到梁太子萧衍詹事周舍家听人讲解《老子》。周舍为他们准备了饭菜，闲来逗徐之才说："徐郎不用心思考学问精义，只是想着吃饭吗？"徐之才答道："我听说圣人要虚其心，也要实其腹。"周舍听后很欣赏他的聪敏。

东魏开封太守郑道育常戏称之才为"师公"，是说徐之才为巫师。"师公"是一个多义词，既指男巫师，还指老师的师父或父亲。徐之才回答说："我既是你的老师，又是你的父亲。在三个意项中，你就占了两项啊！"

有一次太傅王欣与他互相开玩笑。徐之才便嘲弄王欣的姓说："王这个字，有言则讦，近犬则狂，加头足而为马（馬），安尾和角而成羊。"王欣无以答对。又有一回，徐之才宴请宾朋，当时尚书右丞卢元明在座。卢元明想乘机戏弄徐之才说："你的姓是未入人（指"亻"），名是字之误（'之'当为'乏'）。"说徐之才还没长成人，又乏才（少才）。徐之才应口而答："你的姓卢（繁体字写作"盧"），在亡为虐，在丘为虗（虚的异体字），生男则为虏（虜），养马则为驴（驢）。"卢元明无言以对，自讨了个没趣。

九、术高机智得帝宠

北齐武成帝高湛在位期间（561—565），因为长了齻（音同"颠"）牙（智齿），很是痛苦，便问尚药典御（古代医官名）邓宣文这是什么病。邓宣文认为是长了颗新"牙"，就如实告诉皇帝说："就是长了一颗牙而已！"结果武成帝非常生气，命人把邓宣文打了一顿。然后又叫来徐之才，问他是怎么回事，机智的徐之才赶紧上前拜贺说："恭喜皇上，皇上您长的是智牙呀，长智牙的人都会聪明长寿！"武成帝高湛听了非常高兴，并重重赏了徐之才。

齻牙，指的是两侧牙槽骨末端最晚长出来的牙，古代又叫真牙。《素问·上古天真论》里给出的解释是，"（女子）三七，肾气平均，故真牙生而长极。……（男子）三八，肾气平均，筋骨劲强，故真牙生而长极。"即是说女子21岁、男子24岁左右，肾气发育已达到成年人的程度，生理、心理发育都接近成熟，故智齿生长，牙齿也完全长齐了。只是现在我们不再叫"齻牙""真牙"，而是受到徐之才发明的"智牙"的启发，称之为"智齿"了。

武成帝高湛得了一种怪病，精神恍惚，幻觉迭出，眼前出现一个五色物体，在空中飘浮。这个物体近了就变成一个美女，亭亭玉立，高大无比；过一会儿又变成观世音菩萨。武成帝整日被这些幻觉缠绕，十分痛苦。徐之才给他诊过病后，认为这是武成帝"色欲过度，身体大虚所致"。武成帝服用徐之才的汤药后，幻觉慢慢消失了。武成帝的病是因为沉迷酒色所致，但是他又不能节制，以后每次复发，都经徐之才调治而愈。后来徐之才到外地做官，武成帝再次犯病，急召徐之才回京都，但是武成帝在他回来的前一天不治身亡了。

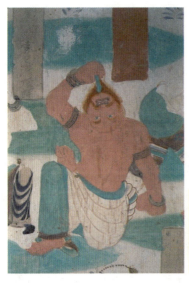

敦煌莫高窟第 146 窟西壁"齿木刷牙图"

唐代。这也是所谓的"朝嚼齿木"：人们将杨柳枝头咬扁，蘸草药刷牙，此种刷牙方法源自印度，跟佛教传入有很深的渊源。古人对牙齿的了解已经比较全面了。针对牙齿的生理特点、治疗方法和保护措施早在《黄帝内经》中就有记载。

◆ 第五节　文苑医事 ◆

在中华民族的历史长河中，中医药的诞生、发展直至形成完整的理论体系，并不是孤立的、单方面的，而是有着深厚的文化背景的。也就是说，中华文化是中医药学产生和成长的土壤，文化与医药存在着密切的联系。在魏晋南北朝时期的文苑之中，知医识药的文人不少，就其对医药学掌握的程度，可分为两类：其一，在医药学上有一定的造诣，或能处方用药为人治病者，或是编著医药著作又不以医为业者，这部分人较少，如陶渊明、范晔、殷仲堪等；其二，有一些医药学方面的知识，写过涉医关药的常识性文章或轶闻趣事者，这部分人较多，如傅玄、王微、江淹等。本节主要选取了几位文学大家的关医涉药事例，也兼及与医药有关的轶闻趣事，以便更好地揭示文化与医药之间的联系。

一、嵇康——广陵遗曲说养生

嵇康（224—263，一说223—262），字叔夜，谯国铚县（今安徽濉溪）人，三国时期曹魏思想家、音乐家、文学家，特别是四言诗成就尤高。嵇康曾任中散大夫，世称"嵇中散"。嵇康自幼聪颖，容止出众，博览群书，广习诸艺，尤其喜爱老庄学说，好养性服食之事，主张回归自然。嵇康精乐理，善操琴，其《琴赋》详细地描写了琴的演奏法和表现力，以弹《广陵散》最著名。《晋书·嵇康传》记载，嵇康常常做修炼养生服食之事，弹琴咏诗，自娱自乐。他认为人的健康长寿，重要的是遵守自然之道，如果养生得法，就可以达到长寿的目的，因此写了《养生论》一文。文中运用一系列具体事例，从正反两个方面论述修性保神和服食养身的养生方法，说明唯有排除私心杂念，无欲无求，并坚持修炼，持之以恒，才能收到功效。当然，嵇康坚持的炼丹服食是不可取的。除《养生论》之外，他还写有六篇讨论养生的文章及十余首涉及养生的诗歌，都收录在《嵇中散集》中。

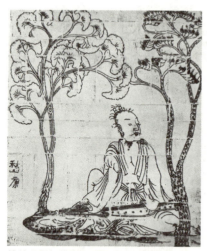

竹林七贤与荣启期砖画拓片（局部）

南朝。1960年出土于江苏南京西善桥一座南朝帝王级大墓。图中嵇康席地弹琴，宽衣宽袖，神情自若，自有一番"魏晋风度"。南京博物院藏。

二、张华——《博物志》中寻医踪

张华（232—300），字茂先，范阳方城（今河北固安）人。西晋时期政治家、文学家、博物学家，于经方、本草亦有研究。编纂有中国第一部博物学著作《博物志》，该书共 10 卷，主要记载异境奇物，其中所记最多的是山水物产、五方(东西南北中)人民、文籍典礼、服饰乐考，还记有古代神话故事、古代科技、医药资料等。涉及医药方面的主要为：关于养生、关于药物种类、关于《神农本草经》。

关于养生，《博物志》主要论及以下四个方面的内容。其一，养生之草与杀人之草。"太阳之草，名曰黄精，饵而食之，可以长生；太阴之草，名曰钩吻，不可食，入口立死。"黄精，养阴润肺，补脾益气，滋肾填精，有滋补强壮作用，当然不会使人长生不老；钩吻，祛风攻毒，散结止痛，有剧毒，只作外用，禁止内服。其二，饮食与体质。《博物志》记载了不同饮食对体质的影响。其三，葡萄酒与健康。张华认为适量饮用葡萄酒有益于健康。其四，用实例说明，辟谷不当可损伤性命。

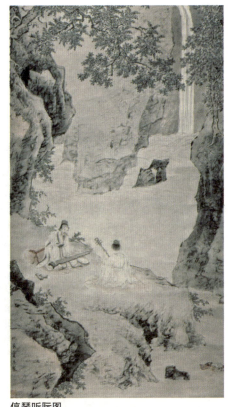

停琴听阮图

明·仇英。林木清荫之间，青山碧崖之下，嵇康停琴静听，阮咸跌坐抚琵琶，两位志同道合的朋友以弹琴抚弦自娱，于高山流水间寻找精神寄托。广州艺术博物院藏。

关于药物种类,《博物志》载录药物 60 种,其中动物类 20 余种,其他均为植物类。

关于《神农本草经》,《博物志》记载了其五则轶文。

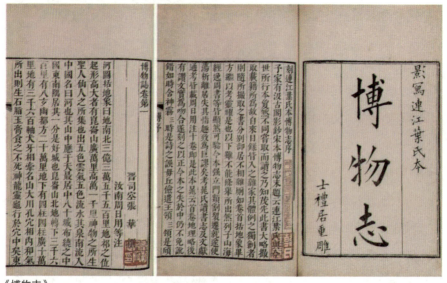

《博物志》

三、嵇含——南方草木有药香

嵇含(263—306),字君道,因住在巩县亳丘(今河南巩义),自号"亳丘子",西晋时期的文学家、植物学家,谯国铚县(今安徽省濉溪县)人,嵇康的侄孙。著有《南方草木状》一书,在惠帝永兴元年(304 年)写成问世,是我国现存最早的植物学专著,内含植物药理研究,并有治病之方。全书分上、中、下三卷。上卷草类 29 种,中卷木类 28 种,下卷果类 17 种、竹类 6 种,对其中 80 种草木的形态、品味和用途都做了具体描述,对其中 50 多种说明了其药用价值,并保存了大量早期岭南人民的用药经验。

嵇含还在《南方草木状》中记载了"女酒"的制作和相关习俗。南方人生下女儿到几岁时，便开始大量酿酒，等到冬天池塘中的水干涸时，将盛酒的坛子口封好，埋于池塘中。一直等到女儿长大出嫁时，才将埋在池塘中的酒挖出来，用来招待双方的客人，这种酒称为"女酒"，适口性非常好。

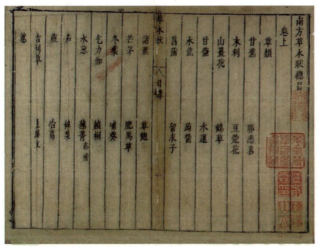

《南方草木状》

四、王羲之——书圣求药留墨宝

王羲之（303—361，一作321—379），字逸少，东晋时期著名书法家，有"书圣"之称。其书法隶、草、楷、行各体皆工，并摆脱了汉魏笔风，自成一家，影响深远。王羲之代表作《兰亭集序》被誉为"天下第一行书"。在书法史上，他与其子王献之合称"二王"。

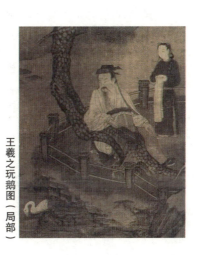

宋·马远。绢本淡设色，纵115.9厘米，横52.4厘米。台北故宫博物院藏。

王羲之玩鹅图（局部）

由于受家庭环境的影响，王羲之平素爱好服食养生，晚年曾与隐逸山中采药的道士许迈过往甚密，他们常一起去深山大川采药，研究服食之事。王羲之现存的《服食帖》云："吾服食久，犹为劣劣。大都比之年时，为复可可。足下保爱为上，临书但有惆怅。"这是王羲之写给妻弟郗愔的书信，大意是说我炼丹服食很久了，效果还是不怎么理想，但是比起往年来，还算是凑合可以吧。您自己保重珍爱为要紧。写这封信时，只有无限的惆怅而已！

王羲之关医涉药的书帖还有《狼毒帖》《天鼠膏帖》《旃罽帖》《药草帖》等。《狼毒帖》是王羲之写给友人求药的一封简短的书信。东晋时，士大夫之间的馈赠之事至为寻常，炼丹服食者之间，药石也是互通之物，在王羲之其他书信中亦能见到这类的文字。信中仅有短短的 20 个字："须狼毒，市求不可得。足下或有者，分三两停，须故。示。"是说我需要狼毒这味药，四处求购不到。我想您那儿有此药的话，请分三两份陈久的狼毒与我。故，陈旧，狼毒入药以陈久者良。停，总数分成几份，其中的一份，"三两停"，即三两份的意思。约成书于汉末的药学著作《名医别录》中就有"（狼毒）陈而沉水者良"的记载。据载，王羲之有腹痛和耳聋之疾，王羲之《上虞帖》说："吾夜来腹痛。"陶弘景说狼毒"是疗腹内要药尔"。《本草图经》也有"葛洪治心腹相连常胀痛者，用狼毒二两……"的记载。中药狼毒有毒，能泻水逐饮，破积杀虫，用于水肿腹胀，痰食虫积，心腹疼痛，症瘕积聚等病证。王羲之《天鼠膏帖》说："天鼠膏治耳聋，有验否，有验者乃是要药。"大意为：天鼠膏治耳聋有效吗？有效的话，才是所需要的重要药品。天鼠，即蝙蝠，有明目、疗眼疾的功用，古籍载这味药还有使人长寿的养生作用，如《神农本草经》《抱朴子》，但没有治疗耳聋的记载。天鼠膏应是由天鼠与别的中药复方制成的膏剂成药，可用于治疗耳聋之病。可见，王羲之不管是索要狼毒，还是咨询天鼠膏，应该都是用来治疗自己的疾病的。

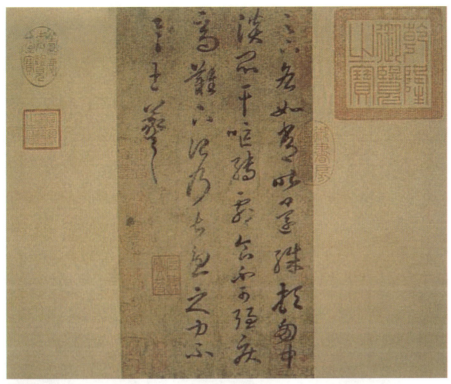

干呕帖

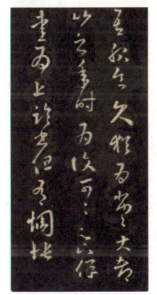

服食帖

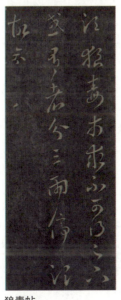

狼毒帖

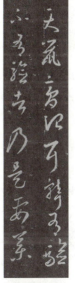

天鼠膏帖

五、范汪——太守政余著方书

范汪（308—372），字玄平，顺阳郡顺阳县（今河南淅川）人。东晋大臣，著名医学家。

范汪性仁爱，善医术，常常救助别人，在从政之余，还为人看病，凡有疾病，不论贵贱，皆为之治疗，每多治愈。其医学著作《范汪方》，又作《范东阳方》《范东阳杂药方》或简称《杂药方》，该书150卷（又作170卷），今佚。其佚文散见于《外台秘要》《证类本草》《医心方》等医籍中，故只能从这些被引条文来窥探《范汪方》之一斑。书中涉及的疾病，内科疾病有风病、哮喘、吐血、腹痛、脱肛等，外科疾病有阴疮、手皲裂、发背、痈肿、恶疮、金创等，儿科疾病有头疮、丹疮、猝死等，五官科疾病有疣目、耳聋、鼻中息肉、口舌生疮、龋齿等。用药崇简，其中单味药成方者即占三分之一，三味以下者约三分之二，六味以下约占五分之四。对某些疾病如水肿、风病等的病因病机和辨证治疗都有了新的认识，故南北朝时医家陶弘景称《范汪方》"斟酌详用，多获其效"。研究清楚了病情和药方的功效，然后选用书中的方药施治，每每收到良好的治疗效果。

六、王珉——书法大家亦知医

王珉（351—388），字季琰，小字僧弥，琅琊临沂（今山东临沂）人，东晋官员、书法家。东晋丞相王导之孙，中领军王洽之子，书法家王珣之弟。王珉年少聪颖，有才艺，善行书，名望比其兄王珣更高。爱好佛法，曾从著名高僧帛尸梨蜜多罗学习佛经。著有《行书状》一文，《淳化阁法帖》卷三有其草书、行书各二帖。他还留心医药，著有《伤寒身验方》1卷，惜未见传世。

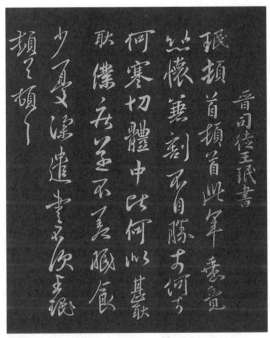

此年帖　晋·王珉

七、陶渊明——桃花园里集药方

陶渊明（约365—427），又名潜，字元亮，别号"五柳先生"，私谥"靖节"，世称"靖节先生"，浔阳柴桑（今江西九江）人。他是晋宋时代著名的诗人，辞赋散文家。他是中国第一位田园诗人，被称为"古今隐逸诗人之宗"，有《陶渊明集》存世。陶渊明还兼知医药，著有《陶潜方》一书，惜今已散佚。唐代时远传日本，丹波康赖《医心方》引用治昏塞喜眠方、制马啮人方、相爱方、避饥方共四则。

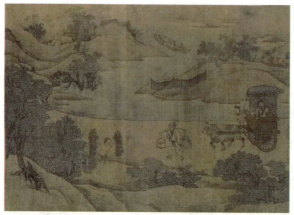

陶渊明归隐图（局部）

宋·李公麟（传）。绢本。设色。图中陶渊明端坐牛车之上，目及之处路人三两，或负柴而归，或同路而行。牛车前一人挑着行李，应是家仆。后人多知陶渊明的田园，却不甚了解他的药方，后人多知陶渊明种豆、看花、喝酒，却不甚了解寻常的劳作也是医身医心的良药。美国弗利尔美术馆藏。

八、范晔——官场失意撰香方

范晔（398—445），字蔚宗，顺阳郡顺阳县（今河南淅川）人，东晋医家范汪之孙。一生才华横溢，善文能书，精通音律，史学成就尤为突出。其著作《后汉书》博采众书，结构严谨、语言精练，与《史记》《汉书》《三国志》并称"前四史"。

范晔还编有《和香方》一书，这是我国第一部香类方药专著，对后世药物学的发展有一定的影响。他的《和香方》应该是在仕途失意时编写的，大约成书于元嘉七年（430年）之后。范晔撰写该书的目的有两个方面：一是为了总结南朝以前的香类方药；二是以香草诸药讽世和自喻。《和香方》虽然早已亡佚，但从保存下来的《和香方·自序》中，仍可了解到该书的内容梗概。在短短73个单字的序文中，首先介绍了部分香药的性味效用，列举了麝香、藿香、沉香等六种国产香药，又指出甘松、苏合香和安息香等是外来香药。他不仅总结了南朝以前有关香药的知识，也提出了香药的临床应用和常用剂量，强调用香药不宜过量，超量应用往往对人体有害。可以想见，《和香方》是一部很好的香药专书，对当时和后世本草书籍的编撰、临床用药都起到过一定的指导作用。在魏晋，香品鉴赏渐成风气。东晋南北朝时流行熏香，士族子弟莫不熏衣傅粉，望若神仙。在香料品类日趋繁多的基础上，以多种香料配制而成的香品为时人普遍使用。

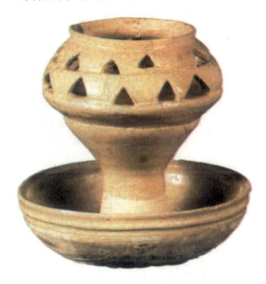

青瓷香炉

东晋。江苏省南京市光华门外赵士岗出土。该器用于室内或服饰熏香，以改善居室卫生和个人卫生。南京博物院藏。

九、殷仲堪——侍亲汤药误致眇

　　殷仲堪（？—399），陈郡长平（今河南西华）人，东晋太常殷融之孙，晋陵太守殷师之子。东晋末年重要将领、大臣，兼通医学。殷仲堪以孝闻名，其父患病多年，他寝睡从来衣不解带，并用心学习医术，研究方药，为父亲治病。有一次他手上沾有药物去擦眼泪，因此弄瞎了一只眼睛。后来，他的好朋友大画家顾恺之来为他画像，但殷仲堪因瞎了一只眼，自以形恶相拒。顾恺之告诉他会画好眼睛的，采用"如轻云之蔽日"之法，把失明的眼睛处理好，一时传为佳话。

殷仲堪撰有医书《殷荆州要方》，已佚。他知医识药，从政之余常为患病者诊脉配药。殷仲堪擅长文学，有《杂论》95 卷，刊行于世。

十、王融——药名入诗写情怀

王融（467—493），字元长，别名宁朔，为"竟陵八友"之一，南齐琅琊临沂（今山东临沂）人。王融能言善辩，才思敏捷，为文赋诗，随手立就。他写的《药名诗》是现存最早的一首药名诗，诗曰："重台信严敞，陵泽乃间荒。石蚕终未茧，垣衣不可裳。秦艽留近咏，楚蘅揥远翔。韩原结神草，随庭衔夜光。"诗句中嵌入了重台（玄参或蚤休）、陵泽（甘遂）、石蚕（石僵蚕或石蠹虫）、垣衣、艽（川芎）、衡（杜衡）、神草（人参或天麻）、夜光（地锦或萤火虫）等中药名，读后耐人寻味，更可贵的是为后世的药名诗开了先河并奠定了基础。其后写药名诗的有梁元帝萧绎（《药名诗》）、沈约（《奉和竟陵王药名诗》）、庾肩吾（《奉和药名诗》）等，可见对后世有着较大影响。

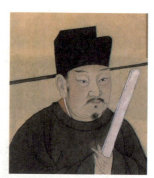

王融像

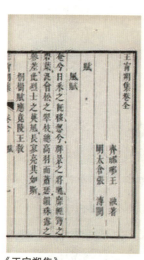

《王宁朔集》

十一、萧绎——首创针灸穴名诗

萧绎（508—554，一作555年），字世诚，梁武帝萧衍第七子，552年继位称帝，在位三载，庙号元帝。他学识渊博，诗赋轻靡绮艳；生平著作甚多，今存《金楼子》6卷。原有集，已散佚，后人辑有《梁元帝集》，存诗中有《针穴名诗》一首。其《针穴名诗》曰："金推五百里，日晚唱归来。车转承光殿，步上通天台。钗临曲池影，扇拂玉堂梅。先取中庭人，罢逐步廊回。下关那早闭，人迎已复开。"诗中写入针灸俞穴百里、归来、承光、通天、曲池、玉堂、中庭、步廊、下关、人迎共10个，俞穴名与诗文有机结合，浑然一体，颇有情趣。当然，不论药名诗也好，俞穴名诗也罢，都是文人学士们的一种近似游戏的作为，从医学角度来讲没有什么大的价值，但它可以反映作者的医学知识水平和当时的社会卫生风尚。

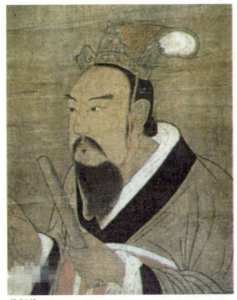

萧绎像

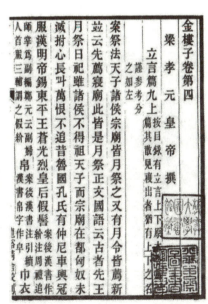

《金楼子》

十二、颜之推——知医识药考本草

颜之推（531—约597），字介，原籍琅琊临沂（今山东临沂），先世随东晋渡江，寓居建康（今江苏南京）。古代文学家、教育家，生活在南北朝至隋朝期间。传世著作有《颜氏家训》和《还冤志》《集灵记》等。《颜氏家训》共20篇，是他为了用儒家思想教导子孙，而写出的一部系统完整的家庭教育教科书，在家庭教育发展史上有重要的影响，被后世誉为"家教规范"。《颜氏家训》也是北朝后期重要的散文作品。

颜之推还知医识药，在《颜氏家训》中记载有一些医药内容。他认为人有病应该延医问药，积极治疗，不能相信巫术，也不能烧香磕头，祈求神仙消病免灾。并认为医为仁术，又能践行孝道，这可能是颜之推知医识药的原因所在。尊医重药、以医奉孝是当时的一种社会风尚。唐代名医王焘曾说过："齐梁之间，不明医术者，不得为孝子。"（《外台秘要·序》）养生健身长寿也是书中着墨较多的话题，调适饮食起居，注重药物保健，保持内心平和，避免祸从口出等，都有积极的指导意义。书中还有关于部分药物如槐实、黄精、枸杞、白术、杏仁、车前、松脂、巴豆等的记载，并通过事例说明药物的功效。其中有一则耐人寻味的故事，"近有大贵，以孝著声……而尝于苫块（古代居丧时以干草为席，土块为枕，故称）之中，以巴豆涂脸，遂使成疮，表哭泣之过。"一素

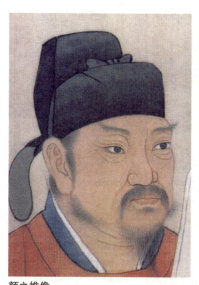

颜之推像

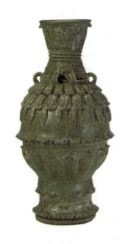

青釉莲花尊

北朝。高 67 厘米，口径 19 厘米，足径 20 厘米。尊侈口，束颈，腹部硕大，腹下渐收，圈足外撇。釉色青绿。周身遍布纹饰，以莲花为主题。从口部到颈部的纹饰以弦纹分隔为三层，最上一层贴印 6 个不同姿态的飞天，中间一层饰宝相花纹，下层贴印团龙图案。颈肩部饰 6 个条形系。腹部装饰上覆下仰的莲瓣，上部覆莲分为三层，层层叠压，依次延伸，其中第三层莲花瓣尖向外翘起，第二层与第三层莲瓣之间贴印菩提叶一周。下部仰莲分为两层，莲瓣丰满肥硕。足部也堆塑覆莲瓣两层。北京故宫博物院藏。

有孝名的富贵之人居丧期间，为显示悲伤，故意用巴豆涂脸，结果使皮肤被腐蚀，满脸伤痕。不但说明巴豆味辛性热有大毒，会刺激和腐蚀皮肤，也鞭笞了富贵之人的"伪孝"嘴脸。颜之推对《神农本草经》的成书年代也有过考证性论述："譬犹《本草》，神农所述，而有豫章、朱崖、赵国常山、奉高、真定、临淄、冯翊等郡县名，出诸药物，由后人所掺。"指出《神农本草经》所记药物产地，多为后汉时所设置的郡县名，推断本书成于后汉时期。

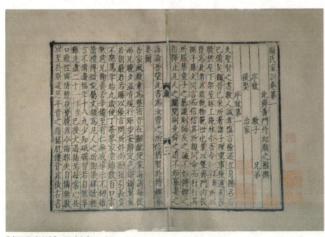

《颜氏家训》元刻本

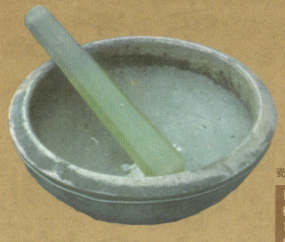

瓷研钵

晋代。该器具通高 4.1 厘米，口外径 11.4 厘米，底径 7.6 厘米，腹径 13.1 厘米，腹深 3.4 厘米。带玉杵，用于研细药物。广东中医药博物馆藏。

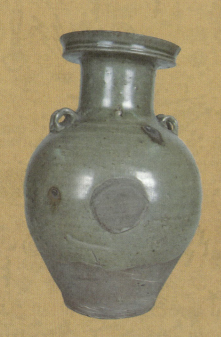

四耳瓷药壶

晋代。该壶于浙江绍兴九岩镇出土。通高 30.5 厘米，口径 16 厘米，底径 12 厘米。该壶当时用于盛放药物。上海中医药博物馆藏。

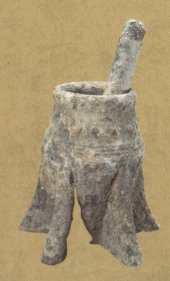

铁药臼

晋代。臼口径 10 厘米，腹围 45 厘米，高 23.5 厘米；杵长 30 厘米，直径 3 厘米。功能与前代大同小异，形状奇特。陕西中医药博物馆藏。

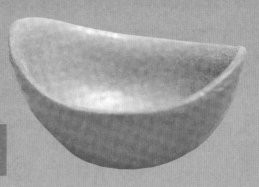

洗眼杯

晋代。长 5.5 厘米, 宽 4 厘米, 高 3 厘米。杯口上沿弧形, 恰与人眼眶吻合, 用于治疗眼疾。首都博物馆藏。

青釉虎子

西晋。高 16 厘米, 长 28 厘米。虎子, 又名夜壶, 因其形状而得名"虎子", 也是汉晋时期常见的个人卫生用具。有羽翼、花纹, 颇具艺术性。江苏省镇江市丹徒区出土。镇江博物馆藏。

手术刀

南北朝。青铜制, 长 14 厘米。该手术刀做工精细, 较秦汉时期已有显著提高。上海中医药博物馆藏。

第六章
隋唐五代时期

◆ 第一节　历史背景 ◆

581 年，隋文帝杨坚建立隋朝，定都大兴城（今陕西西安）。589 年，隋军南下灭陈，统一中国，结束了自西晋末年以来中国长达近 300 年的分裂动乱局面。隋文帝励精图治，开创了"开皇之治"繁荣局面。

隋末天下群雄并起，唐国公李渊趁势在晋阳起兵，于 618 年称帝，建立唐朝，定都长安。唐太宗继位后开创"贞观之治"，为盛唐奠定基础。唐高宗承贞观遗风开创"永徽之治"。690 年，武则天改国号为周，705 年神龙革命后，恢复唐国号。唐玄宗即位后缔造全盛的"开元盛世"，使唐朝达到全盛。唐玄宗天宝十四年（755 年），发生"安史之乱"，唐朝元气大伤，从此由盛转衰，之后接连出现藩镇割据、宦官专权现象，国力渐衰。历经唐宪宗"元和中兴"、唐武宗"会昌中兴"及唐宣宗"大中之治"，国势复振。878 年爆发黄巢起义，破坏了唐朝统治根基。907 年藩镇将领朱温篡唐，唐朝覆亡。

唐朝灭亡后，整个国家再度陷入混乱境地，在 907—960 年间，依次定都于中原地区的五个政权，即后梁、后唐、后晋、后汉和后周，史称"五代"。

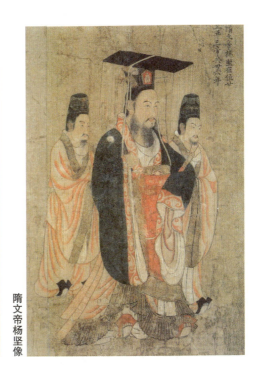

选自唐代阎立本《历代帝王图》。美国波士顿艺术博物馆藏。

隋文帝杨坚像

　　隋唐五代时期，自 581 年杨坚建立隋朝，至 960 年后周亡于赵宋，前后历时 380 年。其间，除了唐末出现过为期 54 年的五代十国之乱，基本保持了三个多世纪的统一，促进了中古时代社会、经济、文化的繁荣。

　　隋王朝的国运虽仅 38 年，帝位二传而尽，但是开国君主杨坚在位时期为加强封建中央集权统治而采取的一系列政策和措施，基本上为唐朝所沿袭。隋开运河，建成一条南北文化交流的诗意走廊；唐都长安，搭起一个世界文化交流的宏伟舞台。纵观隋唐五代的文化艺术，敦煌文化和唐诗当居榜首，其他诸如音乐、绘画、制陶等方面也十分繁荣和精湛。

　　唐代文化的特点，在于政治相对开明，文化建设力度大，帝王大都倡导文治，下诏劝学，重用文人，朝廷奉行较为积极的思想文化政策。朝野上下，读书习业之风盛行。在文化传播和社会阅读方面，出现了许多重要的事件。首先，印刷术在唐初被发明并逐渐在民间得到应用，发

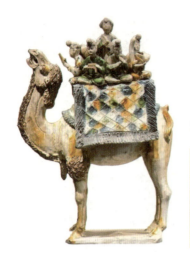

三彩载乐骆驼俑

唐代。西安市中堡村出土。七名身着汉服的男乐手各持不同的胡人乐器，面朝外盘腿演奏，中间立一女子正在歌唱。整组作品中人物形象个个生动鲜活，可谓匠心独具。唐三彩各色釉互相浸润交融，形成自然而又斑驳绚丽的色彩，是一种具有中国独特风格的传统工艺品。陕西历史博物馆藏。

展到五代，开始大规模地用于刊行儒家经典；其次，科举制度的确立和唐诗的繁荣，极大地促进了文化传播和社会阅读活动的繁荣与发展。

　　中医生长在中国文化这块土壤里，文化背景与中医有着密切的关系。古往今来，政治制度、社会意识、科学技术、民族气质、民间习俗等文化因素时时刻刻都从各自的角度影响和熏陶着中医，使之形成独具特色的医学理论体系。纵观中国医学的发展历程可以看出，医学的发展具有明显的时代性和区域性，它既不会倒退落后，也不可能越过时空距离而超前进步。由于中医的发展离不开各个历史时期文化背景的约束，因此，很有必要通过文化背景来探讨中医的科学实质和长期缓慢发展的原因。我们在这里将着重介绍政治制度、经学学风、儒家思想、宗教、地域、民俗与医学的关系及其对医学发展的影响，以及艺术、音乐、绘画、工艺、武术、舞蹈、建筑、服饰等中国文化的其他因素与医学的相互渗透关系。

　　如唐代是我国古代诗歌发展史上的黄金时代，《全唐诗》共收录了2300多位诗人的近5万首诗作。直到今天，我们仍将唐诗尊为中国古代诗歌艺术的典范。唐代通医诗人主要有王勃、李白、杜甫、刘禹锡、白居易等。这些著名诗人诗作中的医学史料和医学思想看起来十分零散，但综而论之便相当丰富。王勃之于医药、李白之于丹术、杜甫之于药草、刘禹锡之于医方、白居易之于养生，都具有鲜明的个人风格和时代特征。其他诗人的作品也间有涉论医理，全唐文篇也收载了大量的医学史料，内容博及医诏、医序、医理、养生和法庭笔录等各个方面。此外，《六臣文选注》一书收载了《素问》《神农本草经》《名医别录》《经方小品》《仙药录》《养生要论》等十种医书的一些轶文。

敦煌莫高窟是蜚声中外的世界文化遗产，敦煌莫高窟共有洞窟 492个，虽然开凿从十六国时期至元代，前后延续约 1000 年，但其中最主要的洞窟以隋唐五代为主。窟内共有壁画 4.5 万多平方米、彩塑 2800 余身。据统计，敦煌卷子收录图书达 3 万册之多，其中除了大部分的佛经之外，还有为数不少的史籍、方志、杂家、书契、语言、文学、艺术、科技等杂著，据 1962 年商务印书馆出版的《敦煌卷子总目》统计，共有残卷医书 62种，内容博及五脏论、伤寒论、诊法、本草、食疗、针灸、医方、西域方、禁咒和辟谷、房中、丹药、服食等许多方面，是研究唐以前医药学不可多得的文献资料。敦煌医学并不只拘泥于医书，壁画、佛经、方志、艺术等方面著作和敦煌的建筑风格、地理环境、风土人情等都与医学有着密切的关系。

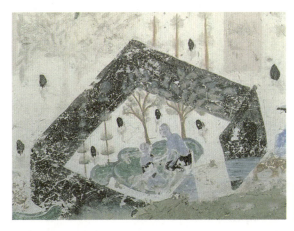

敦煌莫高窟第 302 窟 "洗浴图"

隋代。围墙中几株绿树，树下池水中两人正在洗浴。

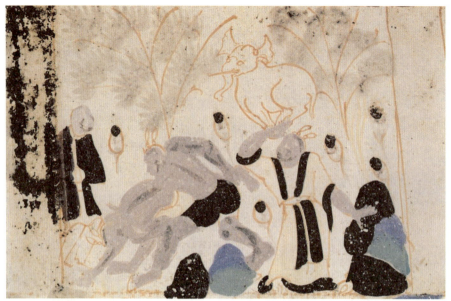

敦煌莫高窟第 290 窟 "相扑图"

　　唐代是我国绘画史上承上启下的重要时期，其间的画家有人物画和山水花鸟画两种风格和流派。人物画家阎立本擅长画历史人物肖像，他对人物颜面、眼睛、嘴角等部位画得特别细腻，充分体现出每个历史人物的性格、气质和神情。同时期的吴道子、张萱、周昉等画家的作品也十分深刻地表现出人物的体态和内心。唐代在山水、花鸟画领域开辟了一条崭新的途径。唐代这派著名画家有展子虔、李思训、王维等人，五代有以荆浩为代表的"北方派"和以董源为代表的"南方派"，以及以黄筌为代表的花鸟画家。古往今来，以药草和药用动物作为绘画对象的，可谓不胜枚举。我们历代书目所著录的本草图谱，与绘画艺术都有密切的关系。不少的画册图谱，也常以药草为写心之物。

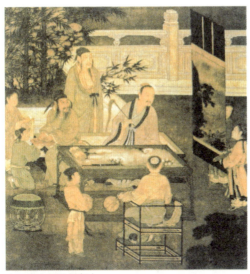

十八学士图（局部）

唐·阎立本。十八学士是唐太宗李世民做秦王时的十八谋臣。中国台北故宫博物馆藏。

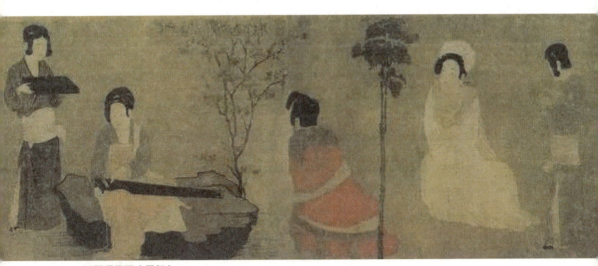

调琴啜茗图（局部）

唐·周昉。横 75.3 厘米，高 28 厘米，描绘唐代仕女弹古琴饮茶的生活情景。全图共有五位仕女，图重点表现了一位仕女坐在园中树边石凳上弹古琴，旁边茶女端着茶托恭候。美国密苏里州堪萨斯市纳尔逊·艾金斯艺术博物馆藏。

唐代的统一与繁荣，使来自西域、印度及亚洲大陆各个国家的文化逐渐被中国文化同化和吸收，并由此融合成内涵更加丰富的文化体系。唐以前的汉晋六朝如此，唐以后的宋、元、明、清也是如此。外来文化的引进，对医学的发展和提高也起了积极推动的作用。在外来文化进入的同时，医药学也势必随之而来，或许医药会成为外来文化进入中国的先锋。

◆ 第二节　宫廷医药 ◆

据《隋书·百官志》记载，当时太医署已形成一个比较完善的医政、医教机构，不仅设有太医署令及太医署丞，而且配备医博士、助教、按摩博士、祝禁博士等各科专职教官，并培训了一批宫用医生。据新、旧《唐书》所载，当时的太医署内已形成一个庞大的教育机构，除了国家中设有医学、针灸、按摩、咒禁等博士和助教外，各主要州府也分别设置有关博士与助教，负责当地的医学教育工作。《旧唐书·职官》载："太医令掌医疗之法……其属有四，曰医师、针师、按摩师、咒禁师，皆有博士以教之，其考试登用如监之法。"

在《全唐文》中收录很有史料价值的医学奏文，如和凝的《请置医学奏》中，反映当时宫廷医药与医事机构的设立与功能。文中主要奏请以下几点大事：其一，自贞观之朝广开医学，今军民多患疫疠，宜令太医署修合伤寒、时气、疟、痢等药，量事给处。其二，依本朝，州置博士，考寻医方，合和药物，以济部人。其三，御制《广济》《广利》等方书，请翰林医官重校，颁行天下。

一、成立医事机构太医署

医科学校教育是在六朝创始，隋唐继之兴办，且达到了相当完善的地步。隋唐时期是我国医学史上医学教育最为进步的时期之一，不但继续沿袭着家传和师传的优良传统，更开创和发展了学校式的医学教育模式。

6世纪的隋朝创立了"太医署"这样一个机构，主要是太医们集中办公的地方，相当于现在的医学教育行政机构。隋朝的"太医署"直属太常寺领导。"太医署"有主药2人，医师200人，药园师2人，医博士2人，助教2人，按摩博士2人，咒禁博士2人。但是隋"太医署"的规模不大，设置不全，所以只能算是医学院的初级阶段，并不能算正规的医学院。

唐承隋制，624年设立"太医署"，这是我国第一所由国家主办的，制度较为健全，分科和分工明确的医科学校。唐太医署实际上可视为一座国家医科大学，由皇家直属、太常寺主管，在行政管理上有太医署令2人，从七品下，相当校长，负责全面领导之责；太医丞2人，相当副校长，协助太医署令工作；另有府2人、史2人、医监4人、医正8人、掌固4人等，为协助校长分管教务、文书、档案和庶务等工作。

（一）太医署医学教育的规模

医学教育部分，分为医学教育和药学教育，医学教育又分设四个科系：医科、针科、按摩科（包括伤科）和咒禁科。四科之中，医科最大，总共有164人。其中医师20人，医工100人，医生40人，典药2人，医博士1人，助教1人。其他三科中，针科共有师生员工62人，其中博士1人，助教1人，针师10人，针工30人，学生20人。针科学生先学医学基础理论，然后重点学习针灸专科。按摩科共有师生员工36人，其中博

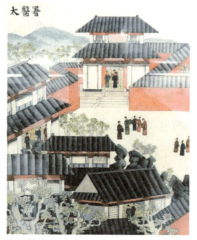
太医署

"太医署"兆始于隋代，唐承隋制，624年设立。

士 1 人、按摩师 4 人、按摩工 16 人、学生 15 人，以学习按摩专门技术为主。咒禁科共有师生员工 21 人，其中博士 1 人、咒禁师 2 人、咒禁工 8 人、学生 10 人，主要学习道禁和佛教中的五禁，但该专业人数最少，影响最小。

药学部虽然没有医学部大，但也有一定规模。药学部包括府 2 人、史 4 人、主药 8 人、药童 24 人、药园师 2 人、药园生 8 人。药学部还设有药园，种植草药，同时药园师可以在药园中，给药园生传授药草知识。所以当时不仅从理论上，还通过实践培养药学专门人才。由于唐代对药学较为重视，就为我国第一部药典——《新修本草》的问世做好了准备。

（二）太医署设立意义与影响

唐太医署作为我国第一所医学校，为当时培养了不少医学人才，并被后世沿袭，这种历代都设立类似唐太医署的学校式医学教育模式，对中国医药学的发展、医学人才的培养都起到了非常重要的作用。宋代把医学校划归"国子监"管理。"国子监"是当时主管教育的高级领导机构。宋代医学校的规模也有了一定程度上的扩大。元、明、清几个朝代的医学校都与唐太医署相类似，改变不大。历代不少名医都来自医学校，如宋代朱肱、陈自明，元代危亦林、齐德之，明代徐春甫、薛己等。

随着中国与世界各国交流的日益频繁，世界各国纷纷学习我国唐太医署这种医学校的形式，办起了一些类似医学校形式的中医药人才的培养机构。如朝鲜在稍后仿唐太医署设立博士，用中国医书《素问》《难经》《针灸甲乙经》《神农本草经》等教授医学生；日本在 701 年制定"大室律令"，设置了类似唐太医署的医学教育机构，同时规定学生必须以中国医书《素问》《新修本草》等做教科书。但这些医学校的规模、范围、形式都还不能与正式的医学校相提并论。世界上所谓最早的医学校是在 11 世纪成立的萨勒诺医学校，这所医学校不但年代比唐太医署晚了 500 多年，而且它的组织、规模等方面也差得多。

以太医署为主要形式的医学教育方式，是现代高等中医药院校教育的雏形，其中许多符合中医药学教育规律，有利于学生掌握专业知识的教学方法和考核方式也为现代培养中医药人才提供了良好的借鉴。同时太医署在教学活动中，也对古代中医药典籍进行了全面系统的整理，研制了大量在医疗活动中行之有效的医疗工具等，对中医药学的发展作出了积极的贡献。

二、组织整理和编修医书

唐代出现以宫廷政府为主导，组织整理和编写修订医书的情况。如大唐开元十一年（723 年）制置医博士，并令"每州写本草、百一集验方，与经史同贮"，御撰《广济方》颁布天下；贞元十二年（796 年），御撰《广利方》以颁行天下。自今以后，诸州府应阙医博士，宜令长史各自访求，选试取人，艺业优长而堪效用者，具以名闻。

而唐代官方组织编修医书影响最大者当属《唐本草》，亦名《新修本草》，是现存最早的官修医书，属于国家颁布最早的药典。《新修本草》既总结了唐代之前的本草学成就，又对后来的本草学发展起到推动作用，具有较高的文献研究价值。《新修本草》不但是我国第一部药典，而且也是世界上最早的一部药典。它比欧洲最早的《佛罗伦萨药典》（1498 年出版）早839年，比1535年颁发的世界医学史上有名的《纽伦堡药典》早876年，比俄国第一部国家药典（1778年颁行）早1119年。

（一）时代背景

7世纪中叶，随着唐王朝经济迅速发展，药物也逐渐增多。而被当时医家奉为治病指南的《神农本草经集注》经历了100多年，需要更改和修订。同时，随着医生临证经验的不断增加和中外医药交流的进展，在中药谱上，又增加了许多新药和外来药，需要对药物学的书籍进行一定的补充。另外，陶弘景生活在南北朝对峙的南方，对北方的药物无法全面了解，难免会有遗漏，而成书后100多年来又存在传抄失实的错误。因此，重新编写一部新的本草书，势在必行。

唐高宗显庆二年（657年），医药学家、右监门府任长史的苏敬向当时皇帝唐高宗进表提议重新修订本草，很快得到政府批准，指定由苏敬主持编纂，并组织长孙无忌、李勣、李淳风等22位权威人士与苏敬一起集体编修新本草。它以《神农本草经集注》为蓝本，进行修订和补充，至显庆四年（659年）编辑出我国最早的一部药典——《新修本草》，由唐政府颁布，全国执行。

（二）内容概述

《新修本草》原指三部分文献而言，即由《本草》《药图》《图经》三部分组成，据多数文献记载以上三部分共计54卷，其中本草20卷、本草目录1卷、药图25卷、药图目录1卷、图经7卷。《本草》部分主要讲药物的性味、产地、采制、作用和主治等内容，除序例外，分玉石、草、木、人、兽禽、虫、鱼、果、菜、米谷、有名无用等类；《药图》部分是描绘药物的形态；《图经》部分是《药图》的说明文。此书较《本草经集注》分类更详细，内容亦大大扩充，按原书序文记载正经收药850种（经目前统计为 851 种）。全书除增药物百余种外，还对原有药物加了按语，对药物理论等做了详细补充。

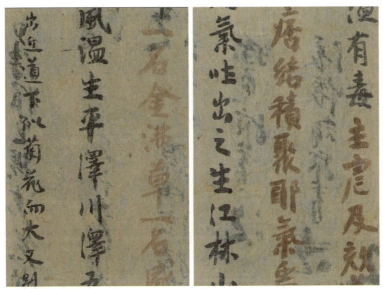

《新修本草》残卷

唐·佚名。唐代手抄本的残卷片断。伦敦不列颠博物馆藏。

　　《新修本草》在编纂体裁上有所创新，为了便于采药和用药时的正确辨认，除传统用文字记述的《本草》外，还首创详细绘画《药图》，用《图经》加以说明，后者约占全书三分之二的篇幅。该书图文并茂，绘制考究，以实物标本描绘图形，彩色图谱与正文相对照，卷帙浩繁。由于书中收录有各地动植物的标本图录，该书也是一部动植物形态学著作，在生物学史上有着一定的意义。

　　《新修本草》的颁行标志着我国药物学的新发展。本书的编修不是个人创作，而是集体智慧的结晶。这本书不仅是苏敬等 22 人编写的，还渗透着广大劳动人民的用药经验。唐政府"普颁天下，营求药物"，征集全国各地所产的药物，并令绘出实物图谱，以供编书之用，如《唐会要》所载

"征天下郡县所出药物，并书图之"。从卷数上看，药图及其图经说明的篇幅，远远超过本草学文字部分，这在中国本草史中是空前的创举。

（三）辩误增新

《新修本草》的一大特点是具有实事求是和革新精神。首先它承袭了历代本草的优点，对《本经》等著文，保其原有面貌。另外还博采众人意见，修订时采取实事求是的态度，不为过去的医药经典所局限，涉及药物品类时则察看实物，所谓"普颁天下，营求药物。羽毛鳞介，无远不臻；根茎花实，有名咸萃"；涉及药物应用时，则广搜博求而必得其真，即"详探秘要，博综方术"。因而做到了"《本经》虽阙，有验必书，《别录》虽存，无稽必正"，改变了过去辗转抄录的陋习。

唐代中外文化交流频繁，为此书增添了不少外来药品，如龙脑香、安息香、胡椒、郁金、诃黎勒等，一些药物至今为临床常用。书中还记载了用白锡、银箔、水银调配成的补牙用的填充剂，这也是世界医学史上最早的补牙文献记载。在新增加的药物注文中，对药物品种等内容进行了较全面的考订，纠正了《本草经集注》中的许多错误。

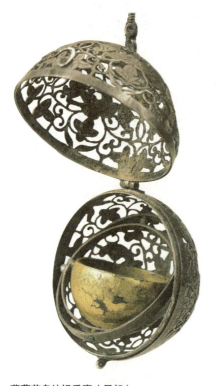

葡萄花鸟纹银香囊（局部）

唐。香囊以球体形状为主，通体镂刻葡萄花鸟纹，外层镂刻的花纹，不仅具有极佳的装饰性，而且便于香烟飘散。顶部设有环链和挂钩，可以挂在车仗帷幔上或贴身佩带。出土于陕西省西安市南郊何家村。陕西历史博物馆藏。

（四）广泛流传

唐朝政府规定《新修本草》为学医者必读之书。它对我国药学的发展起到了推动作用，流传300年之久，直到宋代《开宝本草》问世后才逐渐代替了它在医药界的位置。此后，我国的主要本草书中，都以它作为重要参考，如《开宝本草》《证类本草》《本草纲目》等。

由于《新修本草》内容丰富，所以一经问世，立刻四散传播，在国外也有一定的影响。最早由当时来中国求法的日本僧徒传过去，对日本医学界影响很大，不久又传到朝鲜等国。如713年日本就有此书的传抄本，并很快被作为日本医学生的必修课，在日本古书《延喜式》中，有"凡医生皆读苏敬《新修本草》"的记载。本书不仅流传广泛，而且流传时间也久。自659年开始，直至10世纪的中叶（宋代），300多年里，我国和日本的医家都把它列为必读课本。可惜本书至宋代后已散佚不全，其中《药图》和《图经》部分早已失传，本草学部分的内容也残缺不全，当前国内看到的《新修本草》是近年出版的尚志钧教授的辑复本。

三、唐帝王诏令与中医药

从《全唐文》《唐大诏令集》《中国历代皇帝墨迹选》等史料汇编中发现，与帝王健康状况相关的各类疏、敕、诏、令共9篇，主要包括涉疾手敕、祈疾疏、康复诏、疾愈德音等，其中唐太宗的两篇手诏都是表达对魏征患病后的关切、寻情之语，从中可看出太宗对身染疾厄的重臣的关心和体恤。唐文宗的《拯恤疾疫诏》是一篇征告天下的诏令，主要是在"水旱害人，疫疾相继"的历史背景下颁发的，诏中通知天下官吏要抚恤民疾民苦，除了给疾疫之家减免苛税外，还应酌情给以治疗。但李唐王朝自从安史之乱后，国力日衰，皇权渐弱，豪强官吏乘机刮割民脂民膏，使田园荒芜、疫疠横行、民不聊生。因此，到了文宗时代已形成地方割据势力日益扩大的局势，像这样的诏令只能成为历史的档案资料，在当时的影响并不大。

其中，与官医社会地位相关的诏令有 25 条，主要涉及主治医者如何安置遗诏、遗诰；涉及医官职位设置、转迁的诏令、赦文、德音、制诰；以及调整医家薪俸的特别诏令等。根据正史所载帝王死因进行统计，76%唐帝最终因病辞世，纠缠李唐皇室最多的疾病即是风疾，高宗、顺宗、穆宗、文宗、宣宗等君主都曾深受此病困扰。

四、喜好并赏赐口脂面药

唐朝的几位皇帝喜好妆饰，常用口脂面药赐赠大臣，由此在士族阶层中形成一股风气。每年，全国各路都要向宫廷进献近 10 万盒的口脂面药，以供君臣和嫔妃使用。盛唐时期，士族阶层对仪表化妆极为讲究，美容药物成为当时最时髦的珍品。皇帝以此赐臣，亲友用它馈赠。

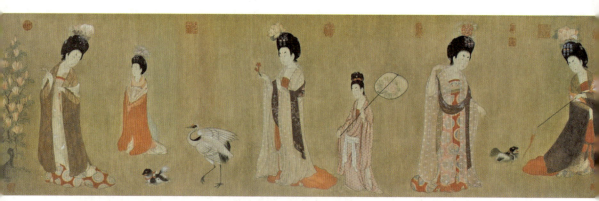

簪花仕女图（局部）

唐·周昉。《簪花仕女图》传为唐代周昉绘制的一幅粗绢本设色画。浓丽的设色，头发的钩染、面部的晕色、衣着的装饰，都极尽工巧之能事，较好地表现了贵族妇女细腻柔嫩的肌肤和丝织物的纹饰。辽宁省博物馆藏。

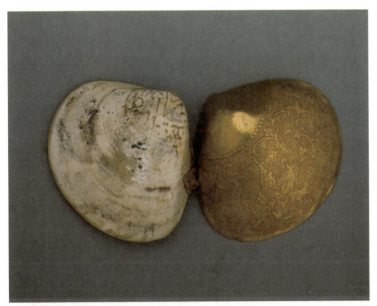

蚌壳镶金錾花凤鸟纹香盒

唐代。香盒一半为蚌壳，另外一半为金质仿蚌壳造型，并錾以凤鸟纹饰，一旁设有卡扣。香盒整体设计巧妙，做工精致，实用性与艺术性完美结合。唐宋时期香文化盛行，故香具种类繁多，材质各异，充分体现了这一时期人们高雅的生活情趣。上海观复博物馆藏。

◆ 第三节　医学人物 ◆

一、病因证候学家巢元方与《诸病源候论》

巢元方，隋代著名医家，约生活于6—7世纪，其具体生卒年及籍贯缺乏考证。隋大业六年（610年），巢元方奉诏令主持编撰了《诸病源候总论》，简称《诸病源候论》《巢氏病源》《病源候论》等，全书共50卷，包括内、外、妇、儿、五官、骨伤等多科病证共计71门，载列证候1739条。

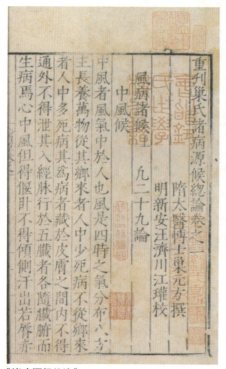
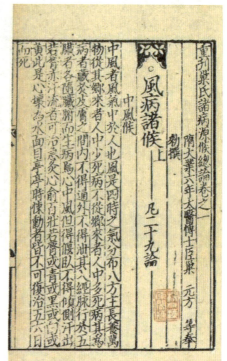

《诸病源候总论》

《诸病源候论》一书主要论述了病因证候，书中按病分纲，在每种类型的疾病之下，又分别论述了病证概念、病因、病机和证候，包括病证之理的阐述和对证候的描述，具有较高的疾病认识水平，同时发展了中医病因学理论，提出"乖戾之气"是传染性疾病的致病因素，并建议提前服药以防疫病感染，即现代医学里说的"预防"。本书系统地总结了我国隋以前的医学成就，是我国医学史上第一部系统总结疾病病因、病理、证候的专著，也是我国医学史上第一部由朝廷组织集体撰写的医学理论著作，对隋以后医学的发展产生了巨大的影响。

二、妙悟岐黄而不著述的名医许胤宗

许胤宗，一作引宗，常州义兴（今江苏宜兴）人，约生于南朝梁大同二年（536年），卒于唐武德九年（626年），史书记载许胤宗不仅医技超群，屡起急难，而且养生有道，活到了90余岁。

（一）妙治柳太后中风

许胤宗诊治疾病时特别讲究用药，而且在用药方法上也有所创新。据《旧唐书·许胤宗传》记载，许氏在南朝陈出仕为官时，就曾运用熏蒸方法治愈了柳太后的中风失语症。

柳太后患中风病，面部神经麻痹，嘴里失去了咀嚼吞咽功能，不能吃饭喝药，这可难坏了给她治疗的御医。许胤宗诊后，命人做了十多剂黄芪防风汤。其他御医疑问："明明知道太后不能喝药，做这么多汤药有什么用呢？"许胤宗笑答说："虽然太后现在不能用嘴喝，但是我可以用其他办法让太后服药。"于是，他叫人把滚烫的汤药放在太后的床下，汤气蒸腾起来，药气在熏蒸时便慢慢沁入了太后的肌肤，再进入身体，药效逐渐发挥，达到了调理气血的作用。数小时后，太后病情好转，当晚即能说话。其他御医纷纷惊叹于许胤宗竟然能想到如此绝妙的办法。

（二）疗愈关中传染病

唐武德初（618年），许氏在关中治愈不少骨蒸（类似肺结核病）患者，展现出精湛的医技，本传载："时关中多骨蒸病，得之必死。递相连染，诸医无能疗者。胤宗每疗，无不愈。"关中就是今天的陕西中部地区，当时多发骨蒸病，并呈现流行趋势，患者得之必死，不仅如此，它还有强烈的传染性。"诸医无能疗者"，许胤宗却是不避危险，从容应对，精心辨治，对症下药，屡起沉疴，救民于水火。其医术出神入化，令人叹为观止，臻至出神入化之境。

（三）审慎的科学认知

许胤宗是位卓越的中医临床家，对著书立说之事始终保持审慎严谨的态度，决不轻易妄作而误人，故其并未撰写著作流传于世，但他对医学有着非常深刻的科学认知。

中医切脉功夫是临床家久经磨炼才得以心悟的临床经验。许胤宗认为："医者，意也，在人思虑。又脉候幽微，苦其难别，意之所解，口莫能宣。且古之名手，唯是别脉，脉既精别，然后识病。"

了解病源，从而使临床治疗能有明确方向，这样治病的目标就自然锁定了。诊好脉，可以在用药时完全对症，有时单用一味药，就可能直攻病灶，使病痊愈。

用药如用兵，用药精准的前提是药病相合，这样方才显示出迅捷的良效。许胤宗认为："譬之于猎，未知兔所，多发人马，空地遮围，或冀一人偶然逢也。如此疗疾，不亦疏乎？"因此，千万不能随意用药，尤其不可将疗效寄托于渺茫的偶然性上。

三、中华"药王"孙思邈与《千金方》

孙思邈（581—682），为京兆华原（今陕西铜川）人，自号孙真人，因为医学成就巨大，所以后人尊称其为"药王"，他是我国乃至世界历史上著名的医学家和药物学家。

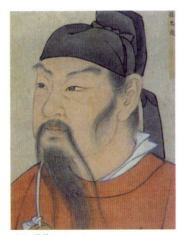

孙思邈像

（一）自幼好学，因病研医

南北朝以来战乱频发、民不聊生、疫病流行，百姓生活于水深火热之中。孙思邈出身于普通家庭，自幼身体瘦弱多病，饱尝疾病折磨之苦，为了求医问药，几乎花尽了家中全部财产。这些痛苦的经历，使孙思邈看到了疾病对人们的严重危害，从而萌发了学医的愿望，立志以医为业、掌握治病救人的本领，为广大贫苦的人民群众解除病痛。

孙思邈自幼聪颖过人，喜好读书，勤奋诚笃，7岁开始读书，"日诵千余言"，被人们赞为"神童"。10多岁时就崇尚医学典籍，博涉经史知识。555年，北周大将军独孤信通过问答诵诗，深切地感受到孙思邈的天资和才华，赞叹说："此圣童也。"20岁左右就能谈论庄老、佛典及百家学说，拥有丰富的文史哲方面的知识。《旧唐书》称其"善谈庄老及百家之说，兼好释典"。

（二）广闻博采，术精识广

孙思邈立志成为一名济世救人的医生。在学医过程中，孙思邈除手不释卷地学习经典外，还向民间寻求经验，广泛搜集民间单验方。他曾先后到陕西的太白山、终南山，山西的太行山，河南的嵩山以及四川的峨眉山等地行医采药，走遍了家乡和附近的名山大川。从药物的采集晾晒、炮制加工到性味认识，从方药的组合配伍到临床治疗，都倾注了他大量的心血。孙思邈还十分重视汲取他人的学术思想经验，只要得知某地有医术高明的人，不管有多远，他一定亲自登门拜访，虚心学习请教，从诊候切脉到针灸药饵，无所不及。

孙思邈不仅医理深邃、医术高明，而且精通经书，知识渊博，在各方面都有自己的独到见解。《旧唐书》载："当时知名之士宋令文、孟诜、卢照邻等，执师资之礼以事焉。"卢照邻评价孙思邈："邈道合古今，学殚数术。高谈正一，则古之蒙庄子；深入不二，则今之维摩诘。"由于孙氏见多识广，熟悉南北朝及隋代的历史。唐太宗时，"魏征等受诏，修齐、梁、陈、周、隋五代史，恐有遗漏，屡访之，思邈口以传授，有如目睹。"宰相孙处约也曾向思邈请教。

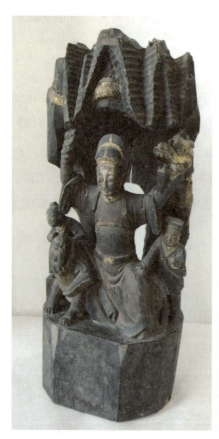

孙思邈坐虎针龙木龛

（三）倡导医德，大医精诚

孙思邈倡导医德，强调医乃仁术，把医学看成头等重要的大事，认为人类最宝贵的就是生命，生命的价值是千两黄金也不能换得的，称"人命至重，有贵千金，

孙思邈坐虎针龙木龛，是以民间传说为题材创作的神龛。雕像所描述的即孙思邈坐在虎背上为龙王针灸疗疾的情景。相传唐代名医孙思邈曾用串铃撑住虎口拔除了老虎喉中的骨刺，从此老虎成为他的坐骑；用针灸术治愈瀍河龙王的顽疾，龙王也施化和风细雨，以润泽苍生。这种生动传奇的民间传说，寄托着人们对孙思邈的崇拜。自古以来，许多民间医生的家中或药店，都会供奉这样的孙思邈坐虎针龙木龛，以消灾祛病，求子求福，延年益寿。北京中医药大学中医药博物馆藏。

一方济之，德逾于此"（《千金要方·序》）。因而他把总结的中医药学的一些成就整理成卷，起名为《千金方》。他在行医过程中始终保持高尚的道德品质。从青衿之岁逮至百岁高龄，一直在孜孜不倦地读书，专心行医，为乡邻亲友治病，每多良效，声誉日著。隋唐统治者多次征召他做官，由于他性甘淡泊，不事仕进，多次拒绝高官厚禄，《旧唐书》说："隋文帝辅政，征为国子博士，称疾不起""及太宗即位，召诣京师……将授以爵位，固辞不受。显庆四年，高宗召见，拜谏议大夫，又固辞不受"。

（四）勤于著述，千金传世

孙思邈一生勇于求索，敢于创新，虽年过百岁，仍然手不释卷，勤于著述。他曾先后注释《老子》《庄子》，撰《会三教论》等。永徽三年（652年），孙思邈倾尽一生精力，结合自身的临床经验，完成了他的第一部医药学巨著《备急千金要方》。全书共 30 卷，总结了唐代以前医学成就，书中首篇所列的《大医精诚》《大医习业》是中医伦理学的基础。书中对于临床各科的诊治方法、食物疗法及预防、卫生等方面的内容都进行了详细论述。

681 年，孙思邈完成了另一部医药学巨著《千金翼方》，把我国的医药学又推向了一个新的高峰。书名取义与前面的著作《千金要方》相互补充，如羽如翼。该书仍是 30 卷，论述了本草、伤寒、中风、杂病和疮痈等方面的内容，十分详尽。

《备急千金要方》和《千金翼方》，虽名为方书，实乃各科兼备、理法俱全的医药学巨著，较全面地总结了上古至唐代的医疗经验和药物学知识。两书广闻博采，内容丰富，集唐代以前中国医学之大成，上承汉魏、下接宋元，被誉为我国古代的医学百科全书。两书不仅在我国的医学发展史上占有重要的地位，而且对日本、朝鲜等国的医学发展也有较大的影响，如日本在天宝、万治、天明、嘉永及宽政年间，都曾经出版过《千金要方》，其影响可见一斑。

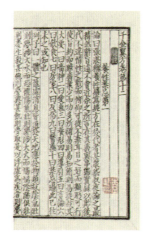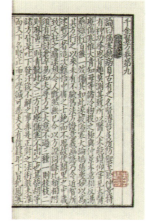

《千金翼方》

（五）关怀妇幼，注重养护

孙思邈认为延续人类生命的首先是妇人和小孩，因此在他的总结中，便把妇幼科放在头等地位。《千金方》开首三卷就是妇人方，他认为妇女既有特殊的生理结构，也就有特殊的疾病，妇女疾病应该另有系统。

孙思邈对小儿较为关注，在小儿卫生和护理方面都有很合理的见解，认为给小儿喂奶的次数和奶量，都应当有一定的限制，既不能过饥，也不要过饱。选择小儿的乳母，应要求性格和蔼，身体健康，没有疾病的。也要求乳母在喂奶前先把乳房里的宿奶挤去，然后喂饲，并且不要让奶汁直射小儿口中。乳母在睡觉时，最好不要让小儿继续吃奶，免得小儿不知节制，吃得过饱。

另外，孙思邈在食疗、养生等方面也作出了巨大贡献。永淳元年（682年），孙思邈去世，享年101岁。他的长寿得益于其将食疗、养生等方面的理论与实践相结合，并提出了许多切实可行的养生方法。这些养生理论方法观念在当下仍指导着人们的日常生活。

孙思邈一生刻苦钻研医学，医德高尚，医术高超，不慕名利，以医药救人，受到人民的尊敬，被后世尊称为"药王"。因此，在他死后人们给他立碑修庙，以纪念他对人类作出的贡献。

四、整理医学文献的大师——王焘及《外台秘要》

王焘（670—755），今陕西郿县人，其编纂的《外台秘要》是一部综合性医学巨著。《新唐书》曾将《外台秘要》称作"世宝"，历代不少医家认为"不观《外台》方，不读《千金》论，则医所见不广，用药不神"，足见该书在医学界地位之高，其卓著的功绩是不言而喻的。王焘以一生的精力，为保存古医籍原貌和总结唐以前的医学成就作出了突出的贡献，留下了千古的美名，时贤李经纬先生称赞王焘为"整理医学文献的大师。"

（一）自幼困而学医，因仕外台研读

王焘出身于官宦世家，因为从小体弱多病，所以王焘对医学产生了浓厚的兴趣，他常常向医术高明的医生请教医学知识和治病方法，知医尽孝也是王焘学医的重要原因之一。王焘是个非常孝顺的儿子，《新唐书》记载王焘在任徐州司马时，他的母亲生病，他不仅亲自照顾生病的母亲，甚至"弥年不废带，视絮汤剂"。为治母疾，他发奋攻读医书，用心钻研医学。

不仅如此，唐玄宗时期，王焘曾长期主管当时的皇家图书馆——弘文馆，整理

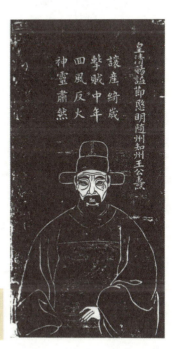

王焘苏州石刻像

清·孔继尧（绘）、石蕴玉（正书赞）、谭松坡（镌）。此像刻于清道光七年（1827年），为《沧浪亭五百名贤像》之一。

图书达 20 余年之久，这种便利条件使王焘有机会广泛阅读唐以前的医学书籍。他搜集了大量医学资料，并花费多年的功夫进行整理和研究，获得了丰富的医学知识。在系统阅读大量医书的同时，他对医书进行详尽摘录，且常与名医接触，并向之请教。然而真正促使他开始写作的动力是其被贬黜期间的经历。

从 746 年起，王焘"以婚姻之故，贬守房陵，量移大宁郡"，至 756 年去世，王焘经历了十年的迁徙生活。尤其被贬谪房陵时，由于水土不服，王焘及其家人染上了瘴气，在缺医少药的情况下，王焘运用自己以前所习经方治好了家人的病，使陷入病痛的家人转危为安。这种遭遇使王焘对底层人民的生活感同身受，由此他决意动手整理汇编医书，以惠及百姓。最终在唐天宝十一年（752 年）整理成书，并命名为《外台秘要》。书名中"外台"一词意指"兰台"，即宫内藏书处。

（二）广引博采整理，内容广泛全面

《外台秘要》论述临床内、外、妇、儿、五官各科证治兼论天行瘟病、急救之法及明堂灸法。全书共 40 卷，编 1104 门（据现存本，核实得 1048 门，似有佚失），各门记述先论后方，秩序井然，收载医方 6000 余首，是我国重要的中医学著作之一。

《外台秘要》一书最令人钦叹的是编撰水准。身为弘文馆主管，王焘整理文献的水平使《外台秘要》成为医学典籍中前无古人的典范性体例。书中收载了唐以前的许多医药学著作，其医论部分基本上是在巢元方《诸病源候论》的基础上阐述发展而来的。医方部分多出自唐代《千金要方》，其余所引资料，均一一注明出处，不仅列出书名或作者名，大多也注明书名卷第。从现存的文献来看，这在中医文献整理史上是一个伟大的创举，成为中国最早的全面标注文献出处的医方著作。

本书博采众家之长，他不仅对《千金方》《肘后备急方》之类的著作仔细研究，还对没什么名气，流传也不广泛的著作加以收集，如陈延之的《小品方》、张文仲的《张文仲方》等医著。除此之外，对民间单、验方也并不排斥。许多散佚已久的医书，也都是在这部著作中看到大致内容的。

（三）极具文献价值，影响深远广传

《外台秘要》，成书至今1200余年，深受历代医家推崇，各代都有多种不同刊本。书中博采名家方论甚多，不少后世早已散佚的唐以前及初唐的医药著作与名家医方，均赖此书当初的选录而得以保存部分内容，如《近效方》《古今录验方》《肘后方》《删繁方》《深师方》《小品方》《骨蒸病灸方》等。故清代徐灵胎评价其："唐以前之方，赖此书以存，其功亦不可泯。"此书是研究唐以前医学的一部重要参考书。据统计，《外台秘要》共引用69个医家的著作，引用条文达2802条。在屡经战乱兵焚的图书劫难之后，王焘为后世提供了研究晋唐医学的可靠资料，也为古代医书的校勘、辑佚提供了有利的条件。

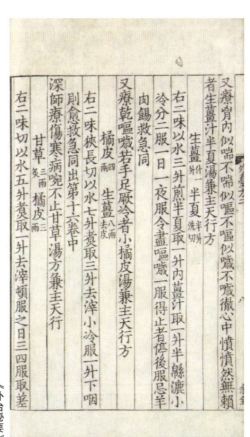

《外台秘要》

正因为这一点，王焘的《外台秘要》在当时的各种中医文献中是具有重要的文献学价值的医学著作，一直为后人所称道。

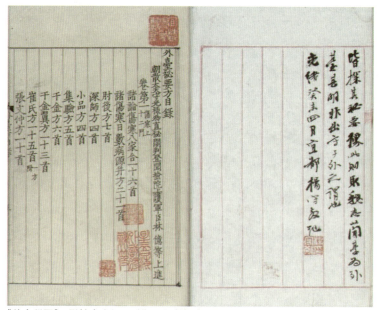

《外台秘要》　影钞南宋绍兴时期两浙东路茶盐司刊本

　　《外台秘要》是继《诸病源候论》和《千金要方》后的又一巨著。以上三部医书对中国医学颇有贡献，所以后人称其为隋唐时代的三部医学代表作。尤其是《外台秘要》是在前两部著作的基础上编撰的，所以无论在理论方面还是方药的应用上都有进一步的发展。唐以后，政府还将《外台秘要》选为教科书。《外台秘要》成书后不久便传到朝鲜、日本等国，后世日本的《医心方》、朝鲜的《医方类聚》，皆大量引用该书资料。

五、唐代医家王冰与《重广补注黄帝内经素问》

　　王冰（710—805），号启玄子，又作启元子，籍贯不详，唐宝应年间（762—763）任太仆令，故后人称其为"王太仆"。

（一）自幼笃好养生，尤喜《黄帝内经》

王冰自幼笃好养生之术，留心医学，尤其喜欢《黄帝内经》。自天宝九年（750年）至宝应元年（762年），历时十二年之久，潜心研究《素问》。他以南北朝全元起的《素问训解》为依据，经过分门别类、迁移补缺、阐明奥义、删繁存要以及前后调整篇卷等整理研究工作，对《素问》进行编辑注释，编纂成《重广补注黄帝内经素问》，亦称《次注黄帝内经素问》或《黄帝内经素问注》。

《黄帝内经》一书系战国至西汉成书的中医理论典籍之一，是中医学理论的渊薮。但到了唐代，不仅传本残缺，只有8卷，且"篇目重叠，前后不伦，文义悬隔""或一篇重出，而别立二名；或两论并吞，而都为一目"，内容和编排均与原著相去甚远，以致纰缪百出，"施行不易，披会亦难"。有鉴于此，王冰乃精勤博访，最终获得师传秘本，其本"文字昭晰，义理环周"，遂以为据，并参核旧藏之卷，重新加以编次和注释，进行系统的整理研究，前后历时12年始克竣工，最终编成一部24卷81篇的《素问》新本。

（二）重整篇卷次序，补亡续阙运气内容

王冰整理研究《素问》，目的是要使内容完整，前后贯通，依据注释，领会经文，启迪初学者，阐扬高深的医学道理。通过整理注释，使圣人的旨意昭然彰显，使玄奥的医学理论得到全面通畅的阐释；落实到应用上，就是使医生临证有据可参，使学习研寻医学的人能明白无误地正确理解医学经典，使医学知识更加广泛普及，造福人民。

王冰对《素问》整理编次时，根据各篇的实际内容分类别目，厘定篇名，在内容上重新分类编排，并补亡续阙7卷，全面载录唐以前五运六气学说，不仅使运气学文献赖此得以保存、流传，更重要的是，充实

丰富了中医关于时间、气象及环境的医学内容，对后世的医学发展产生了重大影响。

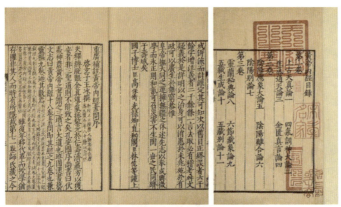

《重广补注黄帝内经素问》 清末据明影宋刻本

（三）训诂解惑注解，参合诸家发挥经义

王冰《重广补注黄帝内经素问》是现存最早的《素问》单体注本，不仅有着重要的文献价值，更有其巨大的学术价值。王冰注释《素问》，以疏通经文的奥义为其主旨。在注解《素问》经文时，除了应用《素问》不同篇章以及《灵枢》的本文互证外，还广泛参考古代医学、哲学、天文、地理、历法、术数等诸子百家的著作。王冰的注文对《黄帝内经》的理论多有发挥，充实扩展了中医理论，深化了中医理论研究，这也是王冰注释《素问》的突出成就。

另外，王冰对《素问》的整理研究，不仅具有高度的理论自觉，还有极端的科学负责精神。其治学态度十分严谨，仿效南朝齐梁道医陶弘景《本草经集注》的书写方式，本经用墨字，凡是增文及注文均用朱字，使人一目了然。但遗憾的是，由于文本传抄流通的原因，王氏所增添的文字，可能有部分混入正文。

（四）文献影响深远，奠定整理研究基础

《重广补注黄帝内经素问》共24卷,合81篇,是宋代以前《黄帝内经》

的三种注本之一，经过北宋高保衡、林亿等人的校正后，命名为《黄帝内经素问》。《黄帝内经》的其他两种注本，均相继亡佚，残存很少，而王氏之注本则完整地保存、流传至今，对宋、金、元、明、清医学的影响，自不待言，当今医林仍奉为圭臬。其中的哲学思想也比较丰富，颇有特色。

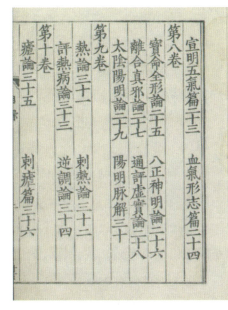

《重广补注黄帝内经素问》24 卷
明·嘉靖 1550 年版本

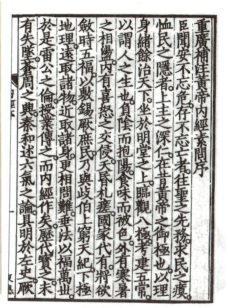

《重广补注黄帝内经素问》影宋本

◆ 第四节　医林轶事 ◆

一、巢元方与药膳疗疾

据《开河记》记载，609 年，主持开凿运河工程的开河都护麻叔谋在宁陵（今河南境内）患风逆病，全身关节疼痛，起坐即头晕作呕，诸医诊治无效。隋炀帝命令巢元方前往诊治。巢元方诊后认为是风邪入腠理，病在胸臆，须用肥嫩的羊，蒸熟掺药食下。麻叔谋依方配药，蒸而食之，药未尽而病即愈。巢元方又叮嘱他用杏酪五味并佐以羊肉，一天吃几枚，可使疾病不再复发。

二、世界上第一个发明导尿术的人

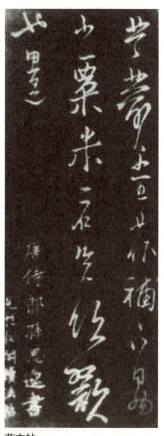

药方帖

药王孙思邈草书。仅见于南宋《淳熙秘阁续帖》，文为："芎芍不宜滋补。下白、纳少，粟米一石，资饮啜也。思邈。"药王山博物馆藏。

在医学史上，孙思邈是世界上第一个发明导尿术的人。据说一位得了尿闭症的病人找到他，异常痛苦地说："救救我吧，医生。我的肚子胀得实在难受，尿胖（膀胱）都快要胀破了。"孙思邈仔细打量这个病人，只见他的腹部像一面鼓一样高高隆起。病人双手捂着肚子，呻吟不止。孙思邈认为患者尿流不出来主要是尿道口狭窄所致，找一细管疏通尿道口即可。而此时孙思邈瞥见邻居家的孩子拿着一根葱管吹着玩，眼前一亮，遂找来一根细葱管，切下尖头，小心翼翼地插入患者的尿道，并像小孩一样，鼓足两腮，用劲一吹，果然，病人的尿液从葱管里缓缓流了出来。待尿液放得差不多后，他将葱管拔了出来，患者这时也好受多了，直起身来，连连向孙思邈道谢。于是"葱叶导尿"被记载在他的书中。

三、秦鸣鹤妙手刺血，武后谢医

唐高宗李治曾患顽疾风眩证，经常头晕目眩，痛苦不堪，虽经御医多方调治，仍未见好转。一天早晨，高宗刚刚用过御膳，就觉头晕更甚，稍一迈步，头重脚轻，如仆欲跌，犹如行于雾中，忙命太监速诏刚返京城的太医秦鸣鹤前来诊治。

秦鸣鹤是一位当时以针术名噪朝野的著名医生。秦鸣鹤精心地给高宗切脉，认为高宗之病是"风毒上攻，若刺头出少血愈"。针对风热之毒上攻头目，如果用针点刺头部，以使少量出血，即能痊愈。

当时皇后武则天在帘后，听到秦鸣鹤的治疗方案后，怒气冲冲地说："这个医生该杀头！天子的头上是能放血的地方吗？！"秦鸣鹤惊慌地磕头请求饶命。唐高宗说："医生谈论病情，按道理是不应该治罪的。况且我的头非常沉重，几乎不能忍受，针刺头上出血不一定就不好。"于是唐高宗决心已定，命令医生给他针刺。

秦鸣鹤刺唐高宗的百会穴和脑户穴，穴位出了一点血。唐高宗说："我的眼睛清亮多了。"他的话还未说完，皇后武则天在帘后行大礼，表示感谢说："这是老天爷恩赐的仙师呀！"说罢，亲自将精制的丝织品和珠宝赠送给秦鸣鹤医生。

四、蔺道人与最早的骨伤科专著——《仙授理伤续断秘方》

《仙授理伤续断秘方》序中记载了本书的来历。唐会昌年间（841—846），唐朝统治者决心改变当时"僧徒日广，佛寺日众"而"不务农桑，空谈彼岸"的状况，于845年下令推行废止寺院以促进僧侣还俗从事耕织的政策，收回寺院数千万顷田地，还田于民，寺庙道观4600余所，另作他用。蔺道人正是在这种背景下，怀着悲观厌世的心情，由长安流落到江西宜春县钟村。虽然蔺道人学识渊博，医药知识丰富，尤其精熟骨伤科理论知识和治疗技术，但由于不太了解社会人事交往活动，除了与经常帮助其耕种田地的村民彭叟结为好友外，素不与人来往，故而长期隐没医术而不露，过着半自耕的生活。

有一天，彭叟的儿子在上山砍柴爬树时，不小心跌落摔伤，坠折颈部和肱骨，痛苦异常，其他医生束手无策，彭叟向蔺道人诉说。蔺氏看到彭叟儿子的状况，认真查看伤情后，用埋没多年的正骨医术为其治疗，针对患处进行了手法整复治疗，还为他开具药方，命彭叟抓齐后亲自调制。服药后患者疼痛明显减轻，经过几天的治疗，就恢复正常。这件事后，邻里知道蔺道人是身怀医疗绝技的高人，每日上门求医者众多。蔺氏不愿意被人打扰，于是他就将自己的医疗技术和整骨书籍毫无保留地传授给彭叟，自己则另寻静处安度晚年。彭叟将其传授整理为《理伤续断方》，因为这是蔺道人所传授的，彭姓老人称蔺道人为仙人，故改名为《仙授理伤续断秘方》。

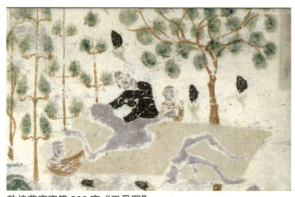

敦煌莫高窟第302窟"正骨图"

隋代。此图为窟顶人字披西披下端《福田经变》中的治疗场景。病人裸体卧席上，家属二人各执其左右手，医生正对患者进行正骨治疗。从医生正骨部位推测，患者可能患有下颌关节脱位这一常见病。

第五节 文苑医事

一、唐代诗歌文献与中医药

古代诗人们本着"穷则独善其身，达则兼济天下"的理想信念，广泛接触民众，汲取民间医药知识的精华，为我们留下了丰富的医学史料。如被称为初唐四杰之一的王勃，不仅具有很深的文学涵养，而且谙熟医理，《滕王阁序》可谓是名震千古之佳作，而其医学著作《医语纂要》在当时也有过影响。"尝谓人子不可不知医。时长安曹元有秘术，勃从之游，尽得其要。"（《新唐书·王勃传》）

（一）寓于唐诗歌中的疾病表达

在《全唐诗》《全唐诗补编》等唐代诗歌汇编文献中，与疾病相关的诗歌 2337 首，涉及作者 287 人。根据主题大致可将这些诗作分为呻吟自身病痛、慰问亲友病况、悲悯他人病苦、托物言志、以病喻理五类。

其中诗人直抒胸臆、慨叹自身病中哀苦的作品，是唐代涉及疾病的诗歌中数量最为庞大、内容最为充实的，占全部涉病诗歌的 90% 以上。如有的诉说疾病给自己身心造成种种苦扰，如柳宗元《寄韦珩》："今年噬毒得霍疾，支心搅腹戟与刀。迩来气少筋骨露，苍白濒汩盈颠毛。"有的直陈病情为平常生活带来诸多妨碍，如元稹《景申秋八首》其五："风头难著枕，病眼厌看书。"有的感激病中亲友的照顾探问，如王建《早春病中》："师教绛服襀衰月，妻许青衣侍病夫。"有的悲叹病后观见的世态炎凉，如孟浩然《岁暮归南山》："不才明主弃，多病故人疏。"有的反思自身疾病的从所由来，如韦应物《清明日忆诸弟》："冷食方多病，开襟一忻然。"杜甫《寄薛三郎中》："春复加肺气，此病盖有因。早岁与苏郑，痛饮情相亲。"有的描述养疾疗病的调摄情状，如刘禹锡《秋斋独坐寄乐天兼呈吴方之大夫》："空斋寂寂不生尘，药物方书绕病身。纤草数茎胜静地，幽禽忽至似佳宾。"

（二）唐诗中所涉及的主要病种

在这些与疾病有关的唐诗中，有时作者会较为明了地直接抒写困扰自己的疾病或证候的名称。虽然这部分诗歌在数目上并不庞大，但仍不失为一个管窥唐代知识阶层患病情况的较佳样本。对唐代知识分子身体健康影响较大的病证依次是眼病、消渴、头风、疮疡、耳病、足疾、肺病、痹症与风病，以及瘴、疟、疠等。

在困扰唐代知识分子的疾病中，排列第一位的就是眼病。眼病被超过 30 名诗人反复提及 90 次之多，远超对其他疾痛的表达。白居易就有《眼暗》《病眼花》《眼病二首》等 4 首专咏眼病的诗作，可见眼病对其造成困扰之深。此外王建的《眼病寄同官》、刘禹锡的《赠眼医婆罗门僧》、张籍的《患眼》等诗都是特别言说眼病的作品。

关于疾病引发的眼部外在表征，知识分子们所感叹的多是眼暗、眼花、眼痛、内障甚至目盲等较纯粹的眼科疾病。如元稹的"耳鸣疑暮角，眼暗助昏霾"，王建的"天寒眼痛少心情，隔雾看人夜里行"，白居易的"病眼昏似夜，衰鬓飒如秋"，权德舆的"眼眩飞蝇影，耳厌远蝉声"等。

（三）唐代文人流行的调治方法

唐代涉疾诗歌中，除了记载疾病造成较多困扰外，我们还可以看到当时文人们面对疾病时所采取的应对方式。专业医师所开方药，是这些知识分子有病在身时所采取的最基本治疗方式，除此之外，他们往往还向外寻求更多的救治方法。

唐代知识分子间流传着一些独特的治疗方法，如：选择风景秀丽之城郊或寺院、道观等较清净的处所避居调摄；阅读医方药录，甚至亲自种植常用药草，以临时应急或自我调摄；同佛道治疗者保持较为密切的往来，并向其学习参禅、调气、斋戒等疗养身心之法。

唐代知识分子罹病之后，除了基本的延医请药，遵从专业人士的治疗建议外，还多有在将养期间亲自钻研医药理论，翻看集验方、本草图之举及采摘药物等，这些经历在他们的诗文中也有所展现。如元稹在其诗《春月》中就记述他因病避居时从僧人修习医药的经历，"复有比丘溢，早传龙树方，口中秘丹诀，肘后悬青囊"。张籍卧病之初曾尝试通过研读药书进行自我治疗，之后才正式求医问诊，《卧疾》称："身病多思虑，亦读神农经……今来问良医，乃知病所生。"

（四）疾病给唐代文人带来的影响

疾病给唐代的知识分子带来了多重压力。首先，疾病本身会导致身心痛楚。许多文人都在诗歌中直接抒写疾病给其身体造成的种种痛苦。如元稹在《景申秋八首》中记述了自己受头风困扰入夜难眠，又苦于眼疾不能读书消遣的寂寞情状："风头难著枕，病眼厌看书，无酒销长夜，回灯照小馀。"《三兄以白角巾寄遗，发不胜冠，因有感叹》则道出因久病瘴疟而致发多脱落的感伤："病瘴年深浑秃尽，那能胜置角头巾。"王建在《晚秋病中》中抒发了其被疾病纠缠的苦楚："病多体痛无心力，更被头边药气熏。"

另外，唐代律法规定官员病假满百日后，职位将被解除，且帝王亦常颁令裁汰老、病官吏，这也使大多数以仕途为务的文人士子倍感压力。唐代的医药费用可能相当高昂，而官员因病致仕后只能领取半俸，若是以病解职，俸禄则会完全断绝，这将使其家庭经济状况陷入窘境。

而贫病之中亲戚故友的冷淡、疏远亦让患者倍觉悲辛，深叹人情世态反复无常。

二、"诗圣"杜甫与中医药

杜甫（712—770），字子美，祖籍湖北襄阳，出生于河南巩县（今河南巩义西南），唐代伟大的现实主义诗人，对中国古典诗歌的影响非常深远，被后人称为"诗圣"。

杜甫以毕生精力，辛勤创作，写下了1400多首诗歌。其早期诗歌作品主要表现理想抱负和所期望的人生道路，人到中年诗风沉郁顿挫，作品内容大多反映当时的社会面貌，描述民间疾苦，题材广泛，寄意深远，抒发悲天悯人的仁民爱物、忧国忧民情怀，故被称为"诗史"。其中一些诗作描述了他所患疾病的情形，其后半生曾饱受病魔缠绕之苦，从而与中医药结下了不解之缘。

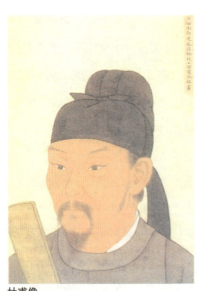

杜甫像

杜甫从35岁到达长安，一直到59岁在北进中原的漂泊中离世，长达25年的时间都是在贫困、疾病中度过的。常年体弱多病，促使他博览群书，以便掌握更多的医药知识，久病成医就是这个道理。他在诗歌里给我们留下了很多珍贵的医药学资料。在杜甫1400多首诗歌中，涉及可用于医药研究的就达90余首之多。

（一）罹患病疾，诗言其形

杜甫早年刻苦读书，漫游中原，身体原本健康，但在之后的人生旅程中，生活境遇发生了巨大的变化。他虽胸怀大志却屡试不第；虽授官职但仕途不顺；遭受安史之乱，颠沛流离，最后漂泊西南，寓居成都，生活窘困；又身患疟疾、肺病、消渴、偏枯、风痹等多种疾病。凡此种种，使得杜甫长期情志抑郁、备受屈辱，再加上饥寒交迫、后天失养，原本健康的身体最终变成多病的衰躯。

由于长期饮食不节，久病体虚，又未得到药物治疗，加之精神抑郁，杜甫从长沙去往岳阳途中已是"伏枕书怀"（《风疾舟中伏枕书怀三十六韵奉呈湖南亲友》），行动艰难，甚至出现了晕厥现象。

（二）自学岐黄，疗疾辨药

杜甫对于药物之学相当内行，不仅会种植药物，更是集辨识采集、炮制加工于一身，并能将药物知识运用于治疗或防治疾病上。他经常到山野里去采些草药，回来自己加工炮制，或是拿到市场上去卖，或是送给那些周济过他的人。

杜甫仕途不顺，在颠沛流离中生活，常处于贫病交加的处境，不仅需要朋友周济米粮，而且还需要治病的药物。他经常种植、采集和制备中药以疗自身之疾。《远游》记载有"种药扶衰病"；《高楠》有"近根开药圃，接叶制茅亭"，杜甫亲自开"药圃"种中药；《独坐二首》（其二）有"晒药安垂老"，该诗写他靠晒制药物来安养晚年，应是他内心情感的真实写照；《宾至》有"不嫌野外无供给，乘兴还来看药栏"，也说明杜甫有自己种植药材的药园子。杜甫不仅种中草药以自疗，而且也把自种的中药施舍给贫苦的百姓和邻居好友——"药许邻人劚"（《正月三日归溪上有作，简院内诸公》）。

生活的拮据迫使杜甫借助采药卖药以维持生计，"长镵长镵白木柄，我生托子以为命；黄精无苗山雪盛，短衣数挽不掩胫"（《乾元中寓居同谷县作歌七首》）。此外，杜甫在《进三大礼赋表》中说自己曾经"卖药都市，寄食友朋"。安史之乱后，杜甫一度流徙于华州（今陕西华阴）、秦州（今甘肃天水）。那段时间生活更加艰苦，于是他重理卖药旧业，并且把全家人都组织到制药的劳动里，希望在此采药送老。如在《秦州杂诗二十首》中写道："采药吾将老，儿童未遣闻……晒药能无妇，应门幸有儿。"

（三）贫困交加，寄情医药

仕途不得志也使得采药种药成为杜甫的精神寄托之一。"种药扶衰病，吟诗解叹嗟"（《远游》），种植药材不仅可以治疗年老多病的身体，还能吟诵诗篇以排遣难以言尽的愁苦。他写的有关中药的诗，生机盎然，从这些优美的诗句中，我们可看出杜甫对中药怀有特殊的感情。

杜甫在四川期间，是他最为开心快乐的日子。在当时的环境下他已深知仕途无望，决心归隐田园，在友人的帮助下在成都营建草堂，过了两年多比较安定的生活。他吟咏着"故山多药物，胜概忆桃源"（《奉留赠集贤院崔于二学士》）的诗句，和家人一起快乐地耕作，"移船先主庙，洗药浣沙溪"（《绝句三首》），正是在草堂生活的写照。他精心洗药，然后加工炮制，晒干后贴上标签贮藏好，以便自服或售卖，还送亲朋好友，不亦乐乎！

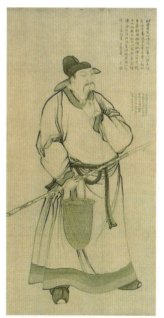

杜甫采药图

清·王树毂。图中杜甫左手拈须，右手持采药镰刀和竹篓，衣纹线条流畅，面部刻画生动，有淡然自得之貌。中国国家博物馆藏。

总之，杜甫一生与药有缘，在临终前，杜甫写下一首五言长篇排律的绝笔诗——《风疾舟中伏枕书怀三十六韵奉呈湖南亲友》，诗中叙述了自己的病情，回顾了半生颠沛流离之苦，并向亲友托付了后事，充满着凄切动人的家国之忧。在中国文学史上，杜甫的诗不愧是反映了那个时代由盛而衰的一部"诗史"，也给后人留下了一份难得的诗体"病历"，为后世留下一份丰厚的文化遗产！

三、"诗王"白居易与中医药

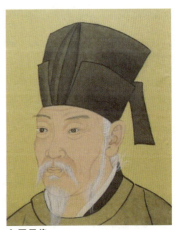

白居易像

白居易（772—846），字乐天，号香山居士，唐代伟大的现实主义诗人、文学家、政治家。有《白氏长庆集》传世，著名代表诗作有《长恨歌》《卖炭翁》《琵琶行》等。白居易留存下来的诗作近3000首，在唐代诗人中首屈一指。由于勤奋创作，用眼过度，兼之禀质羸弱，体虚多病，故与医药结下了不解之缘，经常阅读医药书籍。

（一）罹患眼疾，诗作中的眼科病案

白居易晚年为眼疾所苦，于是更加潜心研究医术，博采众医之长，觅得良方以缓解病情。他曾以流利畅达的诗句，将他的病情记录下来。若按年代的先后去检索这些诗作，能够发现他为我们留下了一份完整的眼科病案，从中可以探究眼疾的病因、病证及当时的治疗方法。

眼疾病因证候：白居易认为他的眼疾是因"书魔昏两眼，酒病沉四肢"造成的。显然，用眼过度，导致眼睛过度疲劳是其眼病的外因，而饮酒过度则是其内因。由于酒生湿，湿内聚，久则湿浊化热内蒸肝胆，肝开窍于目，形成目疾。

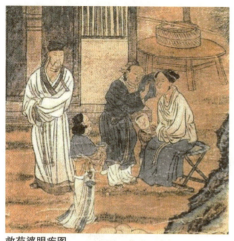

救苟婆眼疾图

元代。画中吕洞宾着白衣道冠，注视患者。苟婆引颈仰面，点眼药者谨小慎微，患者家属虔诚祈祷。山西省永乐宫壁画。

眼昏有什么症状呢？其心境又是如何呢？他在《答卜者》中写道："病眼昏似夜，衰鬓飒如秋。除却须衣食，平生百事休。"在《眼病二首》中写道："散乱空中千片雪，蒙笼物上一重纱。纵逢晴景如看雾，不是春天亦见花。"当病情进一步发展到"眼暗""眼痛"时，他又写道："日觉双眸暗，年惊两鬓苍。病应无处避，老更不宜忙""芳景多游客，衰翁独在家。肺伤妨饮酒，眼痛忌看花"。

眼疾诊治经历：为了解除眼疾，他到处求医，由于"眼藏损伤来已久，病根牢固去应难"，也未能见效。医生劝他少饮酒，道侣劝他早日辞去官职，希望他从根本上针对病因进行治疗。当时诗人用于治疗眼疾的药物有黄连和决明丸，但均无效。

于是他自己刻苦钻研眼科专著《龙树眼论》，决定用"金篦刮目法"，即"金针拨障法"进行手术治疗。有诗为证："春来眼暗少心情，点尽黄连尚未平。""案上谩铺龙树论，盒中虚撚决明丸，人间方药应无益，争得金篦试刮看。""金针拨障法"由印度传入我国，在当时尚属先进疗法。由此可见，诗人对自己眼病的因、证、治的认识思路非常清晰，特别是在药物治疗无效的情况下，果断地决定采用"金针拨障法"，可见他对眼疾研究之深。

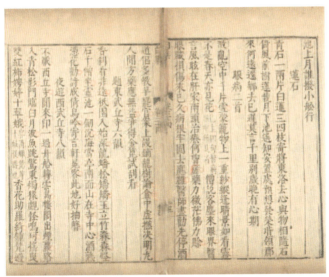

《白氏长庆集》"金针拨障"记述

《白氏长庆集》又名《白氏文集》《白香山集》，是唐代诗人白居易的诗文合集。

（二）困厄求乐，练就独特养生方法

白居易生逢乱世，少年时生活颠沛流离，20岁左右时因过于勤奋读书，以至于口舌成疮，"手肘成胝，既壮而肤革不丰盈，未老而齿发早衰白"（《与元九书》）。走上仕途后，他勤政廉洁，因敢于耿直进言而得罪官僚集团，遭毁谤贬职，含冤莫白，无法施展其"兼济天下"的政治抱负，屡遭坎坷，怅惘失意。中年时，身边亲人、朋友早逝，使他悲愁交集，以致"悲来四支缓，泣尽双眸昏。所以年四十，心如七十人"（《自觉其二》），忧、愤、悲、思使得他体质大衰，疾病缠身，"经年不沐浴，尘垢满肌肤……老色头鬓白，病形支体虚……自问今年几，春秋四十初"（《沐浴》）。

虽然历经苦难，白居易却练就一套独特的养生方法，以"闲适"的心态，获得一种视身如浮云的旷达，在"人活七十古来稀"的时代，竟终享75岁的高寿。

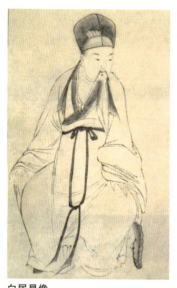

白居易像

白居易撰有养生专著《养生论》《动静交相养赋》等，其中《养生论》共2345字，主要阐释对养生的认识和看法，白氏对嵇康和他的《养生论》作了分析和评价，论其得失，力陈己见；《动静交相养赋》强调养生之要，必须符合《道德经》所说的"动兮静所伏，静兮动所倚"，可见白居易受道家思想的影响较深，对养生长寿的论述比较公允和中肯，颇引人深思。

四、"诗豪"刘禹锡与中医药

刘禹锡（772—842），字梦得，洛阳（今属河南）人。刘禹锡诗文俱佳，涉猎题材广泛，为唐代文学家、哲学家，唐代中晚期著名诗人，有"诗豪"之称，有《陋室铭》《竹枝词》《杨柳枝词》《乌衣巷》等名篇流传于世。

刘禹锡不仅是唐代杰出的诗人，同时又有较深的医学造诣。在《答道州薛郎中论方书书》中记载了他学医的经历："从世医号富于术者，借其书伏读之，得《小品方》，于群方为最古。又得《药对》，知本草之所自出。考《素问》，识荣卫经络百骸九窍之相成。学切脉以探表候，而天机昏浅，布指于位，不能分累菽之重轻，第知息至而已，然于药石不为懵矣。"

他继承岐黄思想，主张对于疾病应以预防为先，言"弭病于将然为先，而以攻治为后"，同时强调治病应因人因病而异，这些见解虽不属创见，但却是他艰苦攻读和长期实践的结果，深得中医药学的精髓。

刘禹锡对医学的痴迷，绝不是一般的爱好者所能比，他留心医学达30年，其医术不仅可以自我调理疾患，而且可以为亲朋诊治，疗效甚佳，自称："其术足以自卫，或行乎门内，疾辄良已"。

刘禹锡博采众方，取诸家之长，将百姓防治疾病的经验归纳总结，编写成《传信方》，此方书在唐宋一直广为流传。他还把文学与医学进行有机结合，用文学的语言表现医学的内容，如曾作赞誉枸杞的诗："僧房药树依寒井，井有香泉树有灵。翠黛叶生笼石甃，殷红子熟照铜瓶。枝繁本是仙人杖，根老新成瑞犬形。上品功能甘露味，还知一勺可延龄。"《神农本草经》中将枸杞归属上品类，其功能有"久服坚筋骨，轻身不老"。另外，还将服食枸杞成仙的传说，巧妙地引用过来，更突出其补益功效。

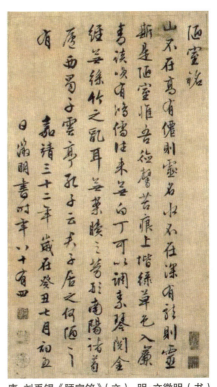

唐·刘禹锡《陋室铭》（文）　明·文徵明（书）

五、文学家柳宗元与中医药

柳宗元（773—819），字子厚，出生于京都长安（今陕西西安），祖籍河东（今山西永济）人，世称"柳河东"，唐代文学家、哲学家和政治家，"唐宋八大家"之一。柳宗元少有才名，早有大志，与韩愈共同倡导唐代古文运动，并称"韩柳"，与刘禹锡并称"刘柳"。

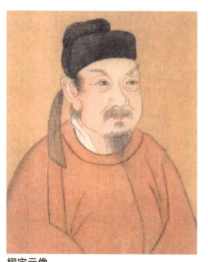

柳宗元像

（一）久病习医，保身长全

柳宗元先后被贬于永州及柳州，两地自然环境恶劣，气候炎热潮湿。永州乃"炎荒万里，毒瘴充塞"（《祭弟宗直文》）之地，柳州亦为"桂岭瘴来云似墨"（《别舍弟宗一》）的瘴疠弥漫之处。遭受贬谪，又身处穷乡僻壤，在精神打击与恶劣环境的双重折磨下，柳宗元病骨支离，相继患上痞病、脚疾、疗疮等病，这些遭遇使其痛苦不堪，身心交瘁。如《辨伏神文》"余病痞且悸"，《与萧翰林俛书》"居蛮夷中久，惯习炎毒，昏眊重腿"等，均能看出其饱受疾病的困扰。而当时两地均缺医少药，医疗条件落后，为求疗疾之法，他只能尝试自己习医种药，广集药方，钻研医理，由此便与医药结下了不解之缘。

（二）寄情医药，调适身心

贬谪遭遇使柳宗元深感幽愤，而随后母亲、弟弟相继离世，更使柳宗元情志抑郁。为抒心中忧愤，他游山历水，在放情山水中创作了精妙隽永的游记散文；为解身心创痛，他研医习药，在寄情医药中写下了情意盎然的咏药诗作。他在山水游记中所绘之景多凄清幽静，常怀孤寂愤懑之情；而咏药诗在吟诵时不仅药香满溢，还可感受到作者少有的愉悦之情，如《从崔中丞过卢少尹郊居》中的"蒔药闲庭延国老，开樽虚室值贤人"，生动描绘了他与友人在种满药物的庭院中樽酒言欢、闲适自得的景象。由此可见，药之效可保其身，药之形可悦其情，通过寄情医药达到调适身心的目的，更使他热衷医药，医药逐渐成为他生活中不可或缺的一部分。

（三）采莳药物，炮制述理

柳宗元通晓药理，对中药的性能及功效有着一定的认识及见解。如《种白蘘荷》中描述了白蘘荷生长于崎岖深山中，此药对防治疠毒有重要作用，故柳宗元不顾险阻而"崎岖乃有得"，仅为"托以全余身"；《种术》中的"采术东山阿"，亦是柳宗元采药、种药的记录。入山采药是柳宗元对药物外形特点及生长习性有所认识的体现，也是柳宗元追求品质更优、药效更强之山中药材的体现。

《种仙灵毗》是柳宗元在永州时所做的一首五言律诗，详细地记录了他认识、运用并亲自种植中药仙灵脾的过程。中药入诗文，诗文咏中药，柳宗元以中药为主题，状物写性，著下多篇咏药诗，是他对药物细心观察后的成果，也是他直接探索医药的体现，而这些咏药诗对医药知识的普及和推广，产生了积极影响。

（四）探究医理，审证论治

除采药、种药外，柳宗元对医理也颇有研究。随着医药知识的日益积累，柳宗元描述病情所用的术语也日益专业化。如在《寄许京兆孟容书》中述及他患痞病已久，分析病因病机为"居夷獠之乡，卑湿昏霮""百病所集，痞结伏积""水火互至，内消肌骨"；症状有"不食自饱，或时寒热"。

柳宗元对自身症状、病机、治法进行分析，在行文用词上大部分以医学名词对疾病进行阐释，并且在医理方面能明虚实，察阴阳，识气血。其议病过程，条理清晰，采取先消后补的治法，即先除湿热再行补法：应用消法后导致其正气耗伤，还需以补益之药疗其虚，期待通过补气血而使正气得补，强筋骨而使下肢有力，补心力而充养心脉。柳宗元还作有诸多探究医药的诗文，这些是研究唐代涉医文献不可多得的材料，为后世了解唐代文士疾病与治疗情况提供了翔实的信息。

（五）亲自实践，流传验方

柳宗元不仅以诗文形式记录其采莳药物、探究医理等方面的医学实践，而且以病案形式撰写《救死三方》，可谓其最具代表性的医学实践。该病案为柳宗元亲身所历，记载了岭南地区常见病疔疮、干霍乱、脚气的治疗方法，为世人治疗此类疾病提供了参考，具有重要的临床意义，影响深远。柳宗元在生命垂危之际，幸得友人赠予验方而痊愈，他忧心"恐不幸有类余病者"，故记录其患病及治疗的过程，并将病案寄给同样爱好医学的刘禹锡，刘禹锡后来在编著《传信方》时，将其收录并统称为"救死三方"。

《救死三方》用词简洁凝练，述病翔实，疗效确切，具有较高实用性，为后人治疗此类疾病提供了思路。柳宗元作为亲历者与记载者，他不仅熟悉病案体例，亦熟知治疗要点，不畏惧吐下之法，有是证用是方。其载案完整，方药用量、煎法、用法交代详尽，并确有疗效而被诸多医书引用，广传后世。也因这些著作的收载使其不至散佚，如《本草纲目》对《救死三方》进行了收录，"治疔疮蜣螂心方"被载入《图经本草》《证类本草》《神农本草经疏》等书中，"治脚气杉木汤方"传到朝鲜，被《东医宝鉴》收录，"治干霍乱盐汤方"传至日本，被丹波元坚的《杂病广要》收录。

（六）崇医抑巫，移风易俗

崇医抑巫是柳宗元在任柳州刺史期间施行的重要措施之一，对当地有着较深远的影响。柳宗元《柳州复大云寺记》记载当地人"病且忧，则聚巫师，用鸡卜。始则杀小牲；不可……则杀大牲"，指出当时的柳州地区环境恶劣，疾病肆虐，百姓蒙昧，柳州百姓身患疾病却不问医药，而是先向巫师寻求帮助，以杀生祭祀的方法求神灵保佑，由于此方法缺乏科学性和有效性，导致"户易耗，田易荒，而畜字不孳"的恶果，致使民生日益凋敝。

815年，柳宗元目睹了这民不聊生的状况，为解决威胁人民生命健康的社会问题，决定以佛教为手段，"逐神于隐远"，引导百姓远离巫师神灵。受此影响，此后人们逐渐"去鬼息杀"，开始正视医药。除此之外，柳宗元倡导挖水井以改善饮水卫生，植竹木而免受暑气苛毒，均在一定程度上推动了当地的医疗卫生事业的发展。在他逝世后，柳州百姓自发地为其立庙祭祀，尊为"罗池神"，以纪念他为柳州所作的贡献。

柳宗元不仅为唐代著名的文学家、思想家，其在医药上的探索与实践同样熠熠生辉，对后世的医疗实践有着莫大启示。作为文人，他胸怀宽广，不坠青云之志，纵使贬官南蛮，处境艰难，疾病缠身又缺医少药，仍自强自立，亲研医理，亲莳中药，咏以诗赋；他亲历验方后，还能设身处地，推己及人，以文人之担当，士者之怜悯，传下《救死三方》，被后世诸多医书引用，并远传海外，在一定程度上促进了中医学在国外的传播。作为士者，他心系百姓之健康，存济世安民之情怀，能倡医抑巫，引导百姓正确应对疾病，远离巫术，在一定程度上推动了当地医疗卫生事业的发展。

六、"草圣"张旭与《肚痛帖》

张旭，字伯高，唐代吴县（今江苏苏州）人，生卒年月不详，官至金吾长史，故世称"张长史"。他一生喜好饮酒，往往大醉后挥毫作书，甚或以头发濡墨作书，如痴如醉，世人称之为"张颠"。张旭精工楷书、草书，尤以草书著称，被誉为"草圣"。

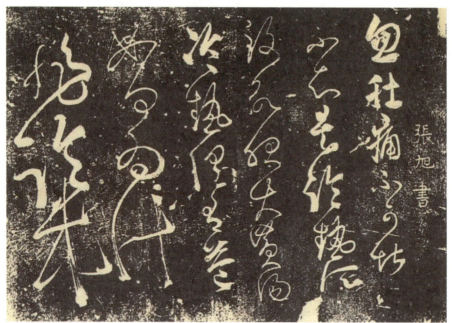

《肚痛帖》碑文拓片

　　《肚痛帖》是张旭的代表作，是狂放大胆书风的代表，全帖 6 行，共计 30 字，总的书写形式是常用的便条信札一类，似是张旭肚痛时自诊的一纸医案。

　　《肚痛帖》文曰："忽肚痛不可堪，不知是冷热所致，欲服大黄汤，冷热俱有益。如何为计，非临床。"其内容大意为：今天突然感觉肚子很痛，几乎到了无法忍受的程度，不晓得是凉了还是热了造成的，想要喝几剂大黄汤方以治疗，大黄汤可能对无论寒热的腹痛都有好处，但因为并非临床医生，所以并不能确定其腹痛原因而踌躇不定。

七、唐代笔记小说与中医药

笔记、小说是唐代盛行的文学体裁，受到当时许多知识分子的喜爱和热衷，仅正史所载录的唐代"小说家"就有 170 余人，流传至今日的作品亦为数颇丰。唐代笔记、小说所涉内容丰富多彩、浩瀚广博，生动地反映了当时社会的世态人情，具有重要的文学价值和史料价值，而其中亦不乏与医学相关者。

另外，唐人笔记、小说中含有夸张、想象成分的医、疾故事，按叙事主题可分为身体的扭曲与异化、蹊跷恢诡的奇疾怪病、匪夷所思的治疗方法、技能精奇的拯救者等类型。许多看似奇异怪诞的涉医故事，常常因被视为有迷信色彩而弃置不录，但以今日之学术眼光观之，这些故事对帮助了解当时社会的整体医疗情况和民众心理等方面实有重要参考价值。

八、唐代司法判文与中医药

在社会秩序正常的情况下，矛盾冲突达到一定程度，就会诉诸司法裁决，与药物、疾病、治疗等医事相关的问题亦不例外。汉代以前的判决多为片言折狱，大多数的普通案件并不会被笔之于书，六朝时期出现了专门评述案件处理情况的公文——判文。唐代对判文的写作极为看重，在对官员的选拔任用考核中专设有"书判拔萃科"。现在流传下来的众多唐代判文中，亦不乏与医事相关者。而涉医判文之所以值得重视，就在于其中记录了当时社会医事活动中的主要矛盾与争端，可以在一定程度上反映唐代社会医疗发展情形。

在《全唐文》中收载与医药、疾病相关的司法判文 62 条，涉及案件 37 例，涵盖了与医学有关的药物、治疗、疾病、卫生、身体等多个方面。无论这些判文是正式的公文还是科举考试时之拟作，其所反映的事件和作者的态度都是较为确凿且具代表性的社会医事。

九、隋唐类书中的医药文化

（一）《北堂书钞》中的医药食疗

《北堂书钞》是我国现存最早的一部类书，纂辑于隋唐之际，为当时名儒虞世南所编。本书没有专门载录有关医药内容的类目，一些零星的条文大都散遗于各个部类之中，其中论述较多的是关于食疗的内容。因此，本节将着重论述该书里有关食疗内容的特点。

广搜史料，概述食疗之理。《北堂书钞》有关食疗的论述共 6 卷，所引用的典籍文献将近 100 种，合计 400 多条。其中一、二卷为总篇，三至六卷为各篇。前者专门论述食理与史料，而后者则分别叙述食物与制作。在食疗理论的阐释方面，书中首先写道："食者民之本，食者物之始。"对饮食调养下了较为完整的定义，为后世食疗理论的发展提供了理论基础。书中引用了大量的史料，远溯三皇五帝，中及先秦两汉，近涉六朝以下，凡关涉饮食烹饪之辞咸悉收录。

精论药食，阐释药膳之妙，所论述的药食内容均出自酒食部。该部除上述

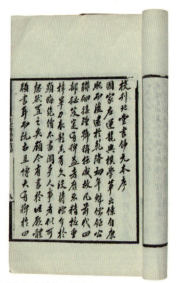

《北堂书钞》 清刻本

两卷总篇之外，其余六卷都属各篇之列，主要篇目有饭篇、飨篇、羹篇、臛篇、饮篇、浆篇、茶篇、粥篇、糁篇等58篇类目。其中比较详细地阐释药用者有茶、盐、豉、蜜、酒等5篇专论。如指出茶具有"益气少卧，轻身耐老"的功能；豉具有"益气"和"下气"的功用；凡古人对盐类药用的认识大都囊括无遗；从做酒传说、名酒产地、酒的种类、酒的功用、盛酒器皿、历代史料、文人评述等各个方面作了全面的载录。书中有关调养食物的论述颇多，尤其是对药膳的载录颇为精要，写到药膳的类型主要有羹、酱、浆、饮、肴、饼、脯共7种。

（二）《艺文类聚》中的中医药学

《艺文类聚》是一部影响较大的早期类书，编辑于初唐武德年间，由欧阳询等人负责纂修。全书共100卷，分作46部，下隶727个子目，引用文献达1431种，约有百万余言。在医药学的论述方面，有12个门类在不同程度上载录了有关专论、散论及佚文。

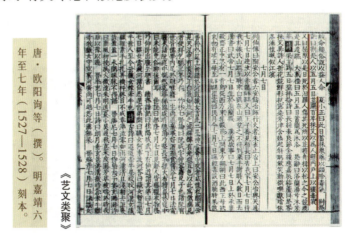

唐·欧阳询等（撰）。明嘉靖六年至七年（1527—1528）刻本。

《艺文类聚》

1. 摘医理菁华

《艺文类聚》里的论医内容比较集中，绝大部分的内容都收录于人部与方术部。

其一，精论养生。养生列于方术部之首，主要收录唐前典籍对养生哲理的论述。内容虽浅简，但基本上已将养生的轮廓勾画出来，对了解养生常识及初学者有一定的参考价值。

其二，简赅医理。方术部的论医内容包括疾与医两部分。"疾"以论述唐前的一些医学史料及有关诗、赋、表、文、序等方面的内容；"医"为专论名医之史料与逸事。

其三，选论身形。《艺文类聚》中有关身形、脏腑的专论并不多，唯"人部"的首卷有八个子目的百余条论述，所论的类目包括头、目、耳、口、舌、发、髑髅等五官身形。

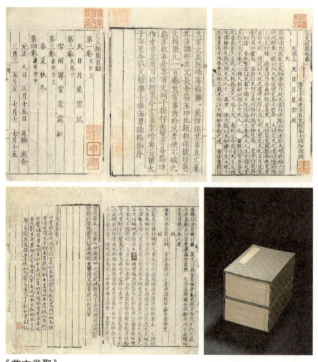

《艺文类聚》

2. 采本草余论

在《艺文类聚》中，有 10 大门类论及本草，所载录的药物共 100 多种，

除药香草部的 43 味之外，其他各部尚有 60 余味。从资料的来源来看，除
《神农本草经》《吴氏本草》《本草经集注》等药学专著之外，还广泛地采
撷了经史子集及各种杂书中的有关论述，其中尤以引用《尔雅》《山海经》
《楚辞》及各种农书的资料为多。

十、隋唐佛家思想与中医药

隋唐五代时期，是中国佛教医药的形成阶段。此时佛教医药日趋成
熟，并形成自己独特的理论体系和临床诊疗方法。佛教文化对中医药学
具有全方位、多层次的影响。佛教的哲学、文学、艺术、宗教活动、生
活方式等对医学的发展都产生过积极的推动作用。

（一）佛家思想促进中医药的发展

僧侣弘扬佛法最终是为达到"普度众生""自利利他"的宗教目的。
他们为了扩大宗教的影响，行医济世不失为重要的手段和方法。另外，
寺院多建在穷山僻壤之间，医药条件差，加之僧侣有时单独云游四方，
出入贫山恶水之间，难免染疾，有自我保健的需要，这些促使他们通晓
医理、采药施治。此外，为了获得更多人的同情和施舍，增加寺院的收入，
发展宗教事业，他们还建立了病院等慈善事业。因此，这也是佛教与中
医药学紧密结合的根本原因。随着佛教的传入，古代印度医药学的医学
理论、治疗方法、卫生保健等内容，对中医学产生了很大影响。正如英
国著名科技史专家李约瑟先生所说："中国医药中有些东西应该归功于佛
教徒的引进。"

隋代僧人梅深师，善疗瘴疠疫疾，著有《梅师集验方》，部分佚文被
收入《证类本草》。唐代孙思邈在其《千金翼方》中提倡的"天下物类皆
是灵药，万物之中无一物而非药者"的思想，来源于古印度佛学大师耆

婆之论。他还将佛教中关于病因的认识引入中医药的体系之中——《千金要方》中云："地水火风，和合成人。凡人火气不调，举身蒸热，风气不调，全身强直……"书中还收集了不少以耆婆命名的方剂，如耆婆万病丸、耆婆治恶病方、耆婆汤、耆婆大士补益长生不老方等。此外如阿伽陀圆、菖蒲丸等西域古方，亦与佛教的关系至为密切。王焘的《外台秘要》也载有佛家医方 60 多首。至今，有不少的医方源自古代的佛教医学，如天王补心丹、片仔癀、九味沉香散、少林正骨精等。

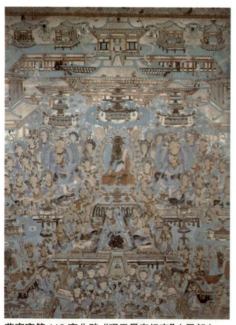

莫高窟第 112 窟北壁"观无量寿经变"（局部）

唐代。壁画展现了一个繁华的极乐世界，那里殿宇灿烂辉煌、排列整齐，人们平静祥和、超脱生死。美食、音乐、舞蹈相得益彰。壁画前景中的舞者身姿妙曼、浑身流光溢彩，观之令人向往。

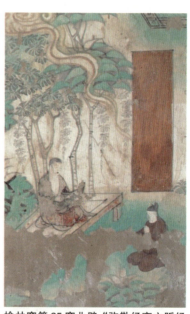

榆林窟第 25 窟北壁"弥勒经变之听经得往生"

唐代。壁画中一位信徒双手合十跪在一位僧人面前，正在听僧人讲经说法。僧人手执经书，认真诵读，周围绿树成荫，安静宁和。

（二）佛家思想中的医药文化体现

佛教文化（如佛教禅定、素食修行，及其音乐、绘画、文学、哲学等）对中医药学的发展产生了深刻的影响。主要体现于以下几个方面：

1. 饮食保健

佛教的饮食保健方法可归纳为提倡素食养生、强调饮食节律和注重饮食禁忌。

2. 禅定养生

佛教医学十分重视精神修养，注重依靠思想意志的高度集中，返观内照、消除杂念，以使心神内守而避邪却疾。如智颙在《童蒙止观》《六妙法门》及《摩诃止观》等书中，详尽而系统地讨论了调身、调息、调心、止法、观法等内容。

3. 卫生保健

佛教的卫生保健内容有沐浴、揩齿、茶道、焚香避秽与环境卫生等。《大唐西域记》中载："凡有馔食，必先盥洗……馔食既讫，嚼杨枝而为净。"敦煌石窟壁画中记载着我国现存最早的有关口腔卫生方面的绘画，这也与佛家卫生保健有关。中唐第159窟"刷牙图"：一和尚赤裸上身，脖子上围着围巾，蹲在地上左手拿着漱口

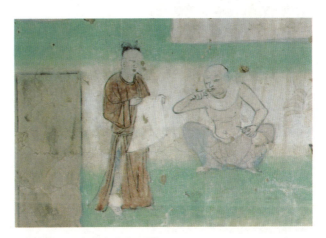

莫高窟第159窟南壁"刷牙图"

杯，杯内放一类似现代牙刷之物，右手二指伸在嘴内揩齿。另外，建于唐景福年间的第196窟"劳度叉斗圣变图"中有一幅高4米、宽1米的大壁画，画的是一个和尚模样的人，身体健壮，正蹲在地上，左手执一长颈水瓶，右手用食指放在牙齿上，状如刷牙，形象生动。其西壁还有刷牙图，牙刷由柳枝做成，是现代牙刷的雏形。

4. 佛教的医德思想

佛家提倡慈悲为怀、普度众生，主张自觉觉他、积德行善。《千金要方·大医精诚》将佛学思想和佛教的道德规范引入医学领域，指出："凡大医治病，必当安神定志，无欲无求。先发大慈恻隐之心，誓愿普救含灵之苦。"

（三）隋唐主要僧人的中医药思想

隋唐涌现出像智顗、义净、鉴真、蔺道人等一批精通医理之高僧，他们的理论、著作和思想方法对中医学的发展起到了承先启后的积极作用。

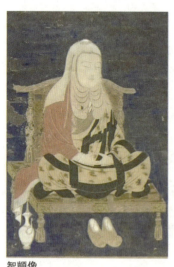

智顗像

智顗（538—597）为我国佛教天台宗开宗祖师，被称为"天台大师"或"智者大师"。智顗精通养生之术，著有《六妙法门》《童蒙止观》，书中详细论述了调身、调息、调心、止法、观法，以及止观治病有关注意事项，使身、息、心调融，进而"因定生慧"，达到"寂静涅槃"境界，同时可养生保健、却病延年。其止观法，特别是"三调"，对后世气功学的发展产生了积极的影响。

义净（635—713），唐代高僧，是继玄奘之后的又一位只身赴印度求法取经并取得杰出成就的佛学大师，被誉为中国历史上四大译经大家之一。其所译的《曼殊室利菩萨咒藏中一字咒王经》《佛说疗痔病经》《药师琉璃光七佛本愿功德经》等均含有丰富的医药学内容。特别是他所著的《南海寄归内法传》，其中有较大的篇幅论及医药，是十分珍贵的实录性文献，对研究中印医药文化交流史具有重要的价值。在该书中，义净还向印度人介绍中国医药学，"神州药石根茎之类……针灸之医，诊脉之术，赡部洲中无以加也。长年之药，唯东夏焉。"他本人精通医药之术，曾将自己用苦参汤和茗治疗热病的经验方介绍给沿途人民，并向他们介绍中国的"上药"，如人参、茯苓、当归、远志等。

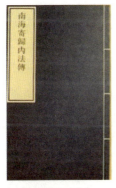
《南海寄归内法传》

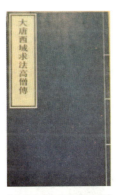
《大唐西域求法高僧传》

上面两书为义净所撰。书中叙述了初唐时期他赴印求法途中的见闻，是中印文化交流史上的珍贵史料。

鉴真（688—763），唐代高僧，为日本佛教律宗的开山祖师，天皇授号"大和尚"，令主持全国"僧纲"。鉴真有很高的佛学造诣，并精通医药，他东渡日本带去了汉传佛教和中医药文化，他不仅治愈了光明皇太后的多年宿疾，而且为圣武天皇治病亦获良效。他在为日本僧侣传授医学和制药的同时，还凭手摸、鼻嗅为日本皇室鉴定药物。其所著的《鉴真上人秘方》在日本被视为圭臬，影响了一代又一代的日本医家。时至今日，

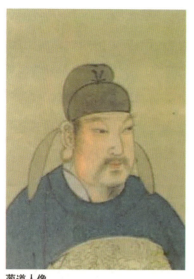

蔺道人像

日本医、药两道均祀鉴真为始祖，在中日医药文化交流史上写下了辉煌的一页。

蔺道人，长安（今陕西西安）人，姓蔺，名无从考证，因出家为僧，故称"道人"。他所著的《仙授理伤续断秘方》，是现存最早的骨伤科专著。书中所论述的正骨方法及指导处理脱臼、骨折之理论，颇多符合现代科学原理。书中全面地总结了唐以前骨伤科疾病诊治经验及成就，指出理伤正骨的基本原则与手法。

该书内容简明实用，针对骨折损伤的不同情况，提出整复手术的十大原则，首论整骨手法的 14 个步骤和方剂，次论伤损的治法及方剂。书中记述关节脱臼、跌打损伤、止血以及手术复位、牵引、扩创、填塞、缝合手术操作等内容，与今伤科应用手法相一致。其所用小夹板夹缚治疗骨折，强调关节处不予夹缚并宜时时活动的主张，有动静结合之意，是对晋代以来小夹板疗法的发展。

《仙授理伤续断秘方》载方 46 首，包括汤、散、丹、丸、贴、洗剂和内服药，切合临床施治规律，有较好疗效。其创制的洗、贴、掺、揩以及内服诸方药，奠定了骨伤科辨证、立法、处方和用药的基础，具有很高的临床应用价值，如古今名方四物汤即为蔺氏之首创。刊刻流传后，被后世业骨伤科者奉为圭臬。蔺道人的学术思想和医疗技术成就对后世骨科发展影响深远，其宝贵经验至今仍在临床广泛应用，因此被尊为我国骨伤科学早期奠基人。

其他尚有隋代僧人梅深师，善疗瘰疬疫疾，且擅长用单方治疗杂病，著有《梅师方》和《梅师集验方》。隋代僧人慧义，据《隋书·经籍志》载，著有《解散方》和《寒食解杂论》。唐初僧人谢道人，于西域胡僧处习得眼科术，遂精眼科，著有《天竺经论眼》。唐代僧人义中禅师，于中晚年在福建三平寺弘法行医。当地缺医少药，义中以其精湛医术活人无数，深受当地居民敬仰，漳州刺史将其事迹上报朝廷，唐宣宗敕封义中为广济大师。唐代僧人普济，通晓医术，尤精治口齿诸疾，著有《广陵正师口齿论》《口齿玉池论》。

五代前蜀僧人智广，为外伤科医家，精治伤科，尤熟谙人体经脉，善点穴治疗，于920年为蜀主王衍延至成都宝历寺，闻名于世，病者往来不绝，日数百人。五代时僧人高昙，为浙江萧山竹林寺女科的始祖。据《竹林寺考》引《惠济院世谱》等记载，943年高昙遇异人，赠以胎产前后秘方数十种，"胎产至要辩论"及诊法共百余条。于是刻苦研读，医道日精，患者验之，每多效验，遂以女科闻名。

十一、隋唐道家思想与中医药

隋唐是道教医学繁荣发展的重要历史时期。道教修仙模式由外炼转向内修，同时将道教修炼方术与医学理论紧密结合，"授医入道""授道入医"全面发展。隋唐道教自然观和中医学理论的充实与发展，使得本来就有着思想同源、历史互动关系的二者变得更为紧密，在阴阳五行学说、生命观、精气神、养生理论等多个方面进一步加强了互为借鉴、融通关系。唐代道教医家、养生家还促成了道教医学生命哲学体系的形成。

隋唐时期，道医辈出，上文所述的孙思邈、王冰，均为重要的道医代表人物。载入《古今图书集成医部全录·医术名流列传》的名道医多达12人，有杨上善、孙思邈、曹元、韦慈藏、孟诜、日华子、玄珠、王冰、沈应善、紫极宫道士、陈寨、王彦伯等。

如杨上善对《黄帝内经》进行了重新编著，撰写《黄帝内经太素》，使其理论更加系统化，便于学医者掌握该书的理论要领，受到医家的普遍称道。时至今日，《黄帝内经太素》一书仍被珍视为中医经典十大名著之一。

道医李淳风出身于道士之家，精于天文历算，著述甚丰，后被纳入道门传法谱系，参与了我国第一部药典——《新修本草》的编修工作。唐代道教医家在脉学上也有所建树。唐末五代道士杜光庭著有医书《玉函经》，对脉理玄微有独到的阐发。这些医药学者的深入研究和整理对于中国传统医药文化的发展产生了极其深远的影响。

吴筠著有《形神可固论》《神仙可学论》《金丹》《服炁》《守道》《心目论》《守神》和《无纲论》。这一组养生方面的文章，从各个角度论述了调摄、服食、入道、成仙的理论，尽管有些篇目迷信色彩较浓，内容也过于荒唐怪异，但从总体来说，这些论述还是比较精辟和富有创见的。吴氏原为鲁中儒士，后入茅山学道。唐玄宗闻其名而遣诏于翰林，安史之乱时求还茅山，继续修炼道术。因此，他对养生哲理的阐论比一般的文人更加深入，既发微了养生的具体方法，又提出了养生的理论基础。这里，我们用 16 个字来简括吴氏的养生思想，即"虚无、炼形、返真、胎息、无为、忘情、守神、至静"。

强名子的《真气还元铭》，共 737 字，其中序言 345 字，铭文 392 字。文中主要是论述保全真气和练功的基本方法。顾名思义，"真气还元"就是通过修炼功法，使真气返正归元，以达到养生和长寿的目的。

三彩鸳鸯纹枕

唐代。河南省洛阳市北邙山前李村唐墓出土。该枕高6厘米，长12.5厘米，宽10厘米。为兼具了美观性和实用价值的唐三彩生活器物。洛阳博物馆藏。

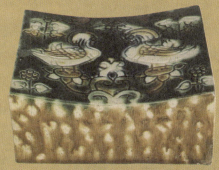

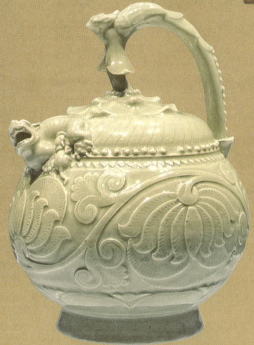

耀州窑青釉刻花提梁倒流壶

五代。该壶于1968年出土于陕西彬县，又称青釉提梁倒注瓷壶。伏凤式提梁，以花蒂为壶盖。壶衔接处塑哺乳母子狮，母狮张口为流。壶腹刻饰缠枝牡丹。壶底中心有梅花形注水孔，是一种可以把液体从壶底注入，并从壶嘴正常倒出的壶。陕西历史博物馆藏。

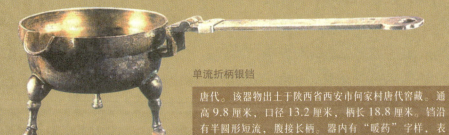

单流折柄银铛

唐代。该器物出土于陕西省西安市何家村唐代窖藏。通高9.8厘米，口径13.2厘米，柄长18.8厘米。铛沿有半圆形短流，腹接长柄。器内有"暖药"字样，表明此器系唐代温药器。陕西历史博物馆藏。

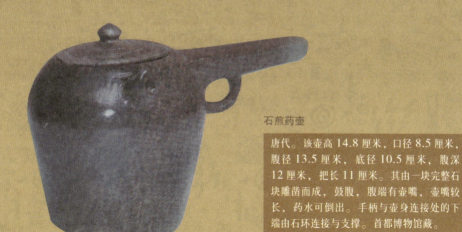

石煎药壶

唐代。该壶高 14.8 厘米，口径 8.5 厘米，腹径 13.5 厘米，底径 10.5 厘米，腹深 12 厘米，把长 11 厘米。其由一块完整石块雕凿而成，鼓腹，腹端有壶嘴，壶嘴较长，药水可倒出。手柄与壶身连接处的下端由石环连接与支撑。首都博物馆藏。

银鎏金龟负"论语玉烛"酒筹筒及酒令筹

唐代。出土于江苏省镇江市丹徒区。该器物筒高 34.2 厘米，筒深 22 厘米，龟长 24.6 厘米。镇江博物馆藏。

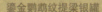

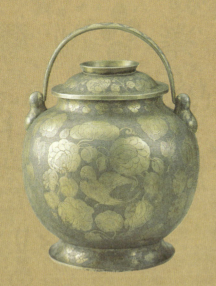

鎏金鹦鹉纹提梁银罐

唐代。该罐于 1970 年出土于西安何家村唐代窖藏。通高 24.2 厘米，口径 12.4 厘米，底径 14.4 厘米。盖内有"紫英五十两""白英十二两"字样，为储存药物之用。陕西历史博物馆藏。

第七章
两宋时期

◆ 第一节 历史背景 ◆

960 年，赵匡胤发动"陈桥兵变"，建立宋朝，史称北宋（960—1127）。1127 年，北宋亡于"靖康之耻"，随后宋朝重建于"建炎南渡"，史称南宋（1127—1279）。宋太祖赵匡胤登上帝位后，汲取唐朝后期和五代十国藩镇割据的教训，采取一系列重大措施加强中央集权，使得农业、手工业得以快速发展，为宋代医药学的繁荣创造了条件。宋代重视文人的培养，科举向平民开放，京师设立国子监、太学、医学、算学、律学等各类学校，培养专业人员。宋代尊师重教，促进了科学技术的日新月异，使我国古代科学技术在这一时期达到了一个巅峰，在世界科学技术史上居领先地位。

宋代皇帝留意医术，宋朝政府十分重视医药学的传承与总结提高，建立了一套比较完整的医事制度，并设有医药行政机构，成立校正医书局，编辑、整理、出版多种历代重要的医学著作，如编纂、印行《太平圣惠方》《圣济总录》等大型方书，编修《开宝本草》《嘉祐本草》和《本草图经》等本草著作。成立官药局，大力推广中成药，官办医学教育，并且国家对医学人才进行考试、选拔、培养等，使宋代及之前历代主要的医学著作和医药经验得以很好的保存、发扬和传播，为两宋时期医药学的发展奠定了重要的基础。

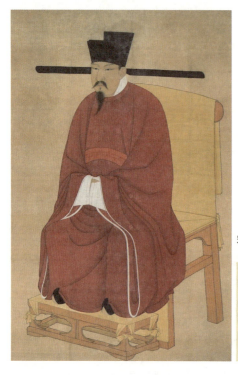

宋神宗赵顼像

清代医书《对山医话》记载，当时宫中有个侍从患了一种肿痛之病，御医称没法医治。待到宋神宗一番诊断后，给出一个治疗方案：虽然阴阳皆衰弱，但阳气尚未枯竭，还有的救。怎么救？食疗——大蒜炖甲鱼。侍从照着"圣方"去做，果然康复。

宋代时期，儒士普遍通晓医理，甚至一部分文人著书立说，参与医疗，形成了一个儒医阶层。而以苏轼、陆游为代表的文人，通医而不专事医学，这种现象被称作"儒而知医"。宋代崇文，文人儒士地位极高，受儒家济世思想的影响，加之诸多统治者自身喜好医学，故宋代大力普及医学教育，编纂大型官修书目，举办国家药材专卖，管理药材行业，提高了医药行业人员的社会地位。宋代大兴理学，儒医相通，格物致知，儒士借此了解世界的"理"。宋代，许多儒士兼采佛、道的修炼之法，苏轼便为典型。范仲淹曾为校正医书局的提举，发出过"不为良相，便为良医"的号召，后来甚至成为时代风气。正是种种原因，形成了"无儒不通医，凡医皆能述儒"的社会现象。

北宋毕昇发明的胶泥活字排版印刷，是世界上最早的活字印刷术。宋代雕版印刷的盛行和活字印刷的使用，为医书和文化典籍的刊梓出版提供了有利条件。宋以前大量文献大抵都是在这个时候首次刊刻印行的。印刷术的广泛使用，结束了过去读书靠抄书，流传靠抄本的落后局面，使医书和各类文化著作得以广泛流传。两宋时期医学的繁荣与进步，毫无疑问是印刷术普遍推广的结果。印刷术从两汉六朝的印章和拓碑逐步衍化而来，至唐代已有了雕版印刷，但印书的种类和数量都极为有限。到了宋代，刊印古书蔚然成风，在所刊之书中，医书占了很大一部分。

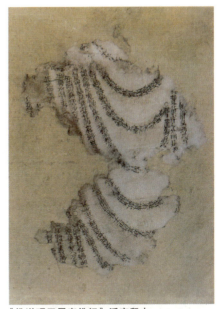

《佛说观无量寿佛经》活字印本

北宋活字印本，1965年白象塔出土，是迄今发现存世最早的活字印刷品。纸质坚韧柔和，纤维细长。温州博物馆藏。

印刷术从北宋开始得到迅速发展，大量的文史典籍此时不断刊梓问世，大大地促进了文化的发展。宋代通医之文人主要有范仲淹、苏轼、司马光、郑樵、陆游、辛弃疾等。宋代的新儒学——理学，在文化学术和思想意识领域具有相当的影响，它对儒学的中兴起到了极其重要的作用。后来由于宋代国力日衰，宋代文学里所表现的爱国忧国情绪也愈来愈沉痛、激切，常表达爱国志士对恢复失地、雪洗国耻的雄心宏愿。这个时期的文史医学，以文史典籍中的涉医史料为特征。在大量刊梓的史书、类书、笔记等著作中，都含有丰富的医药学内容。不少的文人还著述医书，或竟以医名世。

◆ 第二节　宫廷医药 ◆

宋代的医学教育体系已日臻完善，形成一整套选拔、考核、分配、罢黜等制度和措施。王安石执政期间，还推行了"三舍法"的教育体制，将医学分为上、中、下三舍，中、下舍经学习考核合格可升入上、中舍，而上、中舍学生不能完成规定的学业，会降到中、下舍。《宋史·职官志》载："学生常以春试，取合格者三百人为额。"并安排这些学生给太学、律学、武举生和诸营将士治病，岁终稽其得失，以定俸禄。

北宋时期，官设校正医书局，对《素问》《伤寒论》《金匮要略》《千金要方》等医书进行整理编次和校刊印行。宋徽宗赵佶本身就是一个重医的皇帝，曾主持整理过医书《圣济经》，保存至今。另外，还成立医疗慈善机构。宋以后，全国县以上行政区域多有成立惠民药局、房人坊、养济院、济贫药局、保婴堂等医疗慈善机构，专门负责救济收治贫穷、受灾和身染疫气的民众。

为防治疾疫，宋朝政府设置了完备的医事组织，主要机构有翰林院医官院、御药院、太医局、惠民局、和剂局等。其中翰林院医官院为宋朝中央医药管理机构，"掌供奉医药及承诏视疗众疾之事"，其职权主要以为皇帝、后宫、宗室提供医药服务为主，并秉承皇帝的诏令到各地视察以疗民众疫疾，包括出宫防灾防疫，向军队、学校、地方派遣医官等，同时负责全国医药政令的颁布，在全国医药系统中处于核心地位。徽宗政和年间，重新订立编制并改换医官名，将翰林医官局的医官分为和安、成和、成安、成全、保和、保安大夫，翰林良医，和安、成和、成安、成全、保和、保安郎，翰林医官共十四阶。大夫定以 20 员，正郎定以 30 员。翰林医效至翰林祇候八阶，通额为 300 人。其中翰林医效 7 人，翰林医痊 10 人，翰林医愈、医证、医诊、医候、医学、祗候通作 283 人（医学、祗候只作一阶记）。

尚药局相当于宋代的宫廷医院，掌供奉御药、和剂诊候之事。由于服务于宫廷贵族，所以对尚药局的医师、御医的挑选十分严格，不仅要经过翰林院的考试，还得由皇帝亲笔御批。

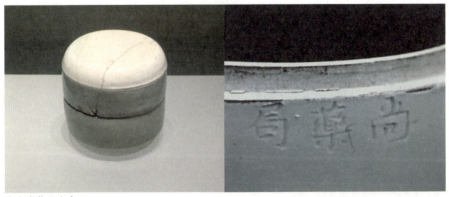

定窑尚药局瓷盒

宋代。此盖盒属白釉，顶款刻花龙纹，口沿处刻"尚药局"三字。定窑遗址出土的"尚药局"款瓷器均为盖盒，大小成套，当为盛放药物的器皿。浙江省博物馆藏。

第三节　医学人物

一、王怀隐与《太平圣惠方》

王怀隐（925—997），北宋医学家，宋朝睢阳（今河南商丘）人，初为开封建隆观的道士，精通岐黄之术，医理精深，医术精湛，为人诊治多效验，名重一时。太平兴国三年（978 年），奉命与翰林医官院副使王佑、郑奇和医官陈昭遇等共同编纂《太平圣惠方》，历经 14 年时间，至淳化三年（992 年）才完成。宋太宗亲自写序，题名为"太平圣惠方"（简称

"圣惠方")。是年 5 月，朝廷将该书刻印出版，颁发全国，下诏各州设医博士掌管。

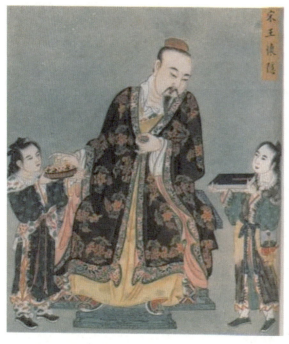

王怀隐像

宋代以前印刷技术相对滞后，医学书籍多依赖辗转手抄流传，以致讹误衍脱很多。而唐末五代长期的社会动荡和宋初的统一战争，使宋以前的许多医学典籍遭到严重破坏，大批医籍亡佚。战争结束后，北宋朝廷对以前的医籍做全面的校正与整理，编辑新的医学本草、方书著作，以确定在文化领域内的主导地位。

北宋建立以后，自宋太祖起，就非常重视医学知识的推广。宋太宗在《太平圣惠方》编辑、刊刻与流传过程中发挥了独特作用。宋太宗赵光义未登基前就喜爱医学，收藏了千余条名方，亲阅方书，整理方集，并曰："同我生民，跻于寿域。"他下令让各个翰林医官敬献家传验方，并向民间征集各种良方，最后由御医王怀隐等人编成了《太平圣惠方》。宋太宗不但为此书作序，还赐名曰《太平圣惠方》，而且将先进的雕版印刷术应用于《太平圣惠方》的刊刻，从而扩大了方书发行的范围和影响。

《太平圣惠方》系统总结了宋朝以前的医学成就，是我国第一部由政府组织编写的大型综合类方书，是一部集理、法、方、药于一体，具有完整医学理论与临床实践的医书，也是中国医药学史上第一部病因、病理、证候学专著。全书共100卷，分1670门（类），收方16834首，共280余万字，内容涉及五脏病证、外科、骨伤、金创、胎产、妇、儿、丹药、食治、补益、针灸等，并成为宋朝"监局用此书课试医生"的必备书目。

在编撰体例上，每门之前都以巢元方《诸病源候论》之病因、病理、证候和医学理论为纲，其次叙述用药法则，以证统方，以论系证。各门按类分叙各科病证的病因、病理、证候以及方剂的宜忌、药物的用量，方随证设，药随方施，临床应用颇为便利实用。

《太平圣惠方》广泛收集宋代以前的医药方书及民间验方，内容丰富，结构完整，在临床的使用上有相当重要的参考价值，对后世方剂学的影响也很大。它既是各家验方的汇编，又是一部综合性的医学巨著，对文献研究和中医临床实践均有重要价值。《太平圣惠方》反映了宋太宗时期中国临床医学和方剂学的最高成就，所载的部分内容不仅对中国医学，乃至对世界医学的发展都有重要意义。

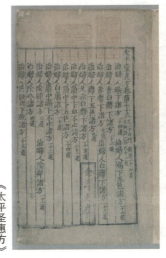
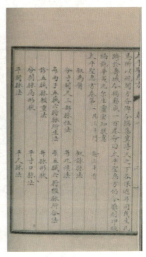

《太平圣惠方》

二、王惟一和最早铸成的"针灸铜人"

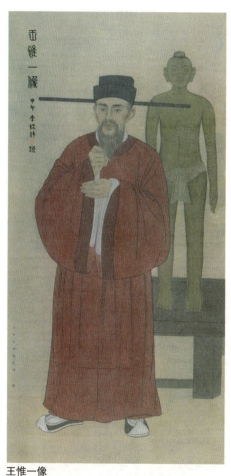

王惟一像

王惟一（987—1067），名惟德，是北宋著名医家，在针灸学方面造诣尤深，对宋代针灸学的教育和普及作出了重大贡献。他曾任翰林医官、殿中省尚药奉御等职，并在太医局教授医学，精于针灸。《宋史·艺文志》中载有王氏《明堂经》3 卷，可惜由于种种原因，此书没有流传于世。

宋天圣四年（1026 年），宋仁宗诏令国家医学最高机构医官院编撰《铜人腧穴针灸图经》。医官院将这个任务交给了历任宋仁宗、宋英宗两朝医官的王惟一。经过 3 年的努力，王惟一完成了新的针灸经穴国家标准《新铸铜人腧穴针灸图经》3 卷，该书作为法定教本在全国颁布。

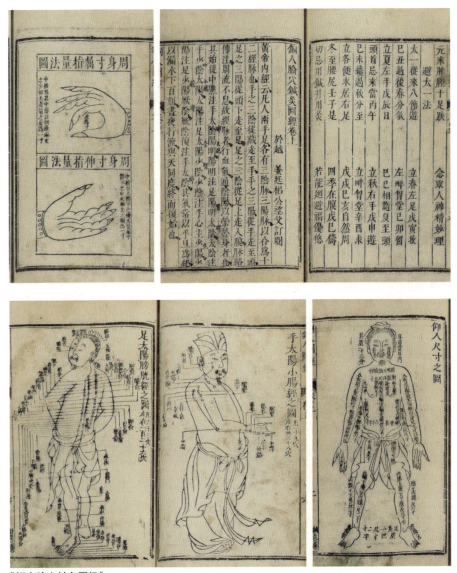

《铜人腧穴针灸图经》

　　为便于保存,《新铸铜人腧穴针灸图经》被分别刻在五块石碑上,镶嵌于相国寺仁济殿四壁。宋仁宗认为"传心岂如会目,著辞不若案形"。天圣五年(1027 年),于是再次诏命根据《新铸铜人针灸图经》铸造针灸铜人。

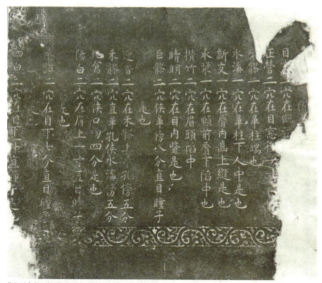

《新铸铜人腧穴针灸图经》碑残石拓片（局部）

宋代。宋天圣四年（1026年）《新铸铜人腧穴针灸图经》刊行之后，又由王惟一负责，将全书内容刻石，并于天圣八年（1030年），以该书刻石为壁，在大相国寺内建成"针灸图石壁堂"。北京石刻艺术博物馆藏。

　　王惟一是针灸铜人设计的负责人。当时朝廷组织全国的能工巧匠进行铸造，于1027年铸成了两具一模一样的针灸铜人，一具置于医官院，一具置于大相国寺仁济殿。仁济殿的铜人即后来被人们称颂的"宋天圣针灸铜人"。针灸铜人由青铜铸成，身高和青年男子相仿，面部俊朗，体格健美。头部有头发及发冠；上半身裸露，下身有短裤及腰带；人形为正立，两手平伸，掌心向前。铜人被浇铸为前后两部分，利用特制的插头来拆卸组合。铜人上总穴位有657个，标有354个穴位名称，所有穴位都凿穿小孔，穴位深约1.2分。

　　铜人体腔内有木雕的五脏六腑和骨骼，不仅外壳能够打开，胸腹腔也能够打开，可以看见胸腹腔内的五脏六腑，脏器的位置、形态、大小比例都与正常成人相似。在铜人身体表面刻着人体十四条经络循行路线，各条经络的穴位名称都严格按照人体的实际比例进行详细标注。更为重要的是，它的实用性极强，四肢关节亦可活动。宋天圣针灸铜人不仅可以应用于针灸学，也可应用于解剖学。它不仅体现了当时劳动人民无可挑剔的人体美学艺术，更表现了我国古人精湛的铸造工艺。

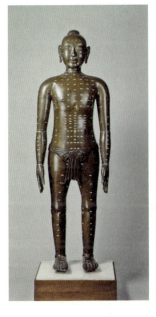

明仿宋针灸铜人

明代。通高 213 厘米。北宋不断发现针灸新穴位，多由不同医生发现，难以交流验证。为防止混乱，医官王惟一于大圣四年（1026 年）铸造了两个空心铜人体模型，其全身标注 559 个穴位，其中 107 个是一名二穴，故全身共有 666 个针灸点。铜人既是针灸医疗的范本，又是医官院教学与考试的工具。考试时，铜人外层涂蜡，穿上衣服，体内灌水；学生根据命题以针刺穴，针入水出，方为合格。两具铜人分别放在医官院和大相国寺。金灭北宋，相国寺的铜人毁于战火，仅剩医官院内的铜人。元灭金后，将此铜人运至大都（今北京市）。因长期使用磨损，不堪再用。尼泊尔人阿尼哥奉命按样仿铸了一个新铜人。明灭元后，这个铜人仍继续使用。但到明英宗时，又因磨损而无法再用，于是再仿铸一个，此即现存者。此仿铸铜人忠实于宋代原物，准确反映了宋代针灸学的水平。中国国家博物馆藏。

据史料记载，宋代每年都会在医官院进行针灸医学会试，会试时将水银注入针灸铜人体内，再将其体表涂上黄蜡完全遮盖经脉穴位。而应试者完全看不见水银注入的痕迹，只能凭借经验下针，当应试者一旦准确扎中穴位，水银就会从穴位中流出。医学史书曾把这一奇特的现象称之为"针入而汞出"。

"宋天圣针灸铜人"是中国乃至世界上最早铸成的针灸铜人，它开创了世界上用铜人作为人体模型进行针灸教学的先河，无论是在我国还是在世界上都引起了极大关注。其成功的铸造，为针灸教学提供了直观形象的模具，使经穴理论规范化，使教学更为标准化、形象化、直观化，对于指导学习针灸经络穴位非常实用，在当时的医疗教学和医官考试中起了很大的作用，为统一和发展我国针灸学作出了很大贡献。

三、一代伤寒大家"学士"许叔微

许叔微（1079—1154），字知可，宋代真州（今江苏仪征）人，一说毗陵（今江苏武进）人，宋代杰出的医学家，为研究和活用《伤寒论》之大家。曾举进士，并官至翰林集贤院学士，故后世多以"许学士"称之，终享"名医进士"之誉，被百姓奉为神医。许叔微既是宋代的著名医家，也是宋代士人知医的代表。许叔微著作较多，著有《伤寒百证歌》《伤寒发微论》《伤寒九十论》《类证普济本事方》等，尚有《伤寒脉法三十六图》（已亡佚）。

在宋代，士人知晓医学知识乃是常态，许叔微也不例外。他自幼喜欢读中医方药书籍，正如元代合刊的《伤寒百证歌》《伤寒发微论》中许叔微的"自序"所说："余幼嗜方书，于仲景《伤寒论》尤所耽好。"许叔微11岁时，他的父母在百日之间接连因病逝世。他痛念"里无良医"，双亲束手待尽之哀，及长大成人，在习儒时，乃刻意方书，誓欲以救物为心。

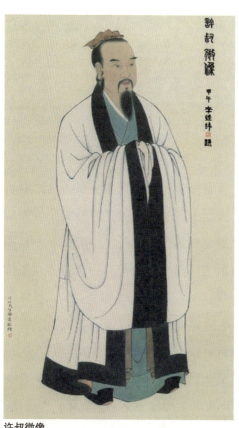

许叔微像

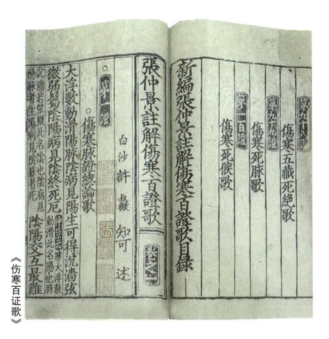

《伤寒百证歌》

《伤寒百证歌》将《伤寒论》内容归纳成歌诀,其中又融会了许氏多年研究伤寒的深刻体会及其八纲辨证要点和不少医家的发挥,在现存医书中实属首创。

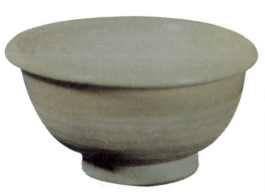

瓷研钵

宋代。通高 7 厘米,口径 14.5 厘米,底径 6.5 厘米。外层涂以薄层炒米黄色釉,腰以下露出灰白色胎体,腹内划有不规则线槽便于研药。上海中医药博物馆藏。

　　1143 年,64 岁的许叔微将"已试之方及所得新意,录以传远,题为'普济本事方'",全书 10 卷,分为 23 门,包括内科(中风、肝胆、筋骨、诸风,心、小肠、脾胃、肺、肾病等脏腑常见病及其他内科杂病)、外科、妇科、儿科、五官科、伤寒时疫,旁及针灸等,每门分列数证,证下系方若干,共收录 330 余方。此书文字简明，辑方切于临床，为许氏多年"刻意方书"所积累的验方汇编。书中用医案医话形式撰写论证 73 则，见解精辟，是历史上第一部比较完备的方剂专书，在当时的医药界起到了振衰继绝的作用，对后世影响深远。

四、北宋贤相苏颂与《本草图经》

苏颂（1020—1101），字子容，原籍福建泉州府同安县（今属厦门同安）人。苏颂博学多才，既是一位杰出的政治家、外交家、文学家、史学家，还是一位鲜为人知的科学家，特别是在医药学和天文学方面作出了突出贡献。

（一）政绩卓著，一代贤相

在从政方面，苏颂于宋仁宗庆历二年（1042 年）与著名改革家王安石同登进士及第后，一生从政五十余载，从地方官到中央官吏，为官清廉，

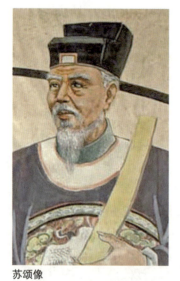

苏颂像

爱民如子，政绩颇为卓著。唐宋八大家之一的欧阳修称赞苏颂："才可适时，识能虑远，珪璋粹美，是为邦国之珍；文学纯深，当备朝廷之用。"历经北宋仁宗、英宗、神宗、哲宗、徽宗五朝，73 岁荣膺宰相，是一位忠君爱国、品德高尚、为官清正、慎重稳健、举贤任能的贤臣良相。

（二）首创天文机械——水运仪象台

水运仪象台，又作浑天仪象台，北宋

元祐元年（1086 年）至元祐七年（1092 年）由北宋时任吏部尚书兼侍读的苏颂奉命主持，韩公廉、周日严等共同创制的大型天文机械设计，其继承了前代以水为动力的天文仪器的传统精髓，并加以创新发展，制造设计了以稳恒水流为源动力的水钟装置。全台总动力轮系统设计精巧复杂，颇具创造性。其以天柱为主转动轴，"一机带三器"，既能上层浑仪、中层浑象模拟天象运转，具有现代"转仪钟"和"天仪球"的主要功能，又能随天象转移自动报

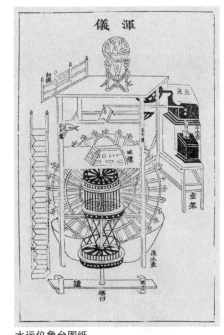

水运仪象台图纸

告时刻，从而构成一个复杂的变速、换向传动系统，是世界上最早出现的集天体观测、天象演示和报时功能于一体的综合性授时天文台。水运仪象台研制成功后，其主持设计负责人苏颂将研制过程整理，编撰成以专门"介绍"水运仪象台创制目的、设计原理、制造方法等为主要内容的《新仪象法要》。

苏颂主持创制的水运仪象台是 11 世纪末中国杰出的天文仪器，也是世界上最古老的天文钟。水运仪象台的创制反映出中国古代力学知识的应用已经达到了相当高的水平。在这个领域，苏颂的发明创造比欧洲的罗伯特·胡克的发明早 600 年。此外，绍圣二年至四年（1095—1097），苏颂还写出了《新仪象法要》3 卷，详细介绍了水运仪象台的设计及使用方法，绘制了我国现存最早最完备的机械设计图，共附星图 63 种，记录恒星 1434 颗，比 300 年后西欧星图纪录的星数还多 442 颗。

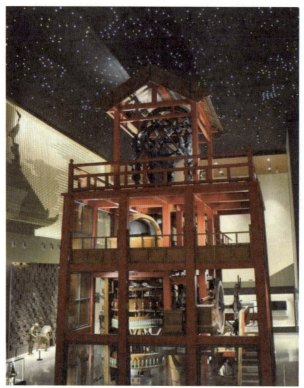

仿北宋水运仪象台

该仪象台高 12 米，宽 7 米，以水力驱动，从上到下分别是观测天象的浑仪、演示星象的浑象、报时及动力装置。开封博物馆新馆藏。

（三）编写《嘉祐本草》

在医药学方面，苏颂对中医药学的文献整理与相关书籍撰写，作出了突出贡献。宋嘉祐元年（1056 年），苏颂受诏校定与编撰医书。嘉祐二年（1057 年），与掌禹锡、林亿等一起编写了《嘉祐补注神农本草》（简称《嘉祐本草》）。当时，朝廷采纳了苏颂的建议并委任他编撰《本草图经》。《本草图经》的标本、药图和说明文字来自四面八方，为整理这堆积如山、其乱如麻的原始材料，他提出了六项原则。经过四年的艰苦努力，在嘉祐六年（1061 年），苏颂编撰完成了《本草图经》。

(四)《本草图经》学术成就

1. 分类编写，纲目清楚

《本草图经》20卷，目录1卷，合计21卷，分类合理清晰，纲目编排清楚，为后人学习研究提供了思路与方便。

2. 收集广泛，载药全面

为了编写《本草图经》进行了全国性普查，扩大了药源。由于调查范围广泛深入，涉及150多个州郡，全书共收载药物814味，不仅有中国境内的药物，还记载了当时来自外国的药物。

《本草图经》记载药物814味，新增民间药物103种，附图933幅，医方763首，在药物学上有重大价值。该书集历代药物学著作和中国药物普查之大全，这也是世界药物史上的杰作之一。该书对动物化石研究、潮汐理论的阐述、植物标本的绘制，均在相应的学科中占有领先地位。明代著名医药大师李时珍对《本草图经》的科学价值也予以了很高的评价："考证详明，颇有发挥"。此外，苏颂与掌禹锡、林亿等编辑补注了《嘉祐补注神农本草》，校正出版《急备千金方》等书。

3. 绘制药图，以资甄别

苏颂等人把在全国征集来的药图，运用当时最新发明的印刷技术，将每一味药物的药图全部用木板雕制印刻，814味药物共刻图933幅，以资临床鉴别运用。书中所画药图形状逼真，药用部分的局部形状清晰明了，反映了当时中国中草药研究的最高水平，结束了中国本草学界只有文字说明而无图样识别的历史。《本草图经》是世界第一部雕刻版的药物图谱，也是中国第一部木版雕刻的药物、药图与药用相结合的中药学专著。

4. 博采众方，兼收并蓄

《本草图经》内容来源于全国性药物普查与征集，将流传在民间的经方和有效药方也收录其中，共收录763首医方，其中古籍医方397首，民间验方366首。

5. 辑佚校勘，广引经典

《本草图经》大量引用了宋以前本草、医经、方书及史、子、集等经典文献约200部，引用文献主要用于药物的真伪考证，或选取其有效方剂进行转录。《本草图经》不仅为药性配方提供了依据，而且为历代本草的纠谬订讹作出了新贡献，特别是使过去无法辨认的药物可以确认无误。

6. 其他学术成就

《本草图经》在矿物学与冶金技术方面也有一定贡献。如记载丹砂、空青、曾青等105种矿物药。

7. 后世沿用，影响深远

《本草图经》成书之后，被后世医药学家不同程度地研究与运用。《本草图经》是继《神农本草经》成书千年之后，在《本草纲目》形成500年之前，至今在世界医药文献史中仍然占有重要地位的一部中医药学巨著，对后世本草与图谱的研究奠定了坚实基础并产生了深远影响。

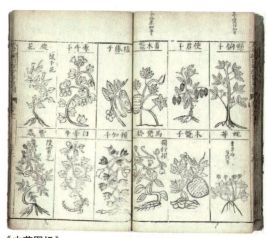

《本草图经》

五、中医"儿科之圣"——钱乙

钱乙（约1032—1113），字仲阳，其祖父与五代吴越王钱俶同祖，于宋代初年迁居郓州（今山东东平），是中国医学史上第一个著名儿科专家，因其在儿科方面杰出的医学贡献，被后世尊称为"儿科之圣""幼科之鼻祖"。

宋初，有人托名古代师巫撰《颅囟经》二卷，谈到了小儿脉法、病证诊断和惊痫、火丹、杂证等治疗方法。钱乙对这部书反复研究，深有启发，并用于临床，颇有疗效。钱乙受《颅囟经》"小儿纯阳"之说的启示，结合自己的临床实践，摸索出一套适合小儿用的"五脏辨证"法。

钱乙深谙张仲景辨证论治大法，善于化裁古方，创制新方，为后世医家所推崇。如借用《金匮要略》崔氏八味丸而化裁为地黄丸，即今天的"六味地黄丸"组方及药物的剂量，已成为医家补益肝肾的首选方剂。

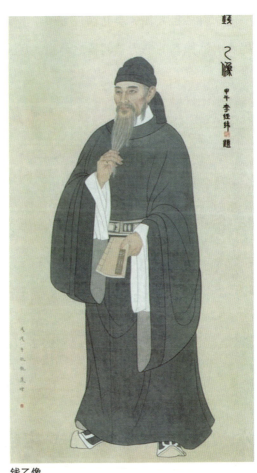

钱乙像

选自《中华民族名医像》。李经纬题款。

综上所述，钱乙积累了丰富的临床经验，其医方医论在北宋时曾广泛流传。现存《小儿药证直诀》是由他的学生阎孝忠将他的医学理论、医案和验方，加以搜集、整理而编成的。该书最早记载辨认麻疹法和百日咳的证治，最早从皮疹的特征来鉴别天花、麻疹和水痘，记述多种初生疾病和小儿发育营养障碍疾患，以及多种著名有效的方剂，还创立了我国最早的儿科病历。《小儿药证直诀》是中国现存的第一部儿科专著，第一次系统地总结了对小儿的辨证施治法，使儿科自此发展成为独立的一门学科。后人视《小儿药证直诀》为儿科的经典著作，《四库全书目录提要》称钱乙的书为"幼科之鼻祖，后人得其绪论，往往有回生之功"。

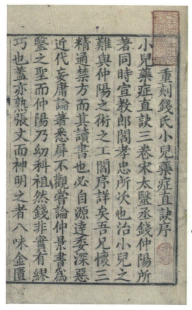

《小儿药证直诀》

钱乙撰写，阎孝忠整理而成。清康熙年间起秀堂刻本。其中不少良方，如六味地黄丸、导赤散、泻白散等现在仍广泛应用于临床。

六、"法医学奠基人"——宋慈

宋慈（1186—1249），字惠父，南宋福建建阳人，法医学家。出身于官吏世家，宁宗嘉定十年（1217年）中进士，历任主簿、县令、通判兼摄郡事等职。嘉熙三年（1239年），升广东提点刑狱，后又移任江西提点刑狱兼赣州知县。淳祐七年（1247年），任直秘阁，湖南提点刑狱并兼大使行府参议官。宋慈居官清廉刚正，体恤民情，不畏权豪，决事果断。在他二十余年官宦生涯中，大部分工作与刑狱方面有关。

由于宋慈曾四次担任高级法官，长期从事现场尸体检验，积累了丰富的法医检验知识和经验，撰写了《洗冤集录》。此书的问世（1247年）标志着我国法医学的成立，这部著作可称为我国现存最早的一部比较系统的法医专著，比国外最早的法医著作早350多年。这是一部真正具有重大历史价值的法医学专著，被后世法医奉为金科玉律，宋慈亦被誉为"世界法医学的奠基人。"元、明、清三代的法医著作，大都用它做蓝本，加以订正、考辑或补充，成为刑官断狱的必读书。

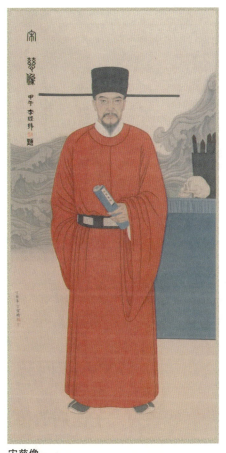

宋慈像

选自《中华民族名医像》。李经纬题款。

《洗冤集录》一经刊印，很快被抢购一空，流传很广，成为为官之人必读的书籍，就连市井流民，也能熟读其中一二篇章。以宋慈为代表的中国法医历经千年，正法洗冤，伸张正义，留下了千古流传的佳话，深为后代所传颂。后来《洗冤集录》流传到国外，明初传至朝鲜，继而传至日本，直至欧美，足见其影响和意义的重大。

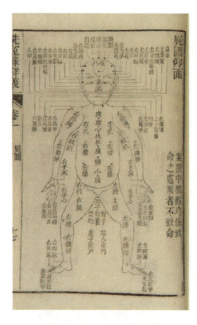

《洗冤集录·验尸图》

中国法院博物馆藏。

◆ 第四节　医林轶事 ◆

一、钱乙为太子医病的传说

钱乙曾做过一段时间的翰林医官。一天，太子突然生病，请了不少医官诊治，收效甚微，病情越来越重，以致开始抽筋，宋神宗十分着急。这时，有人向皇帝推荐钱乙。皇帝见他身材瘦小，貌不出众，有些小看他，但既然已经诏来，也只好让他为太子诊病。钱乙从容不迫地诊视一番，要过纸笔，写了一贴"黄土汤"的药方。心存疑虑的宋神宗接过处方一看，上面有一味药竟是黄土，随即勃然大怒道："你真放肆！难道黄土也能入药吗？"钱乙胸有成竹地回答说："据我判断，太子的病在肾，肾属北方之水，按中医五行原理，土能克水，所以此证当用黄土。"宋神宗见他说得有道理，心中的疑虑已去几分。这时太子又开始抽筋，旁人道："钱乙在京城里颇有名气，他的诊断很准确，皇上勿虑。"于是，皇帝同意用黄土放入药中一起煎汁。太子服下一剂后，抽筋便很快止住。用完两剂，病竟痊愈如初。这时，宋神宗才真正信服钱乙的医术，把他从翰林医官提升为有很高荣誉的太医丞。

二、苏轼与名医庞安常

苏轼因"乌台诗案"被贬逐到了黄州（今湖北黄冈），与当时的名医庞安常结缘。《东坡志林》卷一记载："黄州东南三十里为沙湖，亦曰螺师店。予买田其间，因往相田，得疾。闻麻桥人庞安常善医而聋，遂往求疗……疾愈，与之同游清泉寺。寺在蕲水郭门外二里许，有王逸少洗笔泉，水极甘，下临兰溪，溪水西流。余作歌云……"苏轼谪居黄州后，买了块地，自己垦田躬耕，可能因劳作不慎而致手臂受伤肿胀。于是在访医求治中，在麻桥结识了名医庞安常。苏轼到庞家后，受到了热情接待，被留住数日，经针灸治愈了臂疾。

庞安常，名安时，安常为其字，是宋朝著名的医学家，尤长于针灸，著有《伤寒总病论》等医学著作。

苏轼也知医识药，有经后人整理的医药著作《苏沈良方》（收集苏轼和沈括两人的医方）留世。

他们两位一个是北宋的文学大家，一个是当时的杏林国手，又都对医学有浓厚的兴趣，因此一见如故，遂

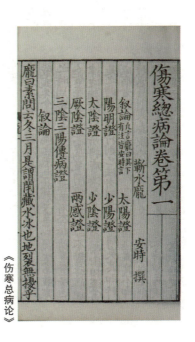

宋·庞安常（著）。《伤寒总病论》共六卷，札记一卷。

《伤寒总病论》

成莫逆。苏轼曾在《东坡志林》中说："庞君安常善医而聩，与人语，须书始能晓。东坡笑曰：吾与君皆异人也。吾以手为口，君以眼为耳，非异人乎？"元丰五年（1082年）三月，病愈后的苏轼与庞安常相携，同游了清泉寺，并即兴写下了流传千古的《浣溪沙》一词：

山下兰芽短浸溪，松间沙路净无泥，萧萧暮雨子规啼。

谁道人生无再少？门前流水尚能西！休将白发唱黄鸡。

苏轼怀着病愈后的轻松和遭贬黄州新识挚友的愉快心情，写出了这首基调积极向上的词作，是苏轼和庞安常结缘的见证。

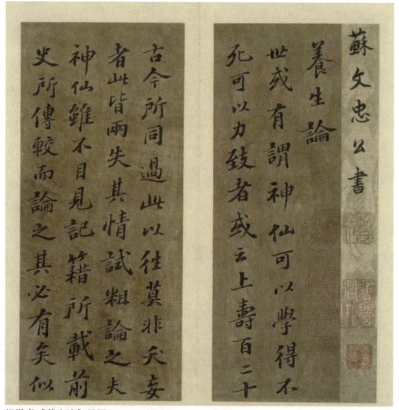

行楷书《养生论》册页

宋·苏轼（书）。《养生论》，三国嵇康撰，是我国古代养生论著中较早的名篇。论述了养生的必要性与重要性。台北故宫博物院藏。

三、"名医进士"许叔微与一代名将韩世忠

许叔微在临安任集贤院学士期间，目睹了南宋偏安一隅，朝廷昏庸腐败，奸相秦桧独揽朝纲，陷害忠良的行为，对南宋朝廷失去了信心，为自己无力改变这种状况而悲叹。绍兴十三年（1143 年），许叔微愤然辞官隐退，来到风景秀丽的太湖北岸夫椒之潭溪（今无锡马山），建一庐命名为"梅梁小隐"，取"大隐隐于朝，小隐隐于野"之意。他行医济人，将自己生平历验有效之方、医案和理论心得汇集成书，取名《普济本事方》。

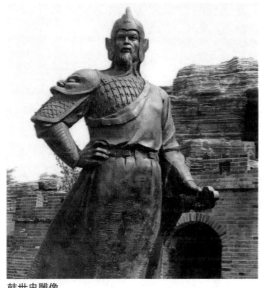

韩世忠雕像

许叔微在职期间，与抗金名将韩世忠交往甚密，经常为"韩家军"的将士们治病疗伤。韩世忠见岳飞父子冤死，大好的抗金形势白白丧失，便毅然辞去枢密使的官职，隐居于苏州沧浪亭，终日借酒消愁。他时常渡过太湖造访比自己年长 10 岁的许叔微，二人品茗饮酒，畅游山湖之间，往往谈论至深夜尚意犹未尽，共抒忧国忧民之情怀。韩世忠戎

马一生，拼杀战场，多次负伤，以致晚年多病，许叔微经常为韩世忠诊断病情，配制医方。韩世忠非常钦佩许叔微的医术和医德，题写"名医进士"匾额相赠，现尚保存在位于马山镇桃坞村处的"梅梁小隐"的厅堂内。

四、《五脏图》和《存真图》

宋庆历五年（1045 年），广西起义军 243 人被俘杀害，其中 56 人被剖腹。宜州推官吴简进行了解剖，对尸体的喉部、胸腹腔脏腑进行了详细观察比较，并与画工宋景将所见绘成图谱。被解剖者之首领名为欧希范，遂成书名为《欧希范五脏图》，简称《五脏图》，可谓现存记载中国医学史上第一张实绘的人体解剖图。其中记录与现代观察比较有部分错误，但是肝、肾、脾、心、大网膜等内脏器官位置的描述，基本上都是正确的。特别可贵的是，图中有病理解剖的记载，蒙干常咳嗽，肺是皱而黑的。原书已佚。

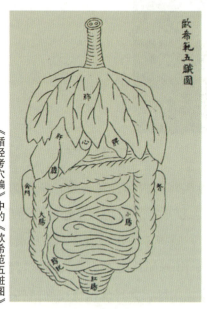

《循经考穴编》中的《欧希范五脏图》

宋崇宁年间（1102—1106），解剖学家杨介解剖泗州处死的犯人尸体，遣医剖视并令画工绘图，即为《存真图》。此图对人体胸、脘、腹等内脏的前面与背面，右侧胸、腹腔及其主要血管关系、横膈膜及在其上穿过的血管，以及消化、泌尿、生殖等系统，较《欧希范五脏图》更为详细，它为解剖学提供了更为科学的资料。书中还纠正了吴简认为喉部下面连接气、食、水三个管道的错误。此书对后世影响很大，宋·朱肱《内外二景图》、元·孙焕《玄门脉诀内照图》、明·施沛《脏腑指掌图》、王圻《三才图会》、高武《针灸聚英》、杨继洲《针灸大成》等都引用了该书内容，所以此书部分内容也藉此得到了保存。

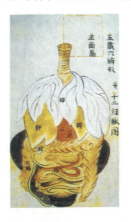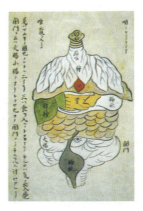

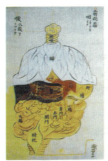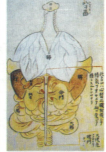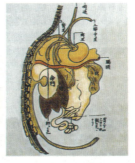

《万安方》系列插图

日本著名医家梶原性全的《万安方》保存了《存真图》的部分佚图。

五、石刻医书——《千金宝要》碑

《千金宝要》是目前我国保存最完整的石刻医书之一，为宋代徽猷阁学士郭思所作。郭思摘选唐代名医孙思邈《千金要方》及《千金翼方》

两书中的简便易行的药方及针灸法,汇编为《千金宝要》一书,共分妇人、小儿、中毒等 17 篇。其中医论一篇,系摘录《千金方》中有关病机、制药等内容编成。于 1124 年刊刻行世,并将此书内容刻于石碑,置于华州公署,供人抄写、摹拓,以广流传。

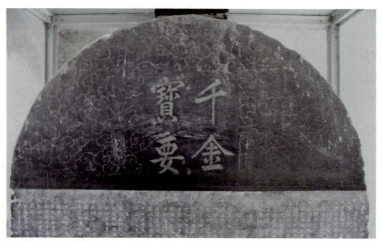

《千金宝要》碑碑首

《千金宝要》碑(局部)

明代。《千金宝要》碑刻于明隆庆六年(1572 年),共 4 座,每座正反两面皆镌有文字,故全套拓片共 8 张。其内容已经整理校勘。北京中医药大学博物馆藏。

◆ 第五节　文苑医事 ◆

一、两宋词文献中的中医药文化

　　宋词中的中医药文化，主要以《全宋词》为主，先论述有关中医药文化的共性，再详细阐述两宋时著名文人涉医情况。《全宋词》收词19900余首，残篇530余首，词人多达1330余家，可以管窥当时社会的卫生习俗和人们生活中的医药学知识，对研究两宋医学史无疑是有所裨益的。

（一）药名入词医相思

　　词人根据药名的表面词义和药物的特性，择来填入词中，用来寄托感情或表达心意，这就是药名词。用药名填词不但要具有文学修养，还要熟悉药名、药性，即"知医识药"。《全宋词》中收药名词8首，且多为相思之作。

（二）遁迹修炼话养生

　　修炼方面的词作在《全宋词》中占的比重较大。作者大都是遁迹山林专事修炼的"隐士""天师""真人"之类，如陈朴、张伯端、仲殊、张继先、张抡、宋先生、龚大明、陈楠、葛长庚、夏元鼎、萧廷之、黎道静、林自然等人，多讲求炼丹服石、羽翼成仙等养生内容。如陈瓘就在《减字木兰花》一词中提出了自己的养生观点："世间药院，只爱大黄甘草贱。急急加工，更靠硫黄与鹿茸。鹿茸吃了，却恨世间凉药少。冷热平均，须是松根白茯苓。"另外，苏轼、黄裳、辛弃疾等人也对炼丹、养生有所涉及。

（三）卫生习俗词中觅

人类历史发展的不同时期，都有一些不同的社会卫生习俗，比如宋代南方（楚越）的"浴儿"习俗。在每年的五月四日或七月初七，为小儿洗浴，以却病去灾。郭应祥的《鹊桥仙·五月四日仲远浴儿》就有记载。"去年七夕，今年五日，两见浴儿高会……丹砂白蜜不须涂，把续命、彩丝与带。"由词中所见，当时这种"浴儿会"颇具盛况。再者，如菖蒲酒祝寿，"纵葵榴花闹，菖蒲酒美，都成客里，争似家边"（吴潜《沁园春·戊午自寿》），这也是当时的一种习俗。

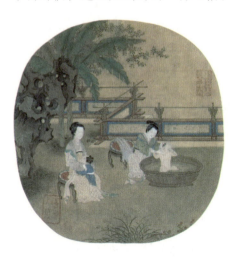

浴婴图

明代。该图出自仇英《天籁阁摹宋人画册》。画中有精致的太湖石和红漆栏杆，还有萱花和石榴花——正是端午的标志。一女子正在为婴儿沐浴，祈望为儿童驱邪去病。端午节"打午时水"是盛行于南方沿海一带的传统习俗。重午日的午时，阳上加阳，所以"午时水"有"极阳水""龙目水""正阳水"之称。古人把打上来的午时水视为大吉水，这天的午时阳气最盛，端午日午时驱邪最佳，具有辟邪、净身、除瘴的效果。上海博物馆藏。

二、两宋诗文献中的中医药文化

宋诗中的中医药文化，主要以《宋诗纪事》为主。《宋诗纪事》为裒辑宋代诗歌规模最为宏大的一部著作，稽其家数达3812家，共收诗

7570 首，残篇 473 句，其中涉及医药的诗作有 90 首，残诗 6 句，诗家 82 人。其间医药学内容比较丰富，诸如疾病、药学、养生、炼丹、药名诗、医林轶闻趣事以及卫生习俗等都有所涉及。

（一）讲摄生，强体享天年

《宋诗纪事》中的养生内容较为丰富，多数诗人十分注意"存神养气"，把握住了养生的关键。如徐玑在《投杨诚斋》诗中提出了"养生非药饵，常语尽规箴"的养生要略。此外，讲述炼丹服石摄生的诗有李朴《忆玉岩》、张茂宗《留题衡岳观》、黄台《题歙州问政山聂道士所居》、范良龚《妙庭观》、蔡中道《张公洞》、赵汝淲《敬和陈南渠先生九锁步虚词》、于本大妻《得仙诗》等。

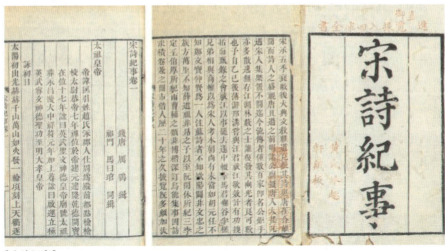

《宋诗纪事》

（二）论药学，旁涉药名诗

张镃《谢李仁父送茯苓》、刘子寰《杜若》分别对茯苓和杜若的生长、采收、功用等都做了详细的描述。不少诗人还以种药、采药、制药为乐事，并藉以陶情养性。"种药茅庭畔"（葛守忠《答陈抟》）；"香流种药畦"（赵抃《暖风》）；"春雨药苗肥"（俞汝尚《赠张伯玉倅古睦》）；"采药带云归"（龚文焕《山中》）；"夜窗捣药橘童寒"（张伯玉《赠陈虞卿》）；以及周谓《寄子弟》、刘纯臣《送王迪夫妇偕隐》、邹登龙《王氏山居》、村寺僧《蒸豚》等诗章。值得一提的是，灵芝在很长的一段历史时期内，被一些"方士"认为食后可长生，韩淲在《怀古》诗中就提出了质疑，认为"紫芝未必仙，采之亦可饷"，不过是一般的药物罢了。

（三）说病证，包罗理法药

该书收入的诗篇，论病说证，从病理到症状再到治疗都有涉及。"自非昌其阳，疾疠得以乘？"（谢景初《观余姚海氛》）说明倘若自身阳气不能昌盛，则疫疠病邪易于侵犯人体。"天下皆病瘘，俾谁就鲁医。天下皆病狂，何暇灸其眉。"（颜太初《东州逸党》）写了瘘证、狂证；"夜有愁人叹，寒行病骨知"（吕知止《初凉》）和"久客交情谙冷暖，衰年病骨识阴晴"（姚孝锡《句》），指出病骨之证与天气阴晴和寒温有关，并指出内因是年老肾衰而致；"羸躯苦善病，日与药裹亲。藉彼参苓功，扶此忧患身……"（薛扬祖《与张枢密话旧作》），从用参苓之类来健脾益气的做法中推知作者当是气虚为患；张师锡的《老儿诗五十韵》对老年的龙钟之态做了细致的描写，并写到"骨冷愁离火，牙疼怯漱泉""风牵口更偏"等一些常见的老年病。

（四）访杏林，寻轶闻趣事

庄绰的《和吴正仲观李廷珪墨》载："祇愁公子从医说，火煅生分不直钱。"说的是制墨名家李廷珪的墨，治好了王妃产后大失血之症的事。据庄绰引用王彦若《墨说》记载："后王之子妇，蓐中血运，危甚，医求古墨为药，因取一枚，投烈火中，研末，酒服，即愈。诸子欲各备产乳之用，乃尽取墨，煅而分之，自是李氏墨世益少得。"本来难得的李氏古墨，因又有了医病之功效，故世上更为珍惜少见了。

三、"一代文豪"苏轼与中医药

苏轼（1037—1101），字子瞻，一字和仲，号东坡居士，眉州眉山（今四川眉山）人，他的父亲苏洵、弟弟苏辙都是著名文学家，后人将父子三人合称"三苏"。苏轼在诗、词、赋、散文的创作上均有极高的成就，尤书法和绘画更胜一筹，文列"唐宋八大家"之一，书法为宋四家之首，画被尊为文人画派之宗，是中国文学艺术史上罕见的全才。

苏东坡生活在"无儒不通医"的宋代，文人知医、官者通医之风盛行。此外苏轼坎坷的人生经历、体弱多病的身体，以及骨子里的儒释道思想，促成他一生与医结缘。他与名医交往探讨医理，以诗解药修身养性，创办病坊积极抗击疫病，并于养生颇有心得，相关著作流传于后世，对宋代医药文化的传播具有积极的促进作用，也成就了一代良相儒医的佳话。

（一）对医药的认识

苏轼出生在四川眉州，自幼读书时就接触过有关医药方面的知识。据《苏轼文集·艾人着灸法》记载，幼时的苏轼就接触过艾灸方面的书籍。其后苏轼还陆续读过一些中医书籍，如《别药性论》《千金方》《外台秘要》《伤寒总病论》《王氏博济方》《本草》等。苏轼还让自己多病的次子苏迨学医——"次子病学医，三折乃粗晓。"

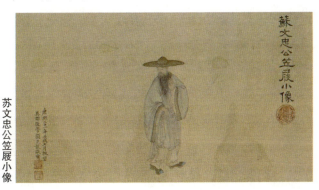

苏文忠公笠屐小像

清·顾见龙。纸本设色，纵33.8厘米，横56.5厘米。私人藏品。

苏轼作为北宋一代文豪，有很多诗篇佳作流传后世，其中亦多有说医论药之篇。如北宋绍圣元年（1094年），苏轼被贬为宁远军节度副使，在惠州新居落成后，作咏药诗5首，分别以人参、地黄、枸杞、甘菊、薏苡命名，即《小圃五咏》。

在对医学的认识上，苏轼常有与众不同的见解。有些文人为了考验医家的水准，常隐瞒症状而试医，苏轼对此很不赞同——"吾求疾愈而已，岂以困医为事哉"（《苏轼文集·求医诊脉》）。在延请医家诊治疾病时，全心相信医家，常将自己的症状和盘托出，以便医者诊断辨证，并取得了很好的疗效。他陪同欧阳修游西湖时，欧阳修谈到：有人患病，医家问知病因为"乘船遇风，惊而得之"，医家便取常被舵工手汗渍染的多年舵牙，刮下末来，掺杂丹砂、茯神等中药，饮之而愈。因此他说："医以意用药多此比，初似儿戏，然或有验，殆未易致诘也。"苏轼不直接驳斥这种荒诞不经的做法，而是采用了归谬法，以此类推，"以笔墨烧灰饮学者，当治昏惰耶？推此而广之，则饮伯夷之盥水，可以疗贪……"（《苏轼文集·医者以意用药》）。

医学分科的成熟大致开始于宋代，对此苏轼有不同的意见。"分科而医，医之衰也，占色而画，画之陋也。和、缓之医，不别老少，曹、吴之画，不择人物。谓彼长于是则可也，曰能是不能是则不可。"（《苏轼文集·跋君谟飞白》）至今我们又在大力培养全科医生，也可知苏轼的先见之明。

（二）广泛搜集验方

苏轼喜爱搜集民间单方秘方，医方来源广泛，主要是从医家处获得。如当时名医庞安时曾将自己编写的各种医书送给苏轼阅览，他也从不同医家处索取，如《服绢法》载："医官张君传服绢方，真神仙上药也。"苏轼还向医家请教医方的问题，曾就四神丹请教过名医康师孟，他在《四神丹说》中介绍了四神丹的处方、用法、来源，以及请教名医康师孟的情况和后来的影响。

除了与医家学习探讨、自己研读医药方书之外，苏轼还通过僧道、民间、好友等其他方法获取医药经验。其一，得自内廷：苏轼由于"工作"的关系，偶尔能接触到宫廷秘方，如据《苏轼文集·裕陵偏头痛方》记载，王安石曾把宋神宗所传偏头痛方传给苏轼。其二，得自僧道：僧道在传播教义的同时常有医药活动，苏轼也常从他们那里得到医方。如《服生姜法》记载苏轼从净慈寺游僧处得到服生姜法的经验，《徐问真从欧阳公游》记述从欧阳修处得徐问真道士的治足疾之诀。其三，得自民间：苏轼宦游各地都非常留意当地的医药。如在海南时，他发现民间使用一种叫"倒粘子"的草

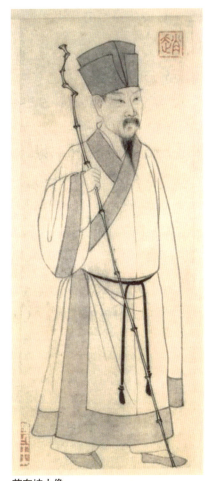

苏东坡小像

元·赵孟頫。北京故宫博物院藏。

药治疗"夏秋痢下"，于是亲自采来炮制，治疗"小便白胶""大腑滑"，皆平复痊愈。其四，得自同僚好友：同僚患病期间治疗的秘方也成为苏轼索取的对象。如《治暴下法》用车前子一味治愈下利的记载，源自欧阳文忠公患得暴下治疗的经验。其五，得自亲戚乡里：《服威灵仙法》中介绍的一种服用方法，是得自其亲戚——"亲知""患脚气至重，依此，服半年，遂永除。"

（三）广泛传播医方

苏轼得到的医方绝大多数用于解救别人的疾苦，纯粹是"助人为乐"。一是帮助亲友同僚。元丰七年（1084年），苏轼在黄州时听说苏颂坠马受伤，马上找出家传秘方，匆匆差人送去，后来又介绍庞安时为其诊治。在与《苏轼文集·与袁彦方一首》中，不但详细告知其治疾方，而且还不厌其烦地把药物真伪的鉴别经验告诉对方。二是广泛施与民众。元祐五年（1090年）三月，杭州发生疫情，苏轼施圣散子方，以解救疾苦。《圣散子后序》："去年春，杭之民病，得此药全活者，不可胜数。"仁宗年间曾诏太医编集《简要济众方》5卷，颁行天下郡县。时隔十余年后，在凤翔县任职的苏轼看到"穷远之民，莫或闻知"，于是重新将方书公布于当地。苏轼还喜将医方题于墙壁，供人抄录。如元符元年（1098年）三月，苏轼尝寓居开元寺，书写论治眼、治齿语于开元寺壁。

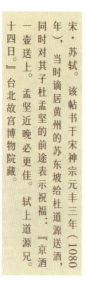

宋·苏轼。该帖书于宋神宗元丰三年（1080年），当时谪居黄州的苏东坡给杜道源送酒，同时对其子杜孟坚的前途表示祝福："京酒一壶送上。孟坚近晚必更佳。轼上道源兄。十四日。"台北故宫博物院藏。

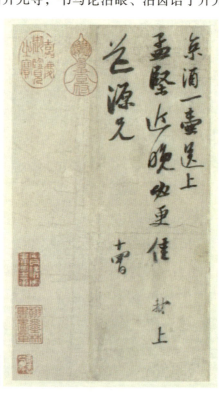

京酒帖

（四）医者仁心，病坊抗疫

北宋元祐四年（1089 年），苏轼被贬杭州任知府，期间杭州多地发生疫情。为控制疫情，苏轼准备了充足的稠粥和药剂，并派出官员和医生救治病人，活人无数。因贫病之人过多，苏轼又筹集公款，同时自己捐出 50 两黄金，建立"病坊"，由僧人掌管，名"安乐坊"，成为杭州历史上最早的平民医院。安乐坊收留穷苦病人，施舍药剂粥食，苏轼还邀请自己的好友庞安时前来坐堂问诊，惠及杭州百姓。在疫情严重期间，苏轼曾亲自到防疫一线，采用同乡秘方"圣散子"，发动众人配药，不问老少贫贱各服一大盏，以控制疫情。

（五）良相儒医，共论医理

宋以来，受文人知医之风的影响，苏轼热心于医药研究，因病与当时名医庞安时相识，成就了一段良相儒医相交、共论医理的佳话。庞安时所著《伤寒总病论》卷末附有《上苏子瞻端明辨伤寒论书》，苏轼还为其书作序。两人因医结缘，进而相互探讨诗词医理，经常以药联对。一位以手为口的文豪，一位以眼为耳的名医，倾心相交，常以书信往来切磋，实为文苑医林之美谈。

（六）随缘放旷，食疗养生

苏轼一生处于政治斗争漩涡并饱受打击。他经受住了 4 年黄州、7 年岭南贬谪生活的艰辛而能寿近古稀，这与他精通养生之术密切相关。如他在《养生诀》自道："近年颇留意养生。读书、延问方士多矣，其法百数，择其简易可行者，间或为之，辄有奇验。"苏轼兼通儒、道、医养生之理，并躬自践行，颇有心得，著有《问养生》《论修养寄子由》《养生说》《续养生论》《书养生后论》《养生偈》等 20 余篇养生专论，被后人收入《苏沈良方》。清代学者王如锡则将苏轼有关养生的论述辑录为《东坡养生集》，对后世中医药学和养生学影响至深。

苏轼还是一位美食大家，发明了很多食疗方，《老饕赋》云："盖聚物之夭美，以养吾之老饕。"可见其美食情怀。著名的东坡肉，就是他在黄州时亲自烹调并流传后世的名菜，"黄州好猪肉，价贱如泥土。贵者不肯吃，贫者不解煮。早晨起来打两碗，饱得自家君莫管。"此外，关于饮酒、品茶的养生之妙，苏轼也常赋诗赞叹，如："何须魏帝一丸药，且尽卢仝七碗茶。"

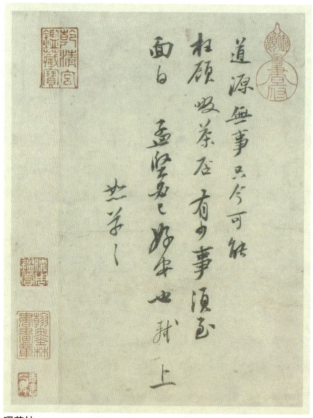

啜茶帖

后世搜集苏轼的医药方、论，结合沈氏《良方》，编纂为《苏沈良方》。全书235篇，苏轼所作57篇，体例形式自由，多为随笔札记，亦有书信、书帖，对养生方法和思想有精辟论述，涉及药物医理的阐发，流传甚广，对后世颇有影响。

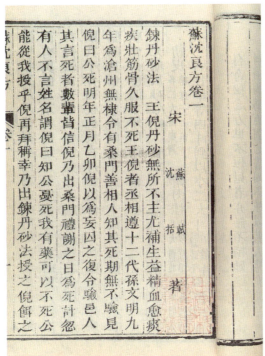

《苏沈良方》

四、放翁陆游著作中的医学思想

陆游（1125—1210），字务观，号放翁，越州山阴（今浙江绍兴）人。他一生辛勤笔耕，给我们留下了近万首诗作，其中不少诗章记录下了他的医学思想。"胸次岂无医国策，囊中幸有活人方。"这是著名爱国诗人陆游的自我写照，一个尚未被人们承认的出色医家，曾在后半生里经历了30多年的悬壶生涯。

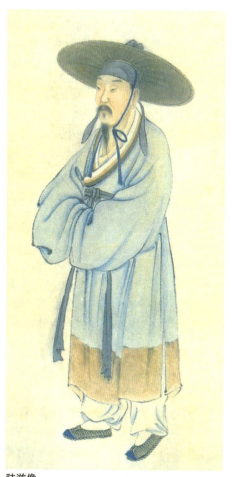

陆游像

（一）注重养生享天年

陆游对养生学非常重视，"讲明穷理学，雠校养生书"（《杂赋》），也很有造诣。

1.重视元气

元气是人身健康的根本。"但知元气为根本"（《小疾偶书》），"养生孰为本？元气不可亏。秋毫失固守，金丹亦奚为。所以古达人，一意坚自持。魔鬼虽百万，敢犯堂堂师"（《杂感》）。只要元气得保，则疾发无由。

2.崇尚道学

陆游对老子的道学十分推崇，《东斋杂书》之五中云："吾闻诸先贤，养生莫如啬。"老子的"道"指万物之源，其养以"柔""雌""啬"为务，这与陆游重视元气实际上也是一致的。

3.畅心宽怀

"放翁胸次谁能测？万里秋空未是宽"（《小市》），"莫笑龟堂礌磈胸，此中元可贮虚空"（《遣兴》）和"天亦命放翁，用此以养生。抑过补不足，辅相其适平。千岁汝自有，不必师广成"（《养生》）。陆游的心胸是相当开阔的，以"放翁"为号，可见寓意内涵之广。

4. 防患未然

"遇事始知闻道晚，抱疴方悔养生疏。"（《病少愈偶作》）他在《病戒》中也说："……此身虽幸健，敢作无事看。祸福在呼吸，恐惧兼寝饭，人所忽不省，我思尝熟烂。"充分体现了中医药学"不治已病治未病"的预防思想。

5. 顺应自然

陆游认识到了人类生老病死这一自然规律。他在《病中作》写道："寓形天地间，疾病谁能无？"又说："身不可以无疢疾……无疾之身死或无日……壮夫一卧多不起，速死未必皆嬴尫。"（《病起杂言》）可见，人生难免得疾生病，养生就是为了强健身体，减少疾病。

6. 养生六法

气功：陆游诗中的"坐忘""止观""养气""存神""踵息""龟息"等，说的都是气功。从练功的场所到修炼的内景和效果，都有涉及。

按摩："身衰赖按摩"（《病减》），按摩可以保健。"朝晡两摩腹"（《幽居》），"解衣许我闲摩腹"（《过猊讲主桑渎精舍》），"放箸摩便腹"（《食野味包子戏作》），"扪腹时时绕舍行"（《夏日》）。可见陆游的按摩，主要是"摩腹"。至于按摩的乐趣更是"摩腹自欣欣"（《娥江市》），陶然乐其中了。

针灸："沉痼幸针石"（《秋夜读书有感》），"偶赖针石功，寓世成久客"（《白发》），"跻民仁寿则非职，且为老瘵针膏肓"（《病起杂言》），记载了针灸的治疗和保健作用。

劳动："堪叹筋骸犹健在，强随丁壮事深耕"（《春日》），"夜半起饭牛，北斗垂大荒"（《晚秋农家》）。陆游非常重视体力劳动，他不但从事农桑，还采药、烧饭、苫屋等。

饮食："世人个个学长年，不悟长年在目前。我得宛丘平易法，只将食粥致神仙"（《食粥》）。食粥源远流长，可以上溯到黄帝时代。"紫驼之峰玄熊掌，不如饭豆羹芋魁"（《悲歌行》），"怡然气貌渐还婴，淡饭粗裘过此生"（《自述》）。陆游深记前贤"膏粱之变，足生大丁"之训，力主饮食清淡养生。

药石：陆游一生搜集秘方验方，结集成专书，晚年又重丹石，对丹鼎养身颇垂青。

（二）采种制辨用药

陆游开垦药圃，种植药草，辛勤耕耘。在他的《药圃》诗中这样写道："幸兹身少闲，治地开药圃。破荒剧瓦砾，引水灌膏乳，玉芝移石帆，金星取天姥。申椒麝芜辈，一一粲可数。次第雨苗滋，参差风叶举。山僧与野老，言议各有取。瓜香躬采曝，泉洁谨炊煮。老夫病若失，稚子喜欲舞……"由于他辛勤耕耘，换来了中药的丰收，喜悦的心情溢于言表。他在赠给善医的林道人的诗《赠林使君》中写道："鸦嘴金锄带药香。"陆游在中药的栽培上，确实积累了不少的经验。

陆游懂得采药，也喜欢采药，他的诗里充满了采药的乐趣。因为采药，一可为人治病；二可陶冶情操，强身健体。"山药秋可掘"（《采药有感》），"细斸松根采茯苓"（《茅亭》）"采药喜逢岷下客"（《急雨》）等诗句，充分记录了陆游的采药实践。另外，陆游在药物的鉴别上也颇有实践经验，如《山村经行因施药》之五，就写了"村翁不解读'本草'，争就先生辨药苗"。

陆游还常身携药囊，到处为人施药医疾。南宋淳熙二年（1175年），陆游正在成都府路安抚司任参议，当时疫病流行，广大人民染疾毙命。他目睹此景，慷慨解囊，亲手配制汤药，设药缸于街头，救民之厄，活人无数。

陆游还常以"药膳"防病治病。"日高羹马齿"（《遣兴》），"头风便菊枕，足痹倚藜床"（《老态》），"枕囊贮菊愈头风"（《示村医》），"采得黄花作枕囊，曲屏深幌閟幽香。唤回四十三年梦，灯暗无人说断肠。"他赞咏了菊花作药枕的治疗作用，使药枕这一中医药学独特的防病治病方法得到了继承和发扬。

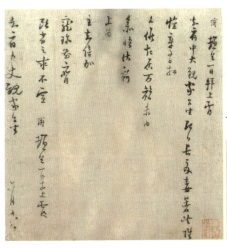

长夏帖

宋·陆游。帖中写道："游顿首再拜上覆，知府中大亲家台坐。即日长夏毒暑，共惟怀章有相，台候起居万福，未由参晤，伏祈上为主知，倍加宠珍。前膺郎省之求，不宣。游顿首再拜上覆，知府中大亲家台坐。六月十八日。"北京故宫博物院藏。

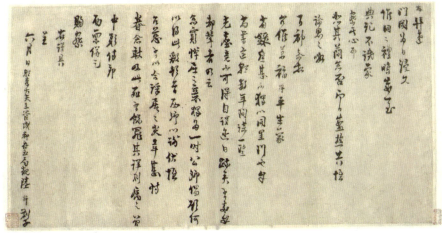

候问帖

宋·陆游。此帖写给中躬侍郎（也写作"仲躬侍郎"），中躬侍郎乃陆游之师曾几次子曾逮。陆、曾两家在曾几去世后仍交往密切。此信内容谈到天气酷热，以及还朝数年谋一官职亦不可得的现实。北京故宫博物院藏。

（三）疾病认知与辨治

陆游为人愈疾，不但用药，还重视精神疗法，且疗效很好，病人多来求医。"经旬邻父病，且喜复来过。"（《自诒》）人身有病，应该访医求药，不能靠神赖仙。"病仗药支撑"（《病卧》），"饮酒以散愁，服药以去病……掀髯笑稽阮，举袂谢和缓"（《书意》）。陆游还主张用药勿过，中病即止；药后注意饮食调节，劳逸适度。"药与疾相当，何恙不能已，良医善用药，疾去药亦止。晨晡节饮食，劳佚时卧起。藉臼米长生，耄期直易尔。"（《东斋杂书》之十）至于小疾微恙，则不必吃药。"微聋自乐不须医"（《社日》），进行自体调节即可。

陆游的药物学知识及中医临床施治都颇具功底，确是一位高明的医生。他的七律《小疾偶书》"胸次岂无医国策，囊中幸有活人方"，即是很好的佐证。

综上，陆游不但是著名的爱国诗人，也是一位了不起的医家。

五、《清明上河图》中的中医药文化

《清明上河图》，为北宋风俗画，是我国北宋杰出的国画家张择端的代表作，中国十大传世名画之一，属国宝级文物，现藏于北京故宫博物院。

（一）作者简介

《清明上河图》的作者张择端，字正道，山东诸城人，早年游学于京师（今河南开封），后习绘画，北宋年间宋徽宗赵佶时期，供职于翰林图画院，尤擅绘舟车、市肆、桥梁、街道、城郭。此画卷准确、细致地再现了所画对象，形象、科学地记录下当时的景象，使宋代的都市街景逼真地呈现在人们面前。

（二）作品概述

《清明上河图》宽24.8厘米，长528厘米，绢本设色。作品以长卷形式，采用散点透视构图法，生动地记录了中国12世纪北宋都城汴京（今河南开封）的城市面貌和当时社会各阶层人民的生活状况，是北宋时期都城当年繁荣的见证，也是北宋城市经济情况的写照。在5米多长的画卷里，人物、牲畜、交通工具、建筑等应有尽有，具有很高的历史价值和艺术价值。这在中国乃至世界绘画史上都是独一无二的。

（三）《清明上河图》中的中医药文化画面

在这幅出神入化的巨型画卷中，不仅可以欣赏到北宋年间熙熙攘攘的都市商业风貌和画者高超的工笔画技，还可以欣赏到有关古代中医药发展的珍贵画面。画家在中医药业的主题上不惜重墨，描绘了北宋时期饮子、香药、药铺、诊所、郎中、走方医等各类中医药业的繁荣现状。

1. 饮子铺

在汴河大桥的南岸边，在卖酒的脚店对面，有人搭起凉棚，挂了饮子的招牌。卖饮子者似乎站立，作持杯状，身后放着盛饮子的木桶。在城门外十字路口大车修理店斜对角，也有一家饮子铺，图中只显露出招牌与半个凉棚。"久住王员外家"旁有两个凉棚，挂着"饮子""香饮子"的招牌，挂"香饮子"的凉棚下，有两位客人正在休息，桌上有盛饮子的容器。这几家饮子铺的形式一致，都是立几个凉棚，棚下置几张桌椅招待客人。街市上售卖饮子在当时的汴京应该是比较常见的，《清明上河图》除了这三处饮子铺，在孙羊店正店对面也立有一个凉棚，也似乎是一个饮子铺。饮子是类似于凉茶的饮料，也是一种中药的剂型，中药方剂中有些名方如地黄饮子、小蓟饮子等，现在仍然是临床常用之方，不过，能够在街市上支个摊，当街来售卖，这个"饮子"应该是比较符合大众的保健饮料。宋人有"客至则啜茶，去则啜汤"的风俗。宋人喜欢香药，啜香汤,饮子中的原料也多是紫苏、甘草等甘香之品,所以又叫"香饮子"。

2. 赵太丞家

图中绘有多处药铺和诊所，其中描绘最翔实的是"赵太丞家"。"太医丞"是宋代宫廷医官的名称，此处很显然是以"御医"为号。另有一说是"太丞"为宋代对医生的尊称。从房屋的布局看，赵太丞家是一间坐北朝南、面积较大的门面房。医铺有三进院落，而且，"赵太丞家"的名字表明这一家主人或者祖上是有品阶的。在门楣有"赵太丞家"四个大字牌匾，门前两侧各竖一块招牌，西侧招牌上写的是"治酒所伤真方集香丸"，东侧招牌上写的是"大理中丸医肠胃冷"。其后有一大立招为"赵太丞统理男妇儿科"，室内挂一匾，书"五劳七伤调理科"的字样。诊所内坐着一位中年妇女，怀抱小儿。妇女前面立着一位黑胡须的长者，正在低头审视着妇女怀中的小儿。可见"赵太丞家"不仅制售药品，还有医生坐堂诊病。

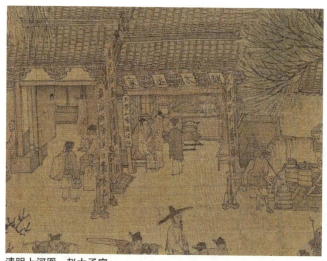

清明上河图·赵太丞家

3. 刘家药店

　　距赵太丞家不远处有一个规模比较大的店铺。店铺门前高高地竖着一个招牌，上面清清楚楚地写着：刘家上色沉檀樟香。意思是上等的沉香、檀香、樟香，表明该店铺主营的是香药。门楣上方又横着一块招牌，由于是侧面画，上面字迹不甚清楚，但仍可辨认出"丸、散、膏、丹"等字样，表明这是一家刘姓人开的中药店。

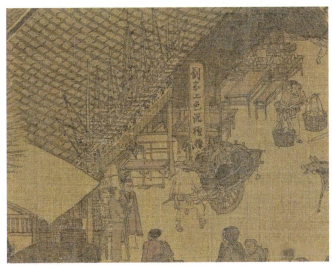

清明上河图
刘家上色沉檀樟香铺

4. 杨家诊所

　　画面中隐约可见写有"杨家应诊"字样的招牌，由此可以推断，此处是一位杨姓大夫开的诊所。门前有人牵着孩子向里走，推测应该是来看病的。

　　《清明上河图》中绘有两家医铺，都是位于城门内繁华的十字街上，地段优越，规模也算是不小，说明彼时坐堂医者的经济收入还是比较高的。

5. 儿科诊所

　　画中有一个门面，其门前挂着一个挑子，上面写着"专治小儿科"。

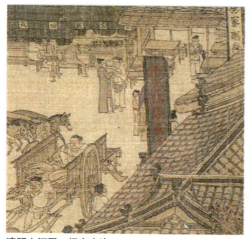

清明上河图·杨家应诊

堂内坐着一位医生，旁边有一人领着自己小孩请医生诊治。小孩欲挣脱跑掉，生动有趣。仅一段画面上绘有两处小儿科，反映了当时中医小儿科的发展盛况。

6. 接骨门诊

　　画卷中还有一处临街小店，门前竖立的牌子上写着"专门接骨"的字样。有人背着一名大汉正在向行人询问，行人指向小店方向，显然是在给求医者指点就医处所。诊所门前有两位头顶斗笠的人在徘徊着，其中一人欲入内求治。画家真实勾画出了初诊者的心理活动，非常形象逼真。

7. 代煎药铺

　　在接骨医家旁边，有一处"家大口堂"药铺，门前招牌上"本堂法制应症煎剂"八字依稀可辨，店内有两个人站立柜台外，门前停着一辆马车，有人正从车上搬运药材。隔壁房内，买药人和卖药人之间用专门的柜台隔开，井然有序。药铺生意兴隆，不仅看病卖药，还为病人代煎中药，服务十分周到。

8. 祝由科

　　在街道僻静处的另一个小院门旁写着"祝由科"的字样。"祝由"其实是古代祈祷治病方法的名称，最早见于《内经》，后世称用咒符禳病为祝由科，虽有浓厚的迷信色彩，但也借助于一些药物进行治疗，类似现在的医学心理学治疗。

9. 走方医

图中还绘有负笈行医的民间走方医。在近郊小集镇的十字路口旁边，有一老者摆摊，地上摆放着十余种药材，惹人围观，貌似有人正撩起裤子给卖药老者看他粗肿的腿。在"赵太丞家"门前的路上也有一位行脚僧人，脚穿芒鞋，身背药筐，正打着板叫卖药材。

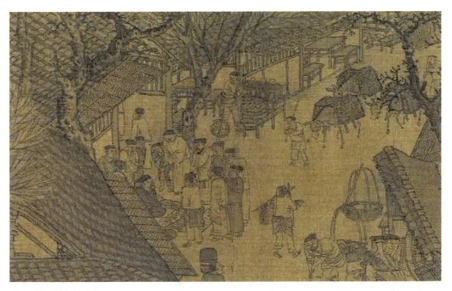

清明上河图中的市集

六、宋代风俗画中的眼科医生标识

（一）《卖眼药图》中的眼科郎中

南宋杂剧《眼药酸》册页中有一幅《卖眼药图》，画上有两个人，左边的人头戴黑色高帽，身背布袋，他的帽子上、布袋上都装饰着眼睛的图案，身上还挂有大大小小数十只眼睛。他上身前倾，手里拿着一瓶眼药，正要递给右边的人。右边的人则用手指着右眼，示意有眼病。这幅画的原件现由北京故宫博物院收藏。

该画描绘的是戏剧中的场景，所以画中人夸张的装束便也可以理解了。之所以称之为《眼药酸》，是由于"酸"是宋代官本杂剧的角色名称，一般指秀才士子，咬文嚼字却不太懂人情世故，画中这位医生便是位儒医。这幅册页是为宣传杂剧而画，可见广告画在南宋时期就已经出现，比西方公认最早的印刷广告——1473年英国出版商威廉·凯克斯顿为宣传宗教内容的书籍而印制的广告，还早了几百年。

画中最吸引眼球的就是这位医生略显诡异的造型，前后挂满绘有眼睛的幌子，显示了他眼科郎中的身份。宋代各行各业的服装都有一定的规格，正如《东京梦华录》卷五"民俗"条载："其卖药卖卦，皆具冠带……其士农工商，诸行百户，衣装各有本色，不敢越外。"

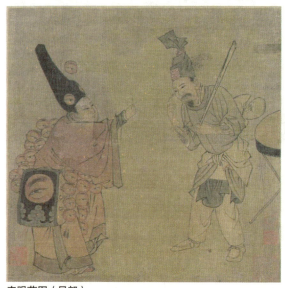

卖眼药图（局部）

宋代。这幅画创作于南宋时期，是南宋杂剧《眼药酸》册页，描绘的是戏剧中的场景。北京故宫博物院藏。

（二）《货郎图》中眼睛造型标志

眼科医生在宋代已是专门职业，在绘画作品中，以眼睛装饰表明身份的医生形象并不少见。南宋李嵩所画的数件《货郎图》，画中货郎脖子上就套着一圈眼睛。因此推测，该货郎也略通眼科医理。

学者指出，眼睛与医生治病的方式有关。"望闻问切"四诊法中，"望"位于首位，是最重要的诊断手段，所用到的就是眼睛。所以，眼睛图案的象征意义逐渐从眼科医生扩大成为所有医生的标志。由此看来，《货郎图》中人物造型夸张、具有广告意味的风俗画，还蕴含着宋代独特的民俗和丰富的医史知识。

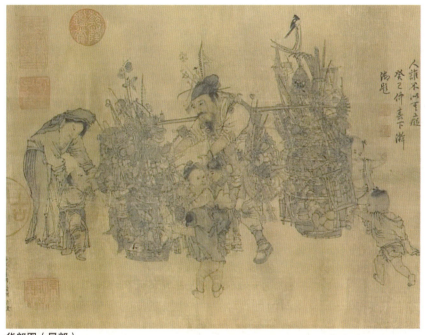

货郎图（局部）

宋·李嵩。全图描绘的是老货郎挑担将至村头，妇女儿童争购围观的热闹场面，表现了南宋时钱塘一带的风土人情。北京故宫博物院藏。

七、《灸艾图》中的中医药文化

《灸艾图》，又称《村医图》，是北宋画家李唐创作的绢本设色画，现收藏于中国台北故宫博物院。此画为古绘，立轴，绢本，设色，纵68.8厘米，横58.7厘米。

《灸艾图》作者李唐（1066—1150），字晞古，河阳三城（今河南孟州）人，约在北宋宣和年间入宫廷宣和画院供职。其将山水宗法荆浩、关全、范宽，又加以变化，晚岁自成一家，开启南宋山水画一代新风。传世作品有《万壑松风图》《采薇图》。

《灸艾图》是一幅风俗人物画，生动地描绘了走方郎中（即村医）为平民百姓用灸法医治疾病的情形。整个场景涉及六个人物，男女老少均有，形态各异，细微表情跃然纸上。在树荫下，一位病人正经受折磨，他袒露着上身，双臂被老农妇和一个少年紧紧地抓着，身边另一少年牢牢地按住了他的身子，他双目圆睁，声嘶力竭地叫喊着，一条伸出的腿也被人死死踩住，只能任凭背上的疮伤被艾火熏灼。那绷紧的肌肉、散乱的衣服、紧皱的眉头……悉跃然纸上。

老农妇手在旁协助着医生，脸上显露着对病人深深的怜悯之情，衣着上的补丁和瘦削的面庞说明她的生活是贫困的。两个少年对病人的叫喊和医生的"狠手"不忍直视，一个把脸隐到老妇背后，一个眯着一只眼，像是既不敢看又关心治疗过程。

医生的形象一望而知，是一个走村串巷以卖药为生的穷郎中。行医生涯的风风雨雨使他脊背变驼了，衣衫破旧，但职业素养从他聚精会神为病人灸艾的表情上流露无遗。他手中不停地操作着，用艾条熏灼患者的背部，嘴里还喃喃自语，似乎说着安慰的话。医生身后，一个小学徒正守着行医的家什，手里捧着一大贴膏药，向上呵着哈气，准备灸艾一完便贴到病人的疮口上去。也有人认为乡村郎中正在为背上生疮的老翁开刀。医者的道具被画者仔细观察并详细描绘，这里有膏药的幌子，有招揽生意的"铜环铃"，有盛着"膏丹丸散"的袋子。

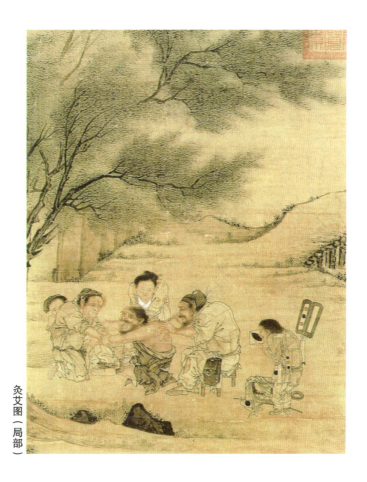

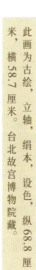
此画为古绘，立轴，绢本，设色，纵68.8厘米，横58.7厘米。台北故宫博物院藏。

灸艾图（局部）

八、《梦溪笔谈》中的医药学浅说

　　沈括（1031—1095），字存中，浙江钱塘（今杭州市）人。北宋科学家、政治家。嘉祐进士，累官司天监、翰林学士、知州等。晚年定居润州，筑梦溪园（在今江苏镇江），举平生见闻，撰成《梦溪笔谈》一书。据《宋史·沈括传》记载："括博学善文，于天文、方志、律历、音乐、医药、卜算，无所不通。"《梦溪笔谈》是包罗多学科的辉煌巨著，英国著名科学家李约瑟博士曾誉之为"中国科学史上的里程碑"（《中国科学技术史》一卷），也蕴含着丰富的中医药学内容。

（一）述五运六气达奥旨

《梦溪笔谈》说："医家有五运六气之术，大则候天地之变……小则人之众疾，亦随气运盛衰。今人不知所用，而胶于定法，故其术皆不验。"诚然，运气学说，历来深奥，难于为一般人所掌握，或是被死搬硬套，使这一具有朴素唯物主义思想的学说，陷入了形而上的泥潭，不能很好地起到指导中医学的作用。

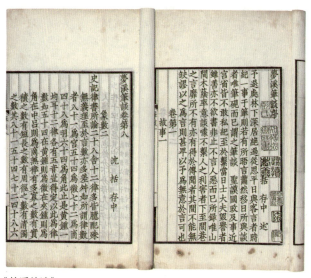

《梦溪笔谈》

（二）论解剖生理出精见

沈括对解剖生理学说的阐论虽不多，然而根据《梦溪笔谈》的记载，不难看出他在这方面的研究也是很精深的。古人常常把人体的呼吸和消化器官混淆起来，他却说："古方言'云母粗服，则著人肝肺不可去。'如枇杷、狗脊毛不可食，皆云'射入肝肺'。"（《药议》卷26）又有"人有水喉、食喉、气喉"所谓的"三喉"说，就连《欧希范五脏图》这样的人体解剖绘图，亦画三喉。他指出这些都是错误的、不科学的，错的根源在于"验之不审"，没有很好地去从事解剖实践。

（三）集临床散絮补古遗

《梦溪笔谈》记载有一些"古人不曾有"的病，如"忽得疾，但缩小，临终仅如小儿"或"无他疾，忽不识字，数年方稍稍复旧"。

另外，《梦溪笔谈》中已有了关于"人工喉"应用的描述。"世人以竹、木、牙、骨之类为叫子（即哨子），置人喉中吹之，能作人言，谓之'颡叫子'。常有病瘠者，……取叫子令颡之，作声如傀儡子，粗能辨其一二……"（《权智》卷12）可见，"颡叫子"就是人工喉最原始的雏形，这也是医学史上最早的文字记载。

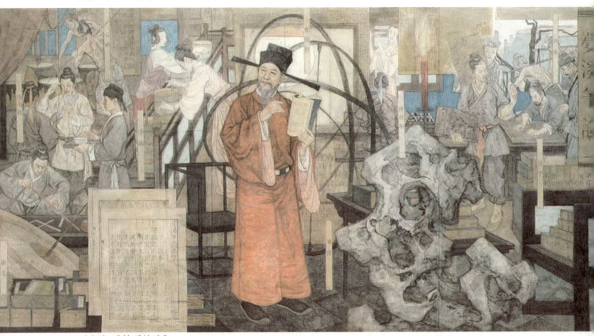

沈括与《梦溪笔谈》

当代·尉晓榕 卢志强。中国画，纵 183 厘米，横 367.5 厘米。中国国家博物馆藏。

（四）鉴药析药理成家言

在《梦溪笔谈》中，沈括对中医药学论述的笔墨较多，而且涉及范围亦相当广泛。诸如药物形态、功能鉴别、药材的采收和产地、制药化学及改正古方术的谬误等，无不齐备，为中医药学的发展作出了较大的贡献。《梦溪笔谈》对药材的采收时间、产地等问题，也有记载和论述。认为应根据药用部位不同，科学地掌握采药的时间。药物质量好坏，直接受产地的影响，所以中医很重视道地药材。

（五）阐述组方运用剂型

《梦溪笔谈》认为："汤、散、丸各有所宜，古方用汤最多，用丸、散者殊少，煮散古方无用者，唯近世人为之……近世用汤者疏少，应汤者皆用煮散。"这说明中医的剂型是在变革发展的，当然这种变革不是靠人的意愿来实现的，而是要有一定的社会历史背景。同时，还必须了解一下这三者各自的特点，才能好好地应用。沈括一再强调，汤剂量大且取效快于丸散，丸散一次不过三五钱，效力较为单薄，临证运用要注意选用得当。

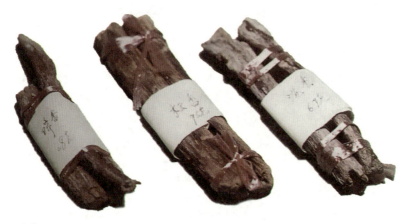

宋代药材

宋代。从左至右为降香、檀香、沉香。1973年于福建泉州湾后渚港宋代沉船中出土。北京中医药大学中医药博物馆藏。

（六）博采广撷取一炉冶

《梦溪笔谈》对"灸一壮"解释说："医用艾一灼，谓之一壮者，以壮人为法。其言若干壮，壮人当依此数，老幼羸弱量力减之。"这对理解"一壮"的内涵和指导临床都是有益的。

沈括一生中虽没有从医诊疾，但他对中医学的学习研究从早年到晚年一直坚持未辍。从以上论述中不难看出，该书中的医学思想相当广博，涉及解剖学、生理学、运气学、方剂学、中药学、制药化学、中药鉴别、临床医学以及法医学等多门学科，且都有很深的研究，有的开创了医学史上的先河，为我们留下了很多医药学财富。

九、《太平御览》中的医药文化

《太平御览》编纂于北宋初期，是一部很有影响的大型类书。全书共1000卷，分作55个门类，下隶约5000多条细目，总字数近达500万。是书上博天文、下极地理、中广人事，凡经、史、子、集诸书靡不赅备。《太平御览》不仅内容广博、部类齐全、类编清晰、引文翔实，而且其中所引用的近2000种古书有很大一部分今已失传，故对保存民族文化具有其特殊意义。同样，《太平御览》中所收载的医药史料也是今天不可多得的重要文献，对中医药学的研究具有很大的参考价值。

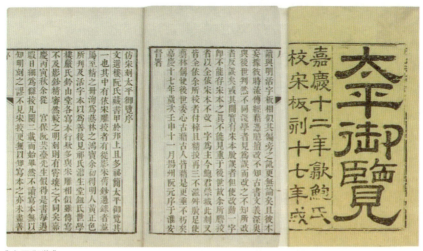

《太平御览》

（一）《太平御览》中的医药学内容

《太平御览》中的医药学内容可分为三大部分：一是专门部类，如方术部、疾病部、药部；二是非专门部类中的专论，如职官部、道部、人事部、香部等均有论述医药的分目；三是其他部类的零散条文，如天部、百谷部、饮食部及虫、鳞、羽、兽、花、竹、果、木、菜等部均有大量的医药条文可寻。

（二）《太平御览》的学术价值

1. 保存了大量的古书佚文

综观历代典籍之沦亡，或焚于战火，或毁于人事。典籍之散佚，文献之难徵，这是民族文化的损失。《太平御览》是类书中的佼佼者，是从事古书复辑和文献研究的要籍，其中蕴藏着丰富史料，对各门学科的研究均大有裨益。《太平御览》中的古书佚文具有很高的学术价值，无论在医学界还是其他领域都是文献宝库。

2. 补充了医书的不足

历代医书大都详于医理而忽略史料，其研究范围也有很大的局限性。而《太平御览》属于大型类书，它不受内容、篇幅、体例、条件的限制，广收四部，博采百家，凡涉及医理、医事之辞咸悉载录，许多内容为医书所未备。《太平御览》中共有论医条目8600多则，引用文献达400余种，总计不下30万字。这些论述有90%以上都采撷于四部非医之书，堪称集非医书论医之大成，是我们查阅医学文献不可缺少的重要参考资料。

总之，《太平御览》是一部学术价值很高的大型类书，它较为全面地反映出北宋以前各个历史时期的非医书中的医学史料，对于中医文献整理和学术研究具有很大的实用价值和参考意义。

十、《太平广记》中的医药文化

《太平广记》是我国最早的一部小说总集，由北宋李昉等人编纂于太平兴国三年（978年）。全书共510卷（其中目录10卷），下分92大类、150多小类，约有细目6000多条，总字数达300多万。书中汇集了自两汉、六朝到宋初的小说、笔记、野史等500多种古籍中的各种资料，有的片断摘引，有的整篇抄录，很多散佚的古籍赖以保存。综观《太平广记》一书，其中所载录的医药学内容极为丰富，共有21个门类论述了900多条专论，总字数至少40万，约占全书的七分之一。故而了解《太平广记》中的论医内容不仅可以弥补医书的不足，而且也为我们提供了大量的医学史料和论医素材，对研究和探讨中医药学很有参考意义。

（一）养生寻微，仙寿探秘

《太平广记》中的论及养生调摄方面的内容有"神仙""女仙""道术""方士""异人""卜筮"等六大门类，下含细目约1000条，总字数将近全书的八分之一，尽管书中所论述的内容具有较为浓厚的迷信色彩，但其中对养生哲理的阐述还是颇为精详广博。

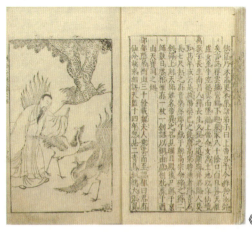

《太平广记》中神仙故事片段

（二）医门逸事，壶天传闻

《太平广记》中的"医类"是专论医家传闻史迹和异疾的杂识趣录的一个门类，共分为3卷，59个细目，共20000余字。本类内容的编写特点也是以人物作为篇名，博采了野史和笔记小说中的有关论述，文笔圆润细爽，描写生动形象。尽管书中所记载的事理有夸张和失实的缺陷，但其中的人物却是历史上真实存在的，不少的记载仍弥足珍贵。

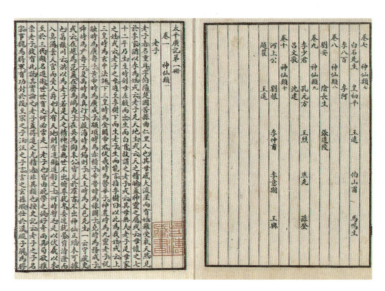

《太平广记》

（三）药圃识奇，本草集异

《太平广记》中共载录了294种药名，分而言之，草木类267种，畜兽类2种，禽鸟类3种，水族类7种，昆虫类8种，其他3种。另外，食类和酒类也偶有涉及药用。是书论药的特点以奇异著称，内容广涉各种逸事趣闻，不拘泥于独论本草。

总之，《太平广记》是带有笔记小说性质的文章总集，其间所载录的医药学内容未必十分可靠。但由于涉猎广博、论述奇异，大半的资料均来源于已佚的古籍，故其至今仍具有特殊的学术价值。有些内容还可以作为史料运用，为理论研究提供参考。

十一、儒而知医现象与中医药文化

两宋为医学全面大发展时期。上至皇帝重视，政府政策支持，宋历代颁布与医学相关的政令248条，下至文人士大夫学医之风盛行，"使习儒术者通黄素，明诊疗，而施与疾病，谓之儒医"。"儒医"这一概念最早出现在朝廷诏令之中，反映宋代普遍的医学繁荣现象和尚医思想。以苏轼为典型代表的宋代文人，广泛涉猎医学领域，或通晓医学基本理论，或热衷养生之术，或参与编辑修订校正方书，但这些人却未真正从事医疗行业，较少或者无医疗临床经验，不可称为"儒医"，但他们却对时代的医学发展起到了一定推动作用，我们将之称作"儒而知医"或"儒而通医"现象。

儒士大量涌入医学领域，对医学的发展起到了积极的促进作用。特别是那些知识渊博的儒医，他们广泛吸取天文、地理、历法、哲学等其他学科的知识来丰富医学内容，推动了中医药学的发展。我国古代不少卓有成就的医学大家，无不具有较高的儒学造诣。随着一代又一代儒医的涌现，扩大了医生队伍，促进了医学的普及，不仅使医学队伍的素质得到明显的提高，促进了从医人员知识结构的更新和儒派医学思维模式的形成，且提高了全社会的医学水平。

（一）提高医学社会地位

医乃仁术，儒者之事，因此知医行医不被认为是下贱可耻的行为。宋代通医文人显著增多，在医学领域产生了较大的影响，并形成了以整理、编次医学文献为主要特点的学派，即我们通称的儒医。他们在步入医门之前均为享有一定声誉的文人。同时，儒家的道德伦理观念促进了医疗道德水平的提高。

（二）促进医学文献整理

儒学的渗入，极大提高了医生队伍的文化素质和著述能力。医学文献整理是儒医对医学发展的一大贡献，也是儒家文化对医学产生影响最大的一个方面。文人有意识地重视和研究医药学，如宋代的掌禹锡、林亿、高保衡、王洙等文人医官主持和参与校勘、重刊古代医学文献，使宋以前的医书能保存至今。宋代校正医书的成就与这些文人的努力是分不开的。中医的"四大经典著作"成书之后，由于战乱、断简、虫蚀和朝代更迭等诸多原因，从西晋开始就几近绝传，后经掌禹锡、林亿等儒医的整理、校勘、编注，使之发扬光大、流传至今。因此，儒医是中医药文献整理研究的中坚力量。如果没有儒医的参与，中医药典籍文献可能有很大的一部分难以流传至今，中医药文化的沉淀和积累也将要花费更长的时间。

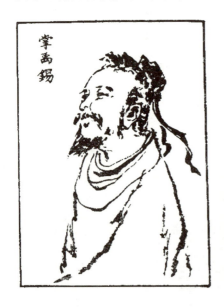

掌禹锡像

掌禹锡，字唐卿，北宋许州郾城人。博学多闻，好储书，于《易经》、地域、医药等均有研究，曾参与编修《皇祐方域图志》《地理新书》，著有《郡国手鉴》。嘉祐二年（1057年），奉敕与林亿、苏颂、张洞等共同修订《开宝本草》。掌禹锡等又会同医官嘉宗古、朱有章等，以《开宝本草》为蓝本，参考诸家本草，编撰《嘉祐补注神农本草》，于嘉祐五年（1060年）成书。

林亿，精于医术，嘉祐二年（1057年）宋政府设立校正医书局，林亿为主要校正者之一，他先与掌禹锡、苏颂等校定《嘉祐补注神农本草》20卷，熙宁年间又与高保衡、孙奇、孙兆等人共同校定和刊印《黄帝内经素问》《伤寒论》《金匮玉函经》《脉经》《针灸甲乙经》《诸病源候论》《千金要方》《千金翼方》《外台秘要》等唐以前的重要医著。

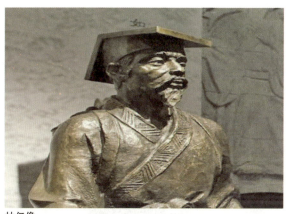

林亿像

（三）推动医学教育发展

纵观我国古代的医学教育制度，与儒家的教育体系有着密切的关系。文化教育的鼎盛年代，必然是医学教育的全兴时期。北宋医官进入翰林，有翰林医官、医学、医效、医痊、医愈、医证、医诊、医候等。凡进入翰林医官院者均为儒医，具有雄厚的儒学文化基础。儒家经典作为历代学子的启蒙教材，对人们的思想方法和思维模式产生了极其重大的影响。中医的太医院教育形式、带徒教育形式和习儒从医自学形式等，无不受到儒家文化的熏陶和影响。

（四）丰富医学理论体系

儒家思想对中医理论体系的形成和发展产生了巨大的影响。首先，儒家的《周易》《论语》《礼记》中所提出的"阴阳""中庸"和整体观、

"致用"观等，早已成为中医药学的重要组成部分。其次，许多医家自幼就接受了儒家教育，儒家思想成为其医学理论指导的核心理念，丰厚的儒家文化基础亦是其接受多学科知识的必备条件，为更新和丰富其知识结构打下基础。

十二、宋代理学对医学发展的影响

理学，又称"道学"，是宋明儒家哲学思想。理学的创始人为周敦颐、邵雍、张载、二程（程颢、程颐），至朱熹始集大成。理学作为我国思想史上具有重大影响的哲学形态，曾大规模渗透到医学领域，繁荣了中医学术，促进中医理论的研究，对中医药学的发展产生了极为深刻的影响。

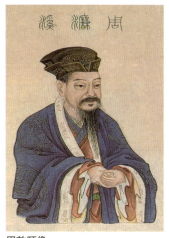

周敦颐像

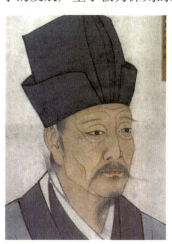

邵雍像

理学从儒家的角度对"太极""阴阳""象数"等概念进行阐述和发挥，明确提出和发展了太极宇宙模式、阴阳互根概念和象数原理，成为当时以及后世医家用于研究中医理论的思想工具。理学强调"格物穷理"，这种思想在一定意义上支配着一批医家致力于医学理论研究。他们的医学理论成就在很大程度上取决于理学及文史素养。

同时，理学的派系很多，加速了内部争鸣，促进了学术发展。受到理学的强烈影响，中医学术流派也逐渐形成和发展，并产生了浓厚的学术气氛，大大地丰富了中医的学术思想，推动中医理论和临床往更深层次发展。"儒之门户分于宋，医之门户分于金元"，这并不是偶然，而是理学迅速繁荣发展的结果。但理学过分强调人的理性作用，阻碍了中医结构分析思想的发展。

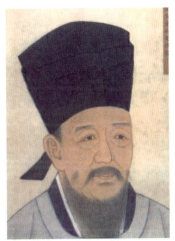

程颢像

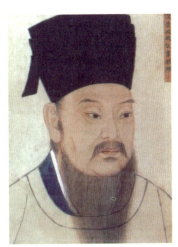

程颐像

十三、宋代其他文化中的中医药学

宋代佛家文化发展中，涌现出施护、法坚、初虞世、继洪等人物，在佛教医经翻译、佛医临床诊疗、佛家方药整理等方面各有建树。如施护所译的《佛说医喻经》、法坚所译的《迦叶仙人说医女人经》和《佛说咒时气病经》等，至今仍是最好的译本之一。北宋医僧洪蕴，13岁出家，精于医学，游历京师为人治病，因效而以医知名。宋太祖曾诏见他，赐紫方袍，号"广利大师"。北宋高僧法坚住锡庐山，以医术知名。宋太祖曾召见之，赐号"广济大师"。医学家、僧人初虞世，本为

《古今錄驗養生必用方》
李鴻濤

（三）葉廷珪精抄本，藏於南京圖書館。

一、著者與成書

初虞世，北宋萊州掖縣人（今山東萊州）。宋·朱彧《萍洲可談》載：「初虞世，字和甫，名士善醫，公卿爭邀致，而性不可馴狎。往往尤忽權貴，每貴求治病，必重銖求之。至於不可堪。其所得賂，旋以施貧者。最愛黃庭堅，常言：「黃孝於其親，吾愛重之。」每得佳墨、精楮、奇玩必歸。」據宋·趙希弁《郡齋讀書後誌》記載：「虞世本朝士，一旦削髮為僧，在襄陽與十父游從其密。」剃度後，初氏深研《素問》《難經》，每有卓識。其謂：「古人醫經行於世者，多矣。所以別著者，古方分剤爲今銖兩不侔，用者頗難。」因此，著成《古今錄驗養生必用方》三

《古今錄驗養生必用方》三卷，宋·初虞世撰。清代同治二年癸亥（一八六

《古今录验养生必用方》

朝士，后削发为僧，以医名天下，著有《古今录验养生必用方》（或称《初虞世方》《养生必用方》）和《尊生要诀》。宋末医僧继洪，早年曾南游岭表，编辑了《岭南卫生方》，晚年又将平生收集所得杂方，予以分类编次，撰成《澹寮集验秘方》，是地方特色浓郁、实用价值颇高的医方著作。

在宋代道家文化中，亦出现著名的道医与医学著作。如吴夲，一位精通道论的著名医家，医德高尚、医技超群，在宋仁宗时治愈皇后之疾，逝后多次受到册封，闽南与台湾均有立庙供奉，时至今日仍被民间奉为医神。《修真十书》收载了朱提点的《朱提点内境论》，对人体脏腑、器官的结构和功能做了十分精确的记载。书中还纠正了一些以往医书有关解剖内容的误谬，在当时颇具新意。如书中记载"肺之下有心，心之下有膈膜""胃之上口曰贲门""胃之下口曰幽门"等，书中还记载了纵隔、肠系膜等组织。这些记载在宋代的历史条件下，是十分难能可贵的。

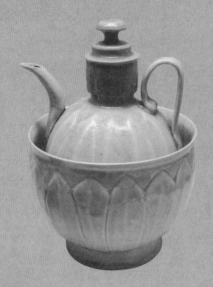

青白釉酒注子温碗

南宋。此为一组盛酒、温酒的器具，通体青白色。注子圆肩，鼓腹，弓形柄，细长流，高钮盖，腹部刻莲瓣纹。温碗腹部亦刻莲瓣纹，恰好盛放注子。中国国家博物馆藏。

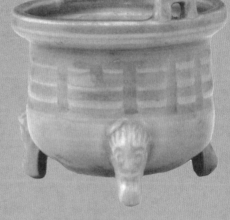

龙泉窑八卦纹兽足炉

南宋。该炉高7.2厘米，口径7.4厘米。平口，两立耳（其中一耳残缺），直腹，三兽足，平底。腹部饰凸起的八卦纹。通体施梅子青釉。兽足炉为焚香用具。

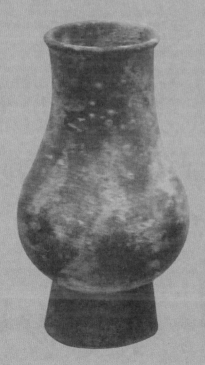

铜炼丹瓶

宋代。该瓶出土于四川剑阁宋代道教墓。通高14厘米，口径5.4厘米。直颈，鼓腹，高圆足，比例造型独特。成都中医药大学博物馆藏。

铜药勺

宋代。该器物出土于四川省剑阁道教墓。长 22.6 厘米，宽 3.1 厘米，柄长 15 厘米。匙体扁长，柄把细长，呈弧形。样式设计适于服食汤药。成都中医药大学博物馆藏。

磁州窑白底黑花孩儿垂钓纹枕

北宋。该枕出土于河北省邢台市曹演庄。高 11.8 厘米，宽 29 厘米。枕身侧面绘以简明线条，枕面绘以生动图画，既是生活器具，也是养生器具。河北博物院藏。

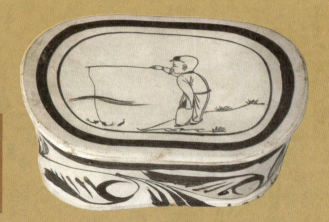

青瓷研钵

宋代。研钵高 6.5 厘米，口径 20 厘米。色泽清润，药用器皿。广东中医药博物馆藏。

第八章

金元时期

◆ 第一节 历史背景 ◆

金（1115—1234）、元（1271—1368）是由北方少数民族建立的政权，但因民族、区域的不同，文化背景、政治制度、经济措施也有很大差异。金、元在统治过程中，自身文化与汉文化不断融合，呈现冲突、借鉴、融汇、创新的特点。中医药学作为文化的重要组成部分，同样呈现出这些特征。金元时期的经济、文化、生产等不平衡发展对医学的发展也产生了深远的影响。

金元时期战火频仍，社会动荡，人民经历着长久的战乱，生活痛苦，疫病广泛流行，促使大批医学家相继诞生，如刘完素、张从正、李杲、朱震亨、危亦林、罗天益、王好古等。金元时期的医家通过实践对医学理论产生新的探讨和思考，形成了各具特色的学说和流派。宋濂为朱丹溪《格致余论》题词时提出，该书应与刘完素、张从正、李杲三家所著并传于世，后世将此四人并称为"金元四大家"，学术界一直沿用这一称谓。

金国受两宋影响明显，建立金国的女真族与汉族人民杂居、通婚，学习汉文化经典，汲取和整合汉文化。元朝忽必烈在汉族儒生士大夫的影响下，采取一系列措施改变蒙古族的旧俗，风俗、饮食、礼仪等方面逐渐汉化。程朱理学曾被元统治者升格为官学，成为主流意识形态。医学作为文化的一部分，在此时期，主要也表现为争鸣、借鉴、融汇、创新等特点。以刘完素为代表的河间学派和以张元素为代表的易水学派，展开了学术争鸣。朱丹溪著《局方发挥》一书，批判《太平惠民和剂局方》一书，"集前人已效之方，应今人无限之病，何异刻舟求剑，按图索骥？冀其偶中也，难矣！"认为古方不能治今病。《四库全书总目提要》用"医之门户分于金元"形容这一时期，意味着自金元时期起医学出现了百花齐放、百家争鸣的局面，达到了医学理论、医疗实践、学术争鸣的鼎盛时期，开拓了中医药学发展的新局面。

　　元代国内外交通的发达及对外关系的发展，使各民族间和各国间的医药经验得到广泛交流。1270 年阿拉伯医生爱薛主持的京师医药院是一种阿拉伯式医院组织。1292 年大都和上都又设回回药物院，并译出《回回药方》等医药专书。同时，中国医药也传入阿拉伯及亚非许多地区。1313 年，波斯学者拉希德丁用波斯语编写成《伊尔汗中国科学技术宝典》，把中国医学介绍到了西方。元时，中国同高丽、日本、南海诸国及印度次大陆地区也有较多医学交往。据《大越史记》记载，元代针灸医生邹庚曾到越南行医。朝鲜名医薛成，也在元世祖至成宗间数次来中国行医。这些往来，大大丰富了中国的医药学。

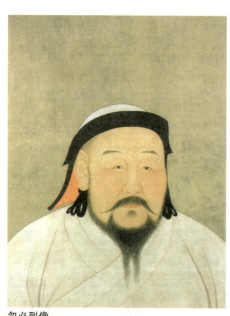

忽必烈像

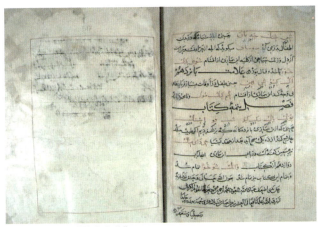

《伊尔汗中国科学技术宝典》

◆ 第二节　宫廷医药 ◆

一、医政设施

金元两朝政府均十分重视医疗卫生发展，金朝在历史上首次设置了"太医院"机构，负责全国的医政与医学教育，与历代的尚药局、御药院一起隶属于宣徽院管辖，在医事制度史上这是第一次将各类医事管理机构由专门部门统一管理。金元的医政设施和两宋的医政体系相互联系、相互继承，宋朝设立了具有慈善性质的官办药局惠民局，金朝也设置了惠民司，负责收买药材，配置、销售、发放药物，医治贫病者。

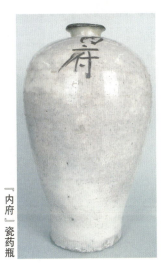

元代。瓶高33.5厘米，腹围63.5厘米。该瓶通身施乳白釉，小开片，釉面光亮，口施棕色釉，圈足，底面无釉无款识，肩部书有『内府』二字。上海中医药博物馆藏。

『内府』瓷药瓶

元朝继承了金朝太医院的名称，也仿照金朝的制度，设立了太医院提点、使、副使等医官，但对此制度进行了变革。元朝时期，太医院的名称、官职设置、品级先后经历了七次变更，大德五年（1301 年），官职体系和所属机构基本定型，形成了严密而系统的医官制度，在中国古代医官制度史上有重要的地位。元代太医院的特点是"品秩极高，无所统属，行政长官定员多"，太医院提点、太医院使均由元朝位居行政中枢机构的帷幄近臣领任，地位远高于金朝，元代的太医院不受任何部门管辖，成为国家最高医事管理机构，也是最具权威的医药专业机构，其地位和职权在历史上是绝无仅有的。

二、药政机构

金代药政机构有尚药局和御药院，均隶属于宣徽院，负责皇帝的医疗。尚药局，负责宫中汤药茶果事宜。官员设置有提点、局使、副使、直长、都监、果子部监、同监等职。御药院负责进御汤药，设于明昌五年（1194 年），设置有提点、直长、都监、同监等职，由皇帝亲近的内侍担当。

元初大批回回医药学传入中国，元朝设立"回回药物院"，研究阿拉伯、波斯的伊斯兰医药。1322 年回回药物院并入广惠司，由广惠司统一管

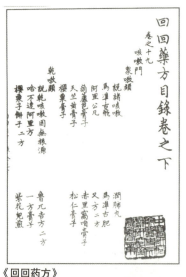

《回回药方》

（转抄本）仿明抄本。本书撰者不详。原有 36 卷，现残存 4 卷，成书年代约在元末。残本内容包括目录与内外科方证，体现回回医药与中医药交汇的特点。北京图书馆藏。

理。至 1269 年，设立御药院"掌受各路乡贡、诸蕃进献珍贵药品，修造汤煎"，负责储存和制造药物、管理和煎制外来御用医药。

三、医学教育

金代医学教育的机构是太医院，在学科设置上仿效两宋。

元朝对医学教育十分重视，太医院负责医政管理、制度制定，不再具有医学教学职能。设置医学提举司专门负责管理医学教育，医学提举司是官办的全国医学教育的专门机构，和如今的医学院校相似，负责管理各地医学教育、医学考试、太医教学人员考核，校勘医学著作，分辨和检验各种药材，培养和教育医学生。

四、官修医书

御药院是宋、金、元三朝宫廷中的药政机构，御药院所制定的成方合集称为《御药院方》，元朝荣禄大夫许国祯承世祖之命，召集全国医学名士，增修《御药院方》，纠正错误，填补缺漏，是我国现存最早、比较完整的宫廷医药处方集，也是研究金元宫廷医方的重要资料。

由许国祯主持编修的《至元增修本草》，是元代唯一官修本草，《元史·世祖本纪》云："癸酉，命翰林承旨撒里蛮，翰林集贤大学士许国祯，集诸路医学教授增修《本草》。"其他史料也佐证了元世祖至元年间（1271—1294）曾启动《大元本草》的编写工作。《元史·卷十五·世祖十二》中提到"庚戌，太医院新编本草成"。但是，这部书未能刊行，甚至未见残本，且后世本草著作中也不曾以注引的形式出现。

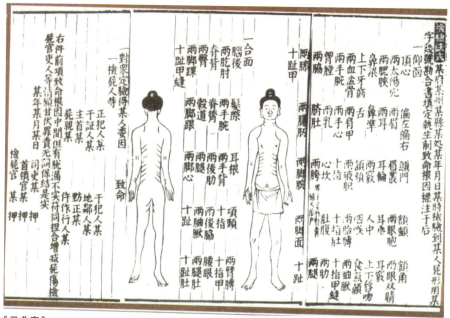

《元典章》

◆ 第三节　医学人物 ◆

一、成无己

成无己（约1063—1156），聊摄（今山东聊城）人。成无己原为北宋人，后聊摄为金所占，归属金地，成无己遂为金人。成无己出身于世医家庭，生平事迹欠详。相传成家曾经开设药铺，救人无数。《伤寒明理论序》记载："聊摄成公，家世儒医，性识明敏，记问赅博，撰述伤寒，义皆前人未经道者。"成无己生逢宋金战乱之际，晚年被金人掳至临潢（今内蒙古赤峰巴林左旗）为金朝权贵诊病。但他爱国怀乡，绝不将所著《注解伤寒论》（1144年）、《伤寒明理论》（1156年）进呈金朝，在临终前托付中原人把毕生所著手稿带回大宋故土刊行。

　　成无己撰有《注解伤寒论》《伤寒明理论》等。成氏《注解伤寒论》的刊行，使仲景《伤寒论》原文变得通俗易懂，他是历史上全面注解《伤寒论》的第一人。《注解伤寒论》重视以经解经的方法并适当引用了医理文献，是对《伤寒论》理论的继承和发展。《注解伤寒论》忠实《伤寒论》原貌，既有释词，又有校勘，具有很高的文献研究价值。《注解伤寒论》的问世既推动了《伤寒论》的广泛传播，也为伤寒学术流派的形成和发展作出了巨大的贡献。

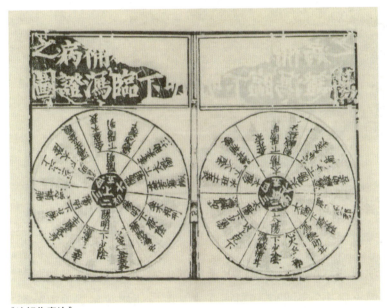

《注解伤寒论》

金·成无己。元至正二十五年（1365年）西园余氏刻本，为东汉张仲景《伤寒论》注本，共10卷，书成于1144年，为《伤寒论》第一个全注本。

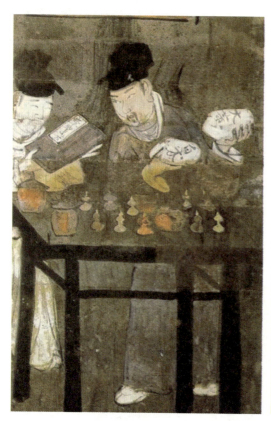

宋代壁画墓的备药图（局部）

2009年陕西省韩城市盘乐村发现一座宋代墓葬，壁画极其精美。北壁墓主身旁的备药图，两名男子正在紧张备药，左侧男子手持《太平圣惠方》，书籍装帧方式看起来可能是宋代颇为流行的"蝴蝶装"。右侧男子手持两个药包，上有"大黄""白术"字样，似乎在等待左侧男子查阅书籍之后的指示。

二、刘完素

刘完素（约1120—1200），字守真，别号守真子，自号通玄处士，金代河间（今河北河间）人，为河间学派的创始人。刘完素自幼聪慧，勤奋好学，博览医书，因母亲病逝而立志学医。他初曾拜陈希夷为师，学成后独立行医，声誉渐隆。

刘完素结合北方环境气候特点及民众饮食醇厚、体质强悍的特性，倡伤寒火热病机理论，提出"六气皆从火化"，认为外感内伤所形成的邪气侵犯人体，皆从火热之化而为病。在治疗上，刘完素主寒凉攻邪，多以寒凉药泻火，如石膏、大黄、黄连等，善用防风通圣散、双解散等方，开创了金元医学发展的新局面，形成金元时期一个重要学术流派"河间学派"。

刘完素一生著述较多，主要有《黄帝素问宣明论方》《素问玄机原病式》《内经运气要旨论》（即《素问要旨论》）、《伤寒直格》《伤寒标本心法类萃》《三消论》（附《儒门事亲》）、《素问药注》（已佚）、《医方精要》（已佚），后人多把刘完素的主要著作统编成"河间六书""河间十书"等，其中或加入金元其他医家的著作。

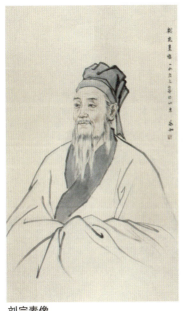

刘完素像

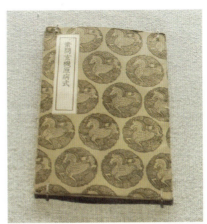

《素问玄机原病式》

该书约成书于1152年，为刘完素最重要的医学著作，结合运气学说阐发了《黄帝内经》病机十九条。此书还发展了亢害承制理论，提出六气化火及玄府气液诸说。中国国家博物馆藏。

三、张元素

张元素，其生卒之年无以确切考证，很多著作将张元素生卒年定为1151—1234年，还有学者认为张元素应出生于1125年，卒于1210年以后。张元素，字洁古，河北易州（今河北易县）人，他自幼聪敏，《金史》载其8岁应"童子举"，27岁试"经义"进士，因犯"庙讳"而落榜，遂弃仕从医。初医术不精,经深入研究《黄帝内经》等医学经典,医术大进。张元素为易水学派创始人,是金元时期重要的医学家之一。

张元素结合《黄帝内经》脏腑理论,重视脏腑辨证及扶养胃气的思想,对李杲创立以"补土"为特色的脾胃理论有重要影响,张元素在《黄帝内经》药性理论的基础上,以四气和五味作为药性理论的基础,进而构建气味厚薄升降浮沉的药性理论,奠定了宋代以后药性理论的发展方向。张元素的学术著作主要有《医学启源》《珍珠囊》《洁古家珍》等。

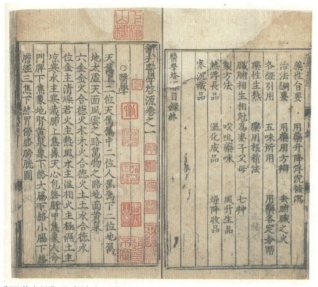

《医学启源》明嘉靖安正堂刻本

金·张元素。该书约于12世纪后期成书,共3卷,存世稀少。中国国家图书馆藏。

四、张从正

张从正(约1156—1228),字子和,号戴人,为金元四大家之一,是"攻邪学派"的代表医家。张从正是金代睢州考城(今河南兰考)人,幼好读书,酷爱作诗,性格豪放,不拘细节,家世业医,居陈州宛丘(今河南淮阳），后住浑源（今山西浑源县），从刘从益门下习医，深受当时盛行刘完素学说的影响，大定（1161—1189）、明昌（1190—1196）年间逐渐形成自己独特的医学理论，以高超的医术闻名于世。于金兴定中期，他被征召入太医院任职，后因与时医医风不合，不久即辞职，回到家乡宛丘行医。曾有张伯全等人从其学医。当时已具盛名的文人麻知几与他有深交。他常与麻知几、常仲明等讨论医学疑难问题，后又由他们协助，于1228年撰成《儒门事亲》一书。其中前三卷为张从正亲撰，后十二卷则由麻知几、常仲明记录、整理而成，该书集中反映了他的学术思想特色。

张从正崇奉刘完素学说，创立了以"攻邪论"为中心的理论学说，认为"治病重在驱邪，邪去则正安，不可畏攻而养病"，并提出了汗、吐、下等攻邪去病的三个主要方法。张从正的攻邪学说为金元医学的繁荣和发展作出了贡献。其学后又下传麻知几、常仲明、张伯全等人，继续得以流传和发展，形成金元医学一大学术流派"攻下派"。张从正除《儒门事亲》外，尚有《伤寒心镜别集》《张氏经验方》《张子和治病撮要》《秘传奇方》传世。

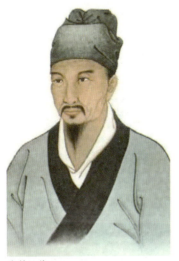

张从正像

《儒门事亲》共15卷，为金代张从正的论文集，其中《儒门事亲》占3卷，另有《直言治病百法》2卷，《十形三疗》3卷等。

《儒门事亲》元中统三年（1262年）刻本

五、李杲

李杲（1180—1251），字明之，真定（今河北正定）人，金元四大家之一，晚号东垣老人，因创立了"脾胃学说"而成为"补土派"的创始人。他出身于一个富贵家族，父辈好读书且好客，故常有名士拜访他家，自幼异于群童，及长忠信笃敬，慎交游。家里富庶时，他便在自家建立书院，接待儒士，对贫困者也尽力接济。李杲20多岁时，其母王氏患病，死于庸医之手，遂立志拜高明的医生学医。

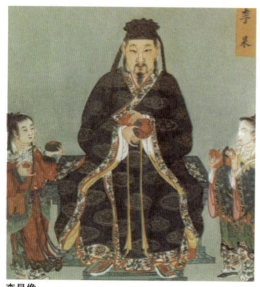

李杲像

当时易水洁古老人张元素医名很大，他听说后即拜张元素为师，仅数年就尽得师传，开始行医，不久即以高超医术闻名于世，尤善治伤寒、痈疽、眼疾等。1202年，济源地区流行俗称"大头瘟"的疾病，当时的医生多用泻剂，病人仍然接连死去。李杲首创"普济消毒饮"，并命人把药方刻于木板，立在人多醒目的地方，以普济众生。1244年，他回归故里，临床之余，将多年经验体会著述立说，创立了以"内伤脾胃，百病由生"学说为主体的理论体系。其学说得到弟子王好古、罗天益等人的继承发展，形成延续至今的学术流派"补土派"，李杲也因此被尊为该学派的始祖。

李杲的著述较多，从历代文献来看，有本来是李杲著却署名为他人的，也有不是李杲著却署名为李杲的。但据现代著名中医学家任应秋先生考证，李东垣的著作为《内外伤辨惑论》《脾胃论》《兰室秘藏》《活法机要》《医学发明》和《东垣试效方》。

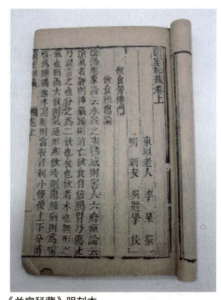

《兰室秘藏》明刻本

金·李杲。约刊于 1276 年。书中分述饮食劳倦、中满腹胀、心腹痞、胃脘痛、眼耳鼻、内障眼、口齿咽喉、妇人、疮疡等 21 门病证。

六、朱震亨

朱震亨（1281—1358），字彦修，婺州义乌（今浙江义乌）人，因世居丹溪，人尊其"丹溪翁"。朱震亨自幼聪明好学，稍长即学习经书，意欲通过科举以登仕途，随著名理学家许谦学习理学，对理学深有造诣。后放弃举子业，专心致力于医学。

1325 年，朱震亨拜刘完素之再传弟子罗知悌为师。罗氏将刘完素、李杲、

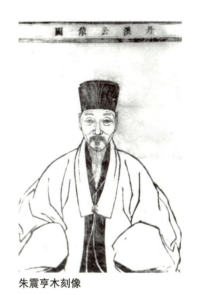

朱震亨木刻像

张子和之学，传授丹溪，朱震亨尽得真传。朱震亨学成后返归乡里，数年之间，医名大振。朱震亨精于文字及古代哲学，善以《周易》《礼记》等书中的哲学思想与《黄帝内经》相联系，于医学理论颇有建树。朱震亨是将理学引入医学的第一人，著作中具有丰富的理学家的观点和哲理，有浓厚的儒家理学色彩，被誉为"中国医学史上一位医理并通的医学巨匠"。

朱震亨的主要学术观点包括"阳有余阴不足论""相火论"及气血痰郁四伤学说，对后世深有影响。朱震亨在《太平惠民和剂局方》盛行、用药温燥成习的时代，提出"阳常有余，阴常不足"的理论，在养生方面主张护惜阴精，治病方面力倡滋阴降火，对医学理论的丰富和发展作出了重要贡献，后世称之为"滋阴派"，列于"金元四大家"之一，标志着人们对他的推崇和赞扬。

著有《格致余论》《局方发挥》《本草衍义补遗》《伤寒辨疑》《外科精要新论》。另外，《脉因证治》《丹溪心法》《金匮钩玄》等书，亦署丹溪之名，但或为门人编辑，或为伪托之作。

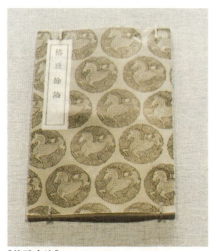

《格致余论》

该书成书于 1347 年，为朱震亨的医论集，载有著名的"相火论""阳有余阴不足论"等学术观点。中国国家博物馆藏。

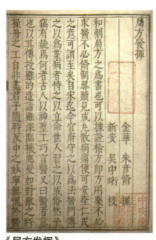

《局方发挥》

该书为朱震亨所作医论著作，对《太平惠民和剂局方》的成药配伍使用原则与辨证论治问题列举30余题。采取对答形式，对《太平惠民和剂局方》所造成的弊端进行批判。中国中医研究院图书馆藏。

七、罗天益

罗天益（约1220—1290），字谦甫，元代真定藁城（今河北藁城）人。他幼承父训，有志经史。在李杲晚年时，跟随其学医数年，尽得其术。在老师故去后，罗天益整理刊出了多部李杲的医学著作，对传播"东垣之学"起到了重要作用。

1251年后，他自师门回乡行医，以善治疗疮而显名。罗天益为元太医，元兵南下，一再随军征战，在军中四处访师问贤，以提高医术。晚年诊务之余，他以《黄帝内经》理论及洁古、东垣之说为宗，旁搜博采众家，结合自己的体会，于1281年撰写了《卫生宝鉴》24卷。

罗天益生活于金末元初，他的学术思想遥承于洁古，授受于东垣，又突出脏腑辨证、脾胃理论、药性药理运用的"易水学派"特色，成为易水学派理论形成和发展过程中承前启后的一位重要医家。

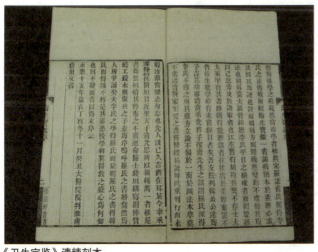

《卫生宝鉴》清精刻本

元·罗天益。24卷，补遗1卷。内容为"药误永鉴""名方类集""药类法象""医验纪述"。补遗主要论述外感、伤寒等证。

八、忽思慧

忽思慧，一译和斯辉，生卒年月不详，蒙古族（一说为元代回回人），约为13、14世纪间人。忽思慧是一位很有成就的营养学家，在我国食疗史以至医药发展史上占有较为重要的地位。

忽思慧长期担任宫廷饮膳太医，负责宫廷中的饮食调理、养生疗病诸事，加之他重视食疗与食补的研究与实践，因此得以有条件将元文宗以前历朝宫廷的食疗经验加以及时总结整理，他还继承了前代著名本草著作与名医经验中的食疗学成就，并注意汲取当时民间日常生活中的食疗经验。1330年，他编撰成了营养学名著《饮膳正要》一书。

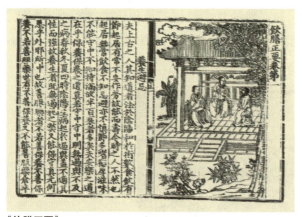

《饮膳正要》

中国国家博物馆藏。

九、王好古

王好古（约1200—1264），字进之，号海藏，赵州（今河北赵县）人。他自小聪明好学，成年后博通经史，专心医道。他比李杲年轻约二十岁，少时曾经与李杲一同受业于张元素，后来又从师兄李杲学医。王好古以儒者习医，特别喜好经方，造诣很深，后来又尽得张、李二家之传，成为易水学派又一名家。

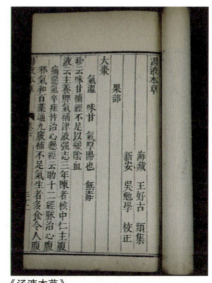

《汤液本草》

王好古的学术思想，尤以阴证学说为独到之处，影响较大，颇受后世医家重视。他是易水学派的中坚人物，继承并发扬了易水学派的药学理论。在《汤液本草》中，王好古归纳了张元素、李杲有关药物的气味厚薄、升降浮沉、药物归经（即引经报使）等学说，并根据药物气味的厚薄，结合五运六气学说，制定了六淫病的治疗原则和用药大纲。

王好古以本草、汤液（经方）为正学，故撰此书。上卷为药性总论，中、下两卷记载 242 种药物。

王好古在继承张元素用五运六气指导遣方用药经验的基础上，又进一步加以发挥，将其用于药物的采集方面。易水学派先师张元素创立"脏腑标本寒热虚实用药式"，重视脏腑辨证。这一思想对易水医家影响很大，李杲在此基础上发展了脾胃内伤学说。王好古既受张元素探讨脏腑病机之影响，亦受到李杲脾胃内伤论的影响，既重视脏腑虚损，又重视三阴阳虚的研究。他提出"内伤三阴可补"，主张温养脾肾，使易水学派擅长温补的学术特点更为突出。

十、许国祯

许国祯（生卒年不详），字进之，元绛州曲沃（今山西曲沃）人。

许国祯博通经史，尤精医术。世祖即位前即召他至瀚海（今阿尔泰山），留守掌医药。许氏忠正敢谏，深得世祖信任，并曾治愈了世祖的足疾。世祖即位，授荣禄大夫，提点太医院事，赐金符。后又改授金虎符，迁礼部尚书，拜集贤大学士，进光禄大夫。

　　许国祯一生向朝廷引荐能人甚多，其中多是通儒精医的知名人士。如举荐真定名医窦行冲、韩公麟，后被世祖征召，命为尚医。至元二十一年（1284年），许国祯奉命召集诸路医学教授增修本草，并于至元二十五年（1288年）撰成医学巨著《大元本草》，它是元代唯一一部官修本草，可惜佚书失传。后又撰成《御药院方》11卷，是我国现存最早、比较完整的宫廷医药处方集。《御药院方》所辑多为南宋、金元医方，以宋金元三朝

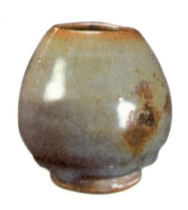

钧瓷灰釉拔火罐

元代。陕西中医药博物馆藏。

御药院所制成方为基础，进行校勘及补遗，全书共收方1000余首，包括内、外、妇、儿、养生、美容等多方面内容，此书一度流传到朝鲜半岛和日本国。

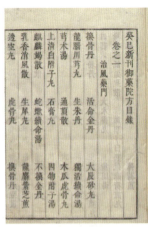
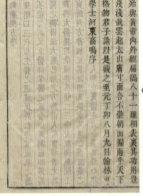

《御药院方》

元·许国祯。该书以宋金元三朝御药院所制成方为基础，进行校勘、补遗，能较全面地反映当时宫廷用药的经验。日本内阁文库藏。

◆ 第四节 医林轶事 ◆

一、《饮膳正要》与食疗养生

元代忽思慧撰著的《饮膳正要》是我国现存最早的营养学专著，提出"饮食为养生之首务"，书中许多内容对今天人们的饮食营养、食疗食补、养生避忌等有着指导性意义和现实价值。忽思慧是蒙古族医学家，兼通蒙汉两种医学，元延祐年间（1314—1320）任宫廷的饮膳太医，他在食养食疗、烹饪技艺、养生保健等方面积累了丰富的经验。

《饮膳正要》成书于元朝天历三年（1330年），集诸家本草、名医方术和宫廷日常所用聚珍异馔、汤膏煎造及谷肉果菜中之性味补益者编撰而成，共分3卷。卷一讲养生避忌、妊娠食忌、乳母食忌、饮酒避忌和聚珍异馔等；卷二讲原料、饮料和食疗，即包括诸般汤煎、神仙服饵、四时所宜、五味偏走、食疗诸病、食物利害、食物相反、食物中毒等内容；卷三讲粮食、蔬菜、各种肉类和水果等。此书收集元代及元以前的历代文献40余种，系统介绍94种"聚珍异馔"，69种"汤煎"，61种"食疗药膳"以及食疗药物200余种，皆为仔细挑选的精品，全书整版人物风景插图21幅，单个物体插图167幅，是一部集元朝宫廷饮膳大成的著作。此书不仅集中反映了元代宫廷饮食结构的变迁，还涉及植物、动物、营养、食品加工等诸多学科门类，资料十分丰富，是中国古代第一部，也是世界上最早的较为系统的饮食卫生与营养保健专著，对于研究中国的医药科技史具有重要意义。《本草纲目》也引用了该书的有关内容。

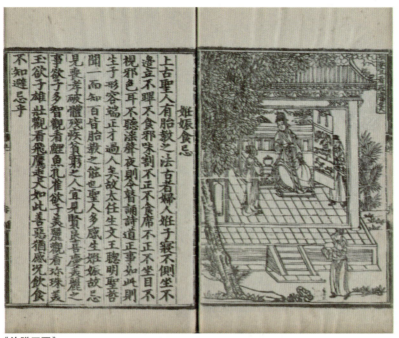

妊娠食忌

上古聖人有胎敎之法百者婦人姙子寢不側坐不邊立不躐不履不食邪味割不正不食席不正不坐目不視邪色耳不聽淫聲夜則令瞽誦詩道正事如此則生子形容端正過人矣故太任生文王聰明聖善聞一而知百皆胎敎之能也聖人多感生姙娠故忌見喪孝破軆殘疾貧窮之人宜見賢良吉慶美麗之事欲子多智觀看鯉魚孔雀欲子美麗觀看珠玉欲子雄壯觀看飛鷹走犬如此善惡循感況飲食王欲子雄壯觀看飛鷹走犬如此善惡循感況飲食不知避忌乎

《饮膳正要》

二、《儒门事亲》与情志病

张从正（1156—1228），睢州考城人，字子和，号戴人，金元四大家之一，出身于世医之家，他幼年就开始研习医术，贯通《难经》《内经》《伤寒》之学，融会《千金方》《本事方》之论。张从正主张祛邪以扶正，治病善用汗、吐、下三法，被后世尊称为攻邪派的祖师。

《儒门事亲》由张从正编撰，共15卷，成书于1228年。全书各卷由诸篇论文汇编而成，每卷含数篇论述，有说、辨、记、解、诫、笺、诠、式、断、论、疏、述、衍、诀等体裁。

在《儒门事亲》中，张从正还擅用心理疗法治愈情志失常所致的顽症。其中一种治法称为"情志相胜法"。《儒门事亲》载："悲可以治怒……喜可以治悲……恐可以治喜……怒可以治思……思可以治恐。"在《儒门事亲》中记载用此法治愈的病例较多，还记载了很多张从正治疗情志病的医案，体现了张从正治疗情志病的特点。他认为治疗惊恐的患者，可以让其频繁接触惊恐情景，习以为常，进而不再惊恐，创"习以为常平惊法"，这与现代心理疗法中的系统脱敏疗法不谋而合。张从正将《黄帝内经》的情志理论落实到临床实践中，丰富和发展了中医药学的精神疗法。

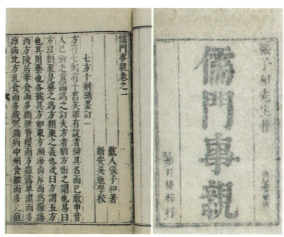

《儒门事亲》明代刻本

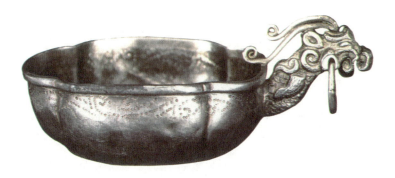

龙首银柄杯

元。高 3.5 厘米，口径 7 厘米。内蒙古自治区敖汉旗出土。敖汉旗博物馆藏。

三、耿直谏言许国祯

许国祯生活于金末元初。其祖父许济，曾任金朝绛州节度使；父许日严，任金朝荣州节度判官，都精于医术。许国祯博通经史，尤精医术。世祖忽必烈征召天下名医，许国祯被征召至翰海，掌管医药事物。许国祯不仅作为御医掌管医药，也参与朝政，辅佐皇上治理国事，深得皇帝信赖，这在历史上十分少见。

许国祯不仅医术高超，且为人正直，敢于直谏。《元史·许国祯传》载有两件事，一是元世祖忽必烈的伯撒王妃患眼病，有位医师用针疗，反而导致王妃失明，世祖大怒，欲处死医师，国祯谏曰："罪固当死，然原其情乃恐怖失次所致。即诛之，后谁敢复进？"世祖不仅接受了他的谏言，且夸奖道："国祯之直，可作谏官。"

蒙古族是游牧民族，喜饮马奶，元世祖过分饮用马奶，导致足疾，但因许国祯"进药味苦"，不愿服用。许国祯劝说："古人有言：良药苦口利于病，忠言逆耳利于行。"不久忽必烈的足疾再次发作，召许国祯诊治，说："不听汝言，果困斯疾。"许国祯回答："良药苦口既知之矣，忠言逆耳愿留意焉。"忽必烈听后"大悦"，"以七宝马鞍赐之"。许国祯一生中向皇上推举了很多有识之士，忽必烈授予他集贤大学士、光禄大夫，召见他的时候，都称他为"许光禄"，内外诸王大臣也皆以许光禄称呼，在朝中的地位非常显赫。

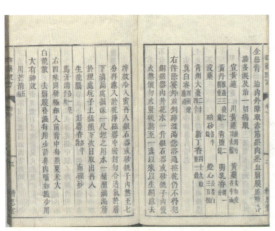

《御药院方》日本宽政 10 年千贺芳久活字刊本

四、刘张交锋成佳话

刘完素与张元素均为金元时期的名医，分别为河间派和易水派的掌门人，他们的历史成就在前文已有介绍。在中医学派之间，二人的学术观点常常针锋相对、竞争激烈，但更多的是互相启发、互相借鉴，共同推动了中医药学术的发展。

刘完素与张元素在历史上也有"交锋"，刘完素为金元四大家之一，张元素是中医易水学派创始人。张元素所处时代略晚于刘完素，张元素行医之初，刘完素已在社会上享有盛名。《金史·方伎篇》记载过张元素为刘完素诊病的经历。寒凉派鼻祖刘完素某日患伤寒，已经病了八天，仍然头痛、脉紧、呕吐、呃逆，不欲饮食，自己开方竟无效果。当时名气未重的张元素前去看望。刘完素没把他放在眼里，面壁而卧，不予理睬。张元素仍然耐心地为其诊脉，将症状及用药询问一遍，说："子误矣。某味性寒，下降走太阴，阳亡汗不能出。今脉如此，当服某药则效矣。"即用的某药性寒下降，使阳气衰微，不能出汗，看现在的脉象，应当服用。刘完素恍然有悟，向张元素赔礼道歉，并按其方服药，果然痊愈了，张元素也自此名声大噪。可见，刘完素的襟怀坦荡、从善如流，而张完素更是关心同道，不计较其非礼傲慢，其气度令人敬佩。

张元素"易水学派"的学术思想形成以后，经过诸弟子及后代医家的继承、发展，在元代成为与刘完素"河间学派"具有不同学术风格的一大流派，两派相互争鸣、相互促进，共同促进了金元医学的繁荣。

五、患难之交救命恩

李杲比元好问年长 10 岁。崔立兵变投降蒙古之后，他们一同被羁押，从此结下了深厚的友谊。1238 年，元好问为李杲《伤寒会要》写下了长篇序文，高度评价他的精湛医术。1249 年，元好问再次应邀为李杲的名作《脾胃论》写序，足见二人感情非同一般。李杲《东垣医集·东垣试效方》卷 3 收录了元好问一篇佚文，文中记载了李杲为元好问艾灸治疗疽疾的经历，充分体现了李杲的医术高超及二人的深厚友谊。文中记载，元好问因饮酒太过，患了脑疽，他先看了两个当地普通医生，没有好转，反觉病情危重，"九死一生"，只好请李杲诊治。李杲看到他疽疮，却"谈笑如平时"，治疗时先用艾灸，"至百壮"，再服用药剂。在诊治过程中，李杲详细地分析了病因、病机、治则、治法，仅 29 日，疮痛全失。

从此，元好问对李杲十分钦佩，李杲不仅医术高超，而且在治疗时能够详细地为他讲解处方用药的原理，引经据典，将其中不言之秘尽数相告。元好问将之详细记载下来，补记自己的两次生病经历，作为将来写作李杲传的参考。

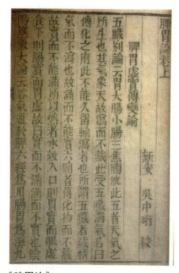

《脾胃论》

金·李杲。该书成于 1249 年，3 卷。卷上引用《黄帝内经》原文以阐述其脾胃论的主要观点和治疗方药。卷中为具体论治。卷下提出多种治疗方法，列方 60 余首，并附方义及服用法。中国中医研究院图书馆藏。

◆ 第五节　文苑医事 ◆

一、《全金元词》与修炼养生

《全金元词》为近人唐圭璋先生辑成，共收录了金元两代282位词人7293首词作。在金元两代的词作者中，"道家"占的比例颇大，有关修炼养生的词多达2351首。非道家作者也有涉医词23首，究其内容也多涉修养之术。而《全金元词》基本上是王喆及其传人创立的"全真道"信徒所作。

丘处机（1148—1227），字通密，号长春子，登州栖霞（今山东栖霞）人，是王喆徒弟中最著名的一个，道教主流全真道掌教、真人、思想家、政治家、文学家、养生学家和医药学家，曾先后受过金世宗、金宣宗、宋宁宗、元太祖的召见（其中中间两次未应召）。他劝谏成吉思汗按照全真道来修炼养生，祛病延年，少嗜杀戮，此行也使他名声大振。

道教对中医药学的影响十分深远。金元时期，道教以炼"内丹"为主，修内丹是全真道修炼养生的特点之一。人体常因酒色劳役耗伤精神，导致体弱神衰甚或死亡，因此需要通过自我修炼来弥补虚损、健身益寿。王喆的《八声甘州·处清凉界》说到了炼内丹的感受为"洗涤三焦六腑，五藏尽玲珑，流转无凝滞，颠倒皆通……"修炼内丹融会了服气、行气、导引、胎息、

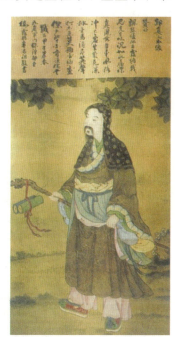

丘处机像

房中术等多种修炼方法的某些特长，达到强身健体、延年益寿的目的。

《全金元词》中还提到了食物修炼，如服用茯苓、灵芝等药材，如陆文圭《念奴娇·延年有术》提到"飡古松根下，茯苓千岁"；高士谈说的"千岁灵根能益寿"（《玉楼春·为伯求作》）；魏初的"白粥青齑，平心养气"（《水龙吟·予诞日》）。

《梧桐树》中一首记载"一更里，调神气。意马心猿尽拘系，莫放闲游戏。昏昏默默炼胎息，开却天门地户闭，果然通玄理"，提到了呼吸修炼，也就是"气功"，类似于现代气功中所说的调息、吐纳、内视、守丹田等。此外，还提到了恬淡虚无的精神修炼，如"此药神功别有名，专医两目多情。一点变澄清，自然仰面，认得前程……"（王喆《菊花天·眼》），"断除六欲，不使七情牵"（马钰《心月照云溪·继重阳韵》）。

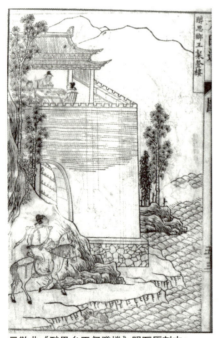

元散曲《醉思乡王粲登楼》明万历刻本

二、《全元散曲》中的养生思想

《全元散曲》为近人隋树森辑成。书中辑得元人小令3853首，套数457套，残曲不计入内，有名姓可考的作者213人。在这部散曲中，蕴藏的医学内容十分丰富，尤其在养生方面特别突出。

散曲中养生内容可归纳为两个方面。一是清淡无欲，"达时务，薄利名，秋风吹动田园兴。鉏瓜邵平，思莼季鹰，采菊渊明。清淡老生涯,进退知天命。"(查德卿《〔双调〕庆东原》)曲以古之达人为例,道出了养生以心境无欲,胸中恬淡为要。杜仁杰的《〔双调〕乔牌儿》(残曲)、王伯成的《〔般涉调〕哨遍·赠长春宫雪庵学士》(套数)的《五煞》、张可久的《〔南吕〕金字经·偕叶云中山行》都体现了淡泊名利,自然安和的养生思想。二是幽居静处,"开的眼便是山,挪动脚便是水。绿水青山,翠壁丹崖,可作屏帏。乐心神,净耳目,抽身隐逸。养平生浩然之气"(王爱山《〔中吕〕上小楼·自适》),以及张养浩《〔越调〕寨儿令》《〔中吕〕普天乐·闲居》、乔吉《〔南吕〕玉交枝·闲适二曲》、张可久《〔南吕〕金字经·乐闲》等,都写了山居林处的"隐逸"生活。结茅山林,远离红尘,有翠山、绿林、碧水、高天白云……使身心陶醉于自然,当然,其目的是为了无欲和养生。

三、最早的药名散曲

《〔中吕〕粉蝶儿》(套数)是最早的药名散曲,出自元人孙叔顺之手。作者的里籍生平已失考。这套药名散曲融进了 61 味中药,或直书药名,或用谐音,穿插曲中,浑然一体,别具情趣,下面择书中几段以飨读者。

开始曲云:"海马闲骑,则为瘦人参请他医治,背药包的刘寄奴跟随。一脚的陌门东,来到这干阁内。飞帘簌地,能医其乡妇沉疾,因此上,共宾郎结成欢会。"曲中出现了海马、人参、刘寄奴等药名,还有陌门东(麦门冬)、干阁(干葛)、簌地(熟地)、乡妇(香附)、宾郎(槟榔)。第三支曲《迎仙客》云:"行过芍药圃、菊花篱,沉香亭色情何太急。停立在曲槛边,从容在芳径里,待黄昏不想当归,尚有百部徘徊意。"出现了芍药、菊花、沉香、停立(葶苈子)、从容(苁蓉)、当归、百部等中药。

四、关汉卿——杂剧中的医学

关汉卿（生卒年不详），名不详，汉卿是他的字，号已斋。据元代晚期戏曲家钟嗣成《录鬼簿》记载，关汉卿为大都（今北京市）人，是当时太医院的医官。关汉卿的剧作绝大部分在揭露社会的黑暗、鞭笞吏治的腐败，也涉及很多心理学和医药学的内容。

关汉卿的杂剧中还涉及疾病的病因病机，如《感天动地窦娥冤》中有这么一句："感着这般病疾，值着这般时势；可是风寒暑湿，或是饥饱劳役；各人证候自知，人命关天关地。"提到了中医理论中外感风雨寒暑湿、饮食、劳累等致病原因。《闺怨佳人拜月亭》中"多被那烦恼忧愁上送了也"提及了烦恼、忧愁等情志致病的因素。

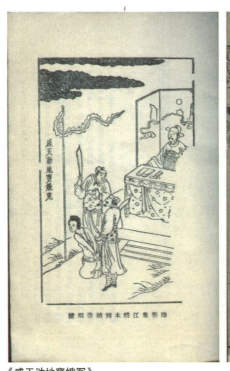
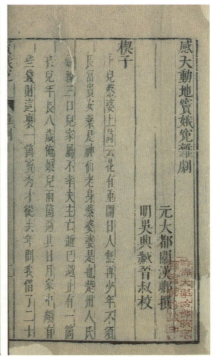

《感天动地窦娥冤》

剧中也出现了关于诊疗、处方时的注意事项，如望诊需要认真察看"颜面"，治病要注意调理"虚实"，处方要充分运用"五味"，在其杂剧中载有桂枝、灵芝草、当归、甘草、粳米、麝香、佩兰、蒺藜、知母、使君子等十余种药物，也附了5首处方，如百解通神散、三一承气汤等，说明关汉卿具有一定的医学素养。

关汉卿还塑造过典型的庸医形象，如《感天动地窦娥冤》中"死的医不活，活的医死了"的赛卢医。《元曲释词》讲："卢医，指战国名医秦越人（扁鹊），因他住在卢地，故称卢医。元剧中常称庸医为赛卢医，是用反语打诨，讥笑他医术不高明。"关汉卿在《窦娥冤》中对赛卢医的成功塑造具有开创意义，自此赛卢医已成为庸医或利用医道害人者的代称，成为戏剧人物中定型化了的滑稽丑角，这也符合元杂剧为人物命名体现程式化的特点。

我国文学戏剧界的老前辈郑振铎、田汉、张为、周贻白等人对关汉卿的医涯多有研究。田汉在编写历史戏剧《关汉卿》的过程中，参考了大量的历史资料，12场戏中就有6场涉及关汉卿的医事活动。关汉卿不仅在我国戏剧领域取得了出色的成绩，也为当时医学的普及和发展作出了卓越的贡献。

五、儒医元好问

元好问（1190—1257），字裕之，号遗山，太原秀容（今山西忻州）人，金末至元代文学家、历史学家。元好问出生于封建官僚士大夫家庭，"家旧所藏多医书，往往出于先世手泽"。

元好问21岁时，其养父被庸医误诊而死。他意识到自己于医药"懵然无所知"，认为"为人子不知医，其受祸乃如此"，从此元好问十分重视家藏的医学书。他一生颠沛流离，但不论是从忻州南下避乱，还是羁留山东，纵使辗转多地，也都将家中所藏医书随身携带，精心钻研医学，并利用各种机会检验书中记载的药方，最终成了一名医术颇高的儒医。

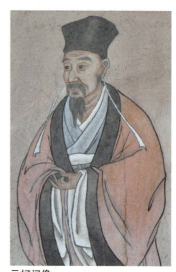

元好问像

元好问一生交友甚广，其中不乏当世名医，与之相交的名医常请元好问为自己的著书作序，如为名医李杲著写的《伤寒会要引》和《李氏脾胃论序》等。元好问的著述中也常常论及医药及其设施、史迹等。庚戌年（1250年）七月，他应邀撰写的《顺天府营建记》就记载了药局和供水设施，还著有《扁鹊庙记》《平定鹊山神应王庙》等。后者是壬子年（1252年）元好问游扁鹊庙时为纪念这位名医而作的诗，诗中写道："半生磊块浇仍在，拟问灵君乞上池。"又作《少林药局记》，记载了少林寺建造药局的始末，为少林寺医药文化的传播发挥出了重大作用。

金国亡后，元好问晚年回乡隐居，将一生验证有效的几十个家传药方编成《元氏集验方》交给后辈，并告之："吾元氏由靖康迄今，父祖昆弟仕宦南北者，又且百年，官无一廛之寄，而室乏百金之业，其所得者，此数十方而已，可不贵哉？"可惜这本医药学著作未能传世。

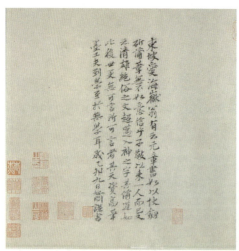

虹县诗卷（跋）

金元·元好问。《虹县诗卷》为北宋书法家米芾撰、书的是两首七言诗。后有元好问的题跋，这是迄今所见唯一的元好问书迹。日本东京国立博物馆藏。

第九章

明朝时期

◆ 第一节 历史背景 ◆

明朝（1368—1644）是明太祖朱元璋建立的王朝，早期建都南京，明成祖时期迁都北京，传16帝，共计276年。明朝是中国历史上政治比较稳定，封建经济高度发展的王朝。商品经济的发展促进了人口流动和集中，推动了对外交流、科学技术和文化发展，医学水平也有了明显提高；同时也推动了交通发展、信息传播和交流，为医学进步创造了有利条件。

明代科学技术的发展对医学有着重大影响。明代活字和套板印刷的应用为医学著作出版和医学知识普及创造了方便条件。商业贸易和交通的发展提高了药物生产、炮制的技术，促进了海外药物的传入及新药物的发现，推动了本草学的发展。农业技术的进步为药物栽培提供了条件，科学技术的每一次进步都推进了医学的发展。

《天工开物》记载了明朝中叶以前中国古代的各项技术，初刊于明崇祯十年（1637年），是世界上第一部关于农业和手工业生产的综合性著作，也是中国古代一部综合性的科学技术著作，作者是明朝科学家宋应星。外国学者称它为"中国17世纪的工艺百科全书"。农业技术的进步为药物栽培提供了条件，药物学的发展又充实了农业知识，《农政全书》收录了朱橚《救荒本草》的全部内容。

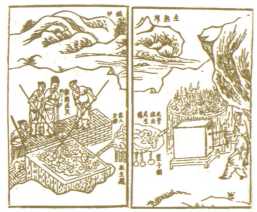

《天工开物》初刻本插图之生熟炼铁炉

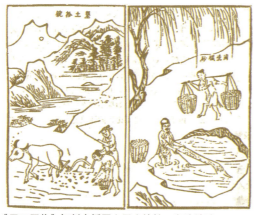

《天工开物》初刻本插图之垦土拾锭、淘洗铁砂

《天工开物》分为上中下三卷18篇。详细叙述了各种农作物和手工业原料的种类、产地、生产技术和工艺装备，以及一些生产组织经验。描绘了130多项生产技术和工具的名称、形状、工序。

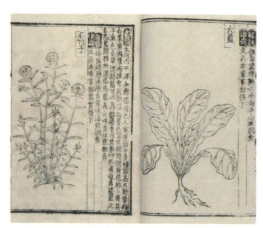

《救荒本草》日本刻本

明·朱橚（撰）。书中记录了豫东、豫中、豫北及晋南地区的414种野生植物，再请专业画工绘图。清华大学科学博物馆藏。

科学技术的每一次进步都推进了医学的发展，明代活字和套板印刷的应用促进了出版业的繁荣，为医学著作出版和医学知识普及提供了方便条件。据《外科正宗》记载，以前用马衔铁打造铍针，软而不锋，随着冶铁术的进步，改用钢铁打造，铍针质量大为提高，改善了手术效果。

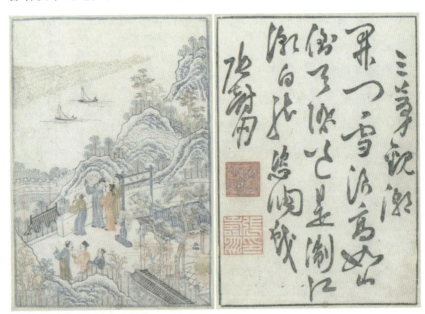

《湖山胜概》明万历多色套印本

明末套版印刷盛行。方法为：使用规格相同的几块版面，在不同部位着上不同颜色，重复叠印，让书籍色彩丰富。此版本是仅存的孤本，多色套印，另刻写诗歌题咏，图文并茂，诗书画结合，展现了杭州吴山的十大景观。法国国家图书馆藏。

商业贸易和交通的发展，不仅提高了药物生产、炮制的技术，还带动了医书真伪鉴别等方面的研究，促进了海外药物的传入及新药物的发现，推动了本草学的发展。交通发展促使医学家向大城市集中，相对稳定的政治环境为医学经验的积累传播、医学理论的深化创造了有利条件。明代医家中世代业医甚多，他们或父子相继，或翁婿相传，极利于医学专门化，如杨济时的《针灸大成》、万全的《幼科发挥》、薛己的诸种医书等。

明代还出现了大量的儒医，一是因为官方尊崇儒学，倡导孝悌，医学被视为履行孝悌的重要手段，大批知识分子由儒入医，改变了宋时攻外科者"多是庸俗不通文理之人"的状况，使医生的社会地位相应提高。另一方面，明朝皇帝为了维护自己的统治，打击异己分子，兴起文字狱，使儒生不敢议论朝政，转而专注于训诂、考古，另一些人步入医途，使儒医的数量增加。

明代航海业的发达，也极大地促进了中外医药的交流，中国的航海业以明代最为强盛。自明永乐三年（1405 年）六月起，郑和率领庞大的中国船队七下西洋，途经东南亚、西亚和非洲 30 多个国家，历时 20 余年。在客观上，有力地促进了中外医药的交流。如产于占城、真腊、暹罗、渤泥诸国的犀角、琥珀、苏木、砂仁、乳香、没药等几十种中药都是由海路输入中国，成为中华本草的重要组成部分。

◆ 第二节　宫廷医药 ◆

一、医政设施

1364 年，朱元璋称吴王时即仿照元代的医事制度，设立了"医学提举司"，不久后改为"太医监"。吴元年（1367 年）九月，又将太医监改为太医院，设院使、同知、院判、典簿等官职。永乐十九年（1421 年），明代将都城迁到北京，也在北京建立太医院，南京原有体制基本不变，且接受北京太医院的领导。永乐二十二年（1424 年），明代太医院定制，设立正五品院使 1 人，正六品院判 2 人，正八品御医 4 人，后增至 18 人，隆庆五年（1571 年）定为 10 人。太医院所属部门有惠民药局、生药库，各设大使 1 员、副使 1 员；分为 13 科，包括大方脉、小方脉、妇人、疮疡、针灸、眼、口齿、接骨、伤寒、咽喉、金镞、按摩和祝由。据隆庆五年（1571

年）的统计，太医院除正官院使院判外，有御医、吏目共 20 人，负责管理 13 科具体业务。

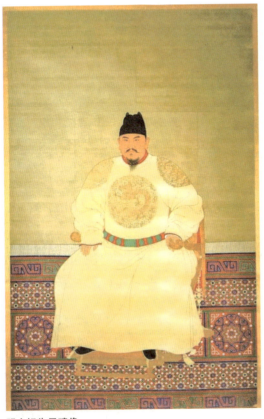

明太祖朱元璋像

　　明朝的医药管理均由太医院统一协调处理，诸如御药房、生药库及王府良医所等医药机构，都与太医院有很大的联系。虽然明代御用医药机构——御药房，不受太医院直接管辖，但其下医官均由太医院医官担任。太医院的首要职能是为皇帝及宗室提供医疗服务。按照规定，本院院使、院判、御医每天于内府御药房分两班轮值供事。帝王出巡的时候则由太医院医官随行侍奉，除皇帝个人的医疗保健外，皇子、宫妃、大臣、外宾等人患病，也常由太医院选派良医前往诊视。太医院还负责医生的考核、派遣、征召和罢黜，全国的医官都由礼部送到太医院进行考核，每年考核一次，根据成绩发放月粮和制定奖罚。考试通过的人由吏部分配任职，考试不通过的则遣回家乡。

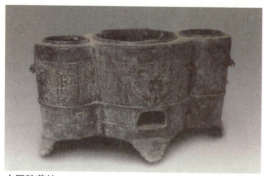

太医院药炉

明代。长40厘米，宽22厘米，高21厘米。主炉堂由中空的双层壁及双层底组成，两旁各有一个小炉堂通过主炉堂的夹壁，与夹层底相通，起到保温的作用。中国国家博物馆藏。

二、药政机构

太医院对涉及医药的各项事宜进行统筹，负责御药房、生药库、惠民药局等机构的管理，多是通过选派太医院御医兼职或由太医院提名委派医官任职的形式实现。

1364年，朱元璋设置尚药局。洪武六年（1373年），设置御药局于内府。御药局的作用主要为监制御用药饵，管理、收藏、调配、储存各地进贡的名贵药材。同年，又设御药房，分两班直接管理御用药物，专职负责皇帝用药。太医院所辖生药库是专门贮存药材的机构。每年出产药材的地方派遣专人将药材押解到生药库，有专人按照产地、品类、优劣对药材进行分类，在礼部工作人员的监督下存入库中，并进行详细的记录，记录内容在礼部和太医院分别保管。除为皇帝服务的御药房外，还设有专为皇太子服务的医药机构典药局，其工作职责类似于御药局。

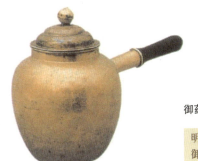

御药房金罐

明代。皇帝患病煎服药物，有严格的制度和规定，经御医诊治后，计药开方，用金罐煎之。定陵博物馆藏。

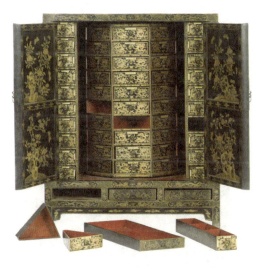

太医院黑漆描金云龙药柜

明代。这是一只双开门式的柜子，内有八方旋转式药屉 100 个，每屉盛药一种。两侧各有长屉 10 个，每屉分 3 格放药，屉面贴泥金标签，写有药名，全柜能放药 140 种，柜下有三个大屉供放置取药工具及方剂。柜背用泥金书"大明万历年制"款。中国国家博物馆藏。

　　明代继承了前朝的设置，同样有具有社会福利性质的惠民药局。"凡军民之贫病者，给之医药"。明代惠民药局是为贫民诊视疾病，在疫病流行时赠药，并且销售成药的官办慈善医药机构，隶属于太医院。南京、北京太医院下的惠民药局，设大使 1 人、副使 1 人；地方上各府州县的惠民药局，各府都设立提领、各州县都设立医官。后来全国各地都陆续设立了不少药局，然而经历二三十年的发展，地方药局多数荒废，并没有达到朝廷"施惠于民"的初衷。

三、医学教育

明代官方最高医学机构为太医院，太医院除负责皇室医疗服务外，还需兼管医学教育及医生选拔。太医院医生主要从各地世业医生中考选，被选入太医院学习者，称医丁。医丁经太医院学习三年，通过类考，中试后才准补役。

明代太医院分为十三科，进行分科教学，有教师二至三人担任教习，医官医生各选定专科进行学习，各科会根据不同专业开设不同的课程，像《素问》《难经》《脉诀》之类的重要医籍，无论何科都需要学习，考试也会参考这些经典。一些医家也会编写通俗读物让习医者研读，有些专业在教学中会使用《医经小学》之类深入浅出的教材。医生每年分四季考试，其成绩均记录在案，作为日后升迁的依据。每三年举行一次大考，考试合格者可以录用，一等为医士，二等为医生。连续五年成绩为优等者，经教师申请，可以升职。考试不合格者，一年后可以补考；仍不合格者，再补习一年；若仍不合格者，予以免职。

明代也注意医生的继续教育，考试合格成为医士、医生后，仍然需要继续学习专科并参加考试。《明会典》详细说明了朝廷按照考试成绩决定医士、医生的赏罚升降等任用情况。

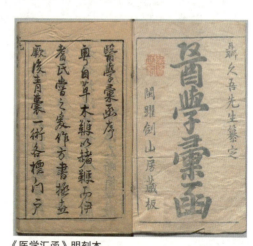

《医学汇函》明刻本

明代医家聂尚恒编撰，该书大量辑录了《医学入门》《医学正传》《王叔和脉诀图要俗解大全》《补注通真子脉要秘括》《图注八十一难经》《俗解八十一难经》《古今医鉴》等书的内容，且间附聂氏《奇效医述》的验案。

四、官修医书

明清时期官修医书以《普济方》为代表，此书是我国古代最大的一部方书。《普济方》是由明太祖第五子周定王朱橚主持，教授滕硕、长史刘醇等人执笔汇编而成，刊于1406年，初刻本已散佚。《四库全书》收有全文，原作168卷，《四库全书》改为426卷。本书博引历代各家方书，兼采笔记杂说及道藏佛书等，汇辑古今医方。包括方脉、药性、运气、伤寒、杂病、妇科、儿科、针灸及本草等多方面内容，保存了极为丰富和珍贵的医方资料。

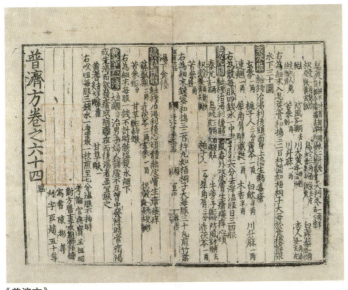

《普济方》

《本草品汇精要》由明孝宗时期太医院判刘文泰等奉明孝宗朱佑樘之命集体编撰而成，于弘治十八年（1505年）定稿，是明代唯——部官修本草，也是我国封建社会最后一部官修药物学著作。该书由王世昌等宫廷画师工笔彩绘药图，较有价值，是我国古代最大的一部彩色本草图谱。全书42卷，目录一卷，彩绘药图1367幅。全书内容分为10个部分：玉石、草、木、人、兽、禽、虫鱼、果、米谷、菜，共收新旧药物1815种，新增48种。其中，取自《神农本草经》者为朱字，取自《名医别录》者为黑字。每种药物按名、苗、地、时、收、用、质、色、味、性、气、臭、主、行、助、反、制、治、合、禁、代、忌、解、赝等24项，以朱书朱框标出，各项之下，再以墨字予以提要解说，十分醒目。

《本草品汇精要》完成以后，没有颁行天下，一种说法是明孝宗在书成的当年驾崩，此书总裁刘文泰涉嫌诊治失误而下狱，书因人废；另一说法是本书卷帙浩繁，因彩印困难而耽搁。两说都无确证。总之，由于种种原因，《本草品汇精要》一直秘藏内府，清代康熙年间（1662—1722）曾经修订，但也没有刊布。

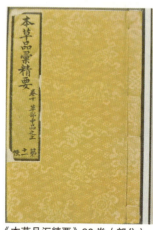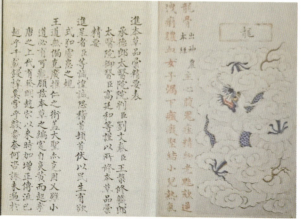

《本草品汇精要》26卷（部分）

德国柏林图书馆藏。

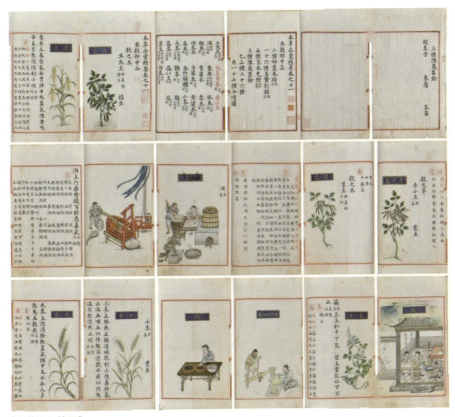

《本草品汇精要》

◆ 第三节　医学人物 ◆

一、王履

　　王履（1332—？，一说卒于 1391 年），字安道，号畸叟（又号奇翁、抱独山人），江苏昆山人，为著名医学家、画家、诗人。洪武四年（1371 年）至长安，任秦王府良医正十余年。王履著有《医经溯洄集》《百病钩元》《医韵统》《小易赋》《十二经络赋》等，可流传后世的仅有《医经溯洄集》21 篇。《医经溯洄集》撰于 1368 年，书名溯洄，寓推溯医源义，探讨

《黄帝内经》《黄帝八十一难经》《神农本草经》《伤寒杂病论》及历代诸家之作，提出不少独见。

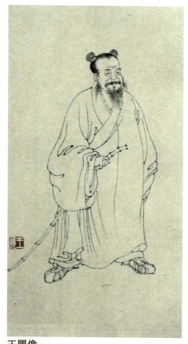

王履像

二、薛己

薛己（1487—1559），字新甫，号立斋，吴郡（今江苏苏州）人。其父薛铠，字良武，府学诸生，弘治中以名医入征于太医院医士。薛铠出身医药世家，治疾多奇中，以儿科及外科见长。薛氏得家传，原为外科医生，于内、外、妇、儿各科都十分擅长，名著一时。1506年，薛己补为太医院院士；1511年，经外差初考考满，升任吏目；1514年，升御医；1519年，任南京太医院院判；1530年，以奉政大夫南京太医院院使致仕。薛己离职后，不辞辛苦，常远到嘉兴、四明、下堡、横金等处行医。

薛己及其父薛铠所撰写或校注的医书共24种，合刊而成《薛氏医案》，又名《薛氏医案二十四种》，刊于明万历年间（1573—1620）。

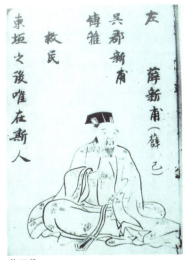

薛己像

三、杨济时

　　杨济时（1522—1620），字继洲，三衢（今浙江衢州）人，世医出身，祖父曾任职太医院。继洲幼业举，因厄于有司，由儒入医。嘉靖三十四年（1555年）被选任侍医，后进太医院圣济殿，直至万历，三朝任医官达46年。他行医40余年，足迹遍及福建、河北、河南、山东、山西、江苏等地，声望甚高。他感到诸家针灸文献记载不一，因而将家传《集验医方》与诸家医籍中的针灸论述进行整理修订，"参合指归，汇同考异，手自编摩，凡针药调摄之法，分图析类"，题为《玄机秘要》。在家传《卫生针灸玄机秘要》基础上，整理采集《乾坤生意》《医经小学》《针灸节要》《针灸聚英》《标幽赋》《金针赋》《古今医统》《小儿按摩》《神应经》《医学入门》等20余种医籍的针灸资料，并根据自己的经验进行编辑及注释，附以自己的针灸治疗病案，编撰成《针灸大成》。编成《针灸大成》（刊于1601年）。该书为继《黄帝内经》《针灸甲乙经》《铜人腧穴针灸图经》

之后，对针灸理论及临床又一次进行了总结。

《针灸大成》主张针、灸、药、摩并重，重视辨证，兼容并蓄，博采众长。该书直接或间接整理、引用了明以前的重要针灸论著，总结了明以前有关针灸理论、歌赋、经络、腧穴、针法、灸法、临床治疗等各方面资料，内容丰富，超过以往的针灸著作，是我国古代医学史上一部最完备的针灸学专著。

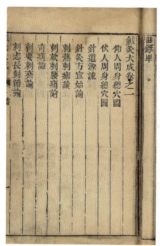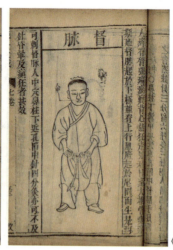

《针灸大成》

四、吴有性

吴有性（生卒年不详），字又可，江苏苏州人。吴有性是治疫大家，善于使用下法，明代多次温疫流行，推动其对温疫的研究。他亲历疫情，积累了丰富的经验，当时医学界"守古法不合今病"或"以今病简古书"，以致投剂无效的现象使他决心探索温病。"时师误以伤寒法治之，未尝见其不殆也"，有因失治不及期而死者，有妄用峻补、攻补失序而死者。有医家见不到，急病用缓药、迁延而死者，"比比皆是"。他潜心研究，结合平时历验之法，于1642年写成《温疫论》，开创了我国传染病学研究之先河。

温病，是指由外感热病尤其是各种传染性疾病引起的，以发热为主要临床特征的多种急性热病的统称，包括传染性和非传染性两大类。其中，传染性强、引起大流行者，被称为温疫。

他首创温疫病因学上的"戾气"学说，《温疫论》是中医发展中一次重大突破，为以后温病学派开辟了道路。该书在温疫的病因、病机、传变及治疗等方面均有卓见，是中医疫病学的奠基之作，也标志着温病学真正从伤寒体系中完全脱胎出来。在传染病肆起的当今，《温疫论》仍有着重要的实践价值。他还著有《伤寒实录》，已佚。又有《温疫合璧》（刊于1822年），系清代王嘉谟在吴氏原著基础上，增删补辑而成。

该书是最为著名的系统研究温疫的专著，也是中国第一部研究急性传染病的医学书籍。在《温疫论》中他创立了"戾气"病因学说，强调温疫与伤寒完全不同，明确指出"夫温疫之为病，非风、非寒、非暑、非湿，乃天地间别有一种异气所感"。创立了表里九传辨证论治思维模式，创制了达原饮等治疗温疫的有效方剂。对后世温病学的形成与发展产生了深远影响。

《温疫论》

五、张景岳

张景岳（1563—1640），明末会稽（今浙江绍兴）人，名介宾，字惠卿，号景岳，因其室名"通一斋"，故别号"通一子"。同时因为他善用熟地，又有人称他为"张熟地"。

张景岳潜心研究医学，医术高明，名噪京师，"时人比之仲景、东垣"。他自幼聪慧过人，博闻广识，对诗、书、易、礼、春秋及诸子百家，以及医学、兵法、天文、地理、音律、术数、哲理等，无不涉猎。

张景岳早年学医，壮岁从戎，中晚年又以医术名闻天下，他在医理和临证方面，都有着较深的造诣和丰富的经验，对后世医学的发展，影响很大。他多年研究《灵枢》《素问》，著有《类经》《类经图翼》《类经附翼》《景岳全书》等。提出养生与防治疾病要注重阳气和精血，其中阳气之根在命门，命门主乎两肾，所以养阳必须养命门（肾）。养命门的实质主要是养真阳、元气，故他特别注重用温补真元的方法防治疾病，而精血是产生形体和维持形体不衰的物质基础。治精血一是爱惜精血，不使有伤；二是滋培精血，使之充盛。

张景岳是杰出的医学家，古代中医温补学派的代表人物，也是实际的创始者，时人称他为"医术中杰士""仲景以后，千古一人"，其学术思想对后世影响很大。

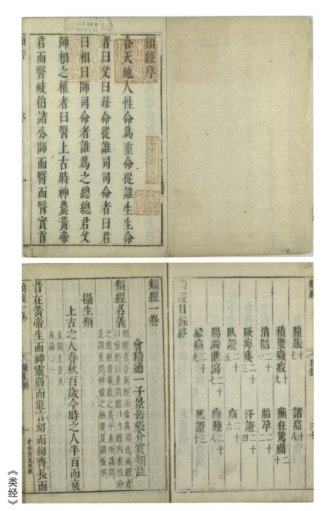

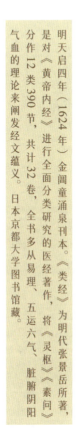

明天启四年（1624 年）金闾童涌泉刊本。《类经》为明代张景岳所著，是对《黄帝内经》进行全面分类研究的医经著作，将《灵枢》《素问》分作 12 类 390 节，共计 32 卷，全书多从易理、五运六气、脏腑阴阳气血的理论来阐发经文蕴义。日本京都大学图书馆藏。

《类经》

六、赵献可

赵献可（1573—1664），字养葵，自号医巫闾子，鄞县（今浙江宁波）人，善于《易》而精医，学问渊博，医德高尚。

赵献可学尊东垣、薛己，对薛己"补真阴，补真阳"的治法在《医贯》（1617 年）一书予以进一步补充发挥。认为先天之火乃人生立命之本，保养命门之火贯穿养生治疗的始终，遂以其书名为《医贯》。他创造性地发展了"命门学说",《医贯》中说："命门即在两肾各一寸五分之间……无形可见。两肾之中，是其安宅也。"并认为，命门位于两肾之间，无形可见，却是一身之主宰，中医学后世肾间命门说基本以此为准。他还认为"命门君主之火，乃水中之火，相依而永不相离也"，人的生存源于命门无形之火，命门之火是先天无极之火，以肾水作为物质基础。命火与肾水相互依存，相互协调，永不相离。养身必须温养命门之火，故多用补肾方药，常以八味肾气丸与六味地黄丸进行治疗。赵献可丰富了易水学派的内容，发展了命门学说。

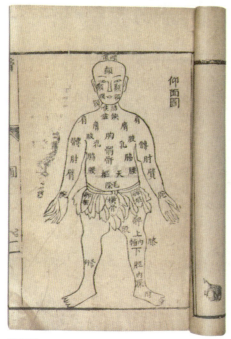

《医贯》

七、李中梓

李中梓（1588—1655），字士材，号念莪，又号荩凡居士，华亭（今上海市）人。李中梓生于士绅之家，青年时习举业，熟谙儒学经典，但因其自幼体弱多病，且两个儿子被庸医误治而夭折，故转而习医。李中梓未曾拜于当时的医学名家门下，而是通过研读医学典籍，穷究医理，自学成才。

李中梓的《医宗必读》（1637年）汇集了中医学的基础理论和个人行医经验。他也十分重视医德的培养，认为处理好医生与病人及病人亲友、医生与医生之间的关系，对疾病的诊治大有裨益。并在《医宗必读·行方智圆心小胆大论》引用孙思邈的言论："行欲方而智欲圆，心欲小而胆欲大。"通过"行方""智圆""心小""胆大"，提出了对医者医德医风的要求，从医者要想成为良医，就应该如此来规范自己。

李中梓目前存世著作有十余种，今人系统整理为《李中梓医学全书》《雷公炮制药性解》《医宗必读》《内经知要》《里中医案》《删补颐生微论》《伤寒括要》《本草通玄》《颐生微论》《士材三书》等。

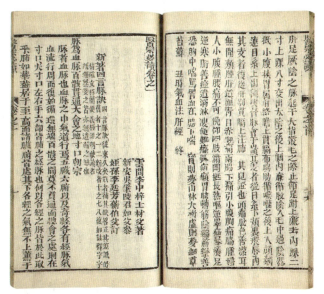

《医宗必读》

该书为综合性医书，共10卷。明代李中梓撰于1637年。卷1医论及图说；卷2为新著四言脉诀、脉法心参及色诊；卷3、卷4选录《本草纲目》部分药物的有关内容，旁采诸家学说、参以己见详予注释；卷5至卷10论述内科杂病为主的病因及治疗，并附医案。

八、陈实功

陈实功（1555—1636），字毓仁，号若虚，崇川（今江苏南通）人，明代著名外科医家。他幼年多病，少年开始专心研究医学，专事外科40余年，搜集自唐以来外科验方，结合自身临证经验写成《外科正宗》4卷（1617年）。该书是一部代表明以前外科学成就的重要文献，后世对该书素有"列证最详，论治最精"的评价，历来为研究中医外科者所重视，并流传至日本等国。

◆ 第四节　医林轶事 ◆

一、杨济时三针而愈，助《针灸大成》刊行

杨济时是明代著名针灸学家，三衢（今浙江衢州）人，出身于医生世家，是历史上的著名儒医。他在家传《卫生针灸玄机秘要》基础上，结合个人临床经验，写成《针灸大成》一书，此书便是我国针灸研究承上启下的经典著作。

"三针而愈"的典故使杨济时誉满天下。万历年间（1573—1620），山西监察御史赵文炳患痿痹之疾。痿病的"痿"有枯萎的意思，患痿痹之人，肌肉萎软无力，肢体活动不畅，行动迟缓，不能随意运动，久之则会肌肉萎缩，甚至瘫痪。赵文炳四处求医，经多方治疗，都未见成效，最后请来杨济时为其治疗，已至耄耋之年的杨济时远涉山西为他诊治，居然仅用了三针，就治愈了。

杨济时向赵文炳介绍了《卫生针灸玄机秘要》，赵文炳为了感谢他，

也出于对其针灸著作的赞赏，遂资助他刊行此书，但杨济时依然认为书稿的内容不够丰富。因此，在赵文炳的幕客靳贤的协助下，再次整理采集20余种医籍的针灸资料，博采众书，参以己验，编撰成《针灸大成》。赵文炳考虑到经图相为表里，于是又综合南京北京两都的版印铜人图，考证穴道，重新刻印《铜人明堂之图》4幅，与《针灸大成》同时发行，这些开创性的成就，奠定了杨济时在医学史上"针圣"的地位。

因此有人说，杨济时"三针而愈"成就了《针灸大成》这部巨著，而《针灸大成》蜚声中外，标志着中国古代针灸学理论的腾飞。

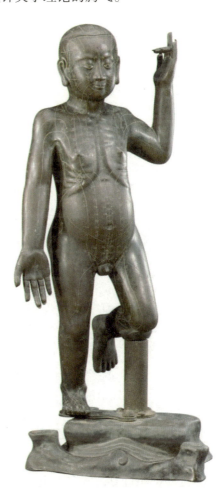

明代。这具铜人是一个古代童子的形象，高86.5厘米，周身穴位多达数百个，每个穴位上有一个针孔，旁边刻有穴位名称。它的造型独具特色，不是常见的直立形象，而是一腿直、一腿跪，双臂也不是自然下垂，而是一手上举，一手下垂。这种造型有利于将人体所有穴位全部暴露出来，比如取单腿屈膝姿势，足下的穴位便可一目了然，更便于练习者熟悉人体全部穴位。湖北省博物馆藏。

针灸铜人

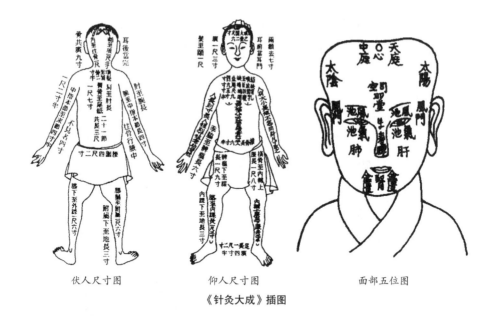

伏人尺寸图   仰人尺寸图   面部五位图

《针灸大成》插图

二、戴思恭巧治骑马痈

戴思恭（1324—1405），字原礼，婺州浦江（今浙江诸暨）人，是名医朱震亨的学生。朱震亨十分欣赏他的才能，把自己的所有医术都传授给了他。戴思恭著有《证治要诀》《证治类元》《类证用药》《本草摘抄》《推求师意》诸书，皆为对朱震亨学说的分析、概括和论述，又订正朱震亨《金匮钩玄》3 卷，加以注解。

戴思恭医术高超，且聪颖过人，善于打破常规。洪武年间（1368—1398），戴思恭被征为御医，因其治病疗效显著，明太祖非常重视他。民间流传着一个传说：明太祖时，皇后马氏患了骑马痈，朱元璋请戴思恭去给她医治。骑马痈即悬痈，指生于会阴部位的痈。古时女子连切脉都有许多忌讳，何况是皇后患在下身的骑马痈呢？戴思恭要为皇后手术，于是先在椅子上撒药粉，让皇后坐于椅子上，观察骑马痈的位置和状态。之后削一把小竹刀，藏在消炎止痛的药粉之下，再次请皇后坐于药粉上，竹刀刺破骑马痈，手术一举成功，还使皇后避免术前的紧张。

《明史》还记载，燕王朱棣患了腹症，太祖让戴思恭去给燕王治病。戴思恭发现其他医生所开药方并无不妥，却没有效果，于是就问燕王平时嗜好吃什么东西，答："嗜生芹。"因而给燕王开了一剂药，当天夜里燕王泄泻剧烈，所下之物都是芹菜里的寄生虫，燕王此后戒掉了吃生菜的习惯。

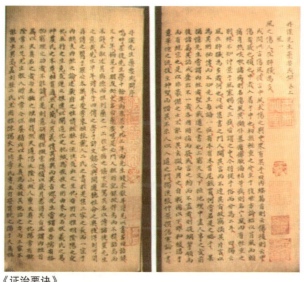

《证治要诀》

明吴勉学刊本。明初戴思恭撰，12卷，刊行于正统八年（1443年）。分12门列证，先论病因，再述病源，辨证论治，简明实用。

三、李时珍与《本草纲目》

李时珍（1518—1593），字东璧，号濒湖山人，世称"李濒湖"，是我国明代卓越的医药学家、博物学家，举世闻名的鸿篇巨著《本草纲目》是他一生集大成之作。

李时珍继承家学，阅读医书，教授生徒，为贫民治病，多不取值。后来，因治愈富顺王朱厚焜之子的病,被聘为楚王府奉祠,并且兼管良医所事务,其间又治愈楚王世子的病,经楚王推荐,赴北京太医院任职。

在临床实践中,李时珍发现历代药书有很多谬误,自宋代《证类本草》之后,本草学发展停滞不前,且少见民间效方,影响了后世医家的临床用药,也容易造成医疗事故。因此,李时珍立志重新编写一部本草学专著。李时珍刻苦钻研各种文献资料达八百余种,整理了近百万字笔记,并将自己参考、引用的典籍一一列出。参考"以纲挈目""纲举目张"的编辑方法,将新本草书名定为《本草纲目》。

李时珍认为重修本草不能光参考文献资料,还需要实地考察药物的形态、性味、功效及鉴别方法。他的足迹遍及湖北、河北、江西、河南、安徽、江浙等地,涉足牛首山、天柱峰、茅山、大和山等名山大川,对各种药物"一一采视",对比、观察、绘图,也向农民、渔人、车夫、樵夫、

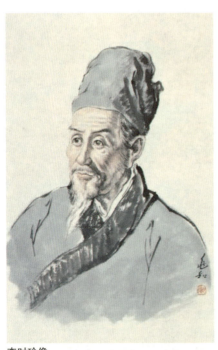
李时珍像

捕蛇者及民间有丰富药物经验的民众请教。并收集了大量标本和民间单方,对药物的生长、分布情况作了详尽记录。为了证实草药真实药性与疗效,还会冒着生命危险以身试药。历经27年艰苦卓绝的努力,李时珍终于在万历六年(1578年)完成了近200万字的巨著。

书稿著成之后,他又四处奔走,最后南京书商胡承龙答应刊印。李时珍还亲自拜访当时文坛领袖王世贞,请其为该书题写序言。李氏编著《本草纲目》,集唐、宋诸家本草之精粹,补金、元、明各家药藉之不

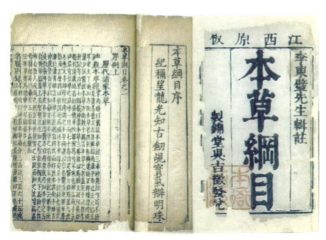

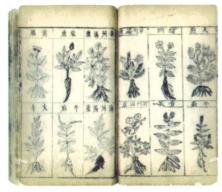
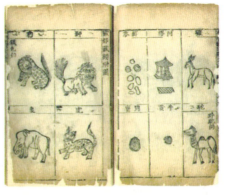

《本草纲目》

《本草纲目》金陵本（制锦堂重修），明万历二十一年（1593年）金陵胡成龙刻版。该书190余万字，收医方11096个，插图1109幅，为《本草纲目》诸本之祖。河南洛阳白河书斋晁氏藏书博物馆藏。

足，继承我国本草研究的传统的同时又独辟蹊径，把本草学推向一个新的高峰。

《本草纲目》初刻本（后世称"金陵本"）于1596年出版问世，可惜的是李时珍没有看到自己著作的出版。金陵本《本草纲目》问世以后，于1606年传入日本，接着被译成拉丁文以及法、德、英、俄等多国文字流传于亚洲、欧洲、美洲等众多国家。自问世以来，在国内辗转翻刻近

200次。《本草纲目》以其巨大的科学价值和实用价值在药物学、植物分类学、医学、化学、生物学等学科上占有重要地位。英·李约瑟说："明代最伟大的科学成就是李时珍的《本草纲目》"。

另外，李时珍参以诸家学说及自己的临证经验编撰而成了《濒湖脉学》，论述脉象27种，纠正了诸如高阳生《脉诀》的错误，对脉象机理、诊脉法、五脏平脉、辨脉提纲、各种病脉体状、脉象主病都进行了全面论述。

李时珍著有《奇经八脉考》，约撰于1577年，1卷。本书考证历代文献，对奇经循行和主病详加说明，且附己见。还有《命门考》《集简方》《白花蛇传》《脉诀考证》等，均已佚。

四、王肯堂发现色盲症

王肯堂（1549—1613），字宇泰，号损庵，金坛（今属江苏）人，明代著名的学问家、医学家。王肯堂出身于书香门第，祖父及父亲都先后担任官职。他未考中举人之前，母亲有一次罹患重病，延请数位名医诊治，意见殊异，王肯堂对此心中不满，萌发了学医念头。四年后，其妹患病，王肯堂目睹妹妹危笃病况，亲自医治，竟挽救了妹妹的生命，由此更坚定了他习医的决心。

世界医学史一直将英国著名的化学家兼物理学家道尔顿视为色盲症的发现者，因此该病被称作"道尔顿症"。实际上，王肯堂在1602年撰成的《杂病证治准绳》中就有该病的记载："视赤如白证，谓视物却非本色也。因物着形之病，与视瞻有色，空中气色不同。"并进行了具体描述，"或观太阳若冰轮，或睹灯火反粉色，或视粉墙如红如碧，或看黄纸似绿似蓝等类，此内络气郁，玄府不和之故。"这个发现比道尔顿首次发表的色盲症论文早了百余年。

王肯堂不仅精于医学，在儒学、律法、佛学、书画等方面皆有建树，结交了焦竑、王世贞、董其昌等文学和书画大家。在所著《郁冈斋笔麈》中，王肯堂记录了自己的见闻和故事，其中有他与意大利传教士利玛窦探讨医学、历法、美术、地理等学科知识，并获赠西洋书籍和西洋纸的轶事，留下了中西方文化交流汇通的史话。其医学撰述涉及多方面，包括《五经义府》《证治准绳》《律例笔释》《医论》《医镜》《医辨》等，并辑刻《古今医统正脉全书》，收明以前医书44种。

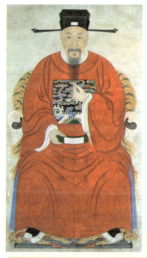

王肯堂像

中国医史博物馆藏。

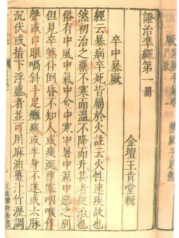

《证治准绳》

清康熙三十八年（1699年）金坛虞氏补修本，明代王肯堂编撰。又名《六科证治准绳》或《六科准绳》，44卷。中国中医科学院图书馆藏。

五、古代医生的道德行为准则——五戒十要

陈实功，明代著名的外科医家，不仅医术精湛，医德医风更是令人敬仰。《外科正宗》卷四之"五戒十要"篇论述了医家必须恪守的职业守则，详细列出了关于医家在行医过程中言行举止的若干要求。陈实功尤其要求医生重义轻利、救世济人，强调不能通过医术谋取个人利益。陈实功的医德思想构成了中医医德核心道德理念，不仅对当时的医者提出了较完备的医德要求，也为当代医者完善自身修养提供了参考。

"五戒"要求医生有广博的仁爱之心，对病人一视同仁，无论患者是什么身份，都应以礼相待；不能贪图财物；还要求医生恪尽职守，不能玩物丧志、不务正业，也不能借诊病获取患者的珍贵之物或图邪淫之报；重视患者隐私，对于患病妇女，需要有人陪同才能诊视。在"十要"中，陈实功提出了对医家学术上的要求，认为医生应该博览群书、勤学苦练、尊敬同道、谦和谨慎，不能骄傲自满。要与时俱进，学习最新医学知识，陈实功强调不能通过医术谋取个人利益，无论是官府衙门公职人员，还是娼妓之类特殊职业者，都不能借此提出其他要求。

陈实功自己也一直恪守"医家五戒十要"。明代南通大诗人范凤翼评价其："慷慨重然诺，仁爱不矜，不张言灾祸以伤人之心，不虚高气岸以难人之请，不多言夸严以钩人之贿，不厚求拜谢以殖己之私。"陈实功对待病患慷慨仁爱、一视同仁，从不多索要酬劳：对待贫穷多苦者，他不仅治病送药，还帮助患者解决生活困难；对待同道，他谦虚和善；对待年长者，恭敬有加；对待向自己学习的人，也谦逊有礼，无论医术与品德都值得敬佩。

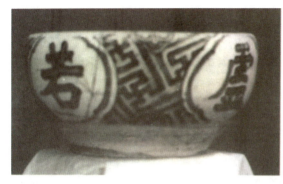

陈实功制药之研钵

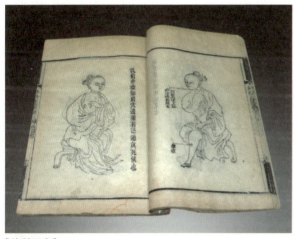

《外科正宗》

明代陈实功著，成书于 1617 年，全书共 4 卷。卷 1 总论外科疾患的病因与诊治；卷 2 至卷 4 分论外科各种常见疾病，并附以典型病例，是明代最具代表性的外科学著作。南通中医药文化博物馆藏。

◆ 第五节　文苑医事 ◆

一、《东度记》中的医学内容

　　《东度记》又称《扫魅敦伦东度记》，凡 20 卷，100 回。作者方汝浩，明代人,生平不详。书中写的是不如密多尊者和达摩老祖度人入佛的故事,其中的医学内容比较丰富,包括养生、病后调理以及生育等,还涉及胎教的方法。

1. 养生

《东度记》(第2回)提到"天地生育万物,既有个阴阳消长的道理,便有个胎卵湿化的根因",说明人体生命如同万物一样,孕育于天地自然之中,生老病死也就有了自然的限数,如果注意调摄,自然能享天年之限。书中提到养生的静功和动功:"静功口诀,回家仿效打坐……坐功便是修养,一则保命延年"(第2回);动功是"手摸胸腹"。再者,注意清心养心,"养气忘言守,降心为不为"。第26回还说:"长生不老方法,须是到个山中静室,修炼服食药饵,方得不老长生。"山中林间,觅得幽居,有益于养生,强体延年。因书中是讲佛的,所以长生升化思想也就比较浓厚了。

2. 胎教

小说中举以实例阐述了胎教的方法和结果:"未曾临盆,其子尚在七八月间,便有胎教。为父的或歌诗诵书,向妻说些五伦道理,那子在腹,母听他也听,气血混沌中,便生出一点灵觉,所以生育出来,十有八九聪明秀丽。若是为夫的荤酒终朝,淫欲彻夜,腹内黯黯不明,一团血肉生出来,多是顽钝愚蠢。"(第32回)

3. 受孕

该书认为女子如果心情拂郁,便多"有血气不调。血气不调,如何生育?"提出血气的通调在生育中具有关键作用。

4.病后调养

小说第 82 回写到一患者得足疾三年治不好，后经一道人按摩而愈，却因病久气血衰弱而"精神恍惚，眼目昏花，未得全愈"，故嘱他"勿急婚姻"，多"食些荤腥滋补"，疾病就自然平复。

二、《醒世姻缘传》中的医案医话

《醒世姻缘传》是明代一部近百万字的大作，署名西周生，然作者究竟为谁尚不可知，只推论可能是山东章丘明水镇人。从医学的角度来看，此书的作者是一位对岐黄之学深有造诣的文学大家。小说中医学内容极为丰富，仅完整的医案医话就有 18 例，涉及内科（内伤发热、头痛、感冒、疟疾、昏迷、厥证、中风、急性中毒）、外科（发背痈、对口疽、蝼蛄疮、外伤）、妇科（小产、干血痨、带下）、产科、儿科（痞证）等多科疾病，堪称"医案医话大全"。其中涉论到医理、奇疾怪病、方药等。

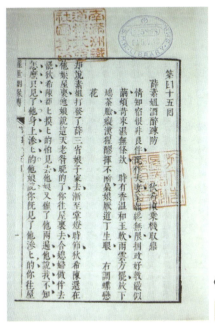

《醒世姻缘传》

三、罗贯中与中医药

罗贯中（约 1330—约 1400），名本，字贯中，号湖海散人，太原人，元末明初小说家。代表作有《三国志通俗演义》，其他作品有小说《隋唐两朝志传》《残唐五代史演义》《三遂平妖传》《水浒全传》。《三国志通俗演义》（《三国演义》）是罗贯中的力作，对后世文学创作影响深远。除小说创作外，还有杂剧《宋太祖龙虎风云会》。

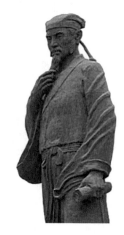

罗贯中像

华佗在《三国演义》中的第一次出场是在第 15 回 "太史慈酣斗小霸王 孙伯符大战严白虎"："周泰身被十二枪，金疮发胀，命在须臾。策闻之大惊。……翻曰：'此人乃沛国谯郡人，姓华，名佗，字元化。真当世之神医也。当引之来见。'不一日引至。策见其人，童颜鹤发，飘然有出世之姿。乃待为上宾，请视周泰疮。佗曰：'此易事耳。'投之以药，一月而愈。策大喜，厚谢华佗。"华佗仅用了 1 个月时间就将 "命在须臾" 的周泰治愈。

"公饮数杯酒毕，一面仍与马良弈棋，伸臂令佗割之。佗取尖刀在手，令一小校捧一大盆于臂下接血。佗曰：'某便下手，君侯勿惊。'公曰：'任汝医治，吾岂比世间俗子惧痛者耶！'佗乃下刀，割开皮肉，直至于骨，骨上已青；佗用刀刮骨，悉悉有声。帐上帐下见者，皆掩面失色。公饮酒食肉，谈笑弈棋，全无痛苦之色。须臾，血流盈盆。佗刮尽其毒，敷上药，以线缝之。公大笑而起，谓众将曰：'此臂伸舒如故，并无痛矣。先生真神医也！'佗曰：'某为医一生，未尝见此。君侯真天神也！'"

关公刮骨疗毒的事情在《三国志》中亦有记载，见《蜀书·关张马黄赵传》："羽尝为流矢所中，贯其左臂，后创虽愈，每至阴雨，骨常疼痛，医曰：'矢镞有毒，毒入于骨，当破臂作创，刮骨去毒，然后此患乃除耳。'羽便伸臂令医劈之。时羽适请诸将饮食相对，臂血流离，盈于盘器，而羽割炙引酒，言笑自若。"

《三国演义》第43回"诸葛亮舌战群儒，鲁子敬力排众议"中写道："譬如人染沉疴，当先用糜粥以饮之，和药以服之；待其脏腑调和，形体渐安，然后用肉食以补之，猛药以治之，则病根尽去，人得全生也。若不待气脉和缓，便投以猛药厚味，欲求安保，诚为难矣。"

《三国演义》第78回"治风疾神医身死，传遗命奸雄数终"："曹操患头风，华歆推荐了神医华佗。"华佗医术之妙，世所罕有……若患五脏六腑之疾，药不能效者，以麻沸汤饮之，令病者如醉死，却用尖刀剖开其腹，以药汤洗其脏腑，病人略无疼痛。洗毕，然后以药线缝口，用药敷之；或一月，或二十日，即平复矣。"

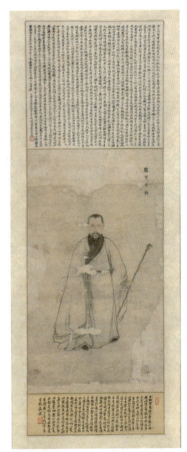

四、哲学家方以智

方以智（1611—1671），字密之，号曼公，又号鹿起，别号龙眠愚者，出家后改名大智，字无可，别号弘智，人称"药地和尚"，南直隶安庆府桐城（今安徽桐城）人。方以智是明代的思想家、哲学家、科学家，明末清初重要的哲学家之一，我国早期具有汇通中西医思想的医家之一。

明末清初，方以智一方面广泛研

方以智像

读中国传统学术，一方面学习西方近代自然科学，并最终在哲学和自然科学两方面都造诣颇深。他在自然科学方面所达到的高度是同时代的人所无法比拟的，对中西方天文学、物理学都提出了全新的看法。他对医学也有过深入研究，不仅撰有多部医学著作，还将西方关于人体骨骼、肌肉等方面的知识介绍到中国，被誉为"17世纪罕无伦比的百科全书派"大学者。

方以智博闻强识，对医经、运气、本草、方剂之学都造诣颇深，为后人留下了丰厚的著述，其中最著名的有《通雅》《物理小识》《医学会通》《切韵声原》《浮山文集》《东西均》《易余》《一贯问答》《药地炮庄》等。《药地炮庄》是方以智晚年代表性集大成之作，其中"药地"是方以智的法号，"炮"是指中药炮制技术，此书如此命名，可见他欲结合古今学说注解《庄子》，从而达到"医治人心"的目的。

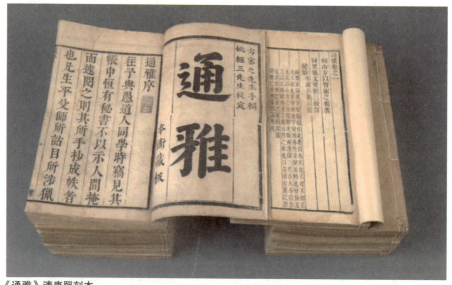

《通雅》清康熙刻本

该书是明代方以智所撰的古籍。共52卷，收入四库全书。《通雅》内容广泛，考证名物、象数、训诂、音声等。包括了天文、地理、算学、医学等"志艺"之学，记录和总结了我国劳动人民许多先进的生产技术和经验，是一部百科全书式的著作。安徽博物院藏。

五、《永乐大典》中的医药内容

　　《永乐大典》是一部明代的大型类书，也是我国古代最大的百科全书。明成祖永乐元年（1403 年），朝廷令解缙、姚广孝等人主持编纂该书，2000 余人参编，广泛采集各类图书约七八千种，历时 5 年，于永乐六年（1408 年）成书。《永乐大典》全书正文共 22877 卷，装订成 11095 册，共有 3 亿 7 千万字左右。明亡以后，《永乐大典》的正本被毁，副本至清咸丰年间（1851—1861）亦渐散失。八国联军侵入北京后，副本绝大部分被焚毁劫掠。《永乐大典》历经战火焚毁、帝国主义的掠夺和人为的损毁，现存总计只有原书的百分之三四。

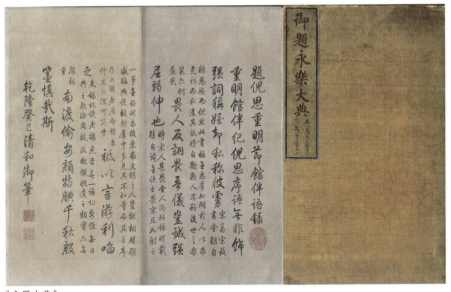

《永乐大典》

　　《永乐大典》的内容十分广泛，"凡天文、地理、人伦、国统、道德、政治、制度、名物，以至奇闻异见，庾词逸事，悉皆随字收载。"由于参

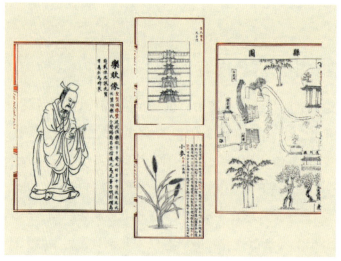

《永乐大典》插图

中国国家图书馆藏。

加编纂《永乐大典》的沈永、江奚修等人都以医道著称，故其收载医书特别宏富。现存其中的医药学内容达 100 多万字，涉及医书 60 余种。辑录了我国宋、元以前很多医籍，如医经、临诊各科证治资料、法医学、中药、养生、保健、医药官阶、医疗掌故等。

《永乐大典》中还有关于疾病、妇女美容、抗衰老等方面的记载，引用详尽、内容全面，反映了收集资料的浩繁及编辑工作的认真和细致。在目前存世的《永乐大典》残卷中，于"花""妆""油"等条目下保留了相当一部分美容用医方。按作用大致可分为养发类、面脂面油、香药等。养发类医方有宫制蔷薇油、香发木犀油、洁鬓（又作"发"）威仙油、惜发神梳散、擦头竹油、乌头麝香油、金主绿云油、生秃乌云油等。面脂或面油可以养容美颜，如太真红玉膏，用杏仁、滑石、轻粉、脑麝，以鸡子清调匀，擦面，可使"色如红玉"。《永乐大典》"闺妆"条目下记有熏衣、擦齿、含咽等不同用途的香药方。如熏衣笑兰香、牢牙榄香散、透肌五香圆等。

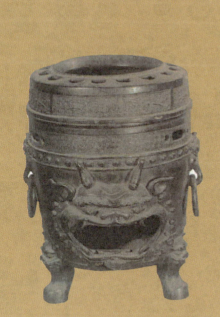

麒麟铜熏炉

明代。高 50 厘米，口径 28 厘米。炉上部为盖，透雕云纹，有四只麒麟，顶部饰一大麒麟，暄日露齿。下部为炉体。室内香熏器的一种。上海中医药博物馆藏。

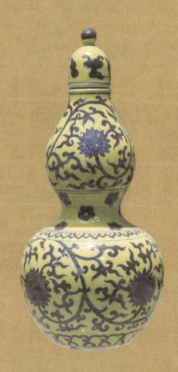

铜炼丹炉

明代。高 37 厘米，腹径 18 厘米，口径 14 厘米。上海中医药博物馆藏。

黄釉青花葫芦瓶

明代。通高 23 厘米，口径 3 厘米，底径 6.5 厘米。圆盖圆纽，子母口，平底矮圈足。通体施黄釉，釉下绘青花缠枝莲花、梅花及蝙蝠图样。底有青花楷书"大明嘉靖年制"款。清乾隆五十二（1787 年）御赐岱庙作祭器。泰安市博物馆藏。

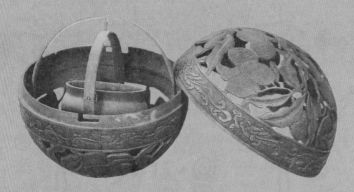

透雕镂空铜床熏

明代。高 12 厘米，腹径 12.8 厘米。球形，全镂空，分上、下两部分。内部有两个同心机环，机环有轴承，环内有盂。熏球转动时，香盂始终保持平衡。可用于消毒被褥，故亦名"卧褥香炉"。上海中医药博物馆藏。

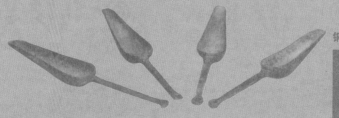

铜药匙

明代。长 15 厘米，宽 2.5 厘米。药把上刻有"天字号药匙"字样。首都博物馆藏。

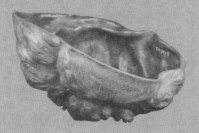

木水瓢

明代。高 16 厘米，长 36 厘米，宽 26 厘米。棕褐色，刻有陈继儒等人的题名。炼丹用具。上海中医药博物馆藏。

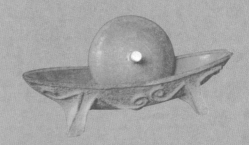

铁药碾

明代。高 14 厘米，长 78 厘米，腹径 17 厘米；碾轮直径 30 厘米。陕西中医药博物馆藏。

第十章
清朝时期

◆ 第一节 历史背景 ◆

清朝（1636—1912），是中国历史上最后一个封建王朝。这一时期，中医的发展与清王朝的更替及伴随着王朝更替所发生的政治、经济、社会背景等的转变有着密切的关系。

经济方面，清朝采取开垦荒地、移民边区及推广新作物等方法，农业经济水平明显提高。与此同时，手工业方面，改工匠的徭役制为代税役制，产业及商业也随之兴起。文化艺术方面，这一时期，如诗词、书画、戏曲等，也取得瞩目成就。清代是中国古代小说创作的成熟期和黄金期，小说的艺术性和思想性都达到很高的水平。许多中医药内容也在诗、词、小说中有所体现，展现出中医药文化旺盛的生命力。

政治方面，清朝对汉人采取严格的文化镇压政策，导致众多学者投身于无关政治的考据学，出现了著名的乾嘉考据学派。有关中医药文献的注释、考订、整理、辑复工作在这一时期也达到了高潮，使古人留下的珍贵中医文献资料得以完善并焕发出新的生机和活力。

19世纪末，清政府日益衰落，逐渐成为西方资本主义国家的侵略对象。在宗教组织的支持下，教士及西方医士们在中国开办了许多西医学校，一批有关西方医学的释本也相继面世。西方医学在中国开始日益广泛深入地传播，由沿海到内陆，由设立诊所到建医院，由办学校到吸收留学生，由翻译医书到成立学术团体，近百年间，形成了中医与西医并存的局面。

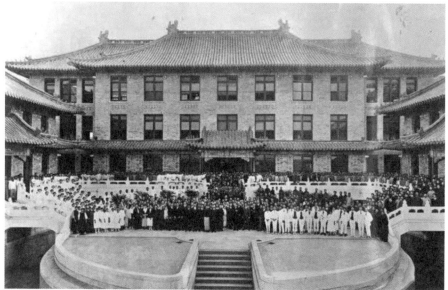

1921年9月，协和医学院建成，这是在协和西门拍摄的开院大合影

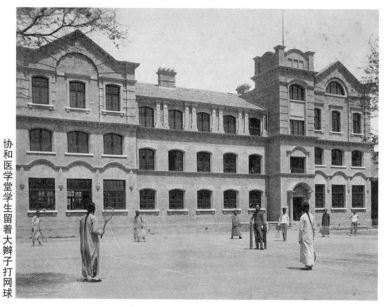

协和医学堂学生留着大辫子打网球

由于种种复杂的原因，当时医学界出现了几种不同的态度和主张：一些人对传统中医一概加以鄙视，认为不科学，极力主张取缔；一些人拒绝接受新事物，认为西方医学全部不适合中国人；一些受过西方思想教育的人，认识到中西医各有所长，迫切探索中国医学发展之路，试图把中医、西医学术加以汇通。传统中医药学在这样巨大的争议和挑战中顽强发展，使得传承几千年的中医药得以保留，也为现代中医学的出现奠定了坚实的基础。

◆ 第二节 宫廷医药 ◆

清代是宫廷医疗系统最为完善的时代，这一时代又可以分为两个阶段：第一个阶段从清廷入关到乾隆末年（1644—1795），是清代宫廷医学由建立到全盛阶段。这一阶段国家先后建立了太医院、御药房等医药机构，制定完善的医官升迁制度、医学教育与考核方法，使宫廷医学迅速发展。第二阶段从嘉庆元年至辛亥革命（1796—1911），是清代宫廷医学走下坡路的时期。这一时期宫廷医学明显缺乏理论建树，再加上帝国主义入侵，清王朝腐败，宫廷医学财政大为缩减，最终随着清王朝的倒台而画上句号。

一、医事制度

（一）太医院

太医院是主管全国医疗的国家机关，并不是专为清宫而设，署衙也不在宫内，但它的确在宫廷医事活动中扮演着极其重要的角色，其首要任务就是为宫廷服务，保证帝后身体健康。尽管名为"医院"，但实际上并无外来病人就诊，其职能更多的是作为宫廷医生的行政管理机构。太医院是清代宫廷医学的核心机构，是太医们候旨待招、讨论医学、传授医学知识的部门。太医院负责安排医官的工作任务，并对医官及学员的医学知识和技术水平进行考核，以此作为晋升晋级的参考依据。此外，太医院还设有教习厅用于医学教学，因此也具备医学教育机构的属性。太医院对于宫廷医学的传承和发展扮演着重要的角色。

太医院御医在从事医疗活动中，皆建有详细的病历，即所谓"医案"（又称"脉案"）。其中包括皇帝、皇后、妃嫔、皇子、公主、太监、宫女及王公大臣的原始诊病记录、内务府抄件、帝后用药底簿、配方秘本、御药房、御膳房和御茶房的各项记录，以及皇帝及个别皇后的起居注、皇帝有关医药的朱批、宫中敬事房的档案，等等。

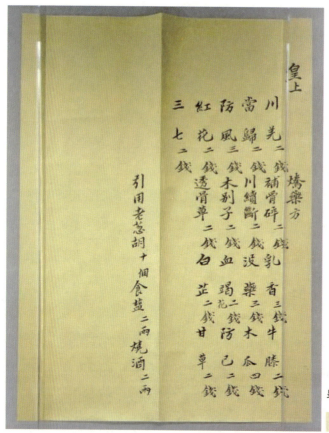

皇上药方

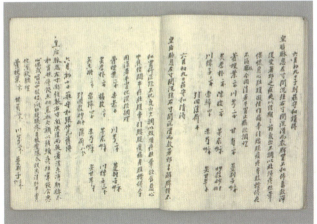

皇后进药底簿

清代。皇室的药案都各自有一张黄纸药方和一本专门记录进药的底簿。记录详细，便于日后查阅与后续医治。北京故宫博物院藏。

1. 太医院的官阶与人员设置

关于太医院的人员设置，据《清朝通志》卷28（职官六）记载："太医院院使汉人一人，左右院判汉人各一人，掌医之政令，率其属以供医事，御医十有五人，吏目三十人，医士四十人，医员三十人，以上俱汉人员额。"院使之上，尚有管院大臣，为管理太医院行政事务之官，有时为圣旨特派，有时由本院堂官升迁，一般由满族的贵族大臣担任。

太医院医官的官阶，自顺治至光绪，皆以院使为正五品，院判为正六品，御医为正八品，吏目从九品。

2. 太医院的医学分科

太医院的医学分科在《太医院志》中有详细记载："国初依明制，术分十一科，曰大方脉，曰小方脉，曰伤寒科，曰妇人科，曰疮疡科，曰针灸科，曰眼科，曰口齿科，曰咽喉科，曰正骨科，曰痘疹科。嘉庆三年（1798年），以痘疹科并入小方脉，咽喉口齿共为一科，谓之太医九科。"其中大方脉专治成人内科疾病，小方脉专治小儿疾病，其余各科与现代中医学分科类似，可以看出，此时的清代太医院的医学分科已颇为详细，发展渐至成熟。

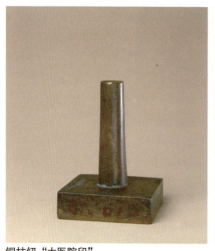
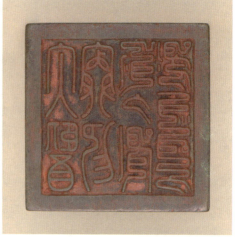

铜柱钮"太医院印"

清代。该印印面 7.7×7.8 厘米，通高 10.8 厘米。铜铸。印面有阳线宽边框，铸满汉两种文字。印钮呈长柱体，下粗上略细。北京故宫博物院藏。

在此之后，随着清王朝政治衰微，经济拮据，宫廷医学也逐渐衰落，太医院医学分科几度缩减："嘉庆六年（1801 年）奉旨以正骨科划归上驷院，蒙古医生长兼充。道光二年（1822 年）奉旨：针灸一法，由来已久。然以针刺火灸，究非奉君之所宜，太医院针灸一科，著永远停止。"正骨科和针灸科被移除，反映了清代宫廷医学已由盛转衰。至同治五年（1866 年），太医院医学分科已只有五科："即大方脉、小方脉、外科、眼科、口齿是也。盖伤寒科、妇人科并入大方脉，外科即旧之疮疡耳。"清代宫廷医学至此逐渐没落。

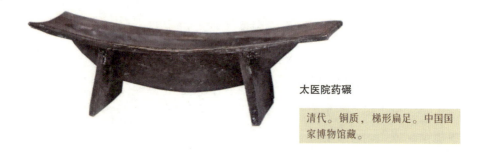

太医院药碾

清代。铜质，梯形扁足。中国国家博物馆藏。

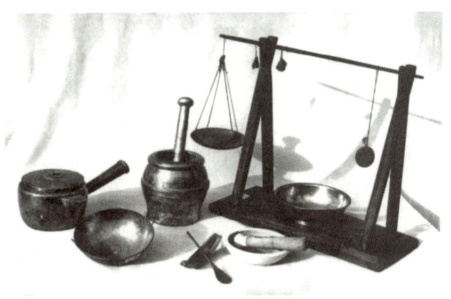

太医院药具

（二）御药房与生药库

中药历来是医生治病的主要手段。由于封建礼教和宫廷内严格的等级观念，医生不能用推拿按摩、刺络拔罐等非药物疗法为皇帝及其眷属治病，因此中药的使用变得尤为重要。清道光二年（1822年），朝廷明令禁用针灸，中药几乎成为太医治病的不二手段。中药的用量大、品种多，而且需要加工炮制和煎熬，为此，清代宫廷内特设御药房和生药库以解决这一问题。

御药房，又称内药房，于顺治十年（1653年）设立，主要负责供应宫内所需药物的炮制及各型成药的加工制备。御医为皇帝及其亲眷诊视开具处方后由御药房取药和熬制。内直供奉的太医遇有夜间当直也会在御药房值宿。御药房由总管首领内监管理。康熙三十年（1691年），裁撤总管首领内监，改为内管领一人，副内管二人兼管。

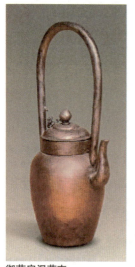

御药房温药壶

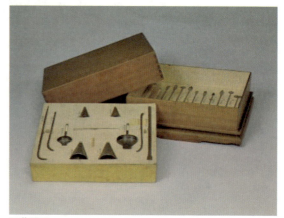

制药器具

清代。银质。腹径 9 厘米，
口径 5.5 厘米，高 26 厘米。
壶腹外壁刻有"御药房"字样。
北京故宫博物院藏。

清代。北京故宫博物院藏。

太医院署衙之内尚有生药库一座，为收贮每年各直省解纳至京的道地药材的仓库。该药库由礼部所管，凡有出入，均须申明礼部。即使是御药房取用药材，亦须开列清单，申明礼部，照单开库领取。遇有不足用时，由太医院给价采买，年终由各省药材折色报销。交进的生药材由御药房专门负责切造的医生炮制。太医院于吏目中选派 2 员为生药库库使，职司中药材的采买与典守工作。

二、医学教育

清代宫廷医学历 200 余年而不衰，医学教育在其中起到培养后备人才的巨大作用。御医中之著名者虽也有全国征召而来之人，但多数是太医院自己培养出来的。太医院内设教习厅，是太医院的医学教育机构，为传授医学知识、诵读医学典籍之所。教习厅的教师由御医吏目中挑选品学兼优者 2 人担任，负责专门给医学生授课，并批阅尚未授职医士每月交来的功课。

1. 教习厅的教学内容

在《医宗金鉴》问世之前，教习厅授课主要以《黄帝内经》《难经》《脉经》《神农本草经》《伤寒杂病论》《金匮要略》及临症各科的重要方书为主。至 1739 年，乾隆皇帝诏令太医院右院判吴谦主持编纂《医宗金鉴》。吴谦奉旨后，下令征集全国的各种新旧医书，并挑选了精通医学兼通文理的 70 多位官员共同编修，历时三年的时间，终于编辑完成。全书采集了上自春秋战国，下至明清时期历代医书的精华。图、说、方、论俱备，并附有歌诀，便于记诵，尤其切合临床实用，流传极为广泛。至此，教习厅的教学内容多以《医宗金鉴》为主要参考书目。可以看出，太医院的教学是重视经典著作的学习的，所培养出来的各级医官皆具有很扎实的中医理论基础，这是宫廷医生能够取得满意疗效的根本原因。

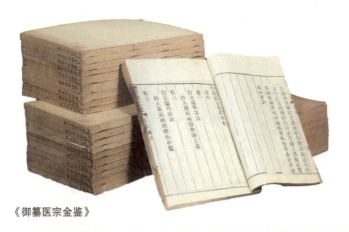

《御纂医宗金鉴》

清光绪九年（1883 年）扫叶山房刻本。宽 22.5 厘米，高 33.5 厘米（合页。上海中医药博物馆藏。

2. 教习厅的考试制度

太医院的考试制度分为对肄业生的考试和对吏目及以下医官的考试两种。对在教习厅学习的生员，每年分四季考试，由太医院堂官主持，所得成绩申报礼部注册登记；每3年由礼部堂官来院主持，取中者名医士，不取者照常学习，以待再考。另一种考试在逢寅、逢申之年，由本院院使、院判会同礼部堂官主持，除御医可以免试外，吏目及以下及各肄业生员一律参加，名曰"会考"。会考每6年1次，考卷、阅卷均由收掌官批阅，教习评定等第，由本院堂官封送礼部复勘，并行文吏部注册备案。凡有应升、遇缺拟补之时，由吏部查核会考成绩及有无处分事故等项奏咨补用，因此，太医院会考成绩是医官升迁的重要凭据。

三、天花防治

清代宫廷医药在救灾防疫上最具有代表性的成就是对于天花的防治。天花是一种烈性传染病，又名痘疹、痘疮、天行痘等，传染性极强，病死率也很高。清代是天花最为肆虐的时期，对天花的防治也成为清代疾病医疗史中的重要问题，受到清廷高度重视。宫廷作为统治阶层的生活区域，其防痘治痘活动也代表了当时疫病防治的最先进水平。

1. 避痘

为了防范天花，清政府设立了专门负责巡查出痘者的官员——查痘章京。清代史料《癸巳存稿》记载，查痘章京专职负责八旗及京城居民天花病的检查，凡是发现得天花的病人，一律令其迁移至单独的场所；同时对皇室宗亲的居所采取隔离性保护措施，在其住宅的一定范围内不允许天花病人进入；另外，对蒙古王公等进京进行严格管理，只有出过痘的官员才能进京。

除此之外，宫廷还指定或修建了多处"避痘处"，最著名的当属承德避暑山庄。热河地区是连接京城与蒙古高原的咽喉之地，与蒙、回、藏、维等少数民族联系紧密。此处地广人稀，自然气候条件十分适宜避暑休憩，也有利于隔离天花病毒，因此康熙帝决定在此建造行宫，即后来的避暑山庄。每年5月至10月，皇帝移居避暑山庄，在这里生活办公，同时接见无法进京的未出过痘的少数民族上层贵族，开展政治活动。

2. 种痘

随着医学的进步和发展，清廷对天花的防治措施也日趋丰富和完善。从早期相对被动的避痘隔离，逐渐发展为被动避痘与主动种痘、治痘结合互补的方式。康熙年间，北方持续性的天花病已经开始减弱，南方的种痘方法也传到北方。人痘接种法是取天花患者痘痂制浆接种于健康儿童，使之产生免疫力，以预防天花的方法。其方法分为四种：即痘浆法、旱苗法、水苗法、痘衣法。前三者都是接种于鼻孔，故又叫作鼻苗法。人痘接种法是人类免疫学的先驱，1721年传到英国，直到1796年英国人发明牛痘接种法后，才逐渐被代替。

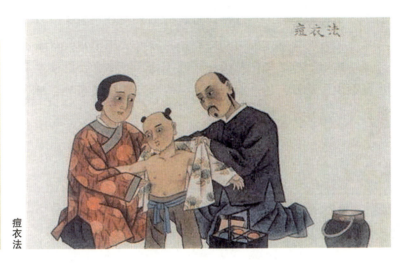

人痘接种法之一。取天花患儿贴身内衣，给健康未出痘的小儿穿着二三天，以达种痘之目的。

痘衣法

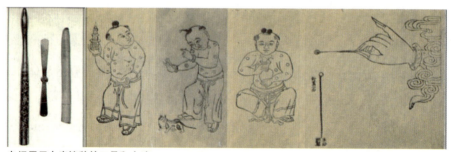
专门用于人痘接种的工具和方法

具体操作：从天花患者的疮疡处刮取样体，并将其注入健康人的手臂，是人痘接种法之一。

康熙十七年（1678 年）十一月，5 岁的皇太子胤礽感染天花，被擅长种痘治痘的武昌府通判傅为格治愈。经由此事，康熙帝了解到小儿种痘便可预防天花，之后便将傅为格调入京，为宫中尚未感染天花的皇子公主种痘。此后太医院设立痘疹科，专门负责为皇室子女种痘治痘，也为京城官员、旗人子女、边区蒙古子女种痘。而皇室子女种痘也成为每年例行之事，祭痘神药神、赏赐痘医等事宜皆由内务府及下属掌仪司专门办理。

3. 治痘

对于天花的治疗，清代宫廷积累了不少医案，详细记载了天花的整个诊疗过程。有顺利出痘而愈的，有出痘后经历险症最终痊愈的，亦有痘毒内陷终至不救的。总结而言，初见天花之象时，清宫御医一般使用透喜汤之类的汤剂帮助患儿出痘，之后再使用助浆汤等使痘疹行浆饱满直至结痂。若痘疹隐伏难出，则改用托毒、清毒、助浆之类的汤剂，有效者则痘疹透发，逐渐病愈；若病势凶险，用药效果不佳，则易成痘毒内陷之证，最终危及生命。

◆ 第三节　医学人物 ◆

清朝时期医林人物众多。本节将选取几位医学大家，从他们的医学贡献和个人成长经历方面进行论述。

一、喻昌

喻昌（1585—1664），字嘉言，号西昌老人，江西新建（今江西南昌）人。喻昌少年读书，以治举子业。明代崇祯年间，以选送贡生进京。后值清兵入关，于是转而隐于禅，后又出禅攻医。往来于南昌、靖安等地。清代初期（1644—1661年间），喻昌移居江苏常熟，医名卓著，冠绝一时，成为明末清初著名医家，与张璐、吴谦齐名，号称"清初三大家"，后人誉其"一生自儒而之禅，自禅而之医"。

喻昌经常来往于南昌、新建、靖安之间为广大农民治病，所到之处，皆以善医闻名。据《靖安县志》记载："嘉言居靖安最久，治疗多奇中，户外之履常满焉。"他治病不分贫富，审证用药反复推论，德高而术精，深为同道所敬仰。清顺治年间，朝廷曾下诏征聘他为官，但此时喻昌早已绝意于仕途，力辞不就。他广收门徒，著书立说，先后撰写了《寓意草》《尚论篇》和《医门法律》等医书。

《医门法律》是喻昌所著的一部综合性医书。本书结合临床病证，正面阐述辨证论治的法则，谓之"法"；同时指出一般医生在临床辨证治疗上容易发生的错误，指示禁例，谓之"律"。书中以"法"和"律"的形式确立行医时的规范，故书名为《医门法律》。

受中国传统文化的影响，喻昌认为"医，仁术也，仁人君子，必笃于情"，以"爱人利物"之心行医则"自无不到之处"。他是首位提出"医者笃于情"观点的医家，认为行医时要对患者怀有深厚的感情和同情心，特别强调"视人尤己""作风正派"，这与他的"入禅"经历有关。

喻昌平素精于棋术，1664年，80岁高龄的喻昌与围棋国手李兆远对弈，局终收子时，溘然长逝。医家曹必聘与众医迎其枢至南昌百福寺，后人在寺中为其立像祭祀。新建文人罗安曾为其像题诗曰："医国藏高手，床头寓意篇。成名宁在艺，萎蜕或疑仙。真像留荒寺，遗骸表古阡。行人识征士，瞻拜敬加虔。"

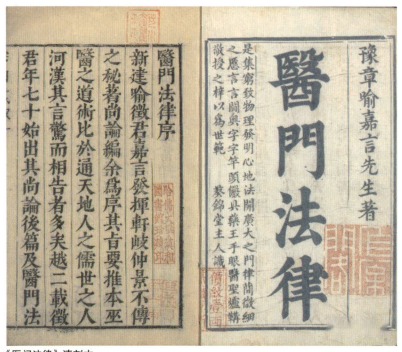

《医门法律》清刻本

二、傅山

傅山（1607—1684），名鼎臣，字青竹、青主，别字公它，号朱衣道人、石道人等，山西曲阳人。傅山是明清之际著名的道家思想家、书法家、医学家，著有《傅青主女科》《傅青主男科》《青囊秘诀》。

傅山一生命运多舛却博学多才，在诗、文、书、画诸方面皆善学妙用，造诣颇深。傅山的书法被时人尊为"清初第一写家"，其行草

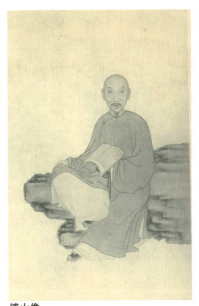

傅山像

肆意挥洒，具有任情恣性、我行我素的特征，在清初书坛独树一帜，成为明末清初浪漫书风的绝响。傅山的画渗透着自身孤傲的品格和崇高的气节，洋溢着爱国主义的气息，得到后人的高度赞赏。清代画史著作《国朝画征录》评价说："傅青主画山水，皴擦不多，丘壑磊珂，以骨胜，墨竹也有气。"傅山的诗歌注重创新，反对一味追求拟古、摹古的形式主义诗风，其诗论对明代文坛盛行的复古主义进行了批判。此外，傅山还精于音韵、训诂，著有《评注〈金刚经〉》《庄子评点》《淮南子评点》《荀子评注》等著作，有些笺注至今尚被称为睿见卓识。梁启超曾评价："史家谓：其（指傅山）学大河以北莫能及之。"

清·傅山。行草书。浙江省博物馆藏。

《与眉道人论文杂条》

明亡后，傅山交游天下，虽以行医卖药为生，但他深入钻研医学，以独到的医术和高尚的医德闻名三晋地区。清代刘绍攽撰《傅青主先生传》时指出，傅山"用药不依方书，多意为之。每以一二味取验。有苦劳瘵者，教之运气，不三月而可。年八十余卒，无能传其术，至今晋人称先生，皆曰'仙医'"。

傅山内外妇儿诸科皆擅，其中尤以女科见长。后人认为，傅山精于女科的一个重要原因是怀念他的妻子。戴廷栻在《石道人别传》中说傅山"自谓闻道，而苦于情重"。傅山的妻子叫张静君，出身于书香官宦人家，识文达理，为人贤淑。傅山的诗作中记载了他们之间深厚的感情。然而，傅山26岁时，与妻子一同上山春游，其妻失足跌伤，渐而吐血，后下身血崩不止而亡。妻子的离世给傅山留下了很深的创伤，他终身没有再娶，与独子傅眉相依为命。傅山深研妇科，就是为了弥补无法挽救妻子病痛的遗憾。

三、张璐

张璐（1617—1699），字路玉，晚号石顽老人，江南长洲（今江苏苏州）人，"清初医学三大家"之一，著有《张氏医通》《本经逢原》等，归纳出"医门十戒"，被誉为吴中"国手"。

张璐出生在官宦之家，少年时所学博贯儒业，诗文颇具晚唐风范。受"医儒同道""医儒一事"观念的影响，张璐学习儒学的同时还兼习医业。原本习医为闲暇爱好，入仕才是张璐的人生目标。然而生不逢时，明末国势衰落，张璐走仕途的愿望落空，于是隐居在洞庭山中，苦读医书，精研医道，同时以著书自娱。

清顺治十六年（1659年），张璐回到苏州继续业医。当时吴中地区医界人才济济，高手云集，张璐因其高超的医术和渊博的学识而享誉吴中，被誉为"国手"，当地许多名医慕名前去与其交流、切磋医术。

回归故里后，张璐整理其隐居15年间的医学笔记而成书，命名为《医归》，意寓隐居后重归医道。其后《医归》一书被张璐先后修改十多次，最终补充成一本贯通各家而切用于临床的医学著作。晚年，张璐又再事检点，命次子将《目科治例》加入其中，又命三子将《痘疹心传》加入。至此，张璐认为《医归》内容已补充完整，便将书名改为《医通》（又名《张氏医通》）。

《医通》全书内容以内科为主，兼及其他各科，分门列证，引历代医学文献，并结合张璐自己的临证实践经验，具有很高的实用价值，对清代的医学发展产生了重要影响。后来，日本医家加藤谦斋专门研究了《张氏医通》，并撰有《张氏医通纂要》，于1776年刻印。由此可见，张璐学术思想传播之广、影响之深。

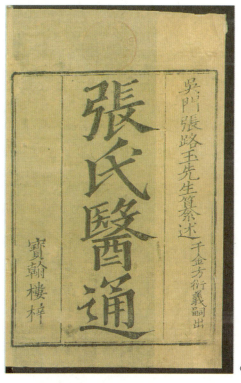

《张氏医通》清刻本

四、程钟龄

程钟龄（1662—1735），清代名医，亦名国彭，号衡阳子，安徽歙县人。幼年多病，乃立志学医，潜心研究各家医著，博采众长，乃精岐黄，医名大噪于康熙、雍正年间。晚年至天都普陀寺修行，法号普明子。

程氏家境贫穷，少年时期又多病，常卧床不起。吃尽了无钱无医无药的苦头，于是立誓习医。他十分爱读医学典籍，年久学深，医术高明，求医者甚众，跟随他问学者日增。他行医"一日所获之钱，多合膏散，任人取携"，这种不求名利、乐施于人的德行，使他受到人们的普遍尊敬。

程氏治学推崇仲景为制方之祖，主张学贵沉潜，务求对医理有所悟，历 30 年，作《医学心悟》5 卷（1732 年）。书中详论内科杂病，兼及妇、儿、五官病证；将伤寒诸证概括为表、里、寒、热、虚、实、阴、阳八纲，及汗、吐、下、和、温、清、补、消八法，为后世医家广泛采用，被誉为初涉医者必读之书。

程氏对医学精益求精，乐善好施、重视医德的态度也应为今所效法。其强调指出，作为高明的医生，必须博采各家之长，"知其浅而不知其深，犹未知也；知其偏而不知其全，犹未知也"。医者"性命攸关。其操术不可不工，其处心不可不慈，其读书明理，不至于豁然大悟不止也"。因此，他以"心悟"作书名，要求门人"读是书，而更加博览群言，沉思力索，以造诣精微之域，则心如明镜，笔发春花，于以拯救苍生，而药无虚发，方必有功"。

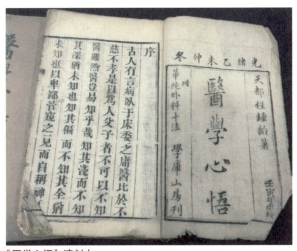

《医学心悟》清刻本

五、叶桂

叶桂（1667—1745），字天士，号香岩，晚年又号上津老人，祖籍安徽歙县，行医于江苏苏州。叶氏不但精于内科，对幼科、妇科、外科等也多有建树。叶桂极受当时及后人的推崇，其学说也广为流传。石韫玉在《叶氏医案存真·序》中说："至今谈方术者，必举其（天士）姓字，以为仲景、元化一流人也。"《清史稿》称谓："大江南北，言医者，辄以桂为宗，百余年来，私淑者众。"

叶桂从小熟读《黄帝内经》《黄帝八十一难经》等古籍，对历代名家之书也旁搜博采。不仅孜孜不倦，而且谦逊

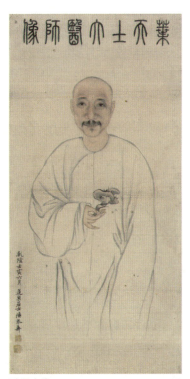

叶天士像

向贤；不仅博览群书，而且虚怀若谷、善学他人长处。叶桂信守"三人行必有我师"的古训，只要比自己高明的医生，他都愿意行弟子礼拜之为师；一听到某位医生有专长，就欣然而往，必待学成后始归。从12岁到18岁，他先后拜过师的名医就有17人，其中包括周扬俊、王子接等著名医家，无怪后人称其"师门深广"。除此以外，《客窗闲话续集》记载叶桂跟随金山寺老僧学医，野史传说其曾随山东刘姓名医学习针刺之术等。

明末清初，江浙地带温病流行，叶桂在温病的医疗实践和理论上不断创新，在理、法、方、药方面形成新的理论体系。由于平时忙于医务，叶桂无暇著书立说。晚年时，他在诊疗之余带领门生泛舟太湖，讲授自己毕生在温病诊治中的医疗经验和心得体会。

叶桂的学生顾景文将叶桂口述的内容记录整理成《温热论》。学生华岫云将叶桂的病案整理成《临证指南医案》。《温热论》和《临证指南医案》系统记载了叶桂在温病学方面的成就，为温病学说体系的建立奠定了基础。

纵观叶桂的一生，无论是从他的医学理论，还是他的治学态度都是值得我们学习的。尤其是他的治学态度，以及他那种敏而好学、更名换姓求师学艺的精神永远值得我们每个人学习。

六、薛雪

薛雪（1681—1770），字生白，号一瓢，又号槐云道人、磨剑道人、牧牛老朽，清代吴县（今江苏苏州）人，著名医学家、书法家。薛雪出身于书香世家，曾祖薛虞卿是明代著名画家。薛雪少年学诗于吴江著名诗人叶燮，精于诗文。现有多种诗著传世，如《一瓢斋诗存》《一瓢诗话》等。后来因为母亲生病，他开始由儒转医，研习《黄帝内经》，学习医理。

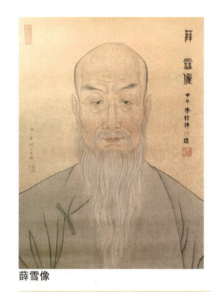

薛雪像

选自《中华民族名医像》。李经纬题款。

薛雪得到当时名医王子接、周扬俊等的指点，在医学方面逐渐成熟，尤其擅长湿热病的治疗，著有《湿热条辨》，系统阐述了湿热病的病因病机及辨证施治，极大地丰富了温病学的内容。该书一卷，专论湿热时病，设46条，其中明确冠以"湿热证"的有37条，每条之下都附有薛氏注解，乃是他的临证心得记录，凝聚了他多年的心血。薛雪由此成为温病学派代表人物之一。

薛雪不仅医术高明，还兼工书法，善画兰竹，志趣高雅，多结交名士，与清代著名文学家袁枚交往甚密，两人虽相差35岁，却是忘年之交。二人相识源于袁枚染病后慕名前往薛府求医，薛雪热情接待了袁枚，二人相谈甚欢。袁枚遵医嘱安下心来调养，很快便痊愈了。时隔数年袁枚再次病发，薛雪听闻后不顾已逾七旬之躯，立即乘船前往诊疗，再次药到病除。袁枚赋诗曰："先生七十颜沃若，日剪青松调白鹤，开口便成天上书，下手不用人间药。"薛雪回复："吾之医与君之诗，共以神行，人居室中，我来天外。"薛雪游洞庭东山，与后学名医徐灵胎相遇，赠诗《东山逢徐灵胎》："相值东峰下，相看鬓欲霜。年华共流转，意气独飞扬。四座惊瞻顾，连城且蕴藏。如余空说剑，无路扫欃枪。"

薛雪于诗论也颇有创见，他认为写诗的人才情各有不同，有的偏传统，有的偏变通，有的传统与变通各半，只要合乎基本法则，尽可以畅抒己见，自成一家。徐世昌说薛雪："诗名为医所掩"，可见世人认为薛雪医术高超，其实诗词方面的修养也不逊色。

七、徐大椿

徐大椿（1693—1771），又名大业，字灵胎，江苏吴江人，因晚年隐居于洄溪，自号洄溪老人，清朝著名医学家。

徐大椿 30 岁时，其三弟患痞病，父亲虽遍请名医诊治，仍回天乏术。随后其四弟、五弟、二弟又相继不治而亡，令父亲悲伤得病，终年医药不绝。这给徐大椿带来了巨大的打击。他在深感医学重要的同时，更对当时庸医误人的社会现况悲愤不已，于是决定改习医学。

徐大椿取来家中所藏的数十种医书，上溯《灵枢》《素问》《黄帝八十一难经》《神农本草经》《伤寒杂病论》等经典著作，下及唐宋等诸家典籍，朝夕披览，反复揣摩，日久广通其义。

徐大椿学有所成后，开始临证，不仅把书本知识与临床实践联系起来，积累了丰富的医学实践经验，还将前人的经验加以整理提高，写出了十余部很有价值的医学著作。他的《难经经释》《医学源流论》《神农本草经百种录》《医贯砭》《兰台轨范》《伤寒论类方》等医籍，均被后世奉为圭臬。

徐大椿在行医过程中，不仅对自己高度要求，更对当时医界的诸

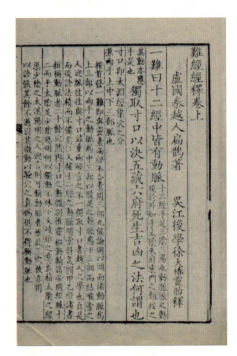

《难经经释》 清刻本

徐氏注释《难经》以《黄帝内经》理论为本，阐发《难经》义理及其学术渊源，颇有参考价值。但作者提出《难经》之必不可违乎《内经》的观点未免失之偏激。

多陋习提出了尖锐的批判。例如，明清之际温补之风流行，许多庸医不论何病均用温补之方，导致了严重后果。徐大椿告诫医者应怀有救人、爱人之心，不要滥用名贵补药以求谋利；他呼吁"大凡人非老死即病死，其无病而虚死者，千不得一"，教导病家在求医过程中，除了谨慎择医、信任良医之外，又应当在一定程度上知医，避免被愚医蒙骗。久而久之，徐大椿凭借扎实的医学功底、丰富的临床经验、实事求是的严谨态度，最终成为名医中为数不多的中医批评家之一。

晚年时，徐大椿曾两次奉召入京，获清高宗夸奖："学问即优，人又诚实。"清高宗多次在紫禁城、圆明园接见他，想让他长留北京。但徐大椿不愿意受到京城的诸多束缚，辞病归乡。自他从京城回来，名闻天下，但他丝毫没有骄傲之心，一心钻研医学，治病救人，著书立说。

八、黄玉璐

黄玉璐（1705—1758），字元御，山东昌邑人，清乾隆朝御医、医学家，明代名臣黄福十一世孙，齐鲁医派清代儒医的代表人物。乾隆皇帝亲书御匾"妙悟岐黄"褒奖其学识，御赐"仁道药济"赞誉其医术。他继承和发展了博大精深的中医药理论，对后世医家影响深远，著有《四圣心源》《伤寒悬解》《金匮悬解》等 11 部医学著作。

黄玉璐出生于世代簪缨的书香门第之家。至 30 岁，黄玉璐突患眼疾，左眼红涩，白睛布满血丝，因庸医误治，导致左目完全失明，断送入朝做官的梦想。在心灰意冷之时，当地名医、好友刘太吉劝他学医，于是立志"生不为名相济世，亦当为名医济人"，从此走上了弃儒从医的道路。

儒学出身的黄玉璐从小饱读诗书、遍览经典，被庸医害目后深感医学的重要，他凭借深厚的文化功底和过人的天赋，苦读历代中医典籍，奋斗数年后医术精进、医名大盛，时人将他与诸城名医臧枚吉并称"南臧北黄"。

乾隆十五年（1750年），乾隆皇帝病重，太医院与京城名医多方调治无效。当时宫中有一乡人，深知黄玉璐医术高超，便向朝廷推荐。黄玉璐入宫后，乾隆欲试其医术高低，故令宫女卧帐内让其诊脉。黄玉璐道："龙体凤脉，无药可医，恐不久于人世。"乾隆闻言心悦诚服。御诊后乾隆帝问："朕得何病，应用何方治疗？"黄玉璐道："万岁小恙，乃七分药毒三分病，须先进两帖去药毒，继服一帖治所病。"按方服用后病豁然而愈，乾隆帝大喜赐以重金，黄玉璐不受，说："吾非为官为钱，愿为社稷治病救人。"皇帝便命他入太医院为御医，并赐其楸木棋盘、玉石棋子，常与对弈，赐号"玉楸子"。

儒家"太上立德，其次立功，其次立言"的三不朽思想对黄玉璐学术思想的形成有着深刻影响。黄玉璐深厚的儒学底蕴和自幼立志建功报国的追求，成就了他非凡的医学贡献。晚年他结合临床经验和医学经典，耕书立著，写下了两百多万字的医学著作，其著作文笔优美、对仗工整、思路清晰、见解独到，堪称旷世难得的医学艺术瑰宝。

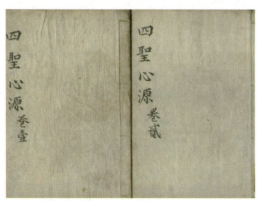

《四圣心源》清刻本

《四圣心源》阐发《黄帝内经》《黄帝八十一难经》《伤寒杂病论》《金匮要略》诸书蕴义，是一部包括中医基本理论和部分临床医学的综合性著作。黄玉璐曾说："医有黄帝、岐伯、越人、仲景，四圣之事，争光日月，人亡代革，薪火无传。玉楸子悯后世者之不达其意，既解《伤寒》《金匮》，乃于己巳二月作《四圣心源》。"可见其医学思想源自"四圣"。

九、陈念祖

陈念祖（1753—1823），字修园，号慎修，福建长乐溪湄村人，清代著名中医理论家、临床家、医学教育家。他的一生亦官亦医，半治举子业，半事刀圭家。

陈念祖幼年丧父，祖父陈居廊怜其孤苦，将他带在身边亲自抚养。陈居廊在当地颇负名望，不仅博学多才，还精通医术。他指导陈念祖诵读医书，进行医学启蒙。陈念祖勤奋好学，遍读医书。其著作几乎引用了历代名医的言论，足见其所读医书范围之广。

1787 年，陈念祖肄业于福州鳌峰书院。1792 年，在福建乡试中举后，他北上入京，恰逢刑部郎中伊云林患

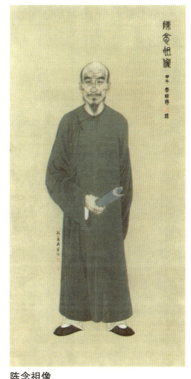

陈念祖像

选自《中华民族名医像》。李经纬题款。

中风症，不省人事十余日，遍请名医不治。陈念祖诊后仅用两剂药便使其苏醒，从此名震京师。

陈念祖毕生致力于《伤寒杂病论》《金匮要略》的研究，从原文入手，参以《黄帝内经》《难经》，条分缕析，撰《伤寒论浅注》《金匮要略浅注》。这两本书言辞简练，深入浅出，说理透彻，其中不乏精辟论述和独到见解，是后世学习《伤寒杂病论》最著名的通俗注释本之一。

"学医之始，未定先授何书，如大海茫茫，错认半字罗经，便入牛鬼蛇神之域"，这是陈修园一生致力于医学知识普及的重要原因。他认为，

学医之始，入门正则源头正宗，入门错则始终皆错。为此，他以《黄帝内经》《神农本草经》为基础，以《伤寒论》《金匮要略》为中心，结合自己的临床经验，用通俗浅显的文句，以歌赋体编成《医学三字经》《医学实在易》《时方歌括》《医学从众录》等书籍。这些著作简便实用，便于习诵，为后学打开了医学启蒙的大门。

陈念祖晚年告老还乡后，在福建长乐嵩山"井上草堂"讲学，广收弟子，传授医学。作为陈念祖的外甥，清末名将林则徐曾提出"近世业医者，无能出其右也"，认为他是当时最杰出的医学家。

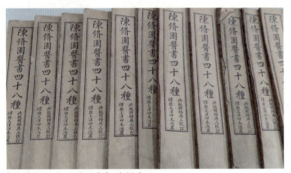

《陈修园四十八种医书》清刻本

该书是清代陈念祖等撰的一本综合性著作，刊于清光绪三十一年（1905年）。

十、吴瑭

吴瑭（1758–1836），字鞠通，江苏淮安府山阳县（今江苏淮安）人，清代著名温病学家，代表作《温病条辨》。

吴瑭出生在一个清贫的知识分子家庭，19岁时，生病一年多的父亲撒手人寰。父亲的离世令本为孝子的吴瑭愧恨不已、哀痛难平，觉得不学医则无颜立足于天地之间。于是他毅然放弃了科考之路，购买医书，伏案苦读。

三年之后，他到京城游历，机缘巧合，得到了参与检校《四库全书》的宝贵机会。靠着这份工作，他有机会看到宋元以来的大量医书。经年累月的研习使他对医学各科有了广泛涉猎和深入认知。偶然间，他读到明代医家吴有性所著的《温疫论》，顿觉不凡，认为该书所论宏阔，发前人所未发。可是，他仔细考察书中所提到的各种疾病的治法后，又觉得这部书的内容略显凌乱，驳杂不精，这成为他后来撰写医书的契机之一。

1793 年，京城突发温疫。大难之际，很多朋友知道吴瑭对医学很有研究，纷纷劝他出手给百姓治病。很多患者的病情已十分严重，他抱着尽力一试的心态，没想到治好了数十人之多。但那些没能得到吴瑭救治的人就没这么幸运了，一时之间死于庸医之手不可胜数。刻苦钻研医道多年，有了成功临床经验的吴瑭，无法再对庸医当道、生民不得救治的惨况视若无睹，于是下定决心撰写医著。他首先采辑历代先贤名医的著述，去粗存精，历时六年，方才审慎地写下自己反复思考及验证的内容，整合而成《温病条辨》一书。

《温病条辨》一问世就受到医家的广泛关注，后来翻刻重印达数十次之多，王士雄等温病大家纷纷出了评注本。直至今日，《温病学》教材也很重视该书的理论，选取了诸多内容。《温病条辨》的可贵之处在于建立了完整而系统的温病学理论体系，尤其是创造性地提出温病的三焦辨证纲领，补充和完善了叶桂卫气营血辨证的不足，这两种辨证纲领相得益彰，使温病学的辨证论治体系更加完备。

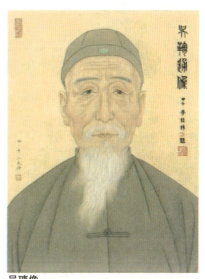

吴瑭像

选自《中华民族名医像》。李经纬题款。

吴瑭怀救世之心，嗜学不厌，体天格物，博采众家之长，不拘常法，勇于创新，最终撰成《温病条辨》一书，拨开了温病的迷雾，使中医学中外感病的辨证体系更加完整，让医学界为之豁然开朗。该书是温病研究的典范，也是他一生对中医学最重要的贡献。

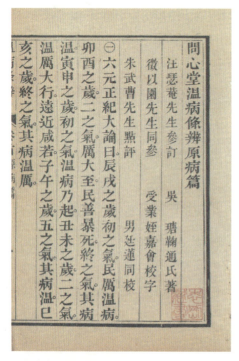

《温病条辨》 清刻本

十一、王清任

王清任（1768—1831），字勋臣，直隶（今河北省）人。他出身于书香门第，有着良好的文化素养，并且自幼习武，是武庠生。王清任青年时考取武秀才，后升千总衔（武略骑尉）。他为人磊落耿直，常替人不平。任职千总期间，因不满玉田知县为收取百姓过桥渡船费而推行的"官桥官渡"制度，便带头为民请愿，抵制收费。最后，遭知县陷害，被迫远离故乡，常年在京津一代行医。

后来，王清任在北京开设"知一堂"，渐渐在京师小有名气，又为公卿所推许，尤其与四额驸（驸马）那引成交好，并结为异姓兄弟。道光十一年（1831年），王清任病逝于那引成府中。客死异乡，王清任毕生著述散失殆尽，只有《医林改错》一书流传了下来。

《医林改错》并不是教人治病的书，而是一本记录脏腑形态的著作。王清任认为："古人曰：'既不能为良相，愿为良医。'以良医易而良相难。余曰：'不然。治国良相，世代皆有，著书良医，无一全人。'"

王清任为什么这么说呢？原来，王清任发现经典医籍中所记载的脏腑形态存在诸多错误。他认为，如果医者连脏腑形态都没搞清楚，那诊病岂不是痴人说梦，何异于盲人夜行？

为了更清楚地观察人体脏腑结构，王清任曾去乱葬岗观察暴露在野外的尸体。他30岁时，恰逢河北滦州地区小儿痢症流行，很多病死小儿因家贫只用竹席裹埋。由于当地乡俗不深埋小儿尸体，以致多被野狗拖咬得内脏外露。王清任不嫌臭秽，每天都去观察小儿尸体的脏腑结构。后来，他在奉天和北京时，还找机会3次去刑场偷偷观察刑尸内脏。

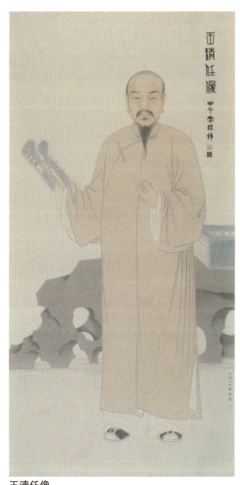

王清任像

选自《中华民族名医像》。李经纬题款。

经过长达 40 多年的观察和研究，王清任绘制成《亲见改正脏腑图》，连同相关医学论述，著成《医林改错》一书。

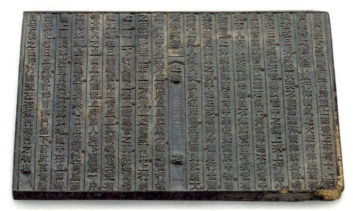

《医林改错》木雕版

清代。横 27.3 厘米，纵 16.7 厘米，厚 1.6 厘米。中国国家博物馆藏。

◆ 第四节 医学著作 ◆

一、中医类书与丛书（包括《古今图书集成》《四库全书》）

《古今图书集成》原名《文献汇编》，也叫《古今图书汇编》，是一部大型类书。此书于康熙四十年（1701 年）开始编撰，于雍正六年（1728 年）印制结束，共历时两朝 28 年。正文共 10000 卷，目录 40 卷，共分为 5020 册、520 函、42 万余筒子页、1 亿 6 千万字。从内容上划分为 6 汇编、32 典、6117 部。全书涵盖天、地、人、物、事，规模宏大，内容浩瀚无边，囊括天文地理、人伦规范、文史哲学、自然艺术、经济政治、教育科举、农桑渔牧、医药良方、百家考工等。

书中医药内容丰富，多达 520 卷，约 950 万字，征引从春秋到清朝以来重要医籍 120 余种。后来人民卫生出版社将医药内容单独抽出，汇编排印出版成《古今图书集成医部全录》，共 12 个分册，此书一经刊印便深受中医人士欢迎，先后共三次印行。该书不仅可作为中医学者的学医资料，还可作为一本临床实用书籍使用。除医部外，在《古今图书集成》其他部类当中，也有大量的中医文献资料，其中涉及药物本草、养生、生理、气功、卫生防疫、医事制度、医学历法等医药卫生各个方面。

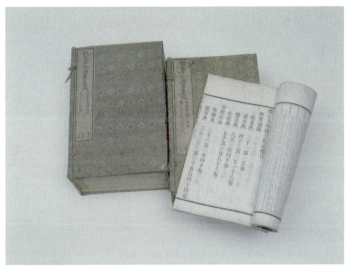

《古今图书集成》

清代类书，为古今类书之集大成者。今仅北京故宫博物院、北京图书馆等处藏存全帙。

　　《四库全书》全名为《钦定四库全书》，编修于清代乾隆时期，是一部大型丛书。《四库全书》耗时 13 年编成。分经、史、子、集四部，故名"四库"。其中共收录 3462 种图书，79338 卷，36000 余册，约 8 亿字。《四库全书》是中国古代最大的文化工程，是对中国古典文化最系统、最全面的总结，包括中国文、史、哲、理、工、农、医等几乎所有的学科。其中《四库全书·医家类》由纪昀、陆锡熊等负责编写，载录中医著名医籍97部，分为内经难经类，伤寒金匮类，针灸类，医方类，本草类，医案类，医学通论、医学全书类及其他著名医籍。内经难经类、伤寒金匮类皆独列一类，可见清朝医家对中医经典的重视。

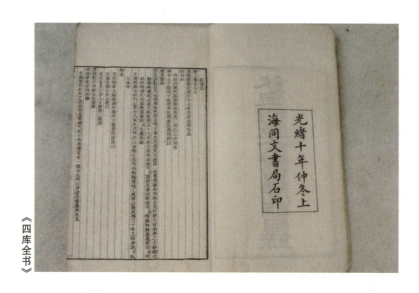

《四库全书》

《医宗金鉴》是由清朝政府组织编纂的一部大型医学丛书。乾隆皇帝下谕："尔等衙门该修医书，以正医学。"太医院右院判吴谦奉诏主持编纂此书，征集全国的各种新旧医书，并挑选了精通医学兼通文理的70多位官员共同编修，经过三年时间完成，共90卷，15个分册。全书采辑从《黄帝内经》到清代经典医书共15种，"分门聚类，删其驳杂，采其精粹，发其余蕴，补其未备"，其中包含《订正仲景全书伤寒论注》《金匮要略注》《四诊心法要诀》《运气要诀》《伤寒心法要诀》《杂病心法要诀》《妇科心法要诀》《幼科杂病心法要诀》《痘疹心法要诀》《种痘心法要旨》《外科心法要诀》《眼科心法要诀》《刺灸心法要诀》《正骨心法要旨》。《医宗金鉴》图、说、方、论俱备，论述清晰、选方平稳，适用于临床，并附有歌诀，方便学习记忆，不仅可作为医学者教材，还可用于临床从业者案头参考。

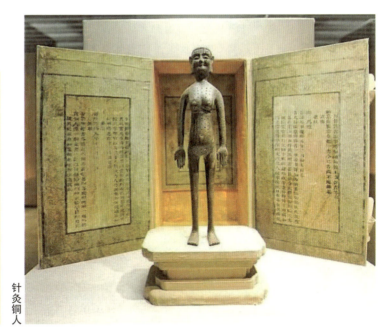

清代。乾隆年间编纂了综合医学丛书《医宗金鉴》，这座针灸铜人是乾隆皇帝对编者的赏赐。而当时的这批针灸铜人现国内仅存此一件。上海中医药博物馆藏。

针灸铜人

二、中医理论与文献著作

《伤寒来苏集》由清代医家柯琴编写。柯琴认为："胸中有万卷书，笔底无半点尘者，始可著书；胸中无半点尘，目中无半点尘者，才许作古书注疏。夫著书固难，而注疏更难。"他依据《伤寒论》原文的指导思想，按六经辨证，分立篇目，依太阳、阳明、少阳、太阴、少阴、厥阴之序分述各经之脉证。柯氏所注《伤寒论》切于临床实用，每经篇目之首，便先立总纲，务使读之便明每经之大略；再以方证分篇目，将《伤寒论》之条文，各以类从，其后又附各方证之加减变化，并予以注释。

《金匮要略心典》，为《金匮要略》注本，由清代医家尤怡（在泾）纂注。尤氏研究仲景学说多年，认为"今之称医宗者，则曰四大家。首仲景，次河间，次东垣，次丹溪"，学医不可不读仲景，他在纂注时"发挥正义，朝勤夕思，穷微极本，凡十易寒暑而后成"，故以"心典"为书名。

尤氏注文阐析仲景原文精义、蕴旨，追究仲景经方本意，对原文难以诠解之深奥词句，宁可缺略，也不强予衍释。《金匮要略心典》可称是《金匮要略》注本中较受后世推崇的一部。

三、中医养生与科普著作

（一）《达生编》与养生

　　《达生编》，又名《达生篇》，成书于清康熙五十四年（1715年），作者亟斋居士，名叶风，字维风，号亟斋，生卒年不详。《达生编》是一部具有科普性质的产科专著。从胎前、临产、产后调护等多方面进行论述，具有非常重要的学术价值。本书通俗易懂，旨在为广大妇女从生理、心理等各方面提供专业的建议，也是医生们研究产科知识的必读之书。

　　《达生编》提出："保胎以绝欲为第一义，其次亦宜节欲，盖欲寡则心清，胎气宁谧，不特胎安，且易生易育，少病而多寿。"作者认为在怀孕期间应尽量避免房事，绝欲不仅能使胎儿健康，生产顺利，对产妇以后的身体健康也有重要影响。其次，还应该"戒交媾，戒恼怒，戒安逸，戒暖热，戒猛药，戒惊骇，戒放纵，宜调理脾胃"。宜调理脾胃是指孕期饮食应做到饥饱适度，不宜过度补充营养。在怀孕期间还宜小劳。"保胎又宜少劳为妙，试看乡间农妇、仆婢下人，堕胎甚少，以劳故也。"适当的劳动锻炼可以使气血流通、筋骨坚固，还能使肌肉增加力量，在生产时更轻松。《达生篇》针对临近生产，提出临产六字真言"睡、忍痛、慢临盆"。"睡"的目的是"养神惜力为主"，若不能睡，可"扶人缓行几步，或扶桌站立片时。疼若稍缓，又上床睡，总以睡为第一妙法，但宜仰睡"。睡觉是保持体力的一种重要方法，充分的休息可养精蓄锐、更好地面对接下来的体力考验。"忍痛"主要是帮助产妇调整心态，告诉产妇"此是人生必然之理，极容易之事，不必惊慌"。当产妇知道这是一个所有母亲必经的过程时，会调整更好的状态去面对，从而做到"忍住痛，照常吃饭睡觉，疼得极熟，自然易生"。"慢临盆"是指产妇用力的时机，若用力过早，则会出现体力不支和难产的情况。"若小儿果然逼到产门，则浑身骨节疏解。"若提前保存体力，此时一鼓作气，胎儿则自然娩出。

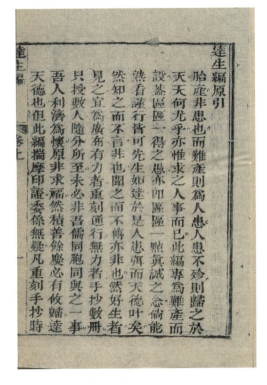

《达生编》道光六年（1826年）刊本

（二）《老老恒言》与养生

《老老恒言》，又称《养生随笔》，作者曹庭栋，一作廷栋，字楷人，号六圃，又号慈山居士，浙江嘉善魏塘镇人，清代著名养生学家、文学家，在经史、词章、考据等方面皆有所涉猎。

《老老恒言》全书共5卷，其中前2卷讲述日常居家的养生，包括安寝、晨兴、盥洗、饮食、食物、散步、昼卧、夜坐、燕居、省心、见客、出门、防疾、慎药、消遣、导引等。3、4卷列居处备用之物，包括书室、书几、坐榻、杖、衣、帽、带、袜、鞋、杂器、卧房、床、帐、枕、席、被、褥、便器等。卷5为粥谱说、择米第一、择水第二、火候第三、食候第四、上品三十六、中品二十七、下品三十七。分别从饮食起居、精神调摄、运动导引、服药卫生、预防疾病等方面进行论述。作者主张"道贵自然"的养生思想，认为养生应"法于阴阳，和于术数，食饮有节，起居有常"。曹庭栋还主张将养生寓于日常生活琐事之中，随时随地养生，并且非常重视静养和顾护脾胃的重要性，力推粥食在养生中的重要地位，列粥谱多达100方（自创14方）。文章浅近易行，切于实用，是清代重要养生专著。

四、中医本草与方剂著作

《本草纲目拾遗》，由清代本草学家赵学敏所著，于乾隆三十年（1765年）刊行，全书共10卷，共载药921种，作者称此书"专为李氏之遗而作，凡纲目已登者，或治疗有未备，根实有未详，仍为备之"。所以本书中716种药物是《本草纲目》中未收载或叙述不详的。本书在药物分类上也有所创新，书中将"人"部取消，增加了"藤""花"二部，并将"金石"部分为"金"部和"石"部。本书扩大了药物收录范围，收载了许多民间有效验的草药，如"外科圣药"千里光，舒筋活络、补血活血的鸡血藤，接骨疗伤的仙桃，还收录了50多种外来药物，如治疗咽痛喑哑的胖大海、金果榄等。本书甚至还提到一些西方药露的制作工艺、生物植物发展过程中的变化等。《本草纲目拾遗》是一部具有重要意义的药物学专著，不仅在前人研究成果上做出补充，为后人药物学学习提供更为完整的珍贵资料，还反映了成书时代的历史背景和医学思想。

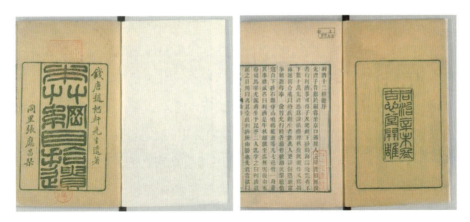

《本草纲目拾遗》同治十年（1871 年）张氏吉心堂刊本

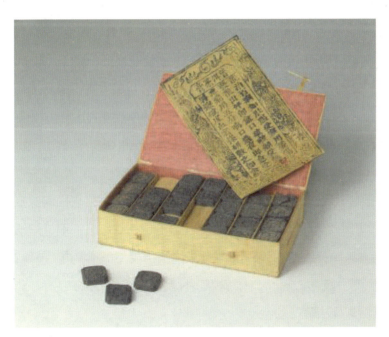

普洱茶膏

清代。普洱茶膏，盒长 17.8 厘米，宽 10.5 厘米，高 3.9 厘米。据清晚期《本草纲目拾遗》卷 6 中记载，茶膏"能治百病，如肚胀受寒用姜汤发散出汗即愈；口破喉颡受热疼痛，用五分嘬口过夜即愈；受暑擦破皮血者，擦研敷之即愈"。可见，茶膏可医一年四季诸种欠安，既可内服还可外用，方便快捷，确为疗疾养身的良药。北京故宫博物院藏。

《长沙方歌括》由陈念祖编撰完成。书中将张仲景《伤寒论》中的方剂，以韵文的方式总结整理而成，使学习者易于理解背记。本书是一本方剂启蒙读物，由陈氏原文、注释和解说三部分组成。书中涉及《伤寒论》方的主治、药物、用量及煮服法等，且对古今词义不同的字、词加以解释，又论述方剂的功用、主治及遣方用药之理。

《古今名医方论》由罗美所作，该书博采众家之长，严格、实用地选取了150余首方剂，对历代名医和名方做了精确评述，且多有发展创新的地方，详细地论述了药性、君臣佐使等配伍方法和方剂的命名之义。

《医方集解》由汪昂所著，在清代方剂学上影响颇大。该书在分类编排上并未采用过去方书中以病证分类的传统，而是根据方剂功效分门别类，归纳为补养、发表、涌吐、攻里、表里、和解、理气、理血、祛风、祛寒、清暑、利湿、润燥、泻火、除痰、消导、收涩、杀虫、明目、痈疡、经产共21门。作者在书中博采数十家之长而详细分析其方理，故将之命名为"集解"，该书非常适合临床应用，一经推出即广受欢迎。

《成方切用》由吴仪洛所作。全书收集古今成方1000多首，共13卷，基于"切于实用之方"之义为名，供临床大夫学习参考。

《串雅》是赵学敏与"走方医"赵柏云合作而成。他们发现民间医生也拥有着大量实用的医学知识，于是他们通过走访、收集、汇编，广泛收集民间"走方医（铃医）"的医术经验，最终编撰成《串雅》内、外编，书中记载了内、外、妇、儿及牙病、眼病等多种疾病的治疗方剂，具有"药物不取贵、下咽即能去病"的特点。

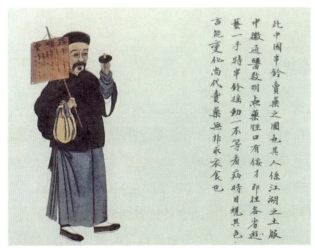

此中國串鈴賣藥之圖也其人係江湖之士服
中徽通醫敎明點藥性口有諱方即往各省遊
藝一手持串鈴搖動一不等者病時日視其色
吉凶變化尚代賣藥無非求衣食也

串铃卖药图

此图描绘民间医生走街串巷卖药治病的形象。医者身背药箱，肩搭褡裢，右手举一幌子，左手摇铃。摇铃时以食指、中指、无名指伸入铁铃中间的大孔内，用大拇指轻轻一托，手臂弯曲开始摇动，随走随摇。人们闻声就医买药。中国医史博物馆藏。

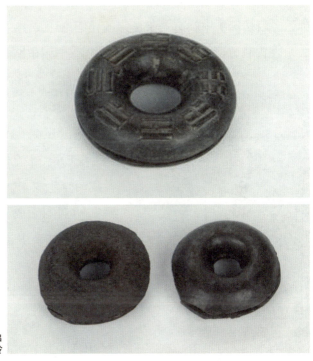

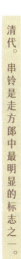

清代。串铃是走方郎中最明显的标志之一。

串铃

五、中医临床各科著作

清朝临床中医在四诊上也有所进步，相关学术专著和理论非常多。张登所写《伤寒舌鉴》有 120 图，在舌诊方面留下重要参考文献；傅松元著《舌苔统志》，将舌诊更好地应用于辨杂病，且首次将淡白舌与淡红舌进行区分，属于傅氏首创；梁玉瑜编写《舌鉴辨正》，载图 149 幅，是对王文选的《舌鉴》进行辨证并加入杂病察舌辨证后写成的书。此外，温病学派叶桂首创验齿，齿为骨之余，龈为胃之络，验齿可以观察津液的盛衰，判断疾病的预后。在脉诊方面，清代李延是编撰《脉诀汇辨》10 卷，黄宫绣著有《脉理求真》，周学霆著有《三指禅》。

在疫病防治方面，温病学派是其时代的巨大成就。清代流行病的发生非常频繁，促进了温病及痘疹等发疹性疾病的诊断及治疗的发展，余师愚《疫病篇》中就有关于斑疹的详细论述。

在内科方面，清政府主持编辑的《古今图书集成·医部全录》《医宗金鉴》都有大量内科知识，也都对后世产生很大影响。

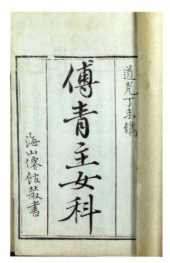

《傅青主女科》

同治五年（1866 年）之前，外科被称为疮疡科，在外科方面，主要著作有《外科症治全生集》《疡科心得集》《外科传薪集》《外科大成》等。

在妇产科方面，影响较大的有《傅青主女科》《医宗金鉴·女科心法要诀》和《达生篇》。《傅青主女科》是一部非常切合临床实践的妇产科全书，分为带下、血崩、鬼胎、调经、种子、妊娠、小产、难产、正产、产后等。

在儿科方面，夏鼎的《幼科铁镜》和陈复正的《幼幼集成》影响最大。《幼科铁镜》反对通常地看指纹诊断疾病，主张从"望颜色，审苗窍"诊断，此外还发明十三燋烧灯火疗法，即对患有破伤风的小孩在脐周围进行艾灸；陈复正的《幼幼集成》则非常客观地看待指纹诊病在儿科疾病中的应用，支持指纹诊病在临床的应用，同时也认为单一地看指纹是不够的，需要结合其他诊断方法共同诊病。还创立了不少适应于小儿的外治法，如按摩、热敷、贴药、针挑、刮痧、吹药、蜜导等。

在耳鼻咽喉科方面，《医宗金鉴》里就有较高水平的论述，1675年尤乘所著的《尤氏喉科秘书》也具有一定实用价值。张宗良的《喉科指掌》是我国第一部喉科专著。清代名医郑梅涧的《重楼玉钥》也是这个时期最重要的喉科书籍，这本书中介绍了咽喉部的生理和解剖知识，还着重论述了咽喉部疾患的证治和预后。此外，该书还记载了将针灸、内服药、吹口药、噙化药相结合来治疗喉部疾病的方法，是一部非常实用的喉科专著。

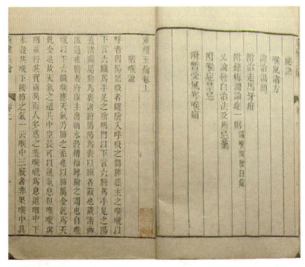

《重楼玉钥》

清代著名喉科医家郑梅涧于乾隆年间撰著的中医喉科临证专著。此本为清道光十九年（1839年）苏城喜墨斋刻本，为《重楼玉钥》现存最早版本。中国国家图书馆藏。

在眼科方面的成就很多，顾锡写有眼科专著《银海指南》，在这本书中他反复强调眼科疾病在于预防，以及七情过极皆会损目的观点。1743年黄庭镜写成《目经大成》，其中记载了多种眼科手术法，包括内障针拨法、拨眼八法，另有割法、夹法、烙法等等，对各种手术方法描述都很详细。陈国笃的《眼科六要》记载了数十种治疗眼科疾病的方法。此外还有王锡鑫的《眼科切要》、黄岩的《秘传眼科纂要》都有值得学习的地方。

清道光二年（1822年），政府曾颁布停止针灸的命令，使针灸治疗发展受阻，但因民众需求，针灸学理论和临床经验仍有进展，如廖润鸿所撰《针灸集成》四卷，对针灸诊疗方法、禁忌穴位、别穴、要穴、奇穴、十四经穴、经外奇穴、针灸禁忌时日及骨度法、诸病针灸法等均有论述。吴亦鼎撰《神灸经纶》是一部灸法专著，记载了400多种病证，其中包括了一些急危重症的灸法。清朝的统治阶级认为推拿是"医家小道""有伤大雅""非奉君之道"，违反了他们维护儒家的"礼"，因此，在太医院里不设按摩科。推拿只能存在和发展于民间，主要应用于小儿，熊应雄所写的《推拿广意》对前人在小儿疾病临床中的应用进行了全面总结，具有较大的实用价值。周松龄的《小儿推拿辑要》介绍了儿科疾病的推拿手法并配图，可供后人学习。

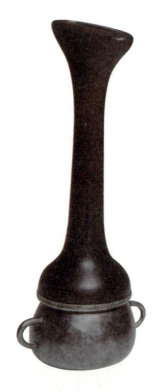

太医院熏眼器

清代。该器具由白银熏锅与红木熏筒组成。熏锅高8厘米，口径6.5厘米，腹径9.5厘米，腹部两侧各有一半圆形环耳；熏筒高24厘米，下部与熏锅口相吻合。药气通过熏筒向上以熏治眼疾。北京故宫博物院藏。

清代有许多外治法专著，如《急救广生集》，作者程鹏程花费数十年收集 3000 余首方药，因担心内服药出现使用失误而对身体造成伤害，故大量删去，最终成书保存 1500 余首。此书作者称"原为救急而设""若药价昂贵而制法浩繁，不惟贫家艰于购求，有钱亦难猝办者，概置不载"。因此，作者选用的都是简单易得的药材。作者面对生命和医学谨慎的态度，以及对贫困人家的慈悲之心，都是大医精诚的体现，在学术成就和医德方面都值得敬佩。

◆ 第五节　医林撷英 ◆

一、温病学的文化背景

温病学是中医药学宝库中的组成部分，经历了 2000 多年悠久的历史，是历代医家与急性热性病作斗争的经验积累。

温病学的完整体系，是清代卫气营血和三焦理论相继被提出后形成的。温病学说发展到清代，已盛行于大江南北，崛起了以叶桂、薛雪、吴瑭、王孟英等为代表的温病学家，而其中尤以叶桂贡献最大，实是温病学建立完整体系的奠基人。

叶桂自小就学习《素问》《难经》等医学经典，在中医的学习中，他不仅有很高的悟性，而且非常刻苦努力，除继承自己家学、背诵经典医籍外，他先后求教过的名医就有十余人。在温疫肆虐的清朝，叶桂扛起时代的重任，专心钻研时疫和痧痘等的治疗，他是中国最早发现猩红热的人。他所创立的独特的辨证论治方法，将温病的病因、病机、感邪途径、发病部位等整个病理过程划分为卫、气、营、血四个不同阶段，并在此基础上揭示了温病由卫到气、自营入血、由表入里、自浅入深发展变化的传变规律，确立了一系列治则与方法。他建立了温病的辨证论治体系，标志着温病学说至此已趋向成熟。叶桂在《临证指南医案》中关于各种温病的大量论述，至今仍是学习温病的指南。

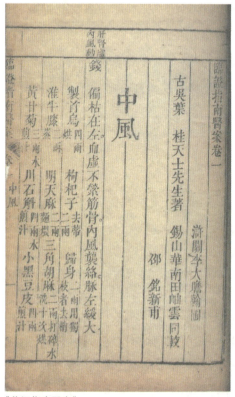

《临证指南医案》

此本为清乾隆三十三年（1768年）卫生堂刻本，版本较早，镌刻清晰，讹错较少。中国中医科学院图书馆藏。

薛雪早年善诗文、长拳技，又工书画。后因母亲患湿热之病，遂学医。虽半路学医，但其医术高超，与叶桂齐名，尤其在湿热病上造诣深厚，后来所著《温病条辨》《湿热论》对温病学贡献甚大。《清史稿》称他"于医，时有独见，断人生死不爽，疗治多异迹"。

吴瑭在叶桂的理论基础上又补充了三焦辨证，著有《温病条辨》。王孟英综合各家温病学说而写成了《温热经纬》，他以《黄帝内经》《伤寒杂病论》为经，以叶桂、陈祖恭、薛雪、余师愚各家著作为纬，抒发自己的心得体会。《温热论》《温病条辨》《温热经纬》等一直是学习温病的必修书籍。

清代确立了治疗温病应清热养阴的治则。叶氏对温病养阴和诊治有很多创见，把养阴分为甘寒养胃津、咸寒滋肾之法。吴瑭还提出了清络、清营、清宫三法，吸收了吴有性对温病内热烦渴给服梨汁、藕汁、西瓜汁等经验，从理法方药方面，详细阐述了清热养阴治则在温病治疗全过程中的重要意义及其临床运用，制定了一系列养阴名方。这些诊断及治疗方法不仅在温病学上有特殊意义，在其他疾病的治疗上也有可借鉴之处。

二、中西医汇通与融合

（一）中西医汇通思想的历史发展

1. 汇通思想的酝酿阶段（1805—1892）

伴随着西医广泛和深入的传播，中西医汇通思想产生了萌芽并开始发展。在这一时期，发生的几件重大事件对中医界创立中西医汇通思想产生了巨大影响。

（1）人痘接种术外传与牛痘接种术引进

1652年，医学大家龚廷贤的弟子戴曼公东渡日本，向邻邦日本介绍了被称为"神苗"的水痘接种术。1688年，俄国沙皇政府专程派留学生来我国学习人痘接种术，并很快流传到了朝鲜，在当地得到了广泛应用与推行。到十八世纪中叶，此种先进的免疫预防技术已经席卷整个欧亚大陆。法国伟大哲学家、思想家伏尔泰赞叹地说："我听说一百年来中国人就有这种习惯（指种痘法），这是被认为全世界最聪明、最讲礼貌的一个民族的伟大先例和榜样。"在中国人痘接种术的启发下，1796年，英国乡村医生爱德华·琴纳发明了牛痘（天花疫苗）接种术，并于1805年远涉重洋来到中国广东，这种技术被南海人邱熹（浩川）所传承，并成为预防天花的唯一方法。纵观人痘接种术与牛痘天花疫苗的产生和发展历程，从人痘接种术的"走出去"到牛痘天花疫苗的"走进来"，印证了中西汇通的存在对于医学前进发展有着举足轻重的重要意义。

（2）《医林改错》著作的横空出世

王清任历经大半生的艰辛思考与探索，通过对百余具尸体反复实践考察和研究，凝聚平生所学，铸就了旷世奇作《医林改错》。此书可以说是中医解剖学发展史上的重要里程碑，具有划时代的重要意义。王清任用"记脏腑"对该书进行了点睛之笔的扼要概括。尽管后人对此书评价不高，但他所具有的科学实证精神，被称为"中医解剖第一人"。

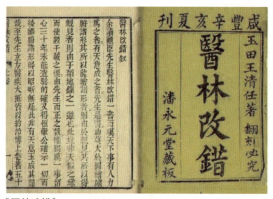

《医林改错》

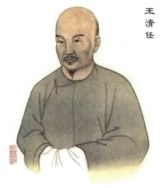

王清任

（3）中外医学的广泛交流

清末民初，医药学界并未将中西医学区分开来，对两者并未鲜明区分对待，仅有个别的社会团体在必要时，强调西医与中医的不同。在这一时期，受西方文化的强烈冲击，积极进取的学术人士表现出了对中译本西方医学书籍的强烈渴望，从而出现了批判性地研究中医，并企图沟通中西医的第一位外国学者——英国人合信氏。1839年，他来华从事医疗和著述工作，所著《全体新论》是西方医学家检验中西医理论的最早著作，所著《内科新说》记载了不少中药在临床上已经被采用，所著《西医略论》对中西医之间的差别作了具体说明。

（4）由外国培养的中国西医学专家的出现

1840年后，陆续涌现出了黄宽、金韵梅、许金訇、甘介侯、石美玉、钟茂丰等留洋归国学者，我国出现了一批西医医师和护师。同时，还涌现出伍连德、颜福庆、俞凤宾、阎德润等一批近代医学史上的著名医学家。秋瑾、鲁迅、郭沫若等著名人士也都曾赴日本学习医科。孙中山先生从香港西医书院毕业后，就职于澳门镜湖医院，在该院创设了中西药局，且施行了首例膀胱结石截取手术。

（5）中西医汇通思想的逐步形成

此时期出现了一批"开始接受西说诸家"。如支持西医学不同于中医学"脑主记忆"观点的汪昂；对于西医学炼制药露法非常推崇的赵学敏；对西医学所奉行的人体解剖学研究方法给予赞同和支持的水北老人王学权；希望从解剖角度理清经络本质的陈定泰，被誉为探索中西医汇通理论第一人的王宏翰等。1890年，李鸿章于《万国药方》序中发表了自己对于中医药学未来发展方向的新观点，阐释了中西医汇通的重要意义。其后，张之洞明确提出了"中学为体，西学为用"的口号。清代医家唐宗海承前启后地提出了中西

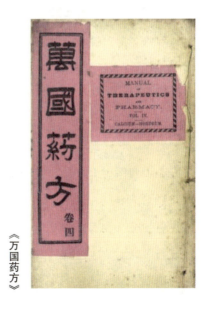

《万国药方》

医汇通的口号，该思想主张很快便获得了众多医家的认同与支持，并经过不断地补充与完善，逐步成为中医药学前进发展的主流思想。

2. 汇通思想发展鼎盛阶段（1892—1949）

历经近半个世纪，在众多先驱医家呕心沥血地不断努力下，出现了以朱沛文、张锡纯、恽铁樵为代表的一批精通医理、医术精湛、著述宏富、眼光深远的中西医汇通学者，最终形成了中西医汇通学派。

这一时期，赞同和支持中西医汇通的人物众多，已经形成庞大的人才队伍。主张中西医汇通均为知识广博、思想开放之士，他们不仅善于临床诊治，而且乐于接受新事物和新知识，又都属于善于言辞写作和论辩之辈。因此，这一时期，学术风气活跃，学术辩论热烈，学术著作大量出现。这是近代中医学术发展的一次高潮，开启了中医学术发展的新方向。就中西医汇通的学术研究局面而言，这一时期堪称鼎盛时期。

（二）中西医汇通与融合的方式

在清代，中西医进行汇通与融合主要通过以下几种方式。

翻译著作：清代开始兴起了大量的中西医翻译著作，将西方医学的经典著作翻译成中文，使中国医学界能够了解和吸收西方医学的理论和方法。

学习西医知识：清代一些医学家和医学院校开始引入西方医学的教材和教学方法，培养学生学习西医知识。清朝成立的北京医学馆就是一个推动中西医融合的重要机构之一。

融合理论：一些医学家开始尝试将中医和西医的理论相互融合，以寻找更加综合和有效的医疗方法。例如，清代医学家吴家驹将中医的"阴阳五行"理论与西医的"病理学"相结合，提出了"阴阳损益病理学"的理论。

融合医学实践：一些医生开始尝试将中医和西医的治疗方法相结合，开展临床实践。例如，清代医生孙玉清将中医的针灸疗法与西医的解剖学知识相结合，开展了针刺治疗疾病的临床实践。

总体而言，清代中西医融合主要是通过翻译著作、学习西医知识、融合理论和融合医学实践等方式进行的，为中国医学的发展和进步作出了重要贡献。

三、中医防治天花史实

天花大约 1 世纪传入我国，流传很广，却一直没有很好的预防和治疗方法。天花，又叫豌豆疮、登豆疮、斑痘疮、斑疮等，是一种传染性疾病。感染病毒后有约为 12 天左右的潜伏期；初期会有高烧、疲累、头疼、心跳加速及背痛等症状，2—3 天后才会有典型的天花红疹，分布于脸部、手臂和腿部，还会伴随有淡红色的斑块出现；几天之后这些红疹开始化脓，直到第 2 个星期开始结痂；3—4 周发展成疥癣，然后慢慢剥落；痊愈后患者脸上会留有麻子，故称"天花"。

（一）对天花病理认识的逐步深入

清代张琰（字逊玉）《种痘新书》云："痘症……此本胎元之毒，秉自先天，无人不有其毒。故无人得免。其疮若遇天行，疫气传染乡间，则浸淫渐感，毒气必增……欲火织为痘种，胎毒发为痘疮，命门养虎，秽毒深藏。遇天行之疫疠,触胎毒意为殃……"《医宗金鉴》也说："夫痘，胎毒也。伏于有形之始，因感而发，为生人所不能免。"

中医这一理论开始于 12 世纪，与现世的天花传染发病原理适成对照。"外感时气"与天花病毒传染略有相近之处，承认外源性的原因；中医认为内因是有胎毒的天然存在，西医认为内因是人体缺乏天花病毒的免疫力。

中医医家们的理论认识在天花的治疗和预防中有着重要价值。这些治疗方药是经验的积累，更是以上述理论作为指导而创制出来的。在西方医学史中，没有关于治疗天花的记载，中国是独一无二的。

（二）较为成熟的天花临床治法

以张琰《种痘新书》为例，书中列有治痘用药 249 种，基本用方 200 余方。他的分阶段治疗方药，已经相当成熟。

过往的医学史研究，对于天花的中医诊断和治疗，几乎无人涉及。

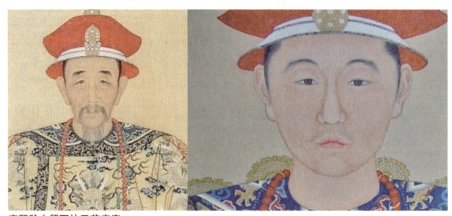

康熙脸上留下的天花疤痕

清朝完善的人痘接种术，解决了天花预防的难题，是人类免疫学的先驱。《种痘新书》记载："种痘者八九千人，其莫救者，二三十耳。"可见效果很好。这种技术自 17 世纪开始，先后传播到俄国、朝鲜、日本、阿拉伯和欧非各国。1721 年传入英国，直到 1796 年爱德华·琴纳发明牛痘接种法后，才逐步被代替。1979 年 10 月 26 日，世界卫生组织宣布全球消灭天花，中国人痘接种法有其不可磨灭的历史功绩。人痘接种术是中医的进步，也是人类抗争传染病跨出的一大步。

四、中医的流派与创新

（一）清朝中医学术趋势

从总体来看，这个时期的中医学术趋势有两个方向。

其一，注重证据，每一个议论都必有相对应的证据，不尚空谈，所以会有方证对应派的兴起。如柯韵伯提出的"合此证即用此方，不必问其为伤寒、中风、杂病也。今人凿分伤寒、中风，不知辨证，故仲景佳方置之疑窟"，这就很有考据的精神了，一切以证据（中医所谓的证）说话，徐大椿提出的"有是证用是方"，完全以证为皈依。这种学说问疾病的原因，只专注辨证，忽略了辨因。对中国医学几千年以来的整体性、天人合一观都不能很好地保存，所以方证对应学说发展到最后就是不需要阴阳五行，不需要天人合一之类的中医的核心思想。

其二，由于实事求是并不能解释通所有的医理，一方面就会有所谓的方证对应，不管作用的机理，只要证对则可用方药；另一方面就是穷究医理，于是就有了"气化"，所以气化学说得到了长足的发展。

气化方向的发展主要从两方面进行：一方面是经方派的气化论，另外一方面则是温病学派的兴起。其实这两个流派成了后世的主要流派，很重要的一个原因就是中医的气化学术思想，不可能以西方实证主义思想或者清代考据思维得以诠释。

气化学说，不管是张志聪、张令韶、陈念祖等人主张的"六经气化"，还是吴有性、叶桂、吴瑭等提出的"卫气营血气化"或"三焦辨证"，都是一种模糊化的方向。譬如：六经的太阳，不仅仅是太阳经，也不仅仅是太阳腑，还包括五运六气的太阳寒水，还包括人体卫外功能的阳气。卫气营血之中，卫虽然属肺，但是又不是肺，卫是一种摸不着、看不见的状态。因此，六经气化学说和卫气营血气化学说都没有可证实性。

（二）清代中医"西化"的自我革新

清代的中医"西化"，其实是一种自内而外的自我革新，乃陈寅恪先生所谓的"其真能于思想上自成系统，有所创获者，必须一方面吸收输入外来之学说，一方面不忘本来民族之地位"。

王清任的人体解剖研究。王清任的《医林改错》一书纠正了古人提出的肺中有二十四孔，肝为左三叶、右四叶，尿从粪中渗出等错误论述。他已认识到脑的功能。古时心、脑不分，将思维的功能归于心。王氏在《医林改错》一书中单设"脑髓说"一节，提出"灵机记性不在心而在脑"，肯定了人的思维器官是脑而不是心。

《医林改错》中有不少篇幅反映出王氏的革新思想。如"论痘非胎毒"一节中，他对古代医家认为天花的病源在于胎毒的观点提出异议。古书中说汉以前无出痘者，他质问说："既云胎毒，汉以前人独非父母所生？"强有力地驳斥了胎毒的说法。又如古书说胎毒藏于骨髓，因惊恐跌仆，伤食感冒，触动而发，是病人不小心而引起疾病。他就问："伏思出花正盛时，非止一人出花。少则一方，多则数省。莫非数省之人，同时皆不小心？"他还根据种痘可以预防出痘的事实，提出"再见世上种痘之医，所种之痘，无论多少，无一不顺。若是胎毒，毒必有轻重。毒重者，痘必险，何以能无一不顺？"通过这些质问，痘属胎毒的说法自然不攻自破。王氏为了追求真理，不满足于古书的记载，敢于疑古，毅然冲破封建旧礼教的束缚，通过实地观察及认真思考，终于绘成脏腑图和提出新的观点。他知道自己的实证思想不容于当时的儒医，但还是本着实事求是、"不避后人罪我"的牺牲精神，出版了《医林改错》。书出之后，立即遭到攻击，甚至有人骂他是狂人、"教人于杀人场上学医道""在死尸中求学问"等。但是，《医林改错》促进了中医学在解剖、生理等方面的发展，他敢于疑古的革新精神受到了很多人的赞扬。

梁启超于《中国近三百年学术史》一书中给予他很高的评价。在这本著作中，梁氏对于清代的中医学，仅用"不具举"三字一笔带过，但却特别提出了王清任。书中说："惟自一人，不可不特笔重记者，曰王清任……其著书曰《医林改错》……谓灵机记性不在心而在脑……诚中国医界极大胆之革命论。"这充分肯定了王氏的革新思想。

（三）清代影响力大的中医流派

1. 温病学派

温病学派又称"瘟疫学派"，创始人吴有性，为吴门医派主流，它是由伤寒学派与河间学派所派生，以研究和治疗温热病而著称。清代中晚期，叶桂、吴瑭、薛雪、王孟英等温热学派的代表人物创建了卫气营血辨证和三焦辨证的理论，为中医学理论的丰富作出了重要贡献。主要典籍：吴有性著《温疫论》、叶桂著《温热论》《临证指南医案》《未刻本叶氏医案》、吴瑭著《温病条辨》、薛雪著《湿热条辨》。

2. 火神派

由清末四川的名医郑钦安创立的一个医学流派，主要通过大辛大热之药峻补阳气。火神派擅长使用附子和干姜等药材，代表著作有《医理真传》。

3. 汇通派

持中西医会合融通的观点，代表者有汪昂、金正希、王学权、朱沛文、唐宗海、张锡纯等，这一学派开启了现代中西医结合的先声。主要典籍：唐宗海著有《中西汇通医书五种》、张锡纯《医学衷中参西录》。

◆ 第六节　文苑医事 ◆

一、蒲松龄与中医药

　　蒲松龄（1640—1715），字留仙，别号柳泉居士，世称聊斋先生，自称异史氏，济南府淄川（山东淄博）人，清代杰出文学家、优秀短篇小说家。众所周知，蒲松龄是《聊斋志异》的作者，但不知他还精通中医药，他不仅是一名在小说中宣传中医药学的文学家，还是一名真正的大夫，经常利用业余时间给百姓看病，颇有临床实战经验。

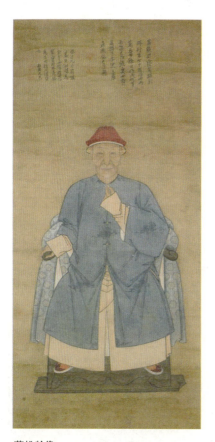

蒲松龄像

　　《聊斋志异》中有丰富的医学知识，不少故事情节都涉及医药内容。如《医术》《药僧》《太医》《口技》《上仙》等篇由大量的医药卫生内容构成，其中涵盖了望、闻、问、切等诊断方法，内、外、妇、儿、五官等各科，杂病、瘟疫、按摩、推拿、针灸、理疗、手术、脉象、脉理、药性、药理、解剖、消毒、麻醉、止血、止痛、消肿、急救等方面内容也都略有描述。

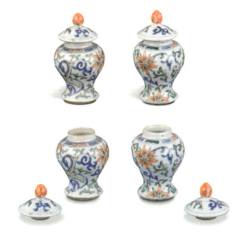

清五彩瓷药罐

清代。口径 2.2 厘米，腹围 13.4 厘米，底径 3 厘米，高 8 厘米。吉林省中医药博物馆藏。

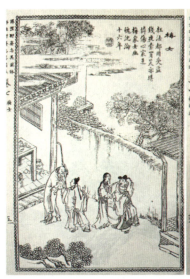
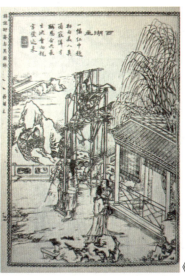

《聊斋志异》插图

在《聊斋志异》的小故事《封三娘》中，封三娘便是一位对医道养生很有见地的狐仙，擅长"吐纳术"，可以长生不老，她认为修炼的宗旨就是让气血贯通。《太医》篇讲的是针灸术。《梅女》篇中讲按摩，其中描述梅女给人按摩时，手所经处，筋骨似醉，体舒气和，使人沉沉而睡，醒来时，骨节轻和，殊与往日。《褚遂良》中用气功加按摩治病。《人妖》

篇讲述了手术变性的故事，也许是中国手术变性史上的最早记载。

蒲松龄除在小说中添加中医药内容，还著有《药祟全书》《伤寒药性赋》《草木传》等医学科普著作，并有医药相关赋文、诗词、杂记之类作品流传后世。《药祟全书》分上下两卷，载方 258 个，分急救、内科、外科、妇科、幼科五部分。

蒲松龄以他独特的想象力和深厚的文学功底为中草药作传。在《草木传》一书中，他采用拟人的手法，根据草药的性味、功效特点，运用生、丑、旦、净等戏剧角色，给药物赋予性格，再加上情节故事，生动有趣地把中药搬上戏剧舞台，使每味药物都能生动具象化，如老成持重的甘草、强悍的番木鳖、勇猛刚毅的大黄、清高素雅的菊花等。在这本书里，他共介绍了常用中药 500 余种。不仅如此，他还通过剧本将方剂的组成、功效生动演绎，如清肺汤："那一日在天门冬前、麦冬门后摇了摇马兜铃，内出两位妇人，一个叫知母，头戴一枝旋覆花，擦着一脸天花粉；一个叫贝母，头戴一枝款冬花，搽着一脸玄明粉。金莲来求咳嗽良方，黄芩抬头一看，即知枳实是止咳奇药，放下马兜铃，汇成一方，便把那热痰喘嗽一起治去。"《草木传》有趣生动，寓教于乐，具有鲜明的中医药文化特色。

二、曹雪芹与中医药

清代小说家曹雪芹（约 1715—约 1763），名沾，字梦阮，雪芹为其号，又号芹溪、芹圃。他所著《红楼梦》是 18 世纪我国封建社会没落时期的一部大百科全书，被后人评为中国古典四大名著。曹雪芹学识渊博、阅历丰富，他将自己一生的知识和阅历都融入小说之中，并且写入了十分丰富的中医药方面的内容。

《红楼梦》共 120 回，据统计，其中涉及疾病与医药的有 66 回，关于中医的描述就有290多处，5万余字，使用的医学术语达161条，描写病例114例，中医病案13个，方剂45个，中药127种。书中的人物生过病的有50多人，100多人次；各类病证110多种，涉及内、外、妇、儿、五官、皮肤、精神各科，同时还提到了杵作（法医）和祝由科等，所及疾病既有常见病、多发病，如风寒感冒、肠胃病等，也有疑难重症，如痨症（肺结核）、精神病等。

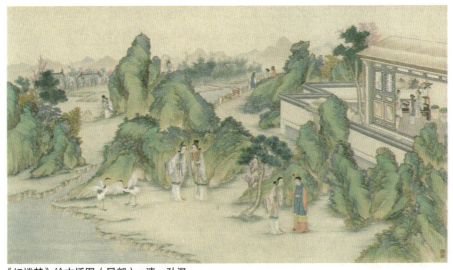

《红楼梦》绘本插图（局部）　清·孙温

在开篇不久秦可卿生病，医生分析她的脉象："左寸沉数，左关沉伏；右寸细而无力，右关虚而无神。其左寸沉数者，乃心气虚而生火，左关沉伏者，乃肝家气滞血亏。右寸细而无力者，乃肺经气分太虚；右关虚而无神者，乃脾土被肝脉克制。心气虚而生火者，应现今月经不调，夜间不寐；肝家气滞者，应胁下胀痛，月经过期，心中发热。肺经气分太虚者，头目不时眩晕，寅卯间必然自汗，如坐舟中。脾土被肝木所克制者，必定不思饮食，精神倦怠，四肢酸软，据我看这脉当有些证候才对，或以这个的为喜脉，则小弟不敢闻命矣。"此段曹雪芹借医生之口将秦可卿的脉象、证候、病原一一分析，并开方"益气养荣补脾活肝汤"。

林黛玉体弱多病，作者借她也展现了不少中医药知识，曹雪芹借大夫之手给黛玉开一名方"天王补心丹"，根据黛玉的症状，这方子让她吃也恰到好处。除此之外，还有其他方子，如人参养荣丸、独参汤、八珍益母丸、左归丸、右归丸、祛邪守灵丹、开窍通神散、黑逍遥散、金刚丸、菩萨散等。《红楼梦》中还有很多养身保健知识，如第3回黛玉与大家第一次用饭后的饮茶方法，第一道是用来漱口的，第二道才是喝的茶。饭后漱口，不仅有利于牙齿保健，而且茶叶也可以有效去除油腻。此外在饮酒方面也有注意事项，宝钗劝宝玉莫喝冷酒："若冷吃下去，便凝结在内，五脏去暖他，岂不受害？"可见作者对于起居日常各方面的养生都是有过思考的。

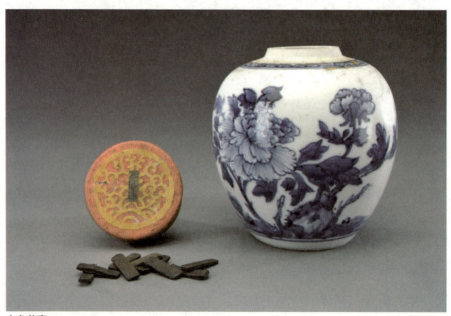

人参茶膏

清代。罐直径12厘米，高14.5厘米。茶膏呈长条形，外用明黄缎包裹。清代贡茶中的人参茶膏，是取名贵药材中的人参与茶叶混合熬制，再用模板压制而成的。人参具有补五脏、安精神、除邪气及治血崩等功效，将其与茶叶匹配制成茶膏，达到了既品尝茶香，又益于身体滋补的目的，实为养生之妙。北京故宫博物院藏。

三、李汝珍与中医药

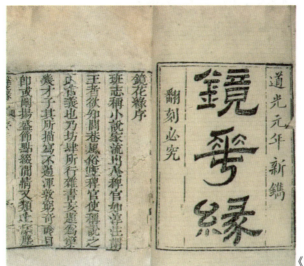

《镜花缘》 道光元年刊本

李汝珍（约 1763—约 1830），字松石，号松石道人，直隶大兴（今属北京市）人，清代小说家、文学家。人称北平子，博学多才，精通文学、音韵等，现存最著名的作品是《镜花缘》。

《镜花缘》这部小说，李汝珍花了 10 年心血才完成。《镜花缘》一书征引浩博，学问涉及琴、棋、书、画、卜、星相、灯谜等，还包含了丰富的中医药知识。书中写了许多治疗各种疾病的方剂，如防天花方、火烫伤方、痢疾方、金刀伤方、跌打损伤方、先兆流产方、痈疽方等。这些方剂，剂型众多，有汤剂、酒剂、散剂等，用药途径包括内服外敷、煎洗鼻嗅等。这些方剂，君臣佐使，剂量搭配，配伍方法，都写得详细精当。

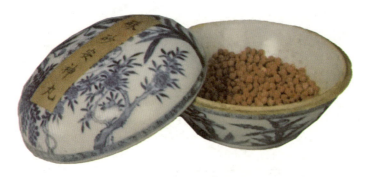

朱砂安神丸

第77回说，众才女斗百草对群花，向人们展示了半夏、金盏草、玉簪花、观音柳、续断、连翘等草药知识，读来妙趣横生。

第95回说："我那史家哥哥说，小儿惊风乃第一险症，医家最为棘手，历来小儿因此丧命的固多，那疗治讹错的也就不少。即如今人凡遇小儿惊风，不论寒热，不问虚实，总以一派金石寒凉之药投之，如牛黄丸、抱龙丸之类，最害人不浅。即使百中治好一个，哪知受了金石之毒，就如痴呆一般，已成废人。他说，你要晓得小儿惊风，其症不一，并非一概而论，岂可冒昧乱投治惊之药。必须细细查他是因何而起。如因热起，则清其热；因寒起，则去其寒；因风起，则疏其风；因痰起，则化其痰；因食起，则消其食。如此用药，不须治惊，其惊自愈，这叫作'釜底抽薪'。再以活蝎一个，足尾俱全的，用苏薄荷叶四片裹定，火上炙焦，同研为末，白汤调下，最治惊风抽掣等症。盖蝎产于东方，色青属木，乃足厥阴经要药。凡小儿抽掣，莫不因染他疾引起风木所致，故用活蝎以治其风，风息则惊止。此史家哥哥因伤了儿女无数，临症极多，方能得此不传之秘。如无活蝎，或以腌蝎泡去咸味也可，但不如活蝎有力。"这段精辟的阐述，表现出李汝珍中医辨证论治理论的功力，说明他具有广博的中医药知识。

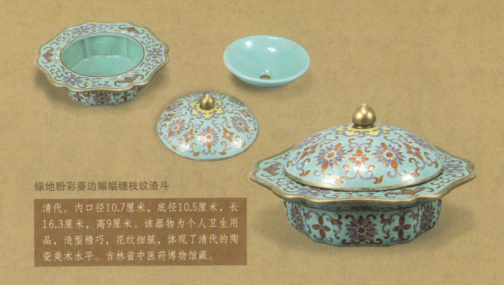

绿地粉彩葵边蝙蝠缠枝纹渣斗

清代。内口径10.7厘米，底径10.5厘米，长16.3厘米，高9厘米。该器物为个人卫生用品，造型精巧，花纹细腻，体现了清代的陶瓷美术水平。吉林省中医药博物馆藏。

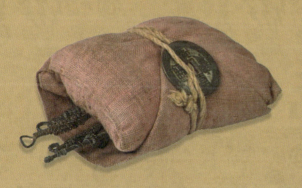

针灸包

清代。一般中医会将常用的针灸用具放在针灸包中，针灸包多由棉毡、棉团等较松软、厚实的材料制作而成，这不仅方便将针具按一定的顺序插入，且能防止针具在携带过程中伤到人。

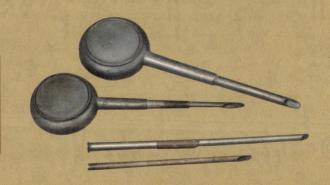

铜喷药壶

清代。大者长18.7厘米，宽5.7厘米，厚2.1厘米，小者长17.2厘米，宽5.3厘米，厚2厘米。用于咽喉等部位给药。上海中医药博物馆藏。

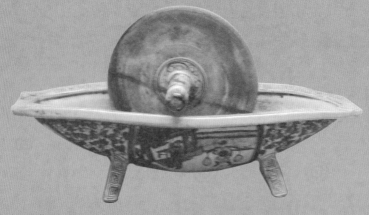

瓷药碾

清代。通高9.5厘米，长32厘米，宽7厘米。平口，半圆形腹，饰青花纹饰。成都中医药大学博物馆藏。

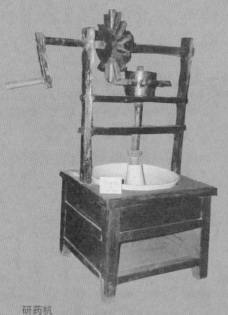

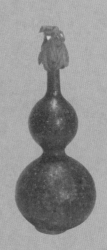

"伤药"葫芦

清代。木质。通高27厘米，口径2.5厘米，腹径12厘米。外壁原涂金粉，现年久斑驳。腹壁外侧下方写有药品名称、剂量、用法、用量，计九行四十二字。"伤药"两字偏大位于首行，后依次为"白熟附子、明天麻、川活、川防风、川白芷各乙，共研细末，用热陈酒冲服，每服三分"等。成都中医药大学博物馆藏。

研药机

清代。瓷、木组合。通高108厘米，瓷研钵口径40厘米，高12.2厘米，研杵长17厘米。研钵固定于一柜形本架上，并装有木制齿轮传动装置，使研药省力、方便。研钵完整，木支架稍残。陕西中医药博物馆藏。

第十一章

民国时期

◆ 第一节　历史背景 ◆

　　民国时期（1912—1949），随着西方技术的大量涌入，西医也在中华大地上得以发展。传教士、公益人士及留美留日学生在国内积极发展西医教育和医疗，开办西医院校和医院，使西医技术在国内得以普及。且19世纪末期的西医，已经具备了一些基础理论，能说明人体器官的分布，能较为科学地解释血液循环系统、呼吸系统和消化系统的运行规律。在很多人眼中，较之中医，西医是一种更先进的医疗手段。在这种情况下，中医也曾备受质疑，也曾面对《废止旧医以扫除医事卫生之障碍案》一度濒临灭绝，但中医却依旧积极地拥抱时代，学习吸收西方医学的生理、病理、药理等精华，不断完善自己的理论基础和诊疗方法，终为中西医合璧这一伟大成果奠定基础。

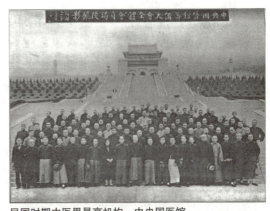

民国时期中医界最高机构：中央国医馆

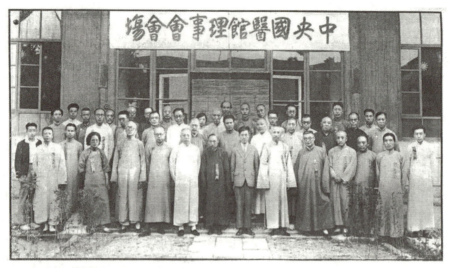

中央国医馆理事会代表合影

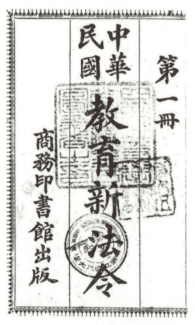

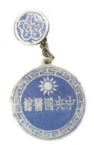
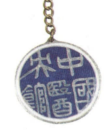

中央国医馆徽章

《中华民国教育新法令（第一册）》封面

《中华民国教育新法令（第一册）》于 1913 年颁布，在法令中，中医未被纳入近代教育体制。

  民国时期，五四新文化运动所带起的崇尚民主与科学之风轰轰烈烈地刮遍了大江南北，而在当时难以用科学解释的中医，无疑成了时代攻击的对象。中医理论、实践被认为与当时科学研究相差甚远，已站在了科学的对立面。中医被等同于迷信与巫术，行中医非是为了救人，实是为了敛财。中医被认为阻碍了医学的进步与革新，是封建旧时代的糟粕之一。很多西医学者认为建立在阴阳五行、整体观念与辨证论治基础上的中医，无法完全用现代医学知识解释，是伪科学，而以解剖学、生理学、病理学、细菌学、临床诊断学为特征的西方医学，显然更符合时代特征与刚需。中医被认为已经故步自封、不可救药，须加以废止。西医界认为中医为旧医，应当废止，西医是新医，应得褒扬。中西医之争是"新旧之争"，更是先进与落后之争。

当时的诸多社会名流，也持有中医是伪科学的观点。梁启超称中医为："学术界之耻辱，莫此为甚矣！"陈独秀在《新青年》上撰文，认为中医："不解人身之构造，不事药性之分析，惟知附会五行生克寒热阴阳之说，其术殆与矢人同科。"在陈独秀看来，"杀人以中医与弓，有以异乎？"朴学大师余樾是主张废除中医第一人，曾作《废医论》。曾在日本大阪医科大学预科习医的余云岫受明治维新时期废止汉医思潮影响，在国民政府第一届中央卫生委员会议上直接提出《废止旧医以扫除医事卫生之障碍案》，一石激起千层浪。

1913年，根据教育部公布的《大学规程》中的相关规定、内容，中医没有纳入近代教育体制。

1925年，由于西医界坚决抵制将中医纳入学校体制中，教育部回绝了中医进入大学学系的要求。

1928年，废止中医案被首次提出，未获通过。

1929年，中央卫生委员会议最后通过废止中医案——《规定旧医登记案原则》。主要内容为：旧医登记限至民国十九年为止；禁止旧医学校；其余如取缔新闻杂志等非科学医之宣传品及登报介绍旧医等事由，卫生部尽力相机进行。

每一名学习中医的学生，对这段历史都应是不忍卒读的。可以说，在中医漫长的发展史中，民国这一段浸透了血泪。民国短短38年，带给中医的磨难与非议却是前所未有的，理当刻骨铭心。

有人欲废止中医，就有人会振兴中医。1914年初，中医界组成"医药救亡请愿团"请愿，希望保存中医中药发展及教育的合法地位。

1914年至1928年，中医界一直努力请愿，希望将中医药也纳入教育体制中。

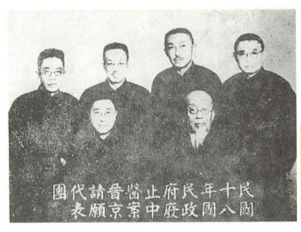

1929年晋京请愿团代表合影

1929年为抗议国民政府废止中医案，中医界组织代表赴南京请愿。代表团合影从左至右，前排为陈存仁、谢利恒，后排为张梅庵、张赞臣、蒋文芳、岑志良。

1929年3月2日，上海市中医协会召开会议，邀集四十余位中医药团体代表在六马路仁济堂举行大会，商讨对策，以应对中医废止案。

1929年3月11日，中医界对废止中医案提出的理由展开回击，称"中医自有中医诊断之法，勘定病别之类"，并非"巫祝谶纬之道"。

1929年3月17日、18日，中医界将救亡中医的必要性扩大到"提倡中医就是救国主义""中医中药团结起来，一致抵制经济侵略"的层面。

1929年3月19日，为将抗争进行到底，重燃中医传承的星星之火，中医界推选谢利恒、随翰英、蒋文芳、陈存仁、张梅庵、张赞臣、岑志良等人进南京请愿。进京请愿团阐述了不能废止中医的理由：第一，中医有治疗实效；第二，废止中医等于禁绝国粹学术；第三，废止中医将影响社会稳定。

寥寥数语中，中医界人士为反对中医被废止所付出的努力却也凛然可见。3月2日，在上海的会议上，便汇集了上海中医界一千多人及药店老板与职工数百人。正是因为有这样众志成城的行动，中医在中国被承认了合法地位，而不至于走向灭亡。

◆ 第二节　中医教育 ◆

近代中西医废存的争端来源于中西医学术地位的互换，原因有三。一是西医全面进入政府管理系统，按照西方医疗模式的卫生体系逐步建立，医疗行政中中医机构一直没有得到完善。二是西医文化优势逐步确立，西医教育在中国教育系统逐步建立，1937年全国公私立大学医学院、医药及专修共计33所，而中医教育却一直被教育系统所摒弃。三是公众西医观念逐步形成，从西医进入中国到民国时期社会大众对西医的认知已经从恐惧到信任到推崇，西医的实效性征服了社会大众。公众的心理天平慢慢地向西医倾斜。而欲改变当时现状，重中之重在于振兴中医教育。

由此，我们可以窥见在民国发展中医教育何其艰难。虽然"废止中医案"在中医界人士的激烈抗争下并未实行，但还是给中医带来了不可磨灭的影响。至少在当时的人们看来，"只可意会，不可言传"的中医理论确实令中医称不上真正的科学。而民国时期的战乱，又给中医传承造成了极大阻碍。一时间，中医在民间的发展大受阻碍。而即使时代背景如是，中医教育依旧进行着。

一、上海中医教育

综观中医界各地在"废止中医案"中的表现，让人们见识到上海这座城市对待中医的包容态度。中医在上海的发展颇具规模，而上海中医的繁荣，也与其对中医教育的重视有关。

1937 年，淞沪抗战爆发后，上海不幸陷落。仅有上海租界，因其在外国管治之下，未受日军侵犯。在这种艰难的时期，为使中医药传承的薪火不断，上海的一些中医学校并未选择停学，而是迁入租界区，坚持办学，继续授课。

上海中医学院在战乱初起时即改校址为租界的珊家园，不久又迁址至国医大厦，同时附设的华隆医院也位于法租界内。在战乱中该校仍保持了二百多人的规模。

上海中国医学院在原闸北的校舍失陷后，也选择在租界恢复办学，经过发展规模逐渐壮大。因学校存在经费周转问题，上海中国医学院在抗战期间条件简陋，甚至到了需要在天井搭帐篷上课的地步，但学校始终想方设法维持办学不辍。

上海新中国医学院也在租界坚持了下来，毕业生致辞感人肺腑："吾人生不逢辰，罹兹多难。兴邦之责，所在攸归。……诸生研习医学，与其局促于孤岛，曷若效力于后方。盖值此大战孔殷之时，各地灾黎遍野，疾病尤多，医药救护，确实需人。诚能决心奔赴，定供不应求。"为什么在硝烟四起的时代，中医学界仍然孜孜不倦地办学？除却希望中医药文化千年传承不断外，也是希望毕业生能支援大后方，为抗战胜利添砖加瓦。

在艰难的抗战时期，上海中医界为维持原有的中医办学规模，不仅费尽心血维护老校的办学，还在千难万苦中新建立了一些中医药学校，如时逸人先生新办的复兴中医专科学校、张赞臣先生创办的上海国医专修学校等。

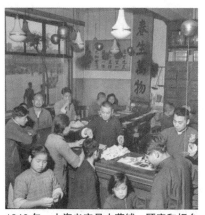

1946 年，上海老字号中药铺，顾客和柜台旁忙碌的抓药师傅

二、广东与香港中医教育

1938 年 10 月，广州沦陷后，广东中医药专门学校流散到香港继续办学。该校到港的教员和学生很多，对港方来说是一种沉重的负担，可港方校董慨然负担经费，着手该校在港复校。体恤到学生的实际情况，学校指出："当地国难时期，莘莘学子，多从内地而来，而港币与国币之比率，相去甚远，以目前征费折合国币，殊令人咂舌，是以一般青年虽有向学之心，而无缴费之力，望门兴叹者比比者。我校此举，是不啻予贫苦学子以深造之良机也。"而这些经费数额庞大，学校本身无力负担，全赖港方药商的慷慨支持。该校复课后，"新旧同学，负笈而来者，至为踊跃。人数虽稍逊于从前，而教授与同学间之感情，研究者与指导者之恳挚，实所罕觏。盖当此抗建时期，学者固欲学成致用，而教者亦欲为国育材也。"

1941 年 12 月，日军攻陷香港，学校再度停办后，校董们矢志办学之心不渝，1944 年计划到战时广东省会韶关复课。

三、四川中医教育

抗日战争全面爆发后，四川虽未沦陷，但也不时遭遇日机轰炸，环境并不适于中医教学，因而四川国医学院迁至郊外的元觉庵。

抗战时期条件艰苦，学校搭草房办学，学生宿舍、教室、办公室均设林中。可学生不畏艰苦，刻苦学习。为保住中医的薪火，一批名中医不顾个人安危与艰苦条件，在战火纷飞中授学不止。李斯炽、承淡安、彭子益等皆向世人展现了中医大家的风范。据载彭子益先生"口讲指授，罄其蕴而后已，犹不自满。假敌机袭省垣，身外物不顾，独于讲稿珍之若性命。暇辄力加修改，期于至当，为滇医界树百年大计"。

当时四川国医学院还设有简易诊疗所，定时在临近场镇茶馆里摆摊应诊，免费为群众治病。这无疑也体现出中医人高尚的情操，更体现出中医在当时的价值。

四、江苏针灸讲习所

1928 年，承淡安先生在苏州望亭创办中国最早的针灸学研究社，后又在无锡堰桥重建中国针灸学研究社，并扩建为中国针灸讲习所。1937 年 2 月，讲习所更名为中国针灸医学专门学校，先后培养学员三千多人。抗日战争的 14 年中，他坚持行医、授课，分校遍及南方各省、香港和东南亚地区，为现代针灸在世界范围内的普及埋下伏笔。在战火纷飞的民国时期，承淡安先生却始终不忘教学，培养出三千余名针灸师，令人高山仰止。而他的学生们也继承了老师对于针灸的热爱，并将针灸继续发扬光大。

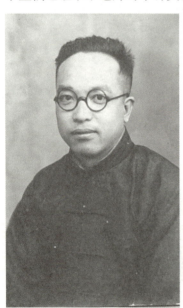

承淡安

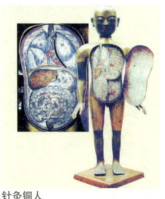

针灸铜人

民国。这具铜人由北京同济堂药铺制作，此药铺系刘汉臣于民国初期开设，1956 年赠予中国中医研究院。此铜人是一个长相俊美的光头裸体儿童。打开铜人胸腹部的盖子，可以清晰地看到体内的彩绘器官。该铜人设计巧妙，雕工细腻，有 344 个穴名，穴位总数 647 个，穴点用圆圈表示。

◆ 第三节　医学人物 ◆

　　民国中医界实在可以称得上天才云集、天公降才，有开宗立派者，有科学化中医者，有心无旁骛于学问者，有贯通一脉者，有将中医传向世界者……而最令人钦佩的，则是民国中医的气节与担当。在当时社会以一种并不友善的态度对待中医时，民国中医并没有自怨自弃，而是在逆境中更加奋发图强、坚持不懈，无论是民国中医潜心于著书立说，还是始终反抗废止中医，这种精神尤为值得我们敬慕。

一、萧龙友

　　萧龙友（1870—1960），原名萧方骏，字龙友，四川省三台县人，医学家、中国科学院学部委员（院士）。萧龙友先生在北京西城建"萧龙友医寓"；与孔伯华先生自筹资金创办了"北平国医学院"；致力于发展中医教育事业，擅长治疗虚劳杂病。1960年10月20日在北京病逝，享年90岁。

　　"废止中医案"后，国民党规定了考核条例及实施手段。为规范化考核北京的中医是否有资格行医，北京举行了一次十分严谨的考核，而这次是北京医师第一次接受类似考核。毫无疑问，负责的医生必须是公认的名医，萧龙友、孔伯华、施今墨和汪逢春都位列其中。他们四人负责这场考试的出卷及阅卷，无人不叹服，嗣后

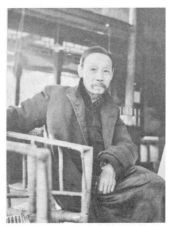

萧龙友

即有"北京四大名医"之说。

1897年，萧龙友自四川赴京朝考，考取南学教习。从此处可以发现，萧龙友也是由儒士转为医生的。综观之前的名医不难发现，许多人皆是秉持着"不为良相，便为良医"的思想，或是辞官从医，或是弃文从医。这在民国可以说几乎成了一个盛行的社会现象。从古时起，弃文从医便极为普遍，就算如"医圣"张仲景一般"感往昔之沦丧，伤横夭之莫救，乃勤求古训，博采众方"一心习医的，也都或多或少有着一定的文学修养。

民国年间，高层人士总是认为中医诊断的准确性远不如西医，而萧龙友先生则用自己的自身经历证明了中医的精妙之处。1929年1月，梁启超先生患病，便血不止，协和医院的医生诊断梁启超先生的病，病位在肾，应当立即手术切除。但萧龙友则通过中医的望闻问切得出结论，劝告梁启超先生说："阁下肾脏无病，应该慎重行事，长服所开中药便可痊愈。"而最后的检验结果证明萧龙友所言无误，只可惜当时梁启超先生盲目相信西医，葬送了自己的生命。由上述案例可见，虽然借助科学的手段，西医确实有其所长，但盲目地相信西医而忽略中医作出的诊断，也是极为不可取的。

萧龙友先生对治疗虚劳病尤为擅长，且用药极为轻灵，擅长使用小方。在辨证论治方面，萧龙友先生主张四诊合参，即中医的四种诊断方法望、闻、问、切都需要涉及。先生极不主张仅仅凭借诊脉便提笔开药的做法，他认为："切脉乃诊断方法之一，若舍其他方法于不顾，一凭于脉或仗切脉为欺人之计，皆为识者所不取。"时至今日，仍然有医生不注重问诊，也有病人怀着偏见认为中医医师仅仅凭借诊脉便可以获悉全部病情，这些都是十分不可取且愚昧的。当时中医受西医冲击颇大，萧龙友先生却能一直理性地看待中西医之间的关系，不泥古、不囿今，主张取彼之长，补己之短。

二、孔伯华

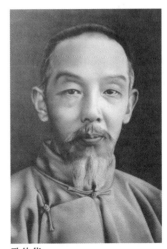

孔伯华

孔伯华（1884—1955），原名繁棣，山东曲阜人。孔伯华幼年时攻读经书，后以母病，遂立志学医，于25岁时在北京外城官医院任职。中华人民共和国成立后，任卫生部顾问、中华医学会中西医学术交流委员会副主任、第二届全国政协委员。

所谓"国医"，应如孔伯华一般不仅在医术上卓尔不凡远超旁人，更怀揣着对祖国和中医药学的热爱。何以称其为"国医"？其一是因为孔伯华当时作为全国医药团体联合会临时主席，率请愿团赴南京，迫使国民党政府收回"取缔中医"的成命，救当时中医于水火之中，实在勇气可嘉。其二是因为孔伯华后与萧龙友先生合办北平国医学院并任院长，乐于将自己的家学及学术见解传授他人，在当时社会普遍对中医进行打压的大背景下，奋力培养中医人才，也使之后在北京创办中医学院愈加顺理成章。其三是1917—1918年，瘟疫肆虐，波及近半个中国，孔伯华和另外几位中医，夜以继日，研究治病，从而救无数黎民于水火之中。此三条，能做到一条者，皆可胜任"国医"之称，而孔伯华先生，则更是令人高山仰止。

孔伯华擅长治疗温热病，对于中医养生也颇有自己的心得。他在临床上，持有整体观念，在治疗时顾全病人的整体，尤为强调"元气"，认为脾是后天之本，治疗时应该主要协调脾与肝的关系。如对石膏的运用，他常常从躁、渴、喘、呕四处着眼。石膏具有泻胃火、解表肌（解表清热）、生津液、除烦渴、退热疗斑、宣散外邪等功效，且相较于其他的寒凉药（如黄连），并不是大寒之物，大部分患者可以耐受。

三、施今墨

施今墨（1881—1969），原名毓黔，字奖生，祖籍浙江省杭州市萧山区，近代中医临床学家、教育家、改革家，三十六味消渴胶囊专利发明人，"北京四大名医"之一。

1929年，是中医人应该铭记在心的一个年份。这一年，汪精卫提出并通过了"废止中医"的文案，是施今墨带领着请愿团赶赴南京请愿。无疑，作为当时的名医，他的确有这个责任拯救中医界于水火之中，而真的能有勇气身赴南京请愿，依旧十分令人敬佩。当我们读过《纪念刘和珍君》，便会懂得了，在当时的环境下，请愿活动也是需要承担一定风险的，这就更显出施今墨先生的高尚。

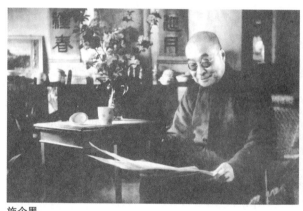

施今墨

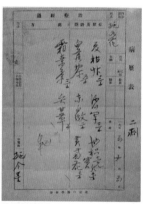

施今墨药方

施今墨年幼时，因母亲常常患病，目睹了疾病害人之深、伤人之甚后，立志学医，拳拳孝心可见一斑。他青年时从政，希望凭借自己的努力在乱世之中为百姓守护住一方净土。然而当时政府腐败、官场倾轧、社会贫富悬殊，对政府的失望促使他弃政从医。1906年，他在法政学堂读书时，便已开始业医，此后则一直小有名气，直到他弃政从医，专心研读医书、精进医术后，其医术与声名又更上一层楼。前来寻医问药的人络绎不绝，诊所门外更是车水马龙。

施今墨的医术之高不必多言。孙中山先生身患重病时，他参加过会诊；杨虎城将军患病时，他药到病除；汪精卫的岳母患痢时，他一诊便将其治愈。

施今墨的格局之大，远非常人所能及。他始终致力于振兴中医。他创办过中医院、中药厂，但在那个对中医并不友好的时代，均以失败告终。由此，他总结出振兴中医的关键——教育，并向周总理建议成立中医科学研究院、中医医学院，开设中西医结合专业，招收中医学生……后来，他为了支持中医教育，将自己呕心沥血总结出的七百多个验方全部献出。

他认为在中医治疗过程中，应该秉持着"有是症，用是药"原则，根据具体的临床情况来确定具体用药，用药的性味不应该与医生的好恶相关。在当时中西医相当对立的情况下，他还认为，西医也可以有助于中医的治疗，比如说西医的仪器设备有助于诊断明确。从这两点上可以看出，施今墨先生的思想还是颇为先进的。

施今墨擅长治疗内科众病。在遣方用药方面的"雍容华贵"，也为后世所敬仰。他擅长于使用组方，但却不是简单的堆砌，其方用药虽可能多达二十至三十味，然而各味中药之间却无药性相冲，君臣佐使各司其职，令人叹为观止。中医基础理论认为，气血作为人体的物质基础十分重要，由此先生对八纲辨证法进行了发挥，提出了"以阴阳为总纲，表、里、虚、实、寒、热、气、血为八纲"的理论。

四、汪逢春

汪逢春（1884—1949），名朝甲，号凤椿，江苏苏州人。壮岁来京，悬壶京都五十年，名噪古都，成为"北京四大名医"之一。汪逢春曾任

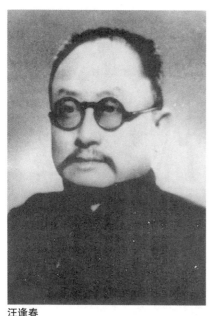

汪逢春

国医职业公会会长，筹办《北京医药月刊》，创办国药会馆讲习班，为培养中医人才作出了贡献。学术上擅长时令病、胃肠病及湿温病，著作主要有《中医病理学》《泊庐医案》等。

汪逢春的门人冯仰曾医生在《中医杂志》1958 年第 8 号中介绍他的医案数例，当时引起社会的一片哗然；由谢子衡等学员手辑的《泊庐医案》也对后人治疗胃肠病及湿温病的手段影响颇深。

治疗时令病及胃肠病时，因为脾胃为气血化生之源，"有胃气则生，无胃气则死"，汪逢春先辨证其虚实寒热，再轻灵组方。常用淡附片、淡吴萸、淡干姜、鲜煨姜、紫油肉桂以温中，党参、薏米、炙甘草、连皮苓、红枣、秫米、陈廪米、建莲肉等。

治疗湿温病时，汪逢春学习前人吴瑭、薛雪的理念，但又不完全拘泥于古人的思想。他注重清热化湿，又结合宣透、舒郁、淡渗、缓泻等方法，常常以辛香宣达、芳香清解之法取效，尤善用大豆黄卷、香青蒿、藿香、佩兰、荷叶、薄荷、桔梗等。

汪逢春注重整体观念，认为季节、地域、患者所处社会环境、患者既往病史都会影响疾病的发展过程。在药物炮制及使用方面，他注意药物间相须、相使、相杀、相畏的关系，讲究寒热温凉四性及酸苦甘辛咸五味，根据实际情况，或是去性取味或是去味取性。他也创新性地尝试将中药装配进胶囊中使用，擅用曲类及鲜品药物。

五、张锡纯

论及民国时期的医学人物，张锡纯实在是不可不提，他是体现民国中医特色的不二人选。

张锡纯（1860—1933），字寿甫，河北盐山人，中西医汇通学派的代表人物之一。张锡纯创办了我国第一间中医医院——立达中医院，还创办了国医函授学校，培养了不少中医人才。

1893 年，张锡纯第二次参加秋试，依旧落第，从而改学医学。这体现了古

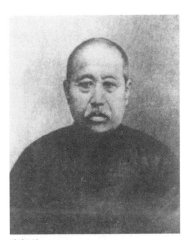

张锡纯

代中医学生之中的一种特色，高中无望，便改志从医。但他也学习过代数与几何，对于部分西医的生理、病理知识有着一定的理解，可见他作为一名中医医师，对于体系架构完全不同的西医有一定的接受能力，能够做到客观认识。

因为学习过儒家思想，张锡纯不同于当时中西医师相互排斥对方学说、激进地进行学术论战的做法，而是提倡中庸之道，撰文提倡将中西医进行理论结合，以便更好地造福人类。他认为，中医西医的医理之间实有共通之处，应该相互补充以使治疗成功率日益增长。因为同时学习过中医与西医的理论，他才能将中西医结合这一思想运用于具体实际，撰写出《医学衷中参西录》。《医学衷中参西录》使后世受益颇多，源于此书很少有空洞而不切实际的理论，更多的是生动翔实准确的病案及总结。例如"阿司匹林石膏汤"就脱离了单纯的理论范畴，而是将中西医结合的思想运用于实际。

◆ 第四节　文苑医事 ◆

一、梁启超治疗肺病

梁启超先生在近代文学史上享有赫赫声名，他崇尚新的事物，主张废除旧中国的不良习俗，面对被当时世人视为封建旧学的中医，学习过西方理论的梁启超自然是20世纪那一场"取缔中医"运动中的西医阵营的一员大将。梁启超于1923年在《东方杂志》撰文，坚决否定作为中医药学术基础的阴阳五行学说，这相当于否定了中医药学的基础理论。他曾经说中医是"学术界之耻辱，莫此为甚矣"。

1926年，梁启超出现了尿血的症状。出于对西医的信任，梁启超先赶往协和医院进行检查。检查结果显示，梁启超的左肾病变，疑似患有肿瘤，建议马上切除。梁启超又在"北京四大名医"之一萧龙友处求诊，得到的结果，却与协和医院的诊断结果完全不同。萧龙友先生认为梁启超的肾上并无大患，并不需要摘除，并为梁启超开了一副中医药方，劝告他无须急切地进行手术，依方服用中药几个疗程便可痊愈。当时正值中西医关系紧张之时，而梁启超一直坚定地站在西医阵营，认为应该废除中医，最终梁启超没有听从萧龙友先生的建议，很快安排了手术。

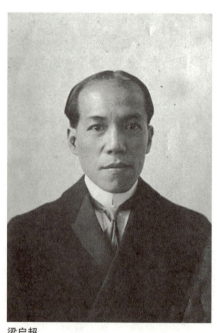
梁启超

手术中出现了事故。虽然在当时，梁启超在《我的病与协和医院》中，认为协和医院的手术很成功，并没有失误的地方，但后来梁启超又在 1926 年给孩子们的信中写道："他（指伍连德）已证明手术是协和孟浪错误了，割掉的右肾，他已看过，并没有丝毫病态，他很责备协和粗忽，以人命为儿戏，协和已自承认了。这病根本是内科，不是外科。在手术前克里、力舒东、山本乃至协和都从外科方面研究，实是误入歧途。但据连德的诊断，也不是所谓'无理由出血'，乃是一种轻微肾炎。西药并不是不能医，但很难求速效。……我屡次探协和确实消息，他们为护短起见，总说左肾是有病（部分腐坏），现在连德才证明他们的谎话了。"由此可见，当时西医的诊疗决策与方法可能出现了一些问题。肾已经被割除，病情仍然不见向愈的转机，梁启超便转投中医。令他惊喜的是，中医方法确实令他的病情出现了好转，在信中，他畅言："我的病真真正正完完全全好得清清楚楚了！……据天如说，病源在胆，因惊惶而起，胆生变动，而郁结于膀胱。其言虽涉虚眚，但亦有几分近似。……他的药真是其应如响。一年半之积病，十日而肃清之，西医群束手谓不可治，而一举收此奇效，可谓能矣！"

毫无疑问，这一事件的发生极其具有时代偶然性。在当时中国，先进的检测仪器十分罕见，梁启超没有选择去另行检查。如今，我们具有更先进的医疗器械、更多样化的治疗手段和更多的选择，面对西医与中医诊断出完全不同的结果，我们可以再进行检查，为自己的身体负责。

二、鲁迅对中医的态度转化

论及民国时期反对中医最为执着者，鲁迅应该榜上有名。鲁迅先生早年反对中医可谓是无人不知无人不晓了，他的文章中随处可见其反对中医的证据。

《坟·从胡须说到牙齿》中："到现在，即使有人说中医怎样可靠，单方怎样灵，我还都不信。"缘由是中医大夫认为鲁迅先生的牙齿不好是因为其人不洁身自好。《呐喊·自序》中："我还记得先前的医生的议论和方药，和现在所知道的比较起来，便渐渐地悟得中医不过是一种有意的或无意的骗子，同时又引起了对于被骗的病人和他的家族的同情。"缘由大概是中医大夫开出了很多不易寻找且价格昂贵的药，使鲁迅家迅速衰败，而又并没有治好鲁迅父亲的病。在日本学习了西医后，鲁迅更是认为中医理论有极其不可取之处，西医比之高明得不知凡几。后来"又知道了日本维新是大半发端于西方医学的事实"，便更是对中医嗤之以鼻了。

《父亲的病》更是全篇充斥着对中医的批判："芦根和经霜三年的甘蔗，他就从来没有用过。最平常的是'蟋蟀一对'，旁注小字道：'要原配，即本在一窠中者。'似乎昆虫也要贞节，续弦或再醮，连做药资格也丧失了。但这差使在我并不为难，走进百草园，十对也容易得，将它们用线一缚，活活地掷入沸汤中完事。然而还有'平地木十株'呢，这可

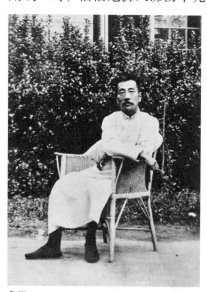

鲁迅

谁也不知道是什么东西了。"初读时，颇为让人愤慨和不解，但查阅医书后，发现这样的组方也不无道理。芦根可用于治疗烦渴与癃闭；甘蔗可用于清热生津，暂缓咳嗽气喘等；蟋蟀用于治疗腹部水肿与腹水。从药性与功效上来看，这两位医生所开出的药方并无错处。又从鲁迅先生文章中总结他的父亲"易怒、嗜酒、牙龈出血、浮肿"，可以得出他父亲当年所患有肝腹水或肝硬化症状，以如今的医学发

展水平来看，仍然属于不治之症，且鲁迅先生的父亲当年既酗酒又吸食鸦片，这都不利于疾病的恢复，不能将病故的责任完全推向中医。

虽说如今可以证明鲁迅先生当年关于中医的批评不是全然的正确，但他的确指出了当时中医存在的一些问题。首先是诊费极高，给老百姓造成了巨大的负担；其次是部分中医还存在着愚昧思想，开出人血馒头等极不合理的药方；再者是部分中医的医术不高，只会盲目地套用经文，的确《黄帝内经》中有言："肾主骨，齿为骨之余。"但考虑到鲁迅先生前来求医时还是青壮年，不应该存在肾虚的问题，不假思索地套用理论极为不妥。

鲁迅先生晚年则对中医有了一定的改观，如在《鲁迅日记》中，先生写过"买《备急灸方附针灸择日》共二册；景宋头的《脉经》一部四本""下午修补《六醴斋医书》""下午修补《六醴斋医书》讫"。这证明鲁迅先生最终还是认识到了中医的博大精深之处。虽然部分的中医理论在不理解它的人面前显得有些玄乎其玄，但其临床治疗效果确实有目共睹。

三、胡适为中医所救

胡适先生早年受新思潮影响，也是反对中医、提倡废止中医的，但在其为中医所救后，却彻底改变了对中医的看法。

罗尔纲在其《胡适琐记》中记述了"名医陆仲安"。罗尔纲写道："陆仲安是一位著名的中医。1920年胡适患肾炎，西医医治不效。请陆仲安诊治，陆处方以黄芪四两、党参三两为主，分量特别重，把胡适的病治好。"

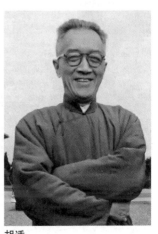

胡适

胡适也在 1921 年 3 月 30 日《题陆仲安秋室研经图》说道："我自去年秋间得病，我的朋友学西医的，或说是心脏病，或说是肾炎，他们用药，虽也有点功效，总不能完全治好。后来幸得马幼渔先生介绍我给陆仲安先生诊看。陆先生当时曾用过黄芪十两，党参六两，许多人看了，摇头吐舌，但我的病现在竟好了。"

其实无论是中医抑或是西医，最终目的都是救死扶伤，手段也都行之有效。不应该根据自己的理解，就偏颇地看待某一方。面对不同的病情，根据实际情况，二者相较取其优才是正道。

四、拥护中医

如前文所言，哪里有诋毁，哪里就有褒奖。虽然在大环境下，无数民国文人对中医的态度十分不友好，可中医毕竟是惠及民众的医疗手段，也有人对中医表示过赞同的态度。

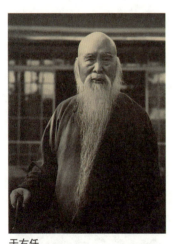
于右任

于右任，创办了复旦大学，是一位国民党高官，也是一位力可扛鼎的中国近代书法家。他曾说："我一生都看中医吃中药，在我们陕西，全省只有一间教会办的西医院，一共只有三个西医医生，绝大多数老百姓有病都是靠中医治理的。所以，中医对中国人的健康保障有很大的贡献，现在西医褚民谊等当政，想把中医消灭，这等于洋教徒想消灭全国和尚、道士一样，那怎么可以呢？"

汤用彤，学贯佛学、国学、哲学的教育家，历任南京大学、北京大学、西南联大的教授。他早年曾亲赴美国留学，学习西学，对中医也曾有过诸多偏见，但最终却被针灸的魅力所折服，承认了中医及针灸在中国发展的必要性。他说：“对于针灸的问题，因为我原来以为是一种迷信，就是偶然听见它的疗效，也以为是谣传，所以我对针灸毫不留心。但是在解放以后，由于亲身的经历及耳闻目见，我从对中医的极端反对变成极端推崇。”这种转变是因为运用中西医结合的方法，汤用彤的脑出血被治好了。其实民国初年，当中医及

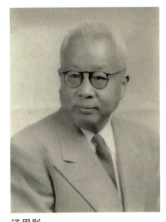

汤用彤

针灸流向西方国家时，也被视为邪术与封建迷信，但在接受了针灸治疗后，发现其确实行之有效，西方国家自此对针灸改换了称呼，称其是“东方的神术”。

在民国知识分子阶层中，很多人为了破除旧传统来宣扬新思想，将中医中药归为封建余孽，与太监、裹小脚等并谈，实在是抹杀了中医千百年来的贡献，忽视了中医自身存在的合理性。这种情况很有可能是由于这群知识分子对中华民族传统文化极为不自信。但仅凭一小部分人的意见而促使政府发布命令，伤及大多数人的利益和生命安全，是极为不合理的。因而取缔中医最终未能成功实行，也有其时代必然性。就如陈果夫所说的：“我主张：凡是能够治人疾病的医生，都该扶植，不管它是中医、西医。对于中医，应该在教育上、政治上作积极的扶植。”

◆ 第五节　中医贡献 ◆

一、中医积极参与抗战

中医在抗战中发挥的作用也不可不提。卢沟桥事变后，日军侵华行

为日益猖獗，白骨累累，哀鸿遍野，病亡与牺牲的中国军民不计其数。国难当头，中医界也投身于抗日战争中。

云南白药创始人曲焕章先生，真正做到了一心救国而不顾自身安危。1937年9月5日，曲焕章先生向国民党军队无偿赠予了数万瓶云南白药，使得在台儿庄战役中，国民将士负伤不下火线，大大提升了战斗效率。

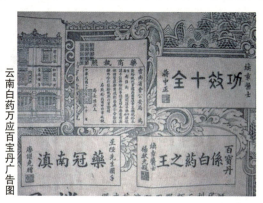

云南白药万应百宝丹广告图

图为云南白药创始人曲焕章的万应百宝丹广告图片，"药冠"反映了云南白药在当时枪伤治疗方面的重要地位。

在抗日战争中，由于日军无耻地发动了细菌战，五台县爆发严重鼠疫，民不聊生。病毒肆虐之时，山西中医韩西亭先生临危受命，毅然前往五台县。据《五台县志》记载："韩西亭先生采用明代万历年间京南大瘟验方治疗，用药六百余剂，经五十一天，将瘟疫扑灭，此后再未发生。"

当时，西医发展并未成熟，西药也相对匮乏，反而是中药，在对医疗物资的需求量极大的战场上，发挥了不可磨灭的作用。一六〇师九五五团一营一连中尉排长钟椿峤作战中不幸中弹后，创口周围腐烂溃脓，已成为坏疽，经用中药治疗，伤口才得以愈合。不难发现，中医治疗外伤效果同样显著，而中医也并不是没有手术这一治疗方式。明代时，中医外科的三大流派之一的正宗派，就以重视应用外治法和主张进行外科手术而闻名，其流派的代表论著《外科正宗》就记载有14种手术方法。而发展至当今社会，中医外治法的应用更是多种多样，现代中医外治已包括药敷、药结、药熏、药贴、药擦、药枕、药罩、药扑、药滴、

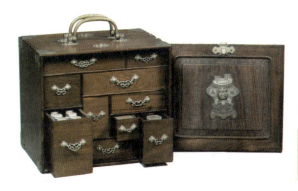

出诊红木药箱

民国。高 24.3 厘米，宽 26.3 厘米，厚 18.6 厘米。上海中医药博物馆藏。

探吐、吸入、针刺、艾灸、按摩、牵引、气功、刮痧、穴位注射、足底外治、人体赤白肉际全息诊疗、中药离子导入、频谱照射、超声雾化、超短波疗法等 60 多种，呈现出百花齐放的姿态。

在民国全民抗战的大环境下，中医师们以其独特的职业属性，不仅忠于本职工作——尽全力救治伤患，而且也常以医务工作者的名义为地下工作打掩护。如在抗战过程中，赵健庵、赵焯贤两位老中医在坚守本职工作为伤员诊病、送药时，也常为将士送去情报。医术在两旁，医德行中间。中医始终认定"大医治国"，因而在国家危亡之际，中医人从来都奋不顾身。

二、中药戒"烟"

中国受到鸦片的迫害之深可谓是"闻者悲伤，见者落泪"，然而最令人扼腕痛惜的是，在长达一个多世纪的时间里，鸦片对中国上至高官富豪，下至平民百姓的身体与精神的双重摧残，导致"东亚病夫"在很长一段时间内成了中国人的代号。无可否认，林则徐虎门销烟功在千秋，但民国时期，中国依然有着八千万烟民，所以民国的戒"烟"事业仍然艰巨。

吸食鸦片者在戒毒时往往会感觉异常痛苦，难以坚持，即使历经千难万阻戒除后，还很有可能复吸，使之前的努力化为乌有。在这段时期，外物的介入治疗是十分必要的，中药便在戒"烟"一事当中发挥了重要作用。

中医自古以来就知道鸦片毒害颇深，对其恨之入骨，金元四大家之一的朱震亨曾有言："今人虚劳咳嗽，多用粟壳止勤；湿热泄沥者，用之止涩。其止病之功虽急，杀人如剑，宜深戒之。"粟壳指代罂粟果的壳，虽然有止咳止泻的功效，但对人体的伤害极大，应该禁止使用。

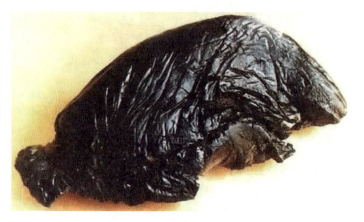

鸦片

忌酸丸、扶正方、四物汤和瓜蒌汤等，在当时对戒烟都有辅助作用。忌酸丸又名断隐丸，以洋参、白术、当归、黄柏、黄连、黄芪、陈皮、炙草、天麻（无头）、附子、生柴胡、升麻、木香、沉香、烟灰、梧桐子组方，饭前服。运用三焦同治、寒热并用、气血双补的治法，对烟毒内蕴、耗伤气血、累及脏腑的鸦片烟毒全面反击，同时配以烟灰使脾胃以生厌恶之感，采用合理的用药方法，扶正祛邪。坚持用药三五剂即可见效，十剂左右即可戒除。

四物汤从《仙授理伤续断秘方》而来，主要原料为当归、川芎、白芍、熟地黄四味药材，可补血、养血。当归头能补血、当归尾能活血；川芎辛温香燥，可活血行气、祛风止痛（这对戒烟患者来说是极其重要的）；白芍可以养血、止汗、止痛；熟地黄更是常用于温补，可滋阴、补血。

瓜蒌汤更是十分便民，全方只有瓜蒌根与淡竹茹两味药材。"瓜蒌根（无黄脉者）四两，淡竹茹半斤。水三升，煮一升三合，去滓，一日二三服，温与之。"医圣张仲景曾叙述过瓜蒌汤的适应证，如"热气攻胸，手足拘急，搐搦如中风状"及"阴阳易病，卵肿疼痛，手足不能动"。

◆ 第六节　中医传播与交流 ◆

不可否认，"废止中医案"及之后持续数年的中西医辩论，都为中医的传播带来了重重困难，但在中医界人士的不懈努力下，中医在民国时期仍然继续向外传播，造福世界。

一、著书

《全国中医图书联合目录》共录 1949 年以前的中医药著作 12124 种，成书于民国时期的就有 4330 多种，约占总数的 1/3。这与民国短短 38 年的时间来说，是不成正比的。究其原因，一是因为民国时期西方医学的传入，使中医逐渐走向科学化的道路，中医界在其内部进行改革后，涌现出一批新观点著作；二是因为民国时期白话文逐渐开始流行，一些教材需要重新修订；三是因为民国造纸业及印刷业的进步；四是因为受中西医辩论的影响，中医界的有识之士纷纷奋发图强撰写著作，希望借此捍卫中医药学术、勉励著述、阐明精义、与西医论争、反对废止中医。

中药学著作有陈存仁主编的《中国药学大辞典》、张山雷编撰的《本草正义》、秦伯未编写的《药物学》、何廉臣编写的《实验药物学》、张锡纯编写的《药物讲义》。

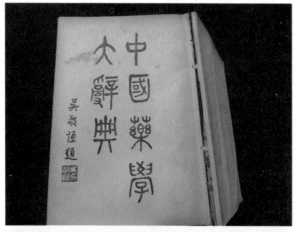

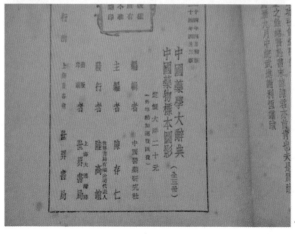

《中国药学大辞典》民国 24 年版本

关于古籍的研究，如秦伯未的《内经类证》、陆渊雷的《伤寒论今释》、恽铁樵的《群经见智录》以及曹炳章的《中国医学大成》等。

为弥补中医在生理及病理研究方面的不足，民国中医在此时期大量著述，以期能健全中医理论体系。著书如恽铁樵的《生理新语》、朱国钧的《国医生理新论》、姚心源的《病理学稿裁》等。

在"废止中医案"前期，中医未被列入正规教育，中医界深感中医教育对其学术传承、发展创新起着关键性作用，从而重新编订了大量教材教参。如陈惠言编写的《生理学》、李耀常编写的《中医生理参考资料》等。

基于民国这一特殊发展时期，中医与西医相互沟通交流颇多，从而出现了中西医汇通学派，学派的代表人物张锡纯主张"衷中参西"，恽铁樵主张"改进中医"，张氏的《医学衷中参西录》和恽氏的《伤寒论研究》都广为流传，为后世带来巨大影响，带动了"中西医结合"学科的发展。

受到当时中西医辩论的影响，中医界开始试探着从科学的角度解释中医，也就是中医科学化。陆渊雷的《伤寒论今释》、时逸人的《中国药物学》以及谭次仲的《中医科学化之我见》等都在此方面作出了努力。

延续明清时期中医大量汇编丛书类书的传统，民国时期的医家也大量编书。裘吉生的《三三医书》、曹炳章的《中国医学大成》等丛书皆编著于此时代。谢观的《中国医学大辞典》和陈存仁的《中国药学大辞典》可以被称为辞典类书籍的代表之作。

纵观上文，我们不禁会为民国医家的著书之勤而感到震惊。所以说，"危难之际，反而能爆发出一个人最大的潜力"果然所言不虚。而民国医家所编撰的本本著作，也为当时的外国能更好地了解中医提供了参考依据，间接促进了中医在当时的传播。

而国内中医界也屡有以外文或是写就中医论著或是在中医杂志上刊登与中医相关的外文篇目的事情发生，这些都直接推动了中医在海外的传播。伍连德博士与王吉民合作撰写了一部英文著作《History of Chinese Medicine》(《中国医史》)，该书于1932年在上海以英文出版。此书在海外引起了不俗的反响，许多西方人士凭借此书才对中医有了一个明显的认识。

《中华医学杂志（上海）》《中医世界》《医界春秋》等刊物中，都有与海外中医的相关讯息。

二、海外中医医疗从业者

受经济因素及中国传统文化的影响，那时的华人圈中，中医中药的应用范围广于西医西药。"唐医生""唐蕃医生"等流行于一时。而随着海外医疗从业者的增多，中医海外学会等中医团体也竞相结成。中医中药联合会（新加坡）、中医科学社旧金山分社（美国）、泗水中医公会（印尼）等皆于此时成立。

而华人中医师也屡屡医治好一些在外国医师都束手无策的疑难杂症，真正实现了中医造福世界的目标。如华侨中医师黄岳华曾于民国二十三年（1934年）治愈了一位因"手部风湿肿痛"经西医久治不愈的希腊人。

这些都直接促进了中医药学在海外的传播，是当时中医药学在海外传播的一个最重要的渠道。借由此，外国友人逐渐认识到中医药学并不是封建糟粕与依托迷信、鬼神的骗术，而是真正造福人类的瑰宝。

三、汉方传入

汉医在日本发展，是中医在海外发展的一个重要分支。在海外，人们通常用"汉方"代指中医。民国时期的汉方医籍出版可谓轰轰烈烈。论及民国时期中医的中外交流，汉方医思想理念及论著的传入不可不提。1930年前后，中医界面临着"中医废止案"所带来的巨大困境，而日本则上演着轰轰烈烈的汉方医复兴运动。许多中医界人士希望通过刊登汉方医籍这一方式重新鼓舞中医界志气。

1936 年出版的《皇汉医学丛书》，全书共 73 种，279 卷，从如此宏大的著作中，我们也能想象到当时汉方医籍传入的程度之深，内容范围之广。1935 年中医书局出版的《聿修堂医学丛书》由日医丹波元简及其子元胤、元坚所辑注，当时在中国引起了较大反响。1924 年三三医社出版的《三三医书》亦包含数种汉方医籍。

汉方医本就由中医衍生而来，却也具有自身特色，相互学习借鉴原本是一件美事。而民国中医界在生死存亡的危急时刻，大举刊登汉方，又在精进医术的同时燃起了对中医重新崛起的不灭希望，与"取缔中医"派进行不断的抗争，从而为中医争取到一线生机。虽说民国时期中医的发展态势一片颓然，但正是这种挫折与打击，使中医逐渐开始了其科学化的进程。中医在民国时期受到了外来文化的猛烈冲击，却也是在这一段时间里，规范了很多证候的命名，梳理了中医学基础理论使其逻辑较之前更为清晰，打破了自身的封建藩篱，从根本上保证了中医的日后发展。

值得一提的是，在日本，一些具有相当社会知名度的西医学者（朝比奈泰彦、汤本求真、伊东迷惠治等），观察到汉方医所具有的未来价值，自愿投身到汉方医的恢复运动中，用自己的家财、名誉声望促进汉方医的发展。而中医在民国时期纵然面对西医界与大部分知识青年均对其口诛笔伐，却始终凭借自身的努力使其传承从未中断过，这种百折不挠、百炼成钢的精神令人钦佩。

四、西医在中国的传播与影响

1. 西医著作出版

英国人傅兰雅（John Fryer，1839—1928）与中国助手赵元益（1840—

1902）合作译述的医书《儒门医学》《内科理法后编》，药学方面的《西药大成》《药品中西名目表》以及《英国洗冤录》（法医学）、《济急法》（战场急救学）、《保生全命论》（保健学）等。这些西医著作的出版极大地拓展了中医的研究视角，西学中用，提高了我国近代医家的医疗水平。

2. 创办医学院

民国前后，西医界先后创办了多所著名的医学院，如 1903 年设立的协和医学院，1910 年创立的华西协合医学院，1907 年成立的湘雅医学院，1907 年德国人宝隆在上海设同济医院附属德文医学堂（1924 年改名为同济医工大学）。这些医学院为近代中国培养了大量医学人才，也为中西医学的发展营造了良好的学术环境。

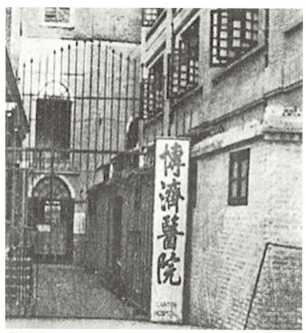

博济医院

1859 年，眼科医局由第二任院长传教士嘉约翰改名为"博济医院"，此名字一直沿用至 1952 年。博济医院建院之初，便显示出以中国为核心的区域合作机制。

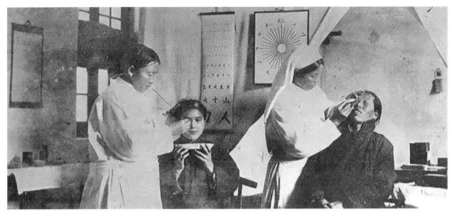

博济医院的医护工作者正在为眼疾病人进行护理

3. 开办医院

1835 年 11 月 4 日，美国医生彼得·伯驾在广州开办了眼科医局，又称新豆栏医局，1859 年，重建改名为博济医院，延续到 1949 年，成为在我国存续最久的教会医院。这一时期著名的医院还有北京协和医院、上海广慈医院、南京鼓楼医院、湖南湘雅医院等。这些医院的开办与发展为中西医学实践交流提供了平台。

纵观上文，中医药学在民国时期的发展几经波折，困难重重，可民国时期的中医医师仍旧没有轻言放弃，反而以更旺盛的斗志投身于钻研医术、推广中医药学的事业中。他们前赴后继且不畏艰险地救中医药学于水火之中；他们在中医药学最不被看好的年代，将中医药学推广到世界范围，带领中医药学走向科学化现代化。

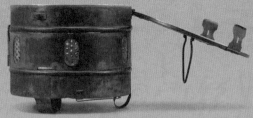

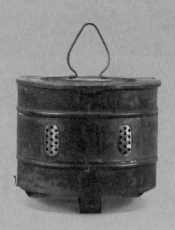

铜消毒锅

民国。直径 27.5 厘米，高 17 厘米，腹围 63.2 厘米。近代生理卫生知识和消毒杀菌理念的传入，为提高中医诊疗水平提供了有力的保障，此物品就是很好的见证，该物品可用于消毒针具等。吉林省中医药博物馆藏。

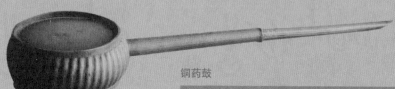

铜药鼓

民国。长 16 厘米，直径 4.5 厘米。为吹药用具。成都中医药博物馆藏。

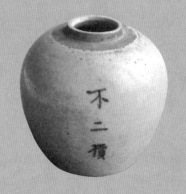

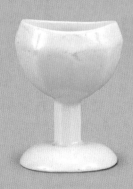

"不二价" 瓷药坛

民国。高 11 厘米，腹宽 11.2 厘米，口径 3.5 厘米。有 "不二价" 字样。江苏省中医药博物馆藏。

白釉洗眼瓷杯

民国。口径 3.8 厘米，底径 4 厘米，腹围 12.5 厘米，高 6 厘米。为眼科治疗器具，与晋代存世的洗眼杯造型、原理接近。吉林省中医药博物馆藏。

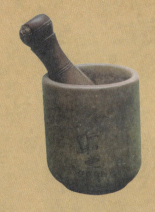

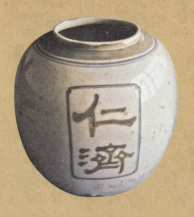

木臼、木杵

民国。通高 14 厘米，口径 12 厘米；杵长 17 厘米，杵端径 6 厘米。在药物加工中常使用木杵臼，与"药物不犯铜铁器"的说法有关。成都中医药博物馆藏。

"仁济"款白釉药罐

民国。通高 23 厘米，口径 12 厘米。器身呈鼓形，平底。施白釉，腹部有"仁济"二字。成都中医药博物馆藏。

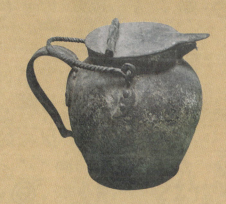

锡熬药罐

民国。高 21 厘米。直口，鼓腹，平底，肩部有两个对称的环形耳，耳上系有饰纹状的提梁。腹部有一"把"，口部有"流"盖呈鸭嘴形，一端固定在口部。成都中医药博物馆藏。

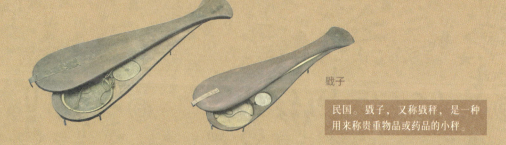

戥子

民国。戥子，又称戥秤，是一种用来称贵重物品或药品的小秤。